耳鼻咽喉头颈外科手术关键技术

Master Techniques in Otolaryngology-
Head and Neck Surgery

鼻外科学

Rhinology

（中文翻译版）

丛书主编　Eugene N.Myers
分册主编　David W. Kennedy
主　　译　王振霖　张秋航

科学出版社
北　京

图字：01-2017-5310 号

内 容 简 介

　　本书为国际著名专家撰写的"耳鼻咽喉头颈外科手术关键技术"系列丛书中的一册，以文字加图片的方式介绍了鼻外科领域的各种手术技术。全书共分为5个部分，41章，内容涵盖了各种鼻内的手术技术、功能性鼻整形外科技术、鼻腔及鼻窦肿瘤切除技术、经鼻的眼眶手术技术和开放式的鼻窦外科技术等。本书各章节格式统一，分别从技术的起源与演化，所针对的疾病的病史和体格检查，该技术的适应证和禁忌证，外科手术前的准备工作，手术的技术细节，术后护理，主要的并发症，开展该技术所获得的临床结果、从中获取的经验和教训及所需要的器械和设备等方面都做了详细的描述。所包含的技术种类齐全，既包括经典的手术技术，又涵盖了经鼻向眶、颅和颅颈交界区的延伸，能满足各个临床阶段的鼻外科医生参考的需要。全书图文并茂，技术描述非常详细，十分易于掌握。

　　本书为涉及这一领域的耳鼻咽喉头颈外科、眼科或神经外科医师提供了内容详实的技术参考和宝贵的经验分享，是一本难得的实用工具图书。

图书在版编目（CIP）数据

　　鼻外科学 /（美）大卫·W. 肯尼迪（David W.Kennedy） 主编；王振霖，张秋航主译 . —北京：科学出版社，2019.5
　　（耳鼻咽喉头颈外科手术关键技术）
　　书名原文：Rhinology
　　ISBN 978-7-03-061126-0

　　Ⅰ. ①鼻…　Ⅱ. ①大…②王…③张…　Ⅲ. ①鼻疾病—耳鼻喉外科手术　Ⅳ. ① R765.9

　　中国版本图书馆 CIP 数据核字（2019）第 082568 号

责任编辑：于　哲 / 责任校对：郭瑞芝
责任印制：肖　兴 / 封面设计：吴朝洪

版权所有，违者必究。未经本社许可，数字图书馆不得使用
David W.Kennedy, Rhinology（Master Techniques in Otolaryngology–Head and Neck Surgery）
ISBN: 978-1-4511-7557-8
Copyright © 2015 by Lippincott Williams & Wilkins, a Wolters Kluwer business. All rights reserved.
This is a Chinese translation published by arrangement with Lippincott Williams & Wilkins/ Wolters Kluwer Health, Inc., USA.
本书限中华人民共和国国境内（不包括香港、澳门特别行政区及台湾）销售。
本书封面贴有 Wolters Kluwer Health 激光防伪标签，无标签者不得销售。
本书中提到了一些药物的适应证、不良反应和剂量，它们可能需要根据实际情况进行调整。
读者须仔细阅读药品包装盒内的使用说明书，并遵照医嘱使用，本书的作者、译者、编辑、出版者和销售商对相应的后果不承担任何法律责任。

科学出版社 出版
北京东黄城根北街 16 号
邮政编码：100717
http://www.sciencep.com

三河市春园印刷有限公司 印刷
科学出版社发行　各地新华书店经销
*

2019 年 5 月第　一　版　　开本：889×1194　1/16
2019 年 5 月第一次印刷　　印张：23
字数：710 000

定价：265.00 元
（如有印装质量问题，我社负责调换）

主译简介

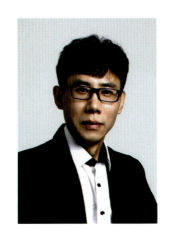

王振霖 医学博士、博士后，主任医师、教授、博士研究生导师。首都医科大学宣武医院耳鼻咽喉头颈外科主任，首都医科大学耳鼻咽喉科学院副院长，首都医科大学慢性鼻炎和鼻窦炎临床诊疗与研究中心副主任。

中国医师协会耳鼻咽喉头颈外科分会全国委员，颅底外科学组副组长，青年委员会秘书长，中华医学会变态反应学会鼻眼疾病学组委员，中国中西医结合学会耳鼻咽喉科专业委员会鼻颅底肿瘤及嗅觉专家委员会副主任委员，中国医学促进会过敏科学分会常委，中国医学装备协会耳鼻咽喉头颈外科专业委员会委员，北京市医学会耳鼻咽喉头颈外科分会委员，北京市中西医结合学会耳鼻咽喉头颈外科分会委员，美国耳鼻咽喉头颈外科协会会员，《中华耳鼻咽喉头颈外科杂志》《中国耳鼻咽喉颅底外科杂志》《中国耳鼻咽喉头颈外科杂志》等刊编委。

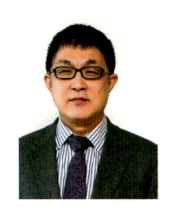

张秋航 医学博士，主任医师，教授，博士研究生导师，享受国务院津贴。首都医科大学宣武医院耳鼻咽喉头颈外科荣誉主任，颅底外科中心主任，神经外科副主任。日本东北大学客座研究员。

中华医学会耳鼻咽喉头颈外科分会鼻科学组副组长，卫生健康委员会（原卫生部）内镜专业技术考评委员会耳鼻咽喉头颈外科内镜专家委员会副主席和常务理事等职务。《中华耳鼻咽喉头颈外科杂志》副主编，10余个国内外专业期刊编委。荣获世界华人内镜杰出领袖奖和恩德思医学科学技术奖国际内镜杰出领袖奖。曾任中国医师协会耳鼻咽喉头颈外科分会副会长、中国中西医结合学会耳鼻咽喉科专业委员会副主任委员等职。

译者名单

丛书主编 Eugene N.Myers

分册主编 David W. Kennedy

主　　译 王振霖　张秋航

副 主 译 刘剑锋　吕　威

秘　　书 危　维　杨晓彤　颜旭东

译　　者（按姓氏汉语拼音排序）

姜　彦	教授	青岛大学附属医院
蒋卫红	教授	中南大学湘雅医院
李　谱	主治医师	首都医科大学宣武医院
刘剑锋	主任医师	中日友好医院
刘江涛	副主任医师	哈尔滨医科大学附属第一医院
刘俊其	主治医师	首都医科大学宣武医院
刘　穹	副主任医师	中国人民解放军总医院
吕海丽	副主任医师	首都医科大学宣武医院
吕　威	教授	北京协和医院
马有祥	教授	首都医科大学附属北京友谊医院
齐　岩	副主任医师	首都医科大学宣武医院
佘文煜	副主任医师	首都医科大学附属北京同仁医院
史剑波	教授	中山大学附属第一医院
王成硕	教授	首都医科大学附属北京同仁医院
王　旻	教授	北京大学人民医院
王向东	教授	首都医科大学附属北京同仁医院
王振霖	教授	首都医科大学宣武医院
危　维	主治医师	首都医科大学宣武医院

魏宏权	教授	中国医科大学附属第一医院
严　波	副主任医师	首都医科大学宣武医院
杨大章	教授	中日友好医院
杨钦泰	教授	中山大学附属第三医院
杨晓彤	主治医师	首都医科大学宣武医院
余洪猛	教授	复旦大学附属眼耳鼻喉科医院
张革化	教授	中山大学附属第三医院
张秋航	教授	首都医科大学宣武医院

其他参编者详见章节末

丛书主编

Eugene N. Myers 医学博士

美国外科医师学会会员

英国皇家外科医师学会荣誉会员和荣誉主任

宾夕法尼亚州匹兹堡大学医学院，耳鼻咽喉头颈外科荣誉教授

宾夕法尼亚州匹兹堡大学口腔医学院，口腔颌面外科教授

分册主编

David W. Kennedy 医学博士

美国外科医师学会会员

爱尔兰皇家外科医师学会会员

宾夕法尼亚大学佩雷尔曼医学院，耳鼻咽喉头颈外科教授、鼻科学教授

谨以本系列丛书献予我的妻子和挚友 Barbara。

献予我们的女儿 Marjorie Fulbright，其先生 Cary 和他们的儿子 Alexander F. Fulbright 和 Charles J. Fulbright。

并献予我们的儿子 Jeffrey N. Myers 医学博士和医学哲学博士，其夫人 Lisa 和他们的儿子 Keith N. Myers，Brett A. Myers 和 Blake D. Myers。

致所有我爱着的并珍视的人们。

Eugene N. Myers

谨以本书献给我的妻子与伙伴 Elina，我的孩子们 Garrett，Kirin，Paavali 和 Aurora。他们是我一生挚爱。向迄今我的所有老师和导师致以谢意，本书汇聚了他们的智慧。并向慷慨地为本书奉献其论著的国际专家致以深深的谢意。

David W. Kennedy

原著者名单

Nithin D. Adappa, MD
Assistant Professor
Division of Rhinology and Skull Base Surgery
Department of Otorhinolaryngology—Head and Neck Surgery
Perelman School of Medicine
University of Pennsylvania
Philadelphia, Pennsylvania

A. Simon Carney, MBChB, BSc(Hons), FRCS, FRACS, MD
Professor of Otolaryngology—Head and Neck Surgery
Flinders University
Director
Adelaide Sinus Centre
Adelaide, South Australia

Ricardo L. Carrau, MD, FACS
Professor
Department of Otolaryngology—Head and Neck Surgery
Director of the Comprehensive Skull Base Surgery Program
The Ohio State University Medical Center
Columbus, Ohio

Paolo Castelnuovo, MD
Professor and Chair of the Department of Otorhinolaryngology—Head and Neck Surgery
University of Insubria
Varese, Italy

Noam A. Cohen, MD, PhD
Associate Professor
Department of Otorhinolaryngology—Head and Neck Surgery
Perelman School of Medicine
University of Pennsylvania
Philadelphia, Pennsylvania

James A. Duncavage, MD
Professor of Otolaryngology
Rhinology Fellowship Program Director
Vanderbilt University Medical Center
Nashville, Tennessee

Vikram D. Durairaj, MD, FACS
Professor
Director, Oculoplastic and Orbital Surgery
Department of Ophthalmology
University of Colorado School of Medicine
Aurora, Colorado

Berrylin J. Ferguson, MD
Professor Department of Otolaryngology
Director
Division of Sino-nasal Disorders and Allergy
University of Pittsburgh School of Medicine
Pittsburgh, Pennsylvania

Oren Friedman, MD
Associate Professor, Department of Otorhinolaryngology
Director, Facial Plastic Surgery
University of Pennsylvania School of Medicine
Philadelphia, Pennsylvania

Grant S. Gillman, MD, FRCS
Associate Professor
Department of Otolaryngology
University of Pittsburgh School of Medicine
Pittsburgh, Pennsylvania

Richard J. Harvey, BSc (Med), PhD (Surgery)
Head Associate Professor
University of New South Wales
Macquarie University
Rhinology and Skull Base
Applied Medical Research Centre
St Vincent's Hospital and University of New South Wales
Sydney, Australia

Steven M. Houser, MD, FAAOA
Assistant Professor
Case Western Reserve University School of Medicine
Director
Allergy and Paranasal Sinus Medicine and Surgery
MetroHealth Systems
Cleveland, Ohio

Peter H. Hwang, MD
Professor
Chief, Division of Rhinology and Endoscopic Skull Base Surgery
Department of Otolaryngology—Head and Neck Surgery
Stanford University School of Medicine
Stanford, California

Ken Kazahaya, MD, MBA, FACS
Associate Director
Division of Pediatric Otolaryngology
Children's Hospital of Philadelphia
Endowed Chair in Pediatric Otolaryngology
Children's Hospital of Philadelphia
Director
Pediatric Skull Base Surgery
Medical Director
Cochlear Implant Program
Co-Lead Surgeon
Pediatric Thyroid Center
Children's Hospital of Philadelphia
Associate Professor of Clinical Otorhinolaryngology—Head and Neck Surgery
Perelman School of Medicine
University of Pennsylvania
Philadelphia, Pennsylvania

David W. Kennedy, MD, FACS, FRCSI
Rhinology Professor
Department of Otorhinolaryngology—Head and Neck Surgery
Perelman School of Medicine
University of Pennsylvania
Philadelphia, Pennsylvania

Todd T. Kingdom, MD, FACS
Professor and Vice Chair Clinical Affairs
Director, Rhinology and Sinus Surgery
Department of Otolaryngology—Head and Neck Surgery
Department of Ophthalmology
University of Colorado School of Medicine
Aurora, Colorado

Andrew P. Lane, MD
Professor of Otolaryngology—Head and Neck Surgery
Director, Johns Hopkins Sinus Center
Fellowship Director
Johns Hopkins Outpatient Center
Baltimore, Maryland

William Lawson, MD
Professor
Department of Otolaryngology—Head and Neck Surgery
Mount Sinai Medical Center
New York, New York

John M. Lee, MD, FRCSC, MSc
Assistant Professor
Department of Otolaryngology—Head and Neck Surgery
University of Toronto
St. Michael's Hospital
Toronto, Ontario, Canada

Valerie J. Lund, CBE, MS, FRCS, FRCS (Ed)
Professor of Rhinology
University College London
Honorary Consultant ENT Surgeon
Royal National Throat, Nose and Ear Hospital
London, England

Ralph Metson, MD
Program Director
Rhinology Fellowship
Massachusetts Eye and Ear Infirmary
Harvard Medical School
Boston, Massachusetts

Hiroshi Moriyama, MD
Professor and Chair
Department of Otorhinolaryngology
The Jikei University School of Medicine
Tokyo, Japan

Piero Nicolai, MD
Professor and Chairman
Department of Otorhinolaryngology—Head and Neck Surgery
University of Brescia
Brescia, Italy

Metin Onerci, MD
Professor of Otorhinolaryngology
Faculty of Medicine
Hacettepe University
Ankara, Turkey

Richard R. Orlandi, MD, FACS
Professor, Otolaryngology—Head and Neck Surgery
University of Utah
Salt Lake City, Utah

John F. Pallanch, MD, MS, FACS
Division Chair of Rhinology
Department of Otolaryngology
Mayo Clinic
Rochester, Minnesota

James N. Palmer, MD, FACS
Director
Division of Rhinology
Co-Director
Skull Base Center
Professor
Department of Otorhinolaryngology
Professor of Neurosurgery
Perelman School of Medicine
University of Pennsylvania
Philadelphia, Pennsylvania

Daniel M. Prevedello, MD
Associate Professor
Department of Neurological Surgery
Wexner Medical Center at The Ohio State University
Columbus, Ohio

Edmund deAzevedo Pribitkin, MD
Professor
Department of Otolaryngology—Head and Neck Surgery
Thomas Jefferson University
Philadelphia, Pennsylvania

John C. Price, MD
Attending Otolaryngologist—Head and Neck Surgeon, Retired
Greater Baltimore Medical Center
Baltimore, Maryland

Gerhard Rettinger, MD
Professor and Head
Department of Otorhinolaryngology
University Hospital
Ulm, Germany

Michael Setzen, MD, FACS, FAAP
Chief Rhinology Section
North Shore University Hospital
Manhasset, New York
Clinical Associate Professor of Otolaryngology
NYU School of Medicine
Adjunct Clinical Assistant Professor of Otolaryngology
Weill Cornell University College of Medicine

Daniel B. Simmen, MD
Professor in ORL—Head and Neck Surgery
ORL-Zentrum
Klinik Hirslanden
Zürich, Switzerland

Aldo C. Stamm, MD, PhD
Associate Professor
Department of Otolaryngology—Head and Neck Surgery
Federal University of Sao Paulo
Head—Department of Otolaryngology
Professor
Edmundo Vasconcelos Hospital
São Paulo ENT Center
São Paulo, Brazil

James Stankiewicz, MD, FACS
Professor
Department of Otolaryngology
Loyola University Medical Center
Maywood, Illinois

Paul H. Toffel, MD, FACS
Clinical Professor
Department of Otolaryngology—Head and Neck Surgery
University of Southern California School of Medicine
Lieutenant Commander (Ret) United States Naval Medical Corps
Glendale, California

Elina M. Toskala, MD, PhD
Professor
Department of Otolaryngology—Head and Neck Surgery
Director of Allergy
Temple University School of Medicine
Philadelphia, Pennsylvania

David E. Tunkel, MD
Professor of Otolaryngology
Department of Otolaryngology—Head and Neck Surgery
Johns Hopkins Medical Institutions
Baltimore, Maryland

Eduardo Vellutini, MD, PhD
DFV Neurosurgery
São Paulo, Brazil

Kevin C. Welch, MD
Associate Professor
Department of Otolaryngology—Head and Neck Surgery
Loyola University Chicago Stritch School of Medicine
Maywood, Illinois

Bradford A. Woodworth, MD
James J. Hicks Associate Professor of Surgery
Division of Otolaryngology
University of Alabama at Birmingham
Associate Scientist
Gregory Fleming James Cystic Fibrosis Research Center
Birmingham, Alabama

Peter John Wormald, MD, FRACS, FCS (SA), FRCS Edin (Hon)
Professor of Otolaryngology
Chair
Department of Otolaryngology—Head and Neck Surgery
Adelaide and Flinders Universities
Adelaide, Australia

Adam M. Zanation, MD, FACS
Director of Practice Development
Associate Professor
Co-Director, Head and Neck Oncology Fellowship
Co-Director, Rhinology and Skull Base Surgery Fellowship
Department of Otolaryngology—Head and Neck Surgery
University of North Carolina at Chapel Hill
Chapel Hill, North Carolina

译者前言

鼻科学是近40年来进展最为快速和活跃的学科之一，理论的更新推动了以强调保护健康骨骼结构及皮肤黏膜组织为核心的微创鼻外科技术的不断发展。在这一时期，鼻内镜外科技术、影像导航技术、鼻整形外科技术和多重重建等技术被鼻科医生所重视并逐渐在临床中获得了普遍应用。而这些创新的外科技术和设备的出现又极大地促进了鼻外科学的蓬勃发展。目前，中国的鼻科学基础研究和临床工作发展迅猛，涌现出多位世界著名的鼻科学专家和学者，鼻外科学也成为耳鼻咽喉头颈外科领域最受关注和最令人感兴趣的学科之一。随着鼻外科学微创化的发展和向颅底外科领域的不断延伸，手术技术的难度和风险在逐渐增大。因此，当代鼻外科医生的技术培训变得尤为重要。本书是"耳鼻咽喉头颈外科手术关键技术"系列丛书的鼻外科学分册，是鼻外科技术领域的经典名著。由美国宾夕法尼亚大学的鼻科学主任David Kennedy担任分册主编，邀请了世界上知名的43位专家共同编著。原著采用统一的格式，分别从技术简介、病史、体格检查、技术的适应证、禁忌证、术前的准备工作、手术技术、并发症、治疗的结果及作者感悟的经验和教训、所需要的设备和器械等方面对各种鼻外科技术进行了详细的描述。内容非常翔实，图文并茂，覆盖的鼻外科技术全面，不但包含了每一位鼻外科医生都需要掌握的经典入路，还重点描述了内镜鼻外科技术、内镜经鼻颅底外科技术和功能性鼻整形外科技术，是一本非常优秀的技术培训著作。

本册中文译著组织了国内在鼻外科学领域中具有丰富经验的专家和学者共同翻译，忠实于原著，相信会成为有志于此的中国鼻外科医生的必备实用工具书。由于时间紧迫，难免错漏，请读者朋友多批评，我们将在此后认真修改。

最后，对为本书翻译过程中付出了辛苦工作和智慧的各位译者、本书的三位秘书及首都医科大学宣武医院耳鼻咽喉头颈外科和颅底外科中心的团队致以深深的谢意。

谨以此书奉献给坚定不移的支持我们辛苦工作的家人和朋友。

王振霖　张秋航

原著前言

本系列丛书——"耳鼻咽喉头颈外科手术关键技术"的目标是不仅限于提供一个外科图谱，而更是包含了每一手术的背景、典型病例介绍、适应证、外科技术和术后护理。每一章均由擅长该技术的名副其实的专家亲自撰写，他们中的每一位均在教授这些技术方面获得了广泛的公认。在每一章中，作者从术前计划、术后护理、预期结果、潜在并发症和所需器械等方面进行了恰如其分的描述。外科手术本身非常详细，如同该医生所做手术的手术记录，同时强调了每一手术在计划中的精要和教训，外科手术和术后护理。最后，"大师"列出了其认为对该手术而言最重要的器械，并提供了推荐阅读的文献列表。我们认为这不是一个外科图谱。它是内容详细且丰富的外科手术描述，并配有彩图（Bernie Kida 所配）。我相信耳鼻咽喉头颈外科医生和住院医师会从中极大获益。此外，许多描述都配有手术录像。

近年来，鼻科领域的发展令人惊叹。我们不仅开始对一些炎症性疾病机制的理解进行了精炼，而且小心翼翼地将外科技术延伸到最初预想之外，并在 20 世纪 80 年代末期将内镜手术拓展到肿瘤学和眼眶手术的领域。

本册书聚焦于基础和前沿的鼻科手术及常用的内镜颅底入路。本书分为数个章节，包含诸如肿瘤外科、眼眶外科和开放式手术等领域。尽管本书描述的大多数手术如今已普遍应用，我们也试图涵盖一些不太常用的技术，这些技术对外科医生储备技术体系有裨益，可能会时不时地需要回顾。这些专家、大师慷慨地牺牲宝贵的时间将本书著成一本耳鼻咽喉头颈外科住院医师实践所用的重要学习工具。我希望您，作为读者，会发现本册书对精炼外科技术有益且有教育意义，希望您能从中借鉴。

David W. Kennedy, 医学博士

美国外科医师协会会员，爱尔兰皇家外科医师学会会员

教授

耳鼻咽喉头颈外科

佩雷尔曼医学院

宾夕法尼亚大学

费城，宾夕法尼亚州

原系列丛书序

自从"耳鼻咽喉头颈外科手术关键技术"这套技能丛书于 1994 年问世以来，就成为该学科年轻医师和资深从业人员最好的教材。该丛书采用方便读者分享的方式，以大量精美的插图为读者提供全面的耳鼻咽喉头颈外科技术，以充分满足相关的外科培训之需。与其他书籍相比较，本系列丛书已形成其独特的风格，现已出版 13 种，还有其他种类正在积极筹划之中。

本人有幸担任本系列丛书主编，基于以前编写外科教材的经验，我一开始就意识到这是一个非常艰巨的任务。但是我认为，本系列丛书是一套几乎涵盖耳鼻咽喉头颈外科学所有亚专业的系列书籍，理应成为外科手术领域的重要文献。《头颈肿瘤》分册已于今年年初出版，随后将陆续出版《头颈外科手术重建》《颅底外科学》《鼻外科学》《美容外科》《耳科与侧颅底外科》等分册。

我已邀请到各分册的主编，他们分别是 Robert L. Ferris、Eric M. Genden、Carl H. Snyderman、Paul Gardner、David Kennedy、Wayne Larrabee、James Ridgeway 及 Tomas J. Roland。将《头颈外科手术重建》作为独立的分册与《头颈肿瘤》分册一并出版，有别于传统的编写方式，这样能够囊括更多的专题内容。我真诚地希望本技能丛书能为大家提供更多的外科知识和技能，更好地为广大患者谋福利。

丛书主编　Eugene N. Myers, MD

目 录

第一部分　鼻内技术 ··· **001**

　　第 1 章　鼻部骨折复位术 ·· 002
　　第 2 章　鼻中隔成形术 ·· 008
　　第 3 章　内镜下鼻中隔偏曲成形术 ··· 023
　　第 4 章　鼻中隔穿孔修补技术 ·· 032
　　第 5 章　鼻中隔大穿孔的赝复体修复技术 ··· 041
　　第 6 章　鼻中隔皮成形术 ··· 049
　　第 7 章　下鼻甲的外科治疗 ··· 055
　　第 8 章　蝶腭动脉结扎术 ··· 061
　　第 9 章　筛前动脉结扎术 ··· 070
　　第 10 章　鼻窦冲洗 ·· 077
　　第 11 章　经鼻球囊扩张术 ·· 085
　　第 12 章　经上颌窦球囊扩张术 ··· 096
　　第 13 章　筛窦开放术 ··· 102
　　第 14 章　蝶窦开放术 ··· 111
　　第 15 章　内镜下经筛窦入路蝶窦开放术 ··· 118
　　第 16 章　鼻中隔部分切除术和蝶窦开放术 ·· 124
　　第 17 章　内镜下额窦开放术（Draf Ⅱa 手术） ·· 137
　　第 18 章　扩大的额窦手术——Draf Ⅲ型术式或中线引流手术（MDP） ······················ 147
　　第 19 章　后鼻孔闭锁的治疗 ·· 159
　　第 20 章　颅底缺损及脑膨出的修补手术 ··· 169
　　第 21 章　鼻孔闭合术治疗遗传性出血性毛细血管扩张症：Young 术式的 Lund 改良 ··· 180

第二部分　功能性鼻整形技术 ··· **185**

　　第 22 章　骨性鼻锥体的功能性手术 ·· 186
　　第 23 章　鼻瓣手术 ·· 194

第三部分　肿瘤切除技术 ·· **203**

　　第 24 章　内镜下上颌窦内侧壁切除术 ··· 204
　　第 25 章　内镜经上颌窦入路至翼腭窝 ··· 209

第 26 章	内镜经上颌入路至颞下窝（内镜下 Denker 手术）	216
第 27 章	内镜下垂体及鞍上手术	226
第 28 章	内镜经鼻前颅底切除术	236
第 29 章	颅颈交界的内镜手术	247

第四部分　经鼻眼眶手术技术 257

第 30 章	内镜下泪囊鼻腔吻合手术（DCR）	258
第 31 章	视神经减压术	267
第 32 章	鼻内镜下眶减压技术	272
第 33 章	儿童眶骨膜下脓肿引流术	280
第 34 章	眼眶爆裂性骨折的内镜复位手术	291

第五部分　开放性鼻窦手术技术 299

第 35 章	额窦环钻术	300
第 36 章	额窦骨成形术联合 Draf Ⅲ 手术	307
第 37 章	骨成形额窦开放术	315
第 38 章	Riedel 术	322
第 39 章	柯-陆手术	329
第 40 章	外入路额筛窦切除术（Lynch 术式）	337
第 41 章	面中部掀翻术	341

PART I

第一部分

鼻内技术

INTRANASAL TECHNIQUES

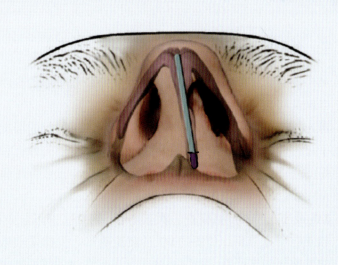

第 1 章 鼻部骨折复位术

Technique for Reduction of Nasal Fractures

Paul H. Toffel

一、引言

近几十年来，鼻部骨折的治疗方法一直在发展和变化。过去尝试最多的是鼻部骨折的闭合复位，如果出现矫正不良再进行二期开放修复。但现在多数有经验的耳鼻喉科医生更倾向于首次就行开放修复手术，矫正鼻骨和鼻中隔骨折，使功能恢复得更可靠。外伤不论是波及鼻骨还是鼻中隔，早期开放矫正的效果都比较好，可防止后期出现鼻塞和鼻锥体扭曲后遗症。在近期的培训中最好引入这一理念，并成为更好的治疗标准。

二、病史

对鼻内外结构畸形严重程度的准确诊断取决于导致畸形的病史和伤害力量的大小。拳击伤或跌倒损伤可能不像机动车事故那么严重，但仍要警惕邻近组织的创伤（如面部、眼眶骨折，颈部损伤），应予首先排除或立即治疗。同时应注意损伤持续的时间、疼痛的程度和鼻塞、鼻出血的情况。

三、体格检查

鼻中隔骨折体格检查要求先肉眼评估瘀斑和畸形的程度。然后进行外鼻结构触诊，包括骨和软骨穹窿，以探及移位、压痛、捻发音和波动感。

鼻内检查最好用鼻镜及明亮的头灯照明，在可行的情况下辅以鼻内镜检查。吸引器和局部血管收缩有助于行内镜检查。应记录鼻中隔的状态，即中隔的骨折和脱位，黏膜的撕裂和鼻中隔血肿，其中血肿可能需要立即引流以防出现鼻中隔脓肿和坏死。重点关注鼻中隔移位，即抓住鼻锥体移动，却不易将其调整至中线。

X线摄片在鼻部体格检查、状态评估和医疗文书记录中有重要作用。

如果有明显骨折，传统的X线片就能确诊。但如果临床表现符合骨折，X线片阴性则对诊断帮助不大。如果面部创伤严重，则包括鼻子和鼻窦在内的颌面部CT扫描可提供比X线片更详细的外部和内部鼻腔结构的细节评估。

四、适应证

如果存在鼻畸形和鼻塞,应在患者出现水肿和淤血之前行手术治疗。但如果水肿和淤血已经发生,则应延迟至消退之后再行手术。最好在手术室治疗鼻骨骨折和复位鼻中隔,因为在这个恰当的环境下可以进行充分的矫正。外科医生做任何有必要的手术都应该签署手术知情同意书,包括闭合或开放性骨折复位,这是在矫正手术前与患者和家属进行知情咨询的一个要点。

五、禁忌证

根据当地条件对鼻和鼻中隔骨折进行必要的复位手术,无论是闭合式的还是开放式的,都没有明确的禁忌证。然而,某些合并症是必须考虑的,特别是老年人,体质虚弱,痴呆或合并有心血管、肾和肺疾病的患者。虚弱和体衰的患者,不得不接受畸形结局者,通常只能进行一定程度的闭合复位。

六、术前计划

在治疗鼻畸形时,传统上认为闭合复位较适当。然而,在鼻科学的专业中,只有最低限的鼻和鼻中隔创伤才能进行闭合复位。如果闭合复位不足以矫正鼻锥体和恢复鼻内通气,应进行鼻中隔骨折的开放式复位。

住院患者要考虑骨折修复时机。闭合复位的最佳时机为创伤后的前10天,超过这个时间,可能需要行开放复位,以保证充分的结构对齐并修复鼻锥和鼻中隔,否则有错位愈合的风险。

典型鼻和鼻中隔骨折患者(水肿消退前)的术前处理需在术前给予抗生素预防感染,通常是口服头孢菌素,以减少鼻内感染的风险,特别是在出现黏膜撕裂时。还可给予镇痛药,以减轻急性损伤阶段的不适。

在门诊手术室,鼻骨/鼻中隔复位术的麻醉方式可选择静脉镇痛,对年幼患儿或手术难度大的成人可使用气管内全身麻醉。在上述两种情况下,可使用局部减充血剂和稀释的利多卡因与肾上腺素溶液进行精准而充分的局部麻醉。这在解剖矫正时可起到有效的血管收缩作用。

头孢菌素类抗生素应在手术时以静脉注射方式给药,并在术后口服,特别是在术后需要夹板或填充物支撑时。

七、手术技术

对于确诊的鼻中隔脱位和鼻骨骨折伴畸形的患者,应首先手术探查鼻中隔,同时复位鼻锥体。该手术宜在手术室进行,以促进愈合。对齐骨折断端,改善鼻腔通气并防止偏曲位置的骨性畸形愈合。

如果存在鼻中隔血肿,应迅速排出,以免鼻中隔软骨吸收导致鞍鼻畸形等后遗症。

在充分麻醉鼻和鼻中隔后开始逐步复位,检查并闭合复位鼻中隔脱位和鼻骨骨折。手术时可使用剥离子或刀柄挑动鼻骨。把器械放置于鼻顶对应鼻骨凹陷处,向上、向中线挑起,同时另一只手覆于外鼻骨折处提供拮抗压力。

如果鼻中隔可移动到中线位置,并且鼻骨重新对位,"啪"的一声,闭合复位就完成了。如果鼻锥体检查和触诊没有问题,并且鼻腔已经通畅,可确定闭合复位成功,不需要行开放式手术。但如果鼻中隔没有移动到中线位置,鼻背仍然畸形,则须行开放式手术。

通常,在中隔的凹侧上做半贯穿切口或Killian切口,小心分离黏软骨膜瓣。皮瓣应延伸超出外伤骨折移位的区域,并将脱位软骨从骨和软骨交界处分离,并在交界处切除少量软骨或骨,使鼻中隔能够移动并回至中线。尽量保留2cm的鼻背侧软骨和骨柱,以维持鼻的支撑,防止出现鞍鼻畸形。

鼻中隔矫正术后,如果鼻锥体不在中线,则应考虑切开复位。根据需要,可在梨状孔做鼻内小切口,经鼻背皮下,做内侧和外侧"游离"截骨术。截骨术应尽量不向上分离,以保持骨膜和软骨膜与下面的骨和软骨结构的连接。

2mm和(或)3mm骨凿(Padgett Orthopaedic系列)(图1-1)在有限的空间内可自由移动,有助于医生精细地完成鼻背骨折的复位。这些精密的显微骨凿引起的新瘀斑很少,且在内外侧截骨术中可紧贴骨膜,便于准确操作(图1-2)。

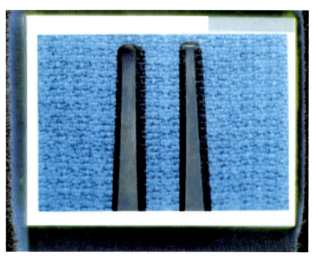

图1-1　Padgett型2mm和3mm精细鼻骨凿

试举该技术一例如下

1.术前诊断　外伤后鼻骨和鼻中隔骨折畸形伴通气障碍。

2.术后诊断　外伤后鼻骨和鼻中隔骨折畸形伴通气障碍。

3.实施的手术　鼻和鼻中隔骨折开放式复位术。

4.麻醉　气管插管全身麻醉辅以局部应

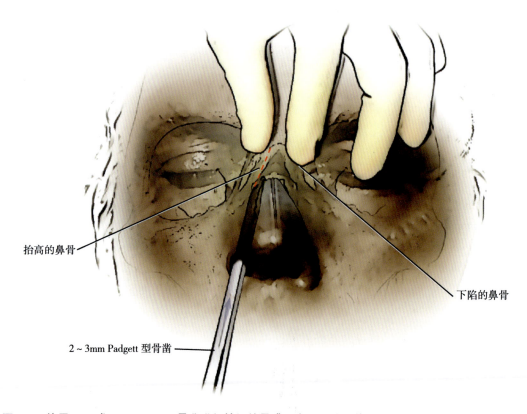

图1-2　使用2mm或3mm Padgett骨凿进行精细的骨膜下内侧和外侧截骨术。松动鼻骨使之与对侧对称

用4%可卡因溶液并以50%赛罗卡因混合1∶200 000肾上腺素溶液浸润麻醉。

5.检查所见 该名20岁的男性患者在几天前遭受鼻部损伤，当时他在一次口角中被拳头击中了鼻子左侧。自那以后，出现了明显的鼻畸形和通气障碍。临床检查和鼻镜检查发现双侧鼻呼吸阻力＞80%，鼻锥体偏向右侧。鼻中隔明显向右偏移，且下鼻甲明显肥大。

鼻CT扫描证实鼻中隔偏曲至右侧，符合骨折损伤。在临床检查和CT扫描中证实：由于外伤后鼻骨及鼻中隔骨折畸形的程度严重，且伴有呼吸障碍，建议患者行鼻骨骨折矫正术。

在此过程中，临床所见被证实了。鼻中隔向右侧明显脱位。鼻锥体向右侧偏约半个鼻梁的宽度。在手术结束前，患者恢复了满意的鼻外形和顺畅的呼吸。

6.手术过程 全身麻醉满意后，按鼻部开放式手术常规消毒铺巾。行右侧Killian切口，在中隔上分离黏软骨膜和黏骨膜瓣。四方软骨的下部移位到右侧鼻底，手术切除之，并在骨和软骨交界处进行离断，使软骨后端游离。在骨和软骨交界后方，用咬骨钳切除梨骨和筛骨垂直板向右偏曲的部分，并使用Ash咬骨钳将犁骨和筛骨垂直板剩余部分骨折并重新复位至中线。用2mm Padgett骨凿在梨状孔处刺入制作切口，并将骨折抬高的右侧鼻骨游离，进行内侧和外侧截骨。Killian切口和梨状孔切口用4-0缝合线关闭。然后将Bridgemaster鼻夹板置于抬高的鼻锥上，并敷上吸水敷料。

在急性创伤后鼻骨骨折和鼻中隔骨折复位手术中，一般不做隆鼻和鼻尖美化的手术。如果复位延迟了几个月，才考虑这些问题，但患者及家属应清楚这些矫正部分是美容性的，需自己承担费用。但游离截骨术是创伤后骨折复位手术的一部分。

八、术后处置

根据骨折碎片的活动性，Merocel填塞可用于把鼻骨稳定在上方的鼻腔穹窿处，防止骨在内部移位。术后也可使用薄片鼻中隔夹板稳定并从两侧压迫鼻中隔。通常，在纸制条状敷料上应用铝制铰链式的鼻背夹板（Bridgemaster；美敦力，明尼阿波利斯，明尼苏达州）。这些通常在几天内去除。

如前所述，在填塞和使用夹板时，应持续使用头孢菌素类抗生素，以防感染。

九、并发症

鼻中隔/鼻骨骨折复位术后可发生感染，特别是在鼻黏膜发生撕裂处和需要使用填塞材料时。因此，笔者认为当使用填塞物或夹板时，应预防性地使用头孢菌素类抗生素。

鼻中隔/鼻骨骨折复位术最常见的并发症是复位不充分，常发生在试图尝试闭合复位而早期切开复位被延误。如果闭合复位效果不佳，笔者强烈建议应由技术娴熟的鼻科医生做恰当并符合指征的开放式复位手术。

此外，应对邻近的面部和眼眶骨折进行准确的评估，并通过体格检查和CT扫描加以排除，以防迟发性面部并发症的发生。

十、结果

在现代鼻科学时代，通过CT扫描、鼻内镜及鼻和鼻中隔骨折修复微创技术，特别是对于哪怕是仅仅怀疑鼻锥体和鼻中隔偏曲的病例，采用早期开放式复位术，这些办法使得鼻骨和鼻中隔骨折修复的远期效果非常好。而对于非常明显的鼻骨和鼻中隔骨折进行早期开放式复位术则益处显著，其可预防晚期后遗症，尤其是鼻畸形。

鼻外科学

✅ 精要

- 以开放的态度看待开放式复位,因为其可以精确、可控地矫正典型的急性鼻骨骨折和鼻中隔畸形。真正的闭合复位仅在少数情况下才使用。
- 对于儿童应使用可控的微创切开复位,而不是闭合复位,因为闭合复位并不充分。许多研究表明,针对儿童的开放式复位鼻骨和鼻中隔骨折手术无生长发育方面的后遗症。2mm或3mm显微骨凿是儿童或成人骨折病例成功完成截骨术的可靠保障。

✅ 教训

- 在处理鼻部损伤时,要小心评估相关的颌面部骨折,尤其是不明显的移位或未受重视的Le Fort Ⅰ型骨折,这可能会导致闭塞性畸形愈合。
- 作为一名鼻科医生,不要过于频繁地在急诊室做闭合手术来纠正鼻的骨折,因为随后过多的畸形结果会影响你的声誉。早期开放式复位能可靠地带来更好的远期结果。

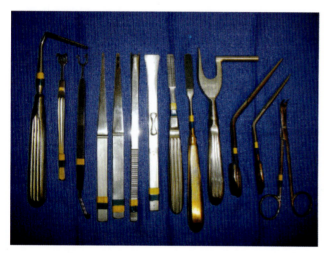

图1-3 仪器(从左到右)。•Aufricht拉钩-窥器:制造商未知 •Cottle四爪拉钩:Storz •两端球头拉钩(Fomon鼻孔牵开器):Storz •2mm和3mm凿:Padgett •骨凿:V.Mueller •细纹锉刀:Snowden Pencer •粗纹锉刀:V. Mueller •Quisling骨凿:制造商未知 •大角度剪刀:V. Mueller •小角度剪刀:Snowden Pencer

✅ 所需器械(图1-1和图1-3)

- 2mm和3mm Padgett精细鼻骨凿
- Aufricht拉钩-窥器:制造商未知
- 四齿钝头耙状拉钩(Cottle四爪拉钩):Storz
- 两端球头拉钩(Fomon鼻孔牵开器):Storz
- 2mm和3mm凿:Padgett
- 骨凿:V. Mueller
- 细纹锉刀:Snowden Pencer
- 粗纹锉刀:V. Mueller
- Quisling骨凿:制造商未知
- 大角度剪刀:V. Mueller
- 小角度剪刀:Snowden Pencer
- 弯针:V. Mueller

(刘俊其 译)

推荐阅读

Goode RL, Spooner TR. Management of nasal fractures in children: a review of current practices. Clin Pediatr 1972;11:526.
Facer GW. Management of nasal injury. Postgrad Med 1975;57:123.
Pirsig W, Lehmann I. The influence of trauma on the growing septal cartilage. Rhinology 1975;13:39.

DeLacey GJ, Wignall BK, Hussain S, et al. The radiology of nasal injuries: problems of interpretation and clinical relevance. Br J Radiol 1977;50:412.

Staffel JG. Basic Principles of Rhinoplasty. Washington, DC: American Academy of Facial Plastic Reconstructive Surgery; 1996.

Tardy MR Jr. Rhinoplasty: The Art and the Science. Philadelphia, PA: WB Saunders; 1997.

第 2 章 鼻中隔成形术

Septoplasty

Grant S. Gillman

一、引言

通过外科手段重建正常鼻腔气道结构的历史可追溯到19世纪末。事实上，包括Asch、Killian、Freer、Metzenbaum、Cottle、Converse 和 Goldman，这些著名的外科医生都曾描述过一些改善鼻腔气道的外科技术。

尽管如此，在文献报道中，手术成功率、患者满意度只有70%左右。这说明在外科矫正鼻腔气道方面，我们对疾病的思考方式和教学都必须修正、拓宽和不断地磨炼。

任何鼻腔结构的异常都可能会影响到鼻中隔。导致鼻腔阻塞的鼻中隔偏曲可能包括软骨性、骨性或两者同时存在。鼻中隔可出现倾斜、弯曲、棘突、成角、扭曲、节段重叠，以及几种情况的共存。鼻中隔偏曲发生于鼻骨性框架内，其外部表现可以是正常、弯曲、成角或塌陷的。气道受累可发生于鼻瓣区的内侧或外侧，两者兼具抑或均无。由此看来，想要通过"一种"手术来矫正所有的鼻腔气道问题未免过于简单。进一步讲，不存在一种"标准"术式来应用于所有主诉鼻塞的鼻中隔偏曲患者。本质上，针对这个多变的、复杂的、常被低估的难题，不存在"一劳永逸"的解决办法。

"鼻中隔成形"应被视为一个重建的过程。只有抛弃单一的"标准化"的切除过程，才能转而针对每一位患者独特的畸形，创造性地设计一个量身定做的手术。同时，这种重建过程的复杂程度使得外科医生几乎不可能描述每一种遇到的情况。然而，至少有一点，经验的积累应建立在周密准备、精心设计的手术之上，随之而来的必然是更好的手术体验、更持久的疗效和更高的患者满意度。基于这一点，笔者可对比较基础和常见的畸形提供一些通用性的指导。同样，笔者还将尽可能提供一些建议，如何去识别和干预需要进一步手术处理的少见情况，以尽量提高手术成功率。

二、病史

应为主诉鼻塞的患者记录包含以下几方面相关的病史：
- 症状持续时间。
- 既往的鼻手术史。
- 鼻外伤史。
- 有明确主观症状更重的侧别。

- 环境变应原或刺激引起鼻塞的因素存在与否。同时对于患有过敏性鼻炎和鼻中隔偏曲的患者应该知道，手术只能缓解鼻的结构性阻塞，如果要获得理想的鼻腔气道，仍需要继续行抗感染（变态反应）治疗。术前（而非术后）与患者交代清楚手术情况有助于使其形成对手术的合理预期，并增加术后药物治疗的依从性。
- 询问是否使用过口服抗组胺药、口服减充血剂、鼻喷激素、鼻用抗组胺药和鼻腔通气贴及其有效性。这有助于临床医生鉴别可能存在的变应性鼻炎和鼻瓣区问题。
- 非处方鼻用减充血喷剂的应用。
- 反复发作或慢性鼻窦炎病史。
- 反复发作或迁延的鼻出血史。
- 睡眠呼吸暂停史。
- 患者嗅觉的感受。
- 可卡因使用史（如果有怀疑的话）。

三、体格检查

对于有鼻腔气道阻塞的患者，首先应全面评估所有可引起其鼻塞的因素。笔者先从正面和鼻锥底面2个方向，不用鼻镜，（先从正面）观察患者正常而自然的经鼻呼吸，以判别鼻腔外侧壁的稳定性和鼻瓣区在吸气时有无塌陷。再从底面观察，可辨认出鼻中隔尾端偏曲及双侧鼻孔的对称性。

然后进行前鼻镜检查。小心仔细地检查鼻瓣区极其重要。对鼻瓣区狭窄，尤其是鼻中隔的背侧和尾端区域认识不足是鼻中隔手术矫正鼻腔气道失败的常见原因。如果鼻镜插入鼻腔过深、过快，检查者容易忽略鼻瓣区的异常。因此，前鼻镜检查时要耐心、细致地评估所有可引起阻塞的结构。对于鼻中隔偏曲，应尽可能使用准确和详细的方式进行描述（详见术前准备部分）。

如果发现有鼻中隔穿孔，应记录并告知患者。一般笔者都常规行鼻内镜检查，以免疏漏导致鼻塞的不明显因素，而仅注意较明显的鼻中隔偏曲。

可用一个前端裹上棉花的掏耳勺或小木棍，在吸气时固定（上方或下方的侧壁软骨）塌陷的鼻腔外侧壁或在吸气时向外侧推已塌陷（向内侧移位）的鼻腔外侧壁。这有助于判断手术对可疑的鼻瓣区狭窄或鼻腔侧壁不稳是否会有效。

对鼻部进行检查时应戴上手套，用拇指和示指骑跨在鼻小柱的两边进行触诊。四方软骨尾端弯曲十分常见。四方软骨尾部的微小弯曲经常会隐藏在鼻小柱的后面（因此很难看出来）。然而当四方软骨的尾端影响了鼻瓣区的角度或自前鼻棘或上颌骨嵴上脱位时，可对气道产生显著的影响。而且，通过对鼻中隔的触诊，可了解下面的软骨是薄弱的还是稳固而有支撑力的。

对于既往有手术史的患者，应用棉棒继续向后触诊，以明确还残留多少中隔软骨。

总之，对偏曲中隔的检查应关注软骨和骨性中隔的总体结构，特别是注意中隔背侧/鼻瓣区内侧、中隔尾部/鼻瓣区外侧、鼻腔侧壁的稳定性，以及是否还存在其他引起鼻腔气道阻塞的原因，如肿物、息肉或腺样体肥大。

四、适应证

鼻中隔矫正手术的主要适应证是改善鼻腔气道及影响生活质量的有症状的鼻中隔偏曲。
其他适应证还包括：
- 在内镜手术中便于到达中鼻道。

- 治疗偏曲段后部的鼻出血。
- 便于行经蝶窦的垂体手术。
- 便于在鼻部重建等手术中获取鼻中隔软骨。
- 对睡眠呼吸暂停/紊乱的患者，作为降低上气道阻力的综合治疗的一部分。
- 改善怀疑来自中隔压迫而导致的头痛或面部疼痛（有争议）。

五、禁忌证

鼻中隔矫正手术的主要禁忌证是患者因其他合并症而不适合全身麻醉手术。患者服用抗凝药或有其他出血性疾病时，需推迟手术。过度频繁地使用非处方的鼻用减充血剂和（或）滥用可卡因时不适合行此手术。

此外，如果患者对手术效果的预期远超过客观情况（如解决鼻后滴漏，治愈非鼻塞相关的头痛，或消除慢性咳嗽），也不适合进行手术，因为这些不现实的期望往往难以达成。

六、术前计划

通过体格检查结果，术者应能够对鼻中隔偏曲进行详细的描述或分类。简单的描述如"鼻中隔左偏"或"鼻中隔右偏"，不具有特异性，对手术缺乏指导意义。这类似于只是简单地确诊为"头颈部癌"或"中耳疾病"，同样不能给头颈外科或耳科专家提供指导。

如果所有的偏曲都大致相似或某一术式可适用于所有患者，那么也许这样毫无特点的描述就足够了。相反，鼻中隔偏曲矫正的过程需要个体化、针对每位患者，根据详细观察到的角度、弯曲、棘突、鼻瓣区及中隔尾端的异常最终形成目标明确的手术策略，将有助于改善术后的效果。

影像学检查对于鼻中隔偏曲或鼻瓣区疾病的诊断并非必要，但有助于排除其他可疑的阻塞性或炎性鼻腔肿物。

为了能够获得手术成功，术者必须知道在什么情况下"常规"的鼻中隔矫正手术会失败。术前认识清楚更为复杂、高风险的情况或可能失败的部位由此变得非常重要。全面的体格检查之后，术者应回答以下问题：

- 鼻瓣区有问题吗？
- 有鼻背部的偏曲吗？
- 有中隔尾部的偏曲吗？
- 鼻部重要的支撑结构区域有无复杂畸形，此处由于不能单纯切除而可能需要重建或软骨植入。
- 患者的问题能否通过鼻内手术解决，亦或确实需要功能性的外径路鼻中隔成形术？

最后，汇总所有的信息，明确矫正患者的畸形是否在术者的技术能力范围之内，或针对特殊的病例是否需要求助于其他更有经验的医生。

知情同意

知情同意应该至少包括以下几个方面：

- 大量出血。
- 伤口感染。
- 继发于鼻中隔夹板置入的鼻窦炎。
- 由于鼻腔气道改善不充分而需要行二次/修正性手术。

- 中隔穿孔。
- 易忽视的鼻外观上的改变，特别是在鼻尖和中隔背侧。罕见的"沉降"可能发生在这个区域，特别是在对中隔尾部的操作过度时。
- 嗅觉减退（非常罕见）。

七、手术技术

术前，患者在待术区了解手术的目的及术后护理。最好在患者清醒状态下进行体格检查，如观察呼吸时鼻腔侧壁的稳定性。签署知情同意书后，指导患者使用鼻用减充血剂（如羟甲唑啉），入手术室前15分钟，每侧鼻腔喷2喷。

全身麻醉诱导后，经口插管，沿中线固定，确保插管在没有张力的情况下居中。一般标准的气管内插管通常固定在一侧口角，但这会导致鼻锥基底部和鼻小柱被牵拉向一侧，不利于将鼻中隔重建于中线位置。做切口前静脉给予一次抗生素。

此时应再次用鼻镜检查，以确认最初在门诊的查体所见，并触诊中隔的尾部，评估其强度、稳定性和位置。

手术开始前，先在两侧鼻中隔（和鼻甲，如果计划做鼻甲切除术）注射含1∶100 000肾上腺素的1%利多卡因。为了发挥肾上腺素收缩血管作用，多点的广泛注射要优于中隔尾端单点注射使局部麻醉分散的方法。局部麻醉注射还有利于深部的沟槽、成角及裂缝处黏膜的水分离。注射完成后，双侧鼻腔放入羟甲唑啉纱条。摆放合适的手术体位，消毒铺无菌巾。

通过中隔尾端游离边缘的一个半穿透的切口（图2-1），分离双侧的黏软骨膜和黏骨膜。作为右利

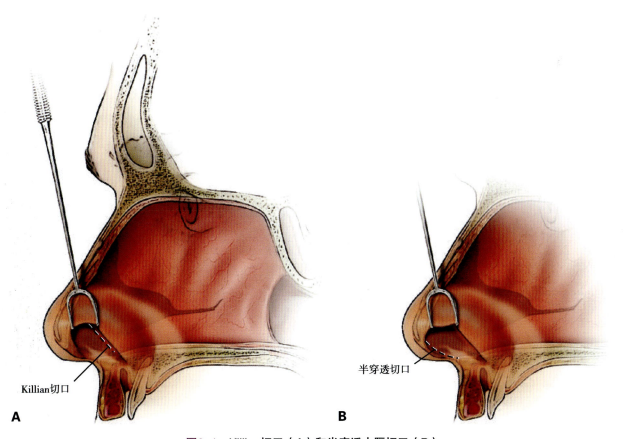

图2-1 Killian切口（A）和半穿透中隔切口（B）

手的术者,笔者习惯做左侧切口,但如果中隔尾部中度或显著向右偏,从左侧做切口很不方便,则做右侧的切口。分离黏膜瓣可以用Woodson, Freer, Cottle或吸引剥离子等。笔者习惯先用Woodson剥离子(边缘比较锐利,便于进入正确的解剖平面和从骨折线或深沟中分离黏膜),当偏曲的中隔挡住了Woodson剥离子头时,可用Cottle剥离子继续向后剥离。

有的术者喜欢做Killian切口(该切口切开至黏软骨膜层,平行于半穿透切口,在其前方5～8mm处,位于皮肤黏膜交界处),认为其可保持黏膜的附着和中隔尾端的血供(图2-1)。然而,当需要对偏曲的中隔尾端进行操作或调整时,此种切口会受限。更重要的是,有时轻微(却是临床症状相关的)的中隔尾端畸形只有在完全暴露的情况下才能充分显现。如果选择对中隔尾端暴露有限的Killian切口,术者则要冒着尾端偏曲矫正不满意的风险。而且,如果计划完全剥离中隔双侧的黏骨膜瓣(笔者的常规做法),半穿透切口使得在中隔尾侧边缘转位变得更轻松。

常规剥离双侧黏软骨膜瓣而非单侧,原因有以下3个。

● 暴露。如果希望尽可能提高成功率,无论何种手术,应优化术野暴露。获得最佳的术野暴露是外科的基本原则。鼻中隔成形手术也不例外。为什么不从开始就暴露好呢?从两侧三维地观察鼻中隔,必然有助于更好地评估是否存在结构异常,如无例外肯定要优于仅凭大脑通过二维的图像去理解偏曲、成角和移位等。通过术中从两侧观察中隔软骨、骨性中隔及上颌骨鼻嵴,术者能更好地辨认、诊断、调整及评估中隔的矫正和矫正后效果。

● 松解。鼻中隔的位置和形态受多种内力的与外力的影响。变形、成角、重叠、弯曲和棘突被视为中隔本身"内在"的变形力。作用于中隔软骨或骨的外力可影响中隔的位置,其既包括鼻骨的移位、鼻背外侧软骨的塌陷或扭曲,也包括黏软骨膜和黏骨膜的紧密粘连。

鼻腔黏膜像一个套筒一样紧密结合并覆盖骨性鼻腔。从鼻底开始,再由上颌骨鼻嵴外侧沿着中隔向上到达鼻顶,再转向鼻腔外侧壁。其黏膜的松弛度很小,这点可从手术时即使是小的穿孔也很难通过松解黏膜而覆盖得到证实。

当中隔软骨脱位到上颌骨鼻嵴的一侧时,对侧的黏膜跟随软骨紧密覆盖在上颌骨鼻嵴的背侧——占据中线位置或使得难以进入中线空间(图2-2)。在极端情况下,可见到在阻塞的鼻气道对侧形成一个深深的沟槽。把黏膜从中隔的两侧完全剥离下来后,中隔得以完全解除张力,并且完全开放中线空间(通过从上颌骨鼻嵴上剥离黏骨膜),由此,外科矫正中隔到中线空间才成为可能。对于瘢痕挛缩的治

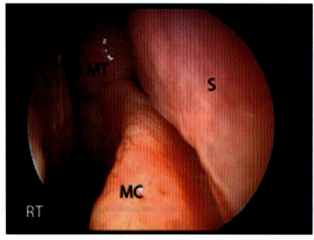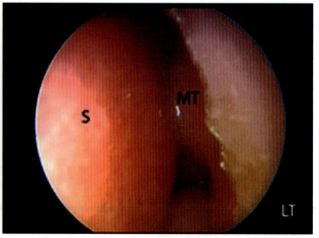

图2-2 右侧和左侧鼻腔内镜下视野,显示鼻中隔向左偏曲,伴右侧黏膜深覆于上颌骨鼻嵴沟内。只有通过剥离右侧沟内黏膜,才能进入中线并彻底矫正中隔。否则必然会导致中隔偏向中线左侧(MC. 上颌骨鼻嵴;MT. 中鼻甲;S. 鼻中隔)

疗，外科处置的一个基本原则就是瘢痕松解。同理，松解中隔黏膜的张力也有一定益处，可使各个结构能够自由地重新排列。

- 入路。双侧暴露后可到达中隔双侧的任意部位，尤其有利于重建或加固中隔尾端。术者处理好该入路后，可以更轻松地从任意侧支撑中隔尾端，置入加固（条形）移植片或全替代移植物，或缝合固定中线位置。总之，术者可以毫无障碍地实施所有必要的想法。

在某些特殊的情况下，剥离黏膜瓣会遇到技术上的挑战，值得详细阐述。遇到棘突、尖锐的角和通过比较深的沟槽而不撕裂黏膜是比较困难的。以下是一些关于这方面的建议。

- 低位的棘突（在上颌骨鼻嵴之上或一侧）通常留到最后处理。因为这样可最大限度地剥离或松解棘突周边的黏膜，比部分黏膜仍然紧密粘连或束缚时要好得多。实际上，在某些情况下，当棘突上面的鼻嵴的软骨被去除之后，再剥离棘突侧面的黏膜会较为容易，有利于术者从鼻嵴的背侧绕过骨嵴的边缘到达其外侧的位置。从背侧，术者可从两侧到达骨嵴的底部，牢牢地抓持住棘突两侧，切除骨嵴。否则，如果是在软骨还保留的情况下绕过棘突向鼻底方向解剖，则需要向侧向（旁矢状方向）更多地剥离以绕过尖端的软骨部分，此处的黏膜非常薄，容易撕裂。

- 有时可用长鼻镜轻轻地将软骨锐利的角"矫正"成一条直线，剥离黏膜时可以顺畅地通过这个点（尖端）。此时软骨一般很软，其角度也不是很锐利。另外，常见四方软骨的角度向前变平（朝向鼻背方向），在这种情况下，可先向背侧分离黏膜瓣形成一个隧道，到达中隔的角的上方，再向下越过角，这样剥离黏膜瓣时就很容易。

最糟糕的情况是——非常大的角度/骨折线，坚硬而不能弯曲的软骨，此时仅须剥离凸侧的黏膜瓣到达成角的尖，然后完整剥离对侧的黏膜瓣，再通过骨折线从对侧切断软骨。这时，术者可以仔细从黏膜上剥离软骨（而不是像我们通常所做的那样从软骨上分离黏膜），一般都能完整地剥离黏膜而不出现撕裂。但如果偏曲的角度很大，尤其是一直延伸到鼻背，通常最好的处理和重建方式是行经鼻外入路整形术，以达到理想的矫正。对于这些病例，术者需要在术前仔细考虑，面对可能存在的较高的失败率，他（她）是否能成功经鼻内矫正此类鼻腔气道。

- 从很深的沟槽里面剥离黏膜瓣（图2-2）——常见于阻塞气道对侧的上颌骨鼻嵴之上，如果术者想在术毕能将软骨恢复到真正的中线，就要将中线的空间开放。术者需要将黏膜剥离到一个合适的位置，要将沟槽内的黏膜视为障碍物而扫除而不是视为一个危险而去避开。如前所述，注射局部麻醉药的水分离有助于沟槽内的黏膜膨胀而易于剥离。总之，笔者发现，最好的方法是从鼻背侧向下分离上颌骨嵴沟槽内的黏膜瓣。接下来，由前向后在沟槽的水平下方打一个隧道，此时，沟槽背侧的黏膜瓣已被剥离，沟槽的下方有一个隧道，只有沟槽部分黏膜仍然附着在沟槽内。然后，从前向后用剥离子宽的部分分离沟槽内的黏膜，使2个隧道连通合而为一。通过这样一个技术，术者可成功地分离沟槽内的黏膜瓣而不会造成任何撕裂。相反，如果术者（没有先在下面做出隧道）试图从鼻背向下到软骨分离沟槽，则附着在沟槽内的黏膜张力通常会造成黏膜撕裂。

黏膜瓣被掀起后，笔者会对各种中隔偏曲的中心位置，以及那些导致形变的外力或某些需要处理的结构来重排中隔，进行宏观的术中评估。

为了确保手术成功，术者必须在术中有一个系统性的鼻气道评估。此系统必须在每个手术中都常规应用并贯穿于整个手术的始终。在大多数手术中，术者清楚手术终点（如扁桃体切除），需要切除哪些组织来达到手术目的（如扁桃体），如何通过肉眼评估术区来确认手术"完成"（如双侧扁桃体已切除，扁桃体窝止血）。

在中隔成形术中，终点很明确（正直的中隔和通畅的气道），但需要去除哪些结构来达成手术目的却并不完全清楚。实际上，病例间的差异相当大。所以术者如何知道手术已经"完成"了呢？术者要在心中有一个核对表，以确保术中仔细而全面地关注哪些需要去除或哪些需要重建，避免小的问题被忽略。如果术者能够坚持常规进行这种评估，将提高成功率。

下面是笔者在心中进行核对的问题：
- 鼻气道后部开放了吗？
- 鼻瓣区开放了吗？
- 沿鼻底的气道开放了吗？
- 鼻中隔尾部正直并保持在中线吗？

鼻背部、鼻瓣区、鼻底、中隔尾端。与前面或尾端（如四方软骨）的结构相比，鼻腔后部的结构（如骨性中隔）被切除或改变对鼻背或鼻尖支撑产生的不利影响较小。另外，鼻腔后部的调整（如去除骨性鼻中隔）可减少其对前方的中隔尾端部分的扭力，使它们排列得更好，并且使在术中针对前端的调整策略能够更有效。在一些病例中，还能够使软骨的支撑作用更好地得到保护。最后，从后向前的操作可把潜在的不稳定（调整中隔尾端）留到最后处理。如果中隔尾端需要进行加强、重建、移植或做出某种调整，最好不要在其后方遗留大量工作，因会对重建的稳定性造成潜在的危害。

评估完成后，常规将四方软骨与后部的骨性中隔（筛骨垂直板）分离（图2-3A、B）。但当筛骨垂直板非常直时不需要这样做（如同例子中那样，患者唯一的阻塞发生在尾端），而在更加"典型"的中隔偏曲中，这种做法是常规。向前分离距离直达鼻背1~1.5cm，注意不要过度分离，以免造成鼻骨软骨关节脱位。

用双关节剪在上面（前面或背侧）和下面（接近上颌骨鼻嵴）的骨上做切口，中间的骨切除用双关节钳（图2-3C）。骨的切除并非总是保守的，重要的是要理解其背后的原理。骨与四方软骨靠一个骨缝连接。硬骨理所当然地决定软骨的位置，变弯曲的是更加柔软的软骨而不是硬骨。如果骨完全不在中线，而两者仍然附着在一起，则软骨必然被迫偏离中线，中隔也就不可能成直线。因此，骨性中隔必须作为决定性的因素被处理。当骨性中隔明显偏离中心时，如果保持其完整或仅做下部的少量去除则必将导致矫正失败。必须切实地消除骨的位置对软骨对齐的影响（图2-3D）。

中隔后部（犁骨）下方的骨棘需要进行识别和定位。为获得手术操作空间，需要首先去除部分软骨或上颌骨鼻嵴。一旦骨性部分处理完毕，术者应能够通过肉眼观察确认鼻气道后部已经畅通（参见此前讨论的核对表）。

笔者继续根据中隔的位置、曲线及成角来评估中隔的排列是否对齐。一般来说，如果软骨仍然有移位，可用15号刀片分别在软骨上平行于中隔背部和尾端做切口。中隔背部和尾部至少要留取1cm宽软骨，以对鼻背和鼻尖有足够的支撑，但这并不意味着所有患者都要切除至该程度。根据对鼻气道的评估情况，软骨的切除范围可逐渐增加，依必要性进行切除。然而，如果预期需要切取软骨进行支撑或移植，那么通常明智的做法是最大限度取材（只留取1cm宽软骨），以获得足够的软骨制成合适的形状。如果需要，在移植完成后，关闭切口前，可将剩余的直软骨片重新置入中隔黏膜瓣之间（放于尾端软骨上和背部软骨后以避免重叠），以更好地保持鼻部的中线支撑。

参照核对表，此时术者应该问"鼻瓣区通畅吗？"这包括从前方（如鼻背方向）通过鼻瓣区的角度检查鼻腔（不是在黏膜瓣之间，而是鼻腔气道本身）。鼻镜不要插入过深或撑开过大，以免忽略了该区域或把它撑开。考虑患者的呼吸情况，鼻镜的插入和撑开要恰到好处（不要太多），以充分观察这一区域。

笔者把中鼻甲根部作为观察评价的标志。如果中鼻甲根部能很容易被看到，则认为气流可轻松通过鼻瓣区。即使中鼻甲根部仅有少许被遮挡，则仍需进一步处理。这种情况下，如果还没有切除到最大限度的话，通常需要再多去掉一些筛骨垂直板（一般仅用咬骨钳切除偏曲部分），或多切除一些鼻背中隔（4~5mm）。这样可对鼻瓣区的通畅性做出可见的实质性改变，术者可确定鼻腔气道从鼻瓣区开放了。

接下来要再次评估鼻腔气道。气道是沿着鼻底开放的吗？如果气道沿着鼻底开放而没有骨棘存在，则不需要处理。然而，如果有明显的骨棘妨碍了鼻腔气道或鼻前庭，则建议切除棘突。确保黏膜瓣能够反映上颌骨鼻嵴的侧面轮廓很重要。可用双关节钳或平凿削低鼻嵴或切除骨棘。

再次评估鼻腔气道。中隔尾端是否直并保持在中线位置？在某些情况下很容易判断，如尾侧中隔柱可能沿着通过它的骨折线成角或弯曲，或它可能在背侧中隔柱发生严重的扭曲或弯曲。而有些情况则较难判断，如中隔尾端轻微的弯曲，锚定在前鼻棘之后、背侧中隔柱之前。如果术者插入鼻镜时无意中将弯曲的中隔尾端推向另一侧，而使鼻腔气道看上去很通畅，同样在检查对侧时也是如此（将弯曲的中隔

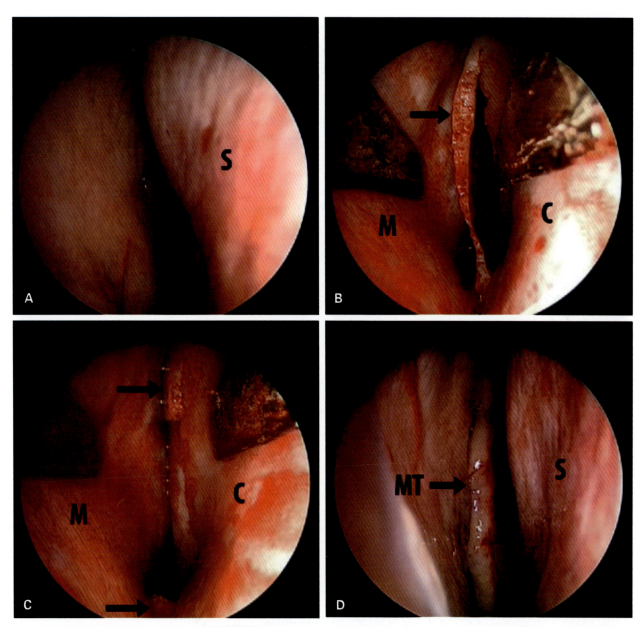

图2-3　A. 去除偏曲骨性中隔前右侧鼻腔内镜下视野。可见右侧中鼻甲被完全遮挡。B. 由中隔右侧进入，切除骨质之前黏膜瓣间内镜下视野。箭头指向骨软骨连接处分离后的筛骨垂直板。C. 由中隔右侧进入，切除偏曲骨性中隔后黏膜瓣间内镜下视野。箭头指向残余的上份和下份垂直板。D. 去除偏曲骨性中隔后右侧鼻腔内镜下视野。右侧中鼻甲清楚可见（S. 中隔；M. 黏膜瓣；C. 四方软骨；MT. 中鼻甲）

尾端推向另一侧），常容易忽略中隔尾端的弯曲。由于无意中使用鼻镜推移中隔尾端，术者会误以为双侧鼻腔气道已通畅。因此，术者在观察鼻前庭/中隔尾端时不应使用鼻镜。如果一侧看上去较窄，术者应触诊或用Cottle剥离子向对侧轻推中隔尾端支柱，看它是否会"啪"地一下弹到对侧。如果中隔尾端的确如此，而现在偏向之前"通畅"的一侧，术者应意识到中隔尾端实际是弯向另一侧的。弯曲的中隔尾端会影响鼻瓣区前方朝向鼻背的角度。

文献中关于鼻中隔尾端畸形矫正的描述有的很简单，有的复杂而冗长。然而可以说，大多数鼻科医生认同这部分中隔的处理也许是最令人挫败、苦恼和烦琐的。由于鼻中隔尾端有支撑鼻尖和鼻背的功能，其偏曲的处理自然使得一些手术医生感到麻烦。由于中隔尾端的矫正欠稳定，笔者一般选择把它留在最后处理。这样，在矫正了中隔尾端并把其固定在正中位置时就不用担心后面的操作会对它的稳定性造成影响。

这里要说明的是，对于严重的中隔尾端偏曲（术前评估时很容易发现），其矫正需要术者在鼻腔气道重建手术和功能性鼻整形技术方面都具有丰富的经验。手术经常包括将尾端支柱在体外先重建再移植复位。要做到这些，术者必须谙熟于打乱鼻腔支撑后再重建，并确保鼻部能够获得稳定的支撑。关于高级结构化鼻整形技术的完整描述超过了本章讨论范围。

然而，如果检查后发现中隔尾端只是简单地倾斜离开中线或轻微地弯向一侧，就可通过更简单的方式进行矫正。所以，术者应尽可能在术前判断患者是否有中隔尾端的偏曲，是直接通过内镜技术还是需要更为复杂的中隔尾端重建术进行矫正（图2-4）。

为了将半脱位或倾斜到一侧的中隔尾端重新置于前鼻棘上，应当将支柱截短——名义上的。剥离双侧的黏膜瓣后，术者应完全释放中线的空间以利于复位。以中号的鼻镜骑跨在中隔尾端以达到最大限度的直视和操作。将支柱后部脱位于前鼻棘一侧的软骨进行窄楔形切除，可使尾端部分移回中线（图2-5）。不可过多切除软骨，一般能够使尾端部分移入上颌骨鼻嵴之上即可。此环节应循序渐进，以防切除过多。手术的目的是让中隔软骨坐落在鼻嵴上，而不是悬挂在前鼻棘上方或随意摆动。通常切除的软骨不超过2～3mm。笔者基本上都是以最小限度沿着尾端的边缘进行楔形（朝向中隔尾端的最下部，头宽尾窄）切除。

有时用这种方式截短中隔尾端存在一定的风险，因尾端可能会向后移位（后移位）而引起鼻尖沉降和微小但可见的鼻背凹陷。因此，切除应尽量在可行范围内最小化。在切除前术者应观察外鼻并认真地从侧面评估其高度，以便能够发现轻微的塌陷。如果中隔尾端的缩短导致鼻背塌陷，可将切下的软骨塑

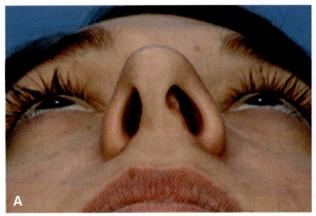
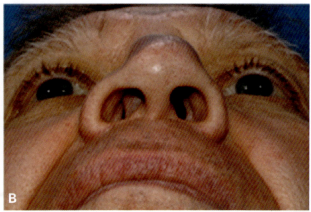

图2-4 尾端中隔偏曲

A. 患者为尾端中隔轻-中度向左偏曲，可通过鼻内镜进行矫正。B. 患者为尾端中隔重度向右成角畸形，可能需要通过外部鼻整形入路进行重建/置换

形成碎薄骨片，从软骨切口处植入以掩盖和矫正继发的畸形。

如果通过检查发现中隔尾端不是倾斜于一侧，而是在中隔前角与前鼻棘间轻微地弯向一侧，表中鼻中隔在高度上出现了冗余，很容易使尾端的中隔柱出现弧形或弯曲。对这样的病例，可采取两种矫正方法。

一种方法是在前鼻棘之上截短尾端支柱——名义上的（图2-6）。这样可使弯曲部分的弹力得到释放，而且截短有利于该部分沿前后方向伸展，在无张力情况下复位到中线正常的解剖位置。

另一种方法在尾端弯曲成角（而非弧形）的情况下使用，多见于骨折病例。这种情况同样是由于中隔尾端在高度上过长。然而，此时如果仅去掉前鼻棘上方的楔形软骨，仍然无法纠正成角畸形。因此，与其分离前鼻棘的附着，不如将尾端支柱沿骨折线进行横断（上下方向），由此尾端支柱被分成两个部分——前部（与鼻背支柱相延续）和后部（连接于鼻棘）（图2-7）。这两个部分可进行重叠并缝合固定在一起，不仅可消除多余的长度，而且通过重叠加强了尾端支柱。在缝合之前，术者要尝试两种重叠方式（前部叠在后部右侧或相反），以决定哪一种更有利于气道的通畅。

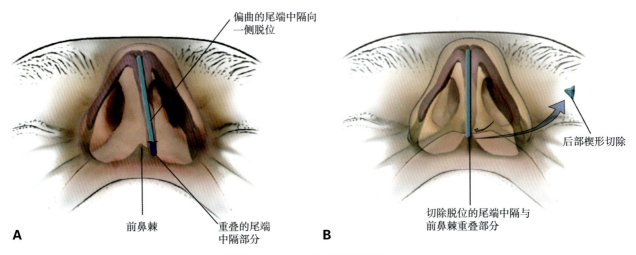

图2-5 尾端中隔从前鼻棘脱位

A.非常保守的软骨楔形切除可使尾端中隔复位于中线。B.注意确保循序渐进地切除，勿过度，以使尾端中隔刚好坐落于鼻棘之上

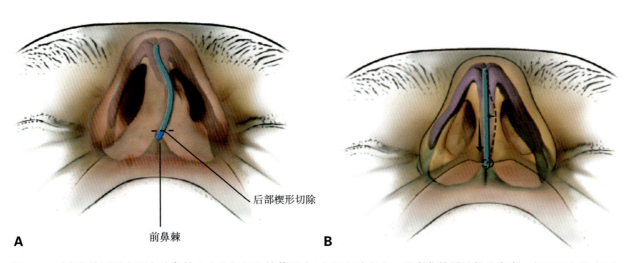

图2-6 对弯曲的尾端中隔在前鼻棘之上进行保守性截短（A）可释放张力，使弯曲的尾端部分变直、复位于中线（B）

术者可选择避免重叠，根据两部分大小切除重叠的多余部分，以实现端-端对齐。这种情况下，需要从切除的软骨中塑形出条形移植骨，通过跨越前述两部分软骨并在一侧进行原位缝合，来加固对合的软骨（图2-7）。同样，在进行上述操作前，术者必须从侧面观察鼻梁的高度。

不论尾端中隔是脱位还是弯曲，前鼻棘上方中隔都需要进行截短，当尾端支柱无张力地坐落于鼻棘中央后，可将其与软组织进行缝合固定，但这并不完全必要。将中隔瓣从一侧到另一侧贯穿尾端软骨进行缝合，本身就已经提供了必要的加固，愈合过程中伴随形成的瘢痕组织同样起到稳定作用。如果操作适当，尾端部分正好嵌入鼻棘而不是漂浮其上，那么它就会在鼻中隔瓣间愈合并居中。将尾端中隔与前鼻棘上软组织进行缝合虽然可能进一步增加其稳定性，但也增加了过分向后牵拉尾端部分的风险，有可能导致继发的鼻尖塌陷。

然而关于尾端中隔，需要注意的是，在此描述的几种偏曲类型（偏斜、弯曲、成角）并不能概括所有的畸形。尤其是严重的或尖端抵触鼻腔侧壁的成角畸形，可能需要通过鼻内镜或外入路鼻整形术进行

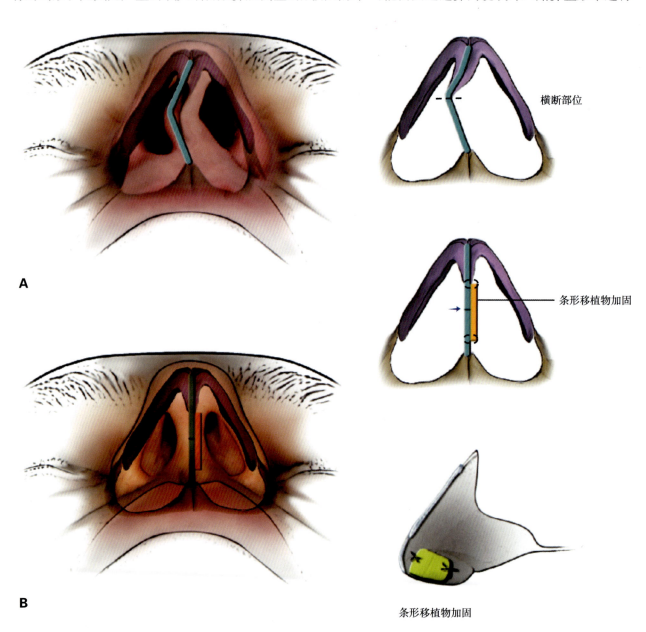

图2-7　尾端成角畸形可在成角的顶点进行横断（A）。前后部分可以重叠并缝合固定，或端-端对齐使用移植物原位缝合加固（B）。使用这种方式必须注意保护鼻背支撑力和维持鼻背高度

整个的移植替换，因此应在术前进行识别。同样的情况还见于尾端支柱严重扭曲偏离鼻背中隔支柱轴线时。简单来说，尾端畸形或移位越严重，越有可能需要复杂的干预措施。强烈建议不熟悉此类技术的术者应将患者进行转诊而不是冒着失败的风险进行手术。初次手术失败可能会使修正手术时没有足够的中隔软骨用以移植重建，而常需要从其他部位（耳廓、肋骨）获取软骨。

最后，再次评估鼻腔气道。鼻气道的后部是否开放？鼻瓣区是否通畅？鼻底是否平整？尾端中隔或鼻前庭情况如何？此时可进行一些小的调整。如果术者对鼻中隔的矫正较为满意，可使用4-0普通肠线将两侧中隔瓣进行贯穿缝合。缝合中隔瓣有助于控制水肿、消除无效腔，还可以闭合意外撕裂的黏膜。笔者认为消除无效腔可减少中隔血肿的发生，从而防止中隔瓣间血块/纤维块形成，降低远期瘢痕形成、中隔增厚导致鼻腔狭窄的概率。

用5-0铬线或5-0普通肠线间断缝合半贯通切口。鼻腔双侧放置硅胶板以进一步固定中隔并防止水肿。用3-0聚丙烯线缝合以确保其不移位。在鼻子下面包一个2英寸×2英寸大小的纱布团，将患者从麻醉中唤醒，带至恢复室。

八、术后处置

在硅胶板未取出前常规应用抗生素。一般阿莫西林500mg，每天3次，对青霉素过敏的患者可用阿奇霉素替代。可使用口服镇痛药。

患者应避免擤鼻，避免服用容易引起出血的药物，如含有阿司匹林或非甾体抗炎药物。

指导患者使用浸泡过氧化氢的棉签清理鼻前庭，以去除干结的血痂，每天3~4次。然后用棉签蘸抗生素软膏涂抹鼻前庭。以上操作均位于鼻腔填塞物尾侧。

要求患者每天清洗鼻腔夹板4~6次，以保持其清洁。建议使用8盎司装的盐水冲洗器（NeilMed鼻腔冲洗器）。患者使用冲洗器比盐水喷雾器的体验更加舒适，更有利于保持夹板的清洁。

术后5~7天去除夹板，患者恢复日常活动。如果没有特殊情况，6~8周后随访复查。

九、并发症

潜在的并发症如本章前面所述，应在术前告知患者。

出血过多（发生率1%~2%）可用鼻用减充血剂或可吸收止血纱布（速即纱）填塞于鼻夹板外侧。遇到大量出血时，必要时取出夹板以有利于检查鼻腔，并直接电凝或填塞压迫出血点。有的患者可能需要返回手术室，使用鼻内镜进行妥善处理。

黏膜瓣之间的出血会导致中隔血肿。从中隔软骨上分离富含血管的黏膜增加了软骨坏死和失去中隔支撑的风险，易导致鼻尖塌陷或鞍鼻。术中止血是关键。采用贯穿中隔的褥式缝合有利于闭合黏膜瓣间的无效腔，减少中隔血肿和黏膜分离的风险。处理中隔血肿需要重新探查清除血凝块，并处理任何可见的出血点。

术后水肿或鼻腔夹板可导致鼻窦引流通道的机械性阻塞，进而引发鼻窦炎（发生率为2%~5%）。此时患者会主诉分泌物异常增多，伴有异味，面部/牙齿疼痛及压迫感，抑或迟发性（术后1~2周）渐进性的鼻塞（尽管术后早期鼻腔气道畅通）。治疗与常规的鼻窦炎相同。

中隔穿孔在术后第一次复查时不容易被发现。穿孔最常见于分离黏膜瓣时导致的对侧黏膜撕裂。小心细致地分离黏膜瓣，术末缝合中隔时尽量闭合黏膜裂口是预防该并发症的关键。小的边缘黏膜化良好的穿孔不需要特殊处理，也不会对鼻腔气道造成影响。建议患者应用局部润滑剂以减少可能的出血和结痂。如有修补指征，应在术后愈合早期（至少6~12个月）之后行手术修补中隔穿孔。

鼻外观的改变很少但可能发生。通常为鼻背中隔的轻微下塌，提示下方支撑缺失，表现为鼻尖凹陷。其对外观的影响大于功能，如果患者对此感到困扰，可通过内镜手术取背侧软骨进行填补移植。

嗅觉丧失或减退通常是暂时性的，与水肿有关。因手术导致的永久性嗅觉丧失，据文献报道非常罕见（约1/1 000 000）。

持久的有症状的中隔偏曲（鼻塞）可能在早期，也可能延迟出现。术者应再次认真检查患者鼻腔气道，尤其需要关注鼻瓣区域，思考并提出中立的意见。笔者接诊过许多持续存在（可矫治的）结构性问题的患者，通过修正手术获得缓解。如果有条件，修正手术应由有丰富经验的术者操作，一般不早于初次手术后6个月。

十、结果

鼻塞是耳鼻咽喉科中患者最常见的主诉。鼻中隔偏曲很常见。事实上，人类颅底解剖学研究显示，75%~80%的人存在不同程度的鼻中隔偏曲。因此，鼻中隔矫正手术是全世界耳鼻咽喉科医生最常做的一种手术。

从文献报道看，术后患者的满意率相差较大，但大致为70%。原因在于早期人们对鼻瓣区的了解不多，不知道鼻瓣区通畅对保持鼻腔气道稳定的重要性。再者，许多文献报道的研究设计存在局限性（如回顾性分析；图表综述），对疗效评估标准不统一（如医师分级；电话问卷），或使用统一的评估标准但并不针对鼻塞症状。2004年Stewart等开发了一套针对鼻塞的疗效评价标准，被称为鼻塞症状评估（Nasal Obstruction Symptom Evaluation，NOSE）量表。自此NOSE量表被越来越多地用于对鼻腔气道干预的评估，手术医生也常用来进行术前和术后的效果追踪。

如前所述，要提高手术效果，最重要的一点就是要甄别出那些接受传统鼻中隔成形术可能失败的患者。这应在术前就被发现，而不是等到术中才被迫面对。初次手术失败造成的影响远不止持续性鼻塞。经历初次手术干预后，黏膜瘢痕、黏膜瓣薄弱、残余软骨减少及局部微循环的改变，将明显增加修正手术的难度，相较于初次采取合适的手术方式来说，疗效会大打折扣。

另一方面，如果术者抛弃了一招通用的想法，而是针对患者个体的情况采取结构性、系统化的术式，则手术疗效会更好，并发症发生率更低，患者满意度也会远高于70%。

✓ 精要

● 对每一个病例常规进行严格的术前评估，使得术者能够更好地对中隔偏曲进行分类和描述。细致地描述出所有的异常，可使必要的外科干预更有针对性。

● 中隔尾端的触诊经常能够揭示那些微妙而具有临床价值的细节，也能提供反映软骨的强度和完整性的信息。

● 理解鼻瓣区（内和外）的解剖并进行评估，检查鼻腔外侧壁的呼吸稳定性是综合评估鼻腔气道结构问题的重要组成部分。

● 如果可能需要更进一步的重建技术来矫正畸形（如复杂的中隔尾端畸形，严重的中隔成角/重要的鼻支撑区偏曲，重建要优于切除的畸形），外入路鼻整形术可能是最佳选择。这些情况下，术者若接诊此类患者应会娴熟地运用结构化鼻整形技术。

● 完全分离双侧黏软骨膜和黏骨膜瓣有着明显的优势，暴露完全，松解充分并彻底显露中隔软骨和骨。

● 在所有的病例中，术者心中要有一个核对表，在术中更好地识别需要注意的鼻腔气道区域。有了这个表，某些偏曲的区域就不会因被忽视而没有处理。这将有助于疗效的提高。
- 需要对患者强调正确的术后护理是治疗的重要组成部分。

✓ 教训

- 修正手术中最常见的遗留偏曲部分是残存的鼻背支柱（与鼻瓣区内侧相交）或残存的鼻尾支柱（与鼻瓣区内侧或外侧相交）。术前没有正确识别或术中忽视了这些区域会明显增加失败的概率并导致术后遗留持续的鼻塞。
- 不处理鼻中隔尾端不仅会遗留尾端中隔的畸形，而且将增加修正手术的难度。对较简单尾端中隔偏曲的处理本文已做阐述。有的病例需要进行较复杂的尾端中隔重建或移植替换手术，术者应熟悉此类技术或转诊给其他擅长复杂鼻腔气道手术的耳鼻咽喉科医师。
- 剥离中隔瓣不够谨慎，尤其是在一些高风险区域（严重成角或棘突），容易导致黏膜撕裂和中隔穿孔。术者应熟练掌握黏膜瓣剥离技术，并在缝合中隔瓣时尽可能闭合意外撕裂的黏膜。

✓ 所需器械

- 标准中隔成形手术包
  - 含1∶100 000肾上腺素的1%利多卡因
  - 鼻用减充血喷剂（羟甲唑啉或同类药物）
  - 鼻镜（短、中、长）
  - Woodson 和 Cottle剥离子
  - Fraser尖头吸引器
  - Bard-Parker 15号刀
  - 镊子，齿镊，枪状镊
  - 双关节剪
  - 双关节咬骨钳
  - 4, 6mm直凿
  - 锤子
  - 直的和弯的止血钳
  - 持针器
  - 小钩2个
  - 宽双钩
  - Ragnell 牵开器
  - 4.5英寸虹膜剪刀
  - 线剪刀
  - 缝合：4-0普通肠线，5-0普通肠线或铬线，3-0聚丙烯缝线。可能会用到4-0聚对二氧环己酮线、Keith针
  - Doyle 鼻中隔夹板
  - 速即纱

（佘文煜　译）

推荐阅读

Gray LP. Deviated nasal septum: incidence and etiology. Ann Otol Rhinol Laryngol 1978;87:1–20.

Stewart MG, Witsell DL, Smith TL, et al. Development and validation of the nasal obstruction symptom evaluation (NOSE) scale. Otolaryngol Head Neck Surg 2004;130:157–163.

Dobratz EJ, Park SS. Septoplasty pearls. Otolaryngol Clin North Am 2009;42:527–537.

第3章　内镜下鼻中隔偏曲成形术
Endoscopic Septoplasty

John M. Lee

一、引言

鼻中隔偏曲矫正术是当今耳鼻喉科医生最常做的手术之一。最早主要是为了纠正鼻塞症状，为鼻旁窦的开放提供径路。该手术一般在额灯和前鼻镜下进行，是年轻医生必会的一种基本技能。然而，随着鼻内镜技术的出现及普及，20世纪90年代初鼻内镜下鼻中隔偏曲矫正术被首次报道，并在过去的20年获得医学界认同并迅速普及。

鼻内镜下鼻中隔偏曲矫正术的优点主要在于鼻内镜可提供更好的照明和视野，使外科医生能够更精确地评估和矫正偏曲的鼻中隔，同时还可直接过渡到开放鼻窦等后续手术。既往在传统的额灯下进行手术，实习医生很难观察和了解手术医生的实际操作情况，阻碍了对实习医生外科操作的监督和指导。然而，鼻内镜技术较好地解决了这个问题，这种可视性强的技术对于外科实习医生的教育及再学习具有重要意义。本章对鼻内镜下鼻中隔偏曲成形术的适应证进行了分析，并讨论了手术的实际步骤，旨在优化每一步关乎手术效果的操作。

二、病史

在评估任何疑似鼻窦问题的患者时，彻底地询问病史至关重要，因为患者症状可能并不总是与体检结果相符。事实上，这可能是进行鼻中隔偏曲矫正术的最大缺陷：鼻中隔偏曲并不是外科矫正的绝对指征。仔细记录病史会让外科医生辨别能够从手术中获益的患者。询问病史后，医生就能初步判断患者的主诉主要是鼻腔呼吸道症状，还是伴随其他鼻窦症状。如果主诉鼻塞，医生应明确阻塞的部位、时间和严重程度。接受手术的理想候选患者应具有阻塞症状，并且这种症状与偏曲方向呈高度相关。鼻塞的情况可能比较复杂，鼻塞反映的是鼻黏膜的动态变化和反应性，这是手术无法解决的问题。在这方面，许多患者在考虑手术前都接受过非手术治疗，如鼻喷激素治疗。同样，医生也需要评估和治疗潜在的环境过敏因素。

许多鼻中隔偏曲患者可能没有任何明显的阻塞症状。相反，他们可能表现为鼻出血、慢性鼻窦炎或颅底肿瘤等。虽然鼻中隔偏曲可能是鼻出血或窦口鼻道复合体阻塞的重要病因学因素，但这种解剖学异常往往是体检时偶然发现的。尽管如此，鼻中隔偏曲仍然需要手术治疗，因其能更方便地通过鼻内通路进入鼻旁窦或颅底。

此外，还应该询问患者是否有鼻外观改变的需求。如果有此要求，那么就可在正式的鼻中隔成形术（不在本章讨论）中矫正弯曲的鼻中隔。此外，明确既往鼻部手术史、鼻腔毒品应用史和是否合并自身免疫性疾病也很重要。

三、体格检查

对于疑似鼻中隔偏曲的患者，需要对鼻腔进行全面检查。首先从外鼻的检查开始。虽然不需要详尽的整容分析，但是记录鼻梁扭曲、外鼻瓣狭窄、内鼻瓣塌陷（用Cottle手法检查）非常重要。这些问题可能无法单独通过鼻中隔成形术来解决。

首先使用前鼻镜及额灯进行鼻腔检查；该检查可对鼻中隔后部进行良好的评估。正如将在后面讨论的那样，鼻中隔后部有明显的偏曲是鼻内镜下鼻中隔偏曲矫正术的一个相对禁忌证。额镜的检查还可对鼻中隔的整体结构进行评估（如居中，"S"形或"C"形）。

然后，应进行彻底的鼻内镜检查。鼻腔局部使用减充血剂及局部麻醉剂后，仔细观察是否存在广基的鼻中隔偏曲或孤立的棘突，并详细记录。内镜可以不借助任何外部帮助（如鼻窥器）直接观察鼻气道。虽然目前已经存在几种用于记录鼻中隔偏曲类型和程度的分类方法，但没有一种被普遍使用。从鼻气道的角度来看，评估鼻中隔偏曲的程度是否可以解释鼻塞的症状至关重要。一般情况下，鼻中隔偏曲的部位或棘突会严重限制对整个鼻部解剖结构的检查。尤其是鼻中隔前部偏曲可能会阻挡对中鼻甲和鼻窦的充分检查，而后部偏曲可能会阻挡对鼻咽部的检查。对于修正手术（二次鼻中隔手术）的病例，用棉棒对鼻中隔触诊可估计出还有多少软骨及骨残留。

鼻内镜检查还可以观察同时伴随的鼻窦病变，如鼻息肉、下鼻甲肥大、腺样体肥大和鼻咽肿瘤，这些都可能导致鼻塞，或需进一步的处理。如果在鼻内镜手术中或考虑术后复查时，鼻中隔偏曲会影响对中鼻道的操作或检查，则亦应考虑同时行鼻中隔偏曲矫正术。

四、适应证

内镜下鼻中隔成形术的适应证主要分为阻塞性或通路性这两类。以下是内镜下鼻中隔成形术最常见的适应证：
- 广泛的鼻中隔偏曲或孤立的鼻中隔棘突引起鼻塞（原发性或复发的）。
- 鼻中隔穿孔并发有症状的鼻中隔偏曲。
- 由于鼻中隔偏曲/棘突限制了其他鼻内手术（如内镜下鼻窦或颅底手术）。
- 由于鼻中隔偏曲/棘突导致的难治性鼻出血。

五、禁忌证

如果因解剖异常需要鼻外入路手术，则不应单独使用鼻内镜下鼻中隔偏曲矫正术，包括鼻中隔尾端的严重偏曲或严重歪鼻。鼻内镜下不能对鼻中隔后部进行操作，鼻外入路可以更好地解决视野和照明的问题。然而，鼻内镜常可作为辅助手段来评估鼻腔的其余部分。

六、术前计划

对于有症状的鼻中隔偏曲或棘突，术前必须做的评估是此解剖问题能否用内镜方法解决。如前所述，尾端偏曲常需鼻外入路来充分定位或重建该区域的中隔。术前进行充分的鼻内镜检查后，评估可以行鼻内镜下鼻中隔偏曲矫正术，那么，一般不需要再进行额外的检查。如果怀疑同时存在鼻窦疾病，如慢性鼻-鼻窦炎，建议在术前行鼻窦CT，以便制订手术计划。对二次鼻中隔手术病例，当鼻中隔残骨量不明显时，鼻窦CT检查可以帮助术前评估残骨量。笔者强烈建议在手术前将任何可疑的鼻腔黏膜炎症控制在最佳状态。解决这些问题可以提高患者预后和手术效果。

如果无法确定鼻塞症状是由黏膜炎症还是解剖学问题引起的，则可考虑行辅助性检查，如声反射学鼻测量法或鼻阻力法。

七、手术技术

（一）广泛的鼻中隔偏曲

- 用羟甲唑啉或1∶1000肾上腺素纱条收缩双侧鼻腔。
- 0°鼻内镜检查鼻腔并确认鼻中隔偏曲情况（图3-1）。
- 鼻内镜引导下，在鼻中隔双侧计划掀起黏膜瓣的区域注射1%利多卡因和1∶100 000肾上腺素溶液。
- 标准的半贯穿或Killian切口用于广泛的鼻中隔偏曲。术中要用到15号小圆刀及手术室用高架照明灯，可以按需使用前鼻镜。右利手的术者，多倾向于在鼻中隔左侧做切口，这样无论偏曲在哪侧都容易掀起黏膜瓣。相反地，切口亦可以选择在与鼻中隔的最大凸面侧对侧，可减少黏膜撕裂风险。
- 首先，在不使用鼻内镜时，以扁平剥离子掀起黏膜瓣，暴露黏-软骨膜平面。黏膜瓣的深度（前后）不需要很长（约1cm），但要在宽阔的鼻中隔前部暴露合适的黏-软骨膜平面。
- 暴露该平面后，0°鼻内镜在直视下继续掀起黏膜瓣，条件允许的话，使用带吸引器的剥离子可使该步骤简单化。使用剥离子的钝端从上到下将黏膜瓣从鼻中隔上剥离（图3-2）。
- 黏膜瓣掀起的程度必须足以暴露四方软骨或骨性中隔的偏曲部分。就这一点而言，将黏膜瓣向下一直剥离到鼻底和上颌骨鼻嵴会更有利于操作。该区域的黏膜容易黏附在下面的软骨-骨缝上，应格外小心，以防黏膜撕裂。重要的是，在掀起鼻中隔黏膜瓣时，初学者可能会找不到失方向，在接近颅底时必须小心。常规鼻中隔偏曲矫正不建议高位切除，以避免误入颅底的操作风险。
- 成功制备黏膜瓣后，在鼻中隔偏曲最严重区域前方的软骨区行垂直切口。该切口应与黏膜切口呈楼梯样错开排列，以减小黏膜切透对穿的可能。此外，切口后方应该保留至少1cm的鼻中隔软骨尾端以足够支撑鼻尖。使用15号刀片或剥离子沿切口穿过整个软骨，应小心，不要撕破对侧黏膜。软骨切口应足够宽，以方便对偏曲部进行操作（图3-3）。
- 在鼻内镜引导下掀起对侧黏膜瓣，方法同前（图3-4）。
- 当双侧黏膜瓣均掀起后，可针对性地切除鼻中隔软骨和骨质的偏离部分（图3-5）。旋转刀通常可以更好去除偏离软骨的下部。然后可用剥离子将骨与软骨连接处分离，将剩余软骨摆（复位）回中线。然后用三关节钳咬除骨中隔的偏离部分。注意不要扭曲筛骨垂直板，防止颅底骨折。
- 在整个过程中，随时将鼻内镜出入黏膜

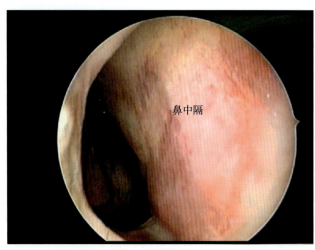

图3-1 鼻内镜检查示鼻中隔向右侧偏曲，堵塞鼻腔，未窥及中鼻甲及上颌窦口

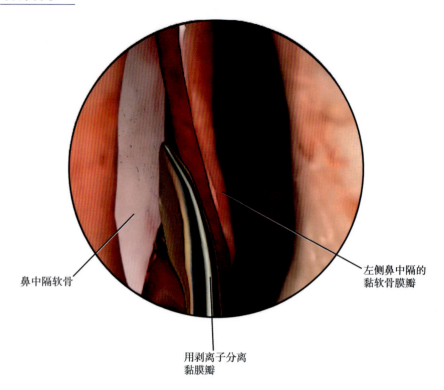

图3-2 用鼻中隔剥离子掀起左侧黏软骨膜瓣

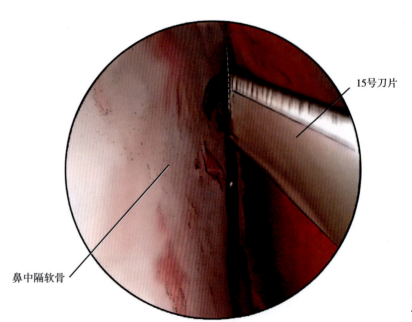

图3-3 使用15号圆刀在鼻中隔软骨上做半贯穿式切口

瓣以检查鼻腔并评估鼻中隔矫正效果（图3-6）。使用剥离子将黏膜瓣复位到中线并触诊残余偏曲（软骨，骨部或上颌骨嵴）的任何区域。这些区域可以用三关节咬钳一块一块地清除。保持至少1cm的尾侧和背侧软骨支撑，以保持鼻尖和鼻背外形。

- 手术结束时，在手术期间切除的大片正常软骨或骨质可以放回到鼻中隔黏膜之间。
- 双侧黏膜瓣复位后，用可吸收缝线（即4-0圆针缝线）间断缝合切口。
- 在有明显黏膜撕裂时，为保证双侧黏膜足够贴合，可用Keith针和可吸收缝线缝合一个中隔垫（移植垫）。

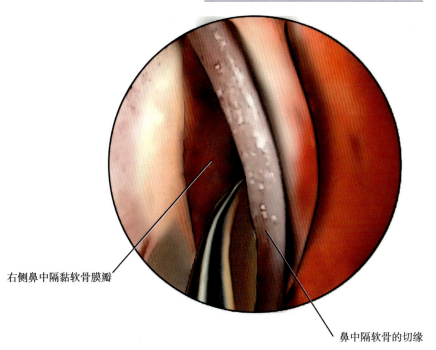

图3-4 掀起右侧的鼻中隔黏软骨膜瓣

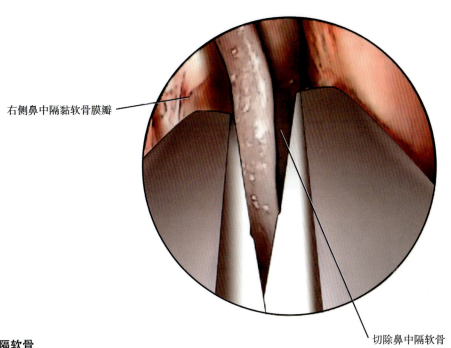

图3-5 使用长剪去除偏曲的鼻中隔软骨

● 在手术结束时，笔者倾向于在鼻中隔双侧放置并缝合椭圆形硅胶管，这有助于压紧双侧鼻中隔黏膜瓣，防止粘连，并在术后期间保持鼻腔通气良好。术后5～7天拔除硅胶管。也可以选择Doyle鼻夹板或鼻腔填塞。

（二）孤立的棘突

对于有症状的鼻中隔棘突，可以采用更直接的方法，尽可能小范围地剥离黏膜瓣。Lanza等最初描述，这种手术是有目的地在鼻中隔棘突的尖端切开黏膜。步骤如下：
- 用羟甲唑啉或1∶1000肾上腺素纱条收缩双侧鼻腔。
- 0°鼻内镜检查鼻腔并确认鼻中隔棘突情况（图3-7）。
- 1%的含有1∶100 000肾上腺素的利多卡因溶液在棘突侧注射入黏膜-软骨平面。注射位置为棘突最高点以上和以下区域。
- 使用15号小圆刀，在内镜引导下沿着棘突的整个尖端做水平切口（图3-8）。
- 使用剥离子掀起鼻中隔棘突的上下黏膜瓣（图3-9）。
- 使用剥离子解剖对侧鼻中隔黏软骨膜，将其从暴露软骨或棘突的上表面分离，然后分离下表面的附着处，钳出棘突部分。另外，突出的骨刺或上颌骨嵴可使用磨钻磨平。

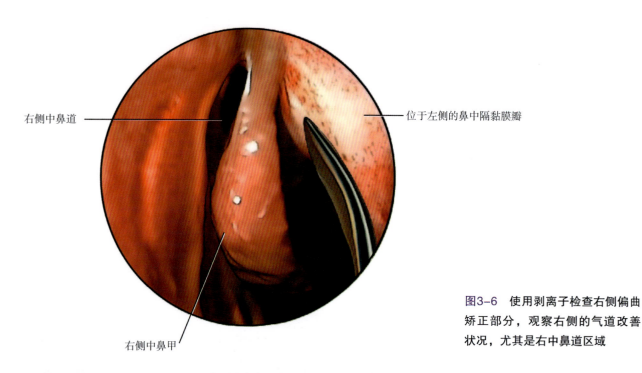

图3-6 使用剥离子检查右侧偏曲矫正部分，观察右侧的气道改善状况，尤其是右中鼻道区域

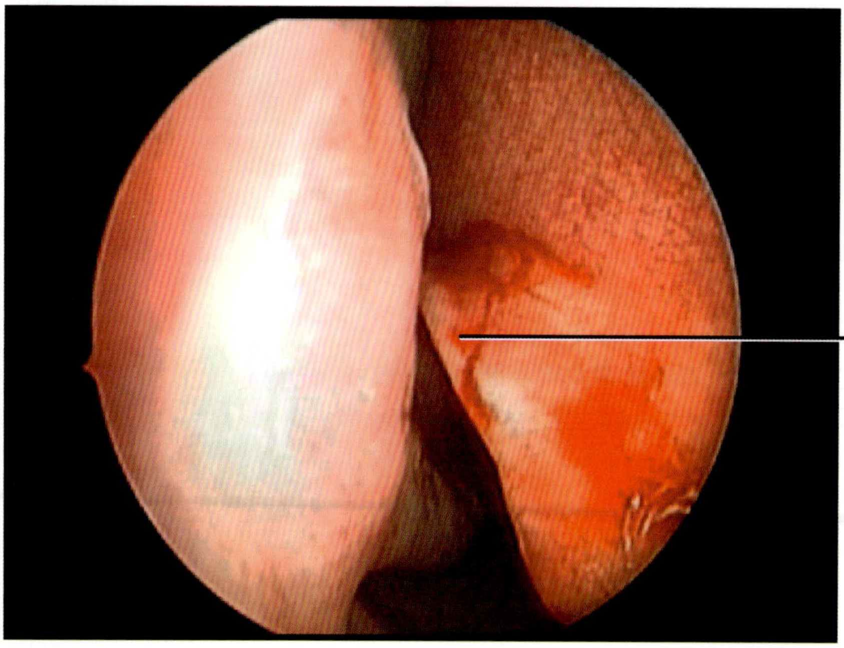

图3-7 鼻内镜下示右侧孤立的鼻中隔棘突

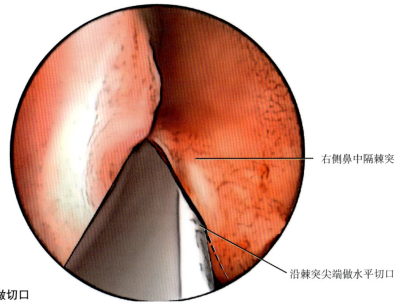

图3-8 使用15号小圆刀在棘突的尖端上做切口

右侧鼻中隔棘突

沿棘突尖端做水平切口

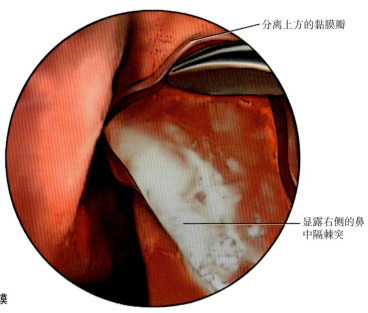

分离上方的黏膜瓣

显露右侧的鼻中隔棘突

图3-9 用剥离子掀起棘突上面及下面的黏膜

- 咬除突出部分后，复位上下黏膜瓣并用Keith针和可吸收缝线缝合。
- 外科医生可酌情使用硅胶夹板。

（三）伴穿孔的鼻中隔偏曲

在患者鼻间隔偏曲部分前方出现穿孔时，传统的额灯下手术很难完成。然而，鼻内镜手术可使外科医生在操作时完全绕过穿孔，最大限度地减少扩大穿孔的机会。不同的是，该技术在穿孔后方切开黏膜，并如前文所述，有针对性地进行鼻中隔成形术。对于这类偏曲，往往只须掀起单侧黏膜瓣。

（四）二次鼻中隔成形术

内镜技术在经历过鼻中隔软骨或骨切除术后的二次手术病例中非常有用。在鼻内镜提高放大倍数和照明度的情况下，术者能更容易地在双侧鼻中隔黏膜之间找到正确的手术平面，掀起黏膜瓣后就可安全地移除剩余的偏曲软骨或骨质。

八、术后处置

鼻内镜下鼻中隔偏曲矫正术是常规门诊手术。术后，指导患者每天用生理盐水冲洗鼻腔，以除去残余血液并防止结痂。术后不常规推荐使用抗生素，具体由外科医生决定。如果放置硅胶管，通常在术后5~7天拔除。在术后复查期间，充分行内镜检查以确保黏膜完全愈合，如有粘连及时分解。

九、并发症

鼻内镜下鼻中隔偏曲矫正术的并发症少见，主要包括以下几种：
- 出血
- 牙痛和麻木
- 持续性鼻中隔偏曲
- 术后感染
- 鼻尖塌陷
- 鼻中隔血肿
- 鼻中隔穿孔
- 粘连形成

Hwang等报道的鼻内镜下鼻中隔手术统计（$n=111$）显示，并发症发生率低，仅包括粘连形成（4.5%）、鼻中隔穿孔（0.9%）和鼻中隔血肿（0.9%）。随后的研究也证明，该手术并发症发生率低，安全性较高。

十、结果

符合手术适应证的患者行鼻内镜下鼻中隔偏曲矫正术后往往可以得到良好的预后。Chung等从鼻塞的角度报道称，70%的患者鼻塞完全消失，而20%的患者在13个月的随访中可有部分改善。良好的术前评估并严格把握适应证可以让患者获得良好的主观结果。此外，帮助患者建立术后的合理期望值非常重要。如果同时存在过敏性/非过敏性鼻炎等病症，这些病症可能会抵消鼻腔的客观结构改善所带来的效果，因此，患者可能需要持续的药物治疗或局部鼻喷药物来缓解鼻塞。

如果内镜下鼻中隔成形术是为了便于内镜下鼻窦手术，那么术后改善中鼻道的引流通道的益处是立竿见影的。在鼻内镜手术中，鼻中隔偏曲矫正后更容易使手术器械进入中鼻道，有利于对中鼻甲及鼻窦进行操作，这往往是门诊局部麻醉所不能达到的。如果需要的话，鼻窦手术同时矫正鼻中隔可以显著提高术后鼻窦治疗及护理的便利性。

在从传统额灯技术过渡到内镜下鼻中隔成形术的过程中，一开始似乎比较费时，熟悉该手术后，手术时间相差无几。事实上，对于孤立的鼻中隔棘突，内镜下鼻中隔成形术可以明显快于任何传统的方法。总之，这种可视化的技术在鼻中隔偏曲矫正的治疗中非常有吸引力。

✓ 精要

- 严格把握手术适应证。

- 鼻内镜下掀起黏膜瓣后寻找到正确的黏膜-软骨平面可以极大地减少术区出血，并有利于剥离子分离。
- 广泛掀起鼻中隔偏曲区域周围的黏膜瓣将黏膜撕裂的风险降至最低（特别是在上颌骨鼻嵴和鼻底）。
- 随时将鼻内镜出入黏膜瓣以检查鼻腔，并评估鼻中隔矫正效果。

教训

- 对无症状的鼻中隔偏曲进行手术（除非偏曲妨碍了同时进行的鼻内镜手术操作）。
- 未能充分地治疗过敏性/非过敏性鼻炎。
- 无法解决同时伴随的外/内鼻瓣塌陷或严重歪鼻。
- 使用内镜下鼻中隔成形术处理鼻中隔后部的明显偏曲。
- 过多切除鼻后部或背侧软骨。

所需器械

- 鼻中隔剥离子（可选吸引式剥离子）
- 三关节咬钳
- 0° 鼻内镜
- 内镜冲洗器（可选）

（王向东　译）

推荐阅读

Lanza DC, Farb Rosin D, Kennedy DW. Endoscopic septal spur resection. Am J Rhinol 1993;7:213–216.

Giles WC, Gross CW, Abram AC, et al. Endoscopic septoplasty. Laryngoscope 1994;104:1507–1509.

Hwang PH, McLaughlin RB, Lanza DC, et al. Endoscopic septoplasty: indications, technique and results. Otolaryngol Head Neck Surg 1999;120:678–682.

Chung BJ, Batra PS, Citardi MJ, et al. Endoscopic septoplasty: revisitation of the technique, indications and outcomes. Am J Rhinol 2007;21:307–311.

Sautter NB, Smith TL. Endoscopic septoplasty. Otolaryngol Clin North Am 2009;42:253–260.

第4章 鼻中隔穿孔修补技术

Technique for Closure of Nasal Septal Perforation

Edmund deAzevedo Pribitkin

一、引言

双侧鼻中隔黏软骨膜受损易导致相应部位的软骨坏死，从而形成鼻中隔穿孔。成功地治愈穿孔就手术而言仍具挑战，包括闭合穿孔和重建鼻腔功能。尚无一种单一的标准术式适用于所有的穿孔修复，但一般来说，成功的修补术包括黏软骨膜推进瓣和内置软骨或结缔组织。

笔者应用鼻内入路或开放鼻成形术入路，联合双侧鼻底黏骨膜推进瓣，同时内置猪小肠黏膜下层组织（SurgiSIS ES Cook Surgical，布鲁明顿，印第安纳州）使鼻中隔穿孔修补术成功率达到90%。

二、病史

症状通常与穿孔的大小和部位有关。患者可能会主诉有鼻塞、干痂、流涕、反复鼻出血、吸气时出现哨鸣声和鼻痛的症状。较小的和后部的穿孔一般不会引起症状，反之较大的、前部的穿孔可能因失去鼻背支撑作用导致外鼻畸形。随着穿孔的增大，层流逐渐被紊流取代从而导致鼻塞。紊流增强导致鼻黏膜干燥，代偿性出现黏液分泌增加，患者主诉流涕。最终，由于穿孔边缘的黏膜无法再保护长期暴露的软骨导致结痂和出血。由慢性的轻度软骨膜炎导致的疼痛常伴有干痂和出血。

三、病因

鼻中隔穿孔的病因主要有以下4个方面：

（一）外伤

此前的鼻中隔手术是导致鼻中隔穿孔最常见的因素。有报道表明，鼻中隔黏膜下切除术后穿孔率为17%~25%，保留软骨的鼻中隔成形术的穿孔率为1%~5%。当鼻中隔一侧的黏膜被剥离后，相对应的软骨常可从对侧完整的黏膜获得血供。然而当对侧相应的黏软骨膜在切除中间的软骨时受到损伤，就常可能发展为贯通的穿孔。所以，如果术中出现了一侧黏膜剥离而对侧黏膜损伤，推荐立即采用软骨、压碎的软骨、筋膜、人脱细胞异体真皮（AlloDerm LifeCell，布兰斯堡，新泽西州）或猪小肠黏膜下层组织（SurgiSIS ES Cook Surgical，布鲁明顿，印第安纳州）进行内置修补。

其他导致鼻中隔穿孔的医源性创伤包括因鼻出血而行鼻腔烧灼术及填塞术、经鼻放置胃管、经鼻气管插管及鼻通气管的长期放置。外伤性穿孔也可由挖鼻、钝性外伤导致的未经治疗的鼻中隔血肿、鼻腔异物（特别是电池）及由鼻中隔软骨暴露的骨折引起。

（二）炎症/感染

切记炎症和感染因素，在采集病史时常可获知这一病因。感染性疾病包括梅毒、人类免疫缺陷病毒感染、毛霉菌病和白喉。造成穿孔的肉芽肿性疾病包括结节病、Wegener肉芽肿和结核病。系统性红斑狼疮、Crohn病、皮肌炎和类风湿关节炎等炎性疾病也可导致鼻中隔穿孔的发生。

（三）肿瘤

癌症、T细胞淋巴瘤、冷球蛋白血症均可表现为鼻中隔穿孔。许多患者同时伴有疼痛和压痛，对可疑黏膜活检可明确诊断。

（四）毒物吸入/暴露

吸入可卡因后因血管收缩作用导致毒品中混杂的化学制剂的毒性作用增强，直接作用于鼻中隔导致穿孔。这种血管收缩作用导致受损黏软骨膜正常血供减少。即使穿孔得到成功修补，但长期滥用可卡因可能将永久损害鼻黏膜导致持续性鼻塞。

长期使用羟甲唑啉、去甲肾上腺素或薄荷脑也可见到黏膜的生理变化，从而导致穿孔。鼻用糖皮质激素的应用也是穿孔的一个病因，尤其是使用方法不当或在鼻中隔术后大量使用。

长期暴露于铬酸和硫酸烟雾、玻璃粉尘、汞磷等化学物质或烟雾粉尘环境下的人群容易出现鼻中隔穿孔，所以在此环境下工作时需要佩戴呼吸过滤器，以防鼻中隔穿孔和呼吸系统疾病的发生。

四、体格检查

检查重点是确定穿孔的尺寸、位置及缺损占鼻中隔的比例。收缩鼻腔并彻底清理鼻腔干痂，通过硬性或软管内镜全面检查鼻中隔。评估剩余正常的黏膜和软骨的状态和范围，以及与穿孔边缘之间的关系。确定鼻底和穿孔周围可供利用的健康黏软骨膜组织的尺寸，评估剩余鼻中隔的偏曲程度及是否存在嵴突。

必须对可疑的黏膜进行活检。在存在炎症时应进行鼻腔真菌和细菌培养。

外鼻的评估包括通过触诊检查鼻背的连续性及对鼻尖的支撑作用。术者必须评估发生鞍鼻畸形的可能性，以及需要通过截除鼻背驼峰获得额外的黏软骨膜以修补穿孔的可能性。

五、适应证

出现症状或经非手术治疗无效的鼻中隔穿孔患者需要接受修补。生理盐水冲洗鼻腔和提高家庭、工作环境湿度对鼻中隔穿孔患者是有益的。使用凡士林或2%莫匹罗星软膏等润滑剂可有效减少结痂。同时，有学者指出鼻腔局部使用雌激素可减少黏膜鳞状上皮化生，增加鼻中隔黏膜的血供。

六、禁忌证

成功修补鼻中隔穿孔主要取决于穿孔的大小和可利用的正常鼻腔黏膜的范围。如果没有足够的正常鼻黏膜，那么就只能"借用"鼻外组织来修补较大的穿孔。穿孔前缘到后缘的长度在修补中并不起决定性作用，因为通常鼻顶到鼻底的张力才是最大的，所以，穿孔缘延伸到鼻顶或鼻底是很难修补的，除非边缘残留一些黏膜可以与蒂在下方的黏膜推进瓣缝合。

患有慢性或反复发作疾病的、持续经鼻吸毒（可卡因）及没有足够黏软骨膜可供利用的患者，应考虑置入鼻中隔赝复体，而不是去尝试进行手术修补。如果穿孔周边鼻中隔无明显偏曲，在诊室局部麻醉下可顺利置入赝复体。目前临床上常用的赝复体材质包括硅橡胶、硅树脂和亚克力。置入赝复体可以消除鼻出血、吸气时哨鸣音和鼻塞的症状，但即使患者长期坚持鼻腔盥洗，置入赝复体也不能解决结痂的问题甚至还可能加重。

七、术前计划

（一）血清和尿液检查

对于没有找到明确穿孔原因或主诉有风湿类疾病症状的患者，医生应在术前给予结核菌素纯蛋白衍生物试验（PPD）和以下血清学检查：红细胞沉降率（血沉）、类风湿因子、抗中性粒细胞胞质抗体（Wegener肉芽肿）、血管紧张素转化酶（结节病）、荧光密螺旋体抗体吸收试验（梅毒）。

对疑有经鼻吸毒史的患者都要进行尿液药物筛查。

（二）影像学检查

鼻窦CT检查可明确是否合并鼻窦炎并帮助制订手术方案。慢性鼻窦炎急性发作会影响SurgiSIS ES的成活。根据笔者的临床经验，约10名鼻中隔穿孔的患者中有1名需要行功能性鼻内镜鼻窦手术（FESS），手术通常在穿孔修复前6～8周进行，以便创面完全愈合。影像学检查也可更详细地测量供区可利用的黏软骨膜范围。具体来说，要确保手术的成功，在冠状位测量鼻底黏软骨膜的宽度必须是穿孔高度的1.5倍（图4-1）。

（三）系统性疾病的稳定期

糖尿病、脉管炎、Wegener肉芽肿、类肉瘤、梅毒等系统性疾病应在可控范围。慢性鼻-鼻窦炎需在修补术前接受FESS。戒断经鼻吸毒必须通过尿液药物筛查来确认。

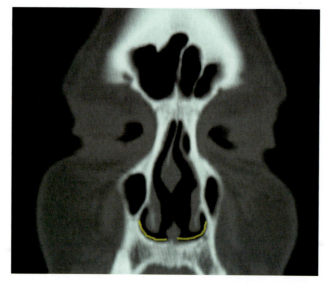

图4-1 冠状位CT显示鼻底黏膜瓣（黄线）的宽度至少为鼻中隔穿孔高度的1.5倍

（四）穿孔的分类和手术入路的选择

所有的穿孔都可以通过开放式鼻整形术入路进行修补。具备以下特点的穿孔可采取鼻内入路修补：

- 小穿孔（水平和垂直直径均小于2cm）。
- 冠状位CT中穿孔下缘距离鼻底至少1cm。
- 冠状位CT中穿孔上缘距离鼻顶至少1cm。
- 穿孔前缘距离鼻中隔黏膜与皮肤交界至少2cm。
- 穿孔下方没有明显增生的上颌骨鼻嵴。
- 既往无穿孔修补失败史。
- 冠状位CT中鼻底供区黏膜的宽度至少为

穿孔最大垂直直径的2倍。

通过开放式入路截除鼻背部的骨和软骨驼峰可以获得额外的黏软骨膜以修补穿孔。此外，修补鼻中隔穿孔时也可以同时矫正鞍鼻畸形。

八、手术技术

（一）鼻腔准备

患者接受经口气管插管全身麻醉，浸有羟甲唑啉的棉片收缩鼻腔，常规消毒铺巾。在鼻背注射9ml 1%利多卡因、1∶100 000肾上腺素混合液及1ml透明质酸酶（Vitrase—ISTA Pharmaceuticals, Inc）。鼻中隔、鼻底、下鼻甲黏膜下注射10ml 1%利多卡因和1∶100 000肾上腺素混合液以达到分离黏膜的作用。鼻底黏骨膜和鼻中隔黏软骨膜的成功分离对皮瓣的制作至关重要。

等待10分钟，肾上腺素收缩血管之后测量穿孔大小。如果黏膜有可疑之处但术前尚未行活检，则此时取活检送冷冻病理检查，以排除肉芽肿及恶性肿瘤。

（二）自后方沿鼻底掀起瓣

使用Cottle剥离子从穿孔后缘开始剥离鼻中隔黏软骨膜直至后鼻孔，在不损伤瓣的情况下尽量向下分离。如果把穿孔按时钟标记，通常从1点到5点钟的方向更容易剥离。对侧重复上述操作（图4-2）。

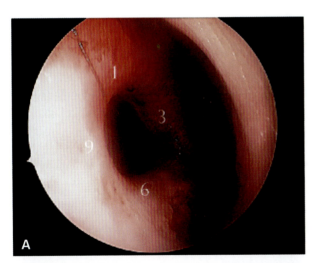

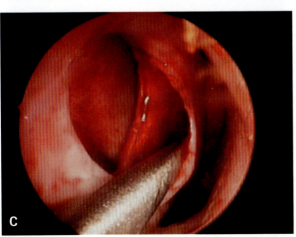

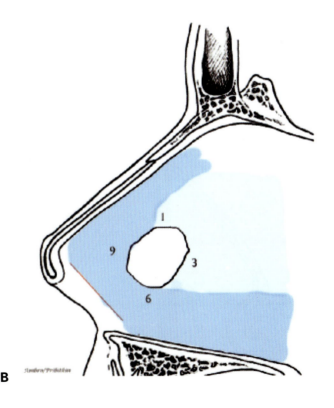

图4-2　A. 穿孔的内镜图像。B. 依次掀开穿孔周边供瓣区域示意图，浅蓝色区域在鼻腔内经穿孔缘剥离黏软骨膜，深蓝色区域则采用贯穿切口或开放鼻成形术入路剥离黏软骨膜。C. 经穿孔缘剥离其后方黏膜瓣的内镜图像

笔者使用Colorado针状电刀（Stryker Instruments, Inc.），电凝功率设置为12～14W，在黏膜和皮肤交界处切开鼻翼底面。自中隔至下鼻甲附着处延长切口，解剖至梨状孔。使用剥离子剥离黏骨膜，范围从上颌骨鼻嵴至全部鼻底并止于下鼻甲附着处的鼻腔外侧壁（图4-3），并用针状电刀沿下鼻甲附着处向后切开黏骨膜，至少到达穿孔后缘后2cm。对侧重复上述操作。

此时，送检标本的冷冻病理结果应该已经回报，根据病理结果决定是否继续手术。

（三）鼻内环周瓣的剥离和制备

行鼻中隔贯穿切口，分离黏软骨膜（不是黏膜下）瓣，并向上分离至上方的鼻外侧软骨，向后剥离使其与穿孔后方的黏软骨膜瓣延续，至此鼻中隔黏软骨膜瓣完全环绕穿孔（图4-2）。中隔黏软骨膜瓣的下方紧紧附着在上颌骨鼻嵴处，必须用剪刀或针状电刀锐性离断，使之与鼻底的黏骨膜瓣相延续（图4-3）。对侧重复上述步骤。此时则可毫无张力地推进下方的瓣来覆盖穿孔。术中最好采用双蒂瓣修补，然而必要时也可在前下方切断做成单蒂瓣使用。将SurgiSIS ES移植物放置在双侧的瓣中间，如下所述关闭穿孔。

（四）开放鼻成形术中环形皮瓣的剥离和制备

用宽的二爪皮钩辅助，使用Beaver 6700一次性手术刀沿鼻小柱侧缘切开，以Converse鼻整形剪分离鼻小柱处的皮肤，自大翼软骨内侧脚处剥离开，注意不要损伤三角襞。跨过鼻小柱做一"V"形切口，此切口至少要距离三角襞7mm以上，用窄的二爪皮钩牵开鼻小柱皮肤并暴露软骨，双极电凝止血。使用Converse鼻整形剪和棉签钝性分离并在鼻外侧软骨下部的上方形成袋状，剪断鼻外侧软骨下部的尾侧缘，以Crile双头弯曲拉钩拉开皮肤，暴露鼻中隔软骨膜，并沿中线穹窿顶继续钝性分离，直至完全显露鼻外侧软骨的下部和上部。如果准备截除鼻背驼峰以获得额外的黏软骨膜供体，则须继续向上剥离鼻骨骨膜直至眉间。

分离穹窿间和内脚间的韧带，以便完全暴露鼻中隔尾端。剥离的鼻中隔黏软骨膜瓣（不是黏膜下层组织瓣）向上到达鼻外侧软骨的上部并完全环绕穿孔（图4-2）。黏膜下分离鼻外侧软骨上部，使之与鼻中隔离断，以最大限度地暴露穿孔（图4-3）。鼻中隔黏软骨膜瓣与后方的黏骨膜瓣相延续，下方紧密附着于上颌骨鼻嵴，须使用鼻整形剪或针状电刀锐性分离，使之与鼻底的黏骨膜瓣相延续。对侧重复上述步骤。此时则可毫无张力地推进穿孔下方的瓣来覆盖穿孔。术中最好采用双蒂皮瓣修补，然而必要时也可以将前下方切断作为单蒂皮瓣使用（图4-4）。将SurgiSIS ES移植物放置在双侧的瓣中间，如下所述关闭穿孔。

此时，如果额外需要黏软骨膜组织，可截除鼻背骨性和软骨性驼峰。穿孔修补完毕后需要在中线和两侧自低向高行截骨术，以防鼻背过宽畸形。

（五）关闭穿孔

将一蓝色塑料垫片修剪成各方向均比穿孔大

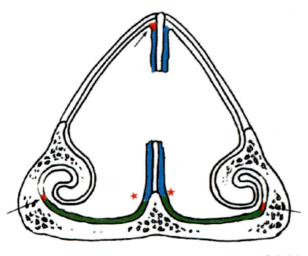

图4-3 剥离鼻中隔黏软骨膜（蓝色）和鼻底骨膜（绿色）冠状位示意图。箭头标记处（红色）为离断黏膜游离皮瓣处。红色五角星标记处为因纤维附着而剥离困难的部位

1cm，平行鼻中隔置于双侧黏软骨膜瓣中间，以方便观察及定位。然后用杆菌肽软膏润滑4-0铬化肠线和G-2缝针。笔者使用Castroviejo持针器首先在穿孔的中点部位将瓣缝合固定一针，从下方的瓣进针，从上方的瓣出针相对较容易。笔者发现对右利手的术者来说，在左侧鼻腔外侧面（鼻甲侧）缝合黏软骨膜瓣及在右侧鼻腔中线（中隔侧）缝合打结操作比较容易，将线结留在新闭合的瓣内不会造成影响（图4-4B）。然后用4-0缝线从后向前缝合瓣闭合穿孔（图 4-5）。如果采用单蒂瓣，内侧脚和鼻小柱不应过度后移。两侧瓣分别缝合关闭后撤出蓝色塑料垫片。

（六）内置SurgiSIS ES移植物

修剪植入体至各方向均比软骨缺损至少大0.5cm，在含有80mg庆大霉素的100ml盐水溶液里浸泡10分

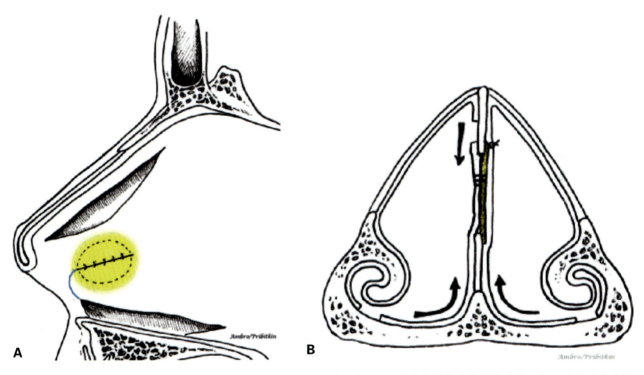

图4-4 关闭皮瓣和间置SurgiSIS移植物（黄色）的矢状位示意图（A）。其中虚线代表软骨缺失的边缘，蓝线代表必要时在此处断蒂将鼻底双蒂皮瓣转变为单蒂皮瓣。关闭皮瓣及内置SurgiSIS移植物（黄色）的冠状位示意图（B）

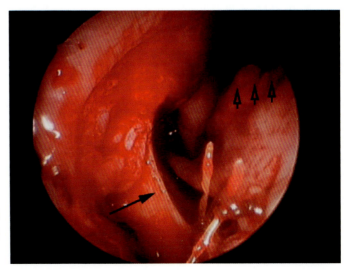

图4-5 闭合鼻中隔穿孔的内镜图像。注意裸露的梨状孔和鼻底骨质（黑色箭头）及穿孔闭合线（空心箭头）

钟。之后将移植物放在两侧瓣之间，使用杆菌肽软膏润滑处理过的4-0快速吸收肠线用小Keith缝针在前缘进行水平褥式缝合固定，再复位皮瓣。

（七）关闭切口

1. 鼻内入路　采用4-0铬化肠线单纯间断缝合关闭贯穿切口，确保没有鼻中隔软骨和SurgiSIS ES移植物暴露。鼻底暴露的骨质2~3周逐渐出现颗粒状改变并重新黏膜化。

2. 开放鼻成形术入路　首先检查鼻外侧软骨上部的位置，确保没有在穿孔修补过程中被牵拉进入鼻腔。如果有牵拉，应游离外侧软骨上部表面的黏膜。最好只在一侧鼻中隔进行此操作，防止导致上方鼻中隔软骨的暴露，如果出现双侧暴露可能还会导致该区域软骨坏死。有时，可在切断黏软骨膜之前，在鼻外侧软骨上部的下方解离黏软骨膜而获得更多的供区组织。为了确保瓣不会向下移位而暴露穿孔及SurgiSIS ES移植物，在瓣的上缘采用4-0快速吸收肠线行水平褥式缝合。

如果进行鼻背的骨/软骨驼峰截除，须在中线和两侧自低向高行截骨术和骨折鼻骨来缩窄鼻背，有时可能须行青枝骨折以防止鼻骨陷落于鼻腔。使用5-0缝线PDS缝针水平褥式缝合以重建鼻腔穹窿，然后复位外鼻的皮肤和软组织。单针4-0铬化缝线间断缝合关闭边缘切口，5根6-0 Monocryl可吸收缝线缝合鼻小柱切口，使用大小合适的Denver外用鼻夹板固定（Shippert医疗技术公司）。

鼻中隔两侧分别放置0.5mm厚的硅胶片，并用3-0聚丙烯缝线行水平褥式缝合固定于穿孔前方的鼻中隔软骨上。彻底冲洗鼻腔，吸净鼻腔、鼻咽及口腔内的积血，留置大小合适的Salem Sump™鼻通气管。术毕，等待患者麻醉苏醒。

九、术后处置

- 使用顺势治疗药物蒙大拿山金车酊（Arnica Montana，Boiron）7天，用以减轻围术期术区黏膜的水肿和淤血。
- 如果患者对青霉素过敏，则口服头孢丙烯（250mg，bid），或克林霉素（150mg，tid）21天。
- 甲泼尼龙（Solu-Medrol）一剂。
- 麻醉性镇痛药。
- 有需要时可用生理盐水鼻腔喷雾。
- 术后24小时内眼周冰敷。
- 术后患者可以擤鼻涕，但不能过度用力，避免鼻内硅胶片移位。
- 术后1周去除Denver外鼻夹板。
- 术后3周取出鼻内硅胶片。

十、并发症

术后鼻腔黏膜出血常见，但罕见严重出血，一般使用羟甲唑啉鼻喷剂可控制，因此很少需要鼻腔填塞。明显疼痛提示鼻中隔血肿的可能，需要评估穿刺抽吸的可能性。早期穿孔通常是由于组织张力过大造成的，这种情况通常在术前可以预测。

晚期并发症包括术后再穿孔，因此，术后1年内鼻内严禁使用如羟甲唑啉、糖皮质激素和抗组胺药鼻喷剂。晚期再穿孔也可能暗示再次经鼻吸毒或外伤的可能。

术后可能发生新生软骨过度增生和鼻中隔黏膜增厚，可通过行保守的鼻中隔成形术加以治疗。

十一、结果

通过手术成功修补鼻中隔穿孔仍然是耳鼻喉科医生面临的一个挑战。手术的目的不仅是修补穿孔，还需要恢复鼻腔的正常生理功能。为了成功修补穿孔，医生需要选择合适的手术入路，黏膜推进瓣修补穿孔技术和内置的移植材料可以满足这些需求。

从1998年到2010年，笔者修补了112名患者的121例鼻中隔穿孔，其中98名患者最终达到了穿孔闭合，2例患者因为SurgiSIS ES植入物导致的鼻中隔新生软骨过度增生而接受了二次鼻中隔成形术。术后最常见的症状是鼻塞，其次是结痂和鼻出血。121例手术中，93例采用了开放鼻成形术入路。穿孔大小为0.5～4.4cm，其中大部分为1.0～2.0cm。

✅ 精要

- 告知患者手术的难度和成功率。
- 最大限度保证鼻腔黏膜的健康。
- 术前精心规划和CT精准测量。
- 如果有疑虑，请采用开放鼻成形术入路手术。
- 局部注射以便于鼻底黏骨膜的剥离。
- 使用杆菌肽软膏润滑所有缝线。
- 截除鼻背驼峰以获取更多可用的供区组织。
- 力争无张力闭合。

✅ 教训

- 如果供区组织不足以完全闭合穿孔，则优先修补穿孔前部，因为后部的穿孔通常无临床症状。
- 如果瓣张力过大，应将下方的双蒂瓣转为单蒂瓣，或加用上方瓣。
- 确保SurgiSIS ES移植物完整覆盖穿孔，否则会有再穿孔的风险。
- 致力于完整的黏软骨膜下剥离，避免黏膜下剥离。

✅ 所需器械

- Colorado针状电刀
- 带角度剥离子
- Converse鼻整形剪
- 棉签
- Crile 拉钩
- Castroviejo持针器（长和短）
- 4-0铬化缝线带G-2缝针
- SurgiSIS ES移植物
- 0.5mm硅胶片

（马有祥　夏　交　译）

推荐阅读

Fairbanks DNF. Closure of septal perforations. Arch Otolaryngol Head Neck Surg 1980;106:509–513.

Arnstein DP, Berke GS. Surgical considerations in open rhinoplasty approach to closure of septal perforations. Arch Otolaryngol Head Neck Surg 1989;115:435–438.

Eviatar A, Mysiorek D. Repair of nasal septal perforations with tragal cartilage and perichondrium grafts. Otolaryngol Head Neck Surg 1989;100:300–302.

Kridel RWH, Foda H, Lunde KC. Septal perforation repair with acellular human dermal allograft. Arch Otolaryngol Head Neck Surg 1998;124:73–78.

Pribitkin EA, Ambro AT, Bloeden E, et al. Rabbit ear cartilage regeneration with a small intestinal submucosa graft. Laryngoscope 2004;114（9 Part 2 Supplement No. 102）:1–19.

第 5 章　鼻中隔大穿孔的赝复体修复技术

Technique for Prosthetic Closure of Large Nasal Septal Perforations

John F. Pallanch

一、引言

近60年来，对有症状而不能应用局部组织修复的鼻中隔穿孔患者，使用赝复体进行修复已成为一种选择。应用3D成像工具测量穿孔的大小并制作赝复体，这一进展使得更多的鼻中隔穿孔患者从中获益。患者置入赝复体的舒适度已经从30年前的75%上升到现在的90%。本章将介绍使用赝复体修复鼻中隔大穿孔及不规则穿孔的最新进展。

二、病史

鼻中隔大穿孔的症状包括干痂、出血、哨鸣音、鼻塞、疼痛、流涕和鼻后滴漏。应用赝复体和局部组织瓣修复鼻中隔穿孔的患者，两者具有相同的病因。常见的病因是继发于鼻部的手术包括鼻中隔手术。有些患者在出现穿孔前有因鼻出血行电凝烧灼的病史。另一个常见原因是患者鼻腔长期结痂，频繁挖除干痂而最终发展为鼻中隔穿孔，应禁止这些患者自行挖除鼻腔干痂。经鼻吸食可卡因可导致巨大的鼻中隔穿孔。应注意询问患者是否具有可能提示血管炎（如肉芽肿性血管炎，GPA）的全身症状。

三、体格检查

记录穿孔的位置及大小。用记号笔间隔1mm标记棉签柄，可用来测量穿孔前缘到后缘的直径。需要特别记录任何明显不规则的穿孔及是否存在需要进行松解的粘连。使用赝复体修补成功的基础在于穿孔前、后、上3个方向存在残缘，下方也至少有部分残缘。应该注意并记录鼻中隔偏曲的程度。

应注意干痂和血痂的量，其可提示穿孔边缘肉芽形成或存在异常组织。注意邻近鼻甲的情况。

四、适应证

赝复体修复鼻中隔穿孔只适用于因鼻中隔穿孔而明显影响生活质量，并且不适合或拒绝采用局部组织瓣手术修复穿孔的患者。

鼻中隔穿孔令患者困扰的最常见症状是干痂、鼻出血和鼻塞。如果患者因长期干痂和反复去除干痂导致穿孔缓慢且持续增大，则使用赝复体还可额外起到保护穿孔边缘的作用。

不能耐受全身麻醉而无法进行局部组织瓣手术修补的患者同样适合使用赝复体修复。

五、禁忌证

对全身麻醉具有极高风险的患者或对在诊室内局部麻醉下操作过度焦虑不安的患者不适用此技术。由于GPA活动期或其他系统性血管炎的患者，穿孔的大小可能会发生变化，最好待疾病控制后再进行赝复体修复。

穿孔环周应都有残缘，残缘过少不足以固定赝复体的患者也不适合行赝复体修复。笔者曾采用将赝复体下缘2翼张开置于左右两侧鼻底的方法，成功修复了2例穿孔下缘中部至鼻底几乎无残缘的患者。

六、术前计划

将穿孔周围清理干净并使用减充血剂后立即进行影像学检查，以测量穿孔大小。行CT检查后，将影像数据提供给医学影像专家审核，由他们确定用于打印的数据包并传送到3D打印机。按活体大小打印穿孔及其邻近解剖结构的模型，模型可用氰基丙烯酸酯进行固化。制作部门根据送来的3D模型制作与穿孔及周围解剖结构形状完全符合的三维形态的赝复体。在CT检查之前如果未使用减充血剂对组织进行收缩或鼻腔前部气道狭窄，这种情况下，模型可稍微修整掉一点，只要能刚刚超过穿孔的边缘即可，尤其是前缘，由于赝复体的边翼可像足趾一样轻度内收，正好环抱贴合穿孔残缘。

如果穿孔的边缘与邻近的鼻甲有粘连，医生可以在模型上模拟手术松解粘连，暴露穿孔边缘。如果CT显示有骨质增生，应该咬除从而使赝复体的边翼可以与鼻中隔贴合。模型可以被打印成2种颜色（如软组织为白色而骨质为蓝色），这样可使医生很容易地分辨出不同结构如颅底骨质，因为在模型上模拟去除的骨质即是实际手术中需要磨除的骨质。

七、手术技术

（一）在诊室或手术室置入

选择在诊室还是在手术室短暂全身麻醉下置入赝复体主要取决于患者。一般来说，较小的赝复体可在诊室置入，但若患者非常焦虑，也可在手术室短暂全身麻醉下置入。对于大穿孔，笔者倾向于选择在手术室进行操作（图5-1），因为赝复体通过狭小的前鼻孔或要松解粘连（图5-2）或磨除骨质（图5-3）暴露穿孔的边缘，这些都会引起明显的不适。尽管3D测量已经在很大程度上减少了在置入过程中需要调整赝复体边翼大小的概率，但全身麻醉下更容易对较大的赝复体进行取出修剪和重新置入。

（二）技术方法

在诊室，配制0.5%去氧肾上腺素和4%利多卡因表麻药喷于鼻腔黏膜，同时将浸有表麻药的棉片贴敷于鼻腔黏膜。如果这样麻醉效果仍不好，则用4%的可卡因溶液棉片贴敷于穿孔边缘。在手术室，操作流程和全身麻醉下的鼻科手术是相同的，全身麻醉前须核对患者信息并签署知情同意书。鼻腔喷羟甲唑啉以收缩黏膜。在穿孔边缘注射缺乏必要性还可能导致出血，因而被弃用。若穿孔边缘有干痂或血痂，可使用1∶2000肾上腺素溶液的小棉片清理干净并进一步收缩黏膜，也可在术中用庆大霉素或其他抗生素溶液棉片来清理鼻腔。在诊室置入赝复体之前先使用抗生素溶液行鼻腔冲洗或由术者在全身麻醉且有气道保护的情况下行鼻腔冲洗。

当鼻中隔和中鼻甲之间有粘连时，应松解粘连，骨折外移中鼻甲，使穿孔的边缘游离，从而确保

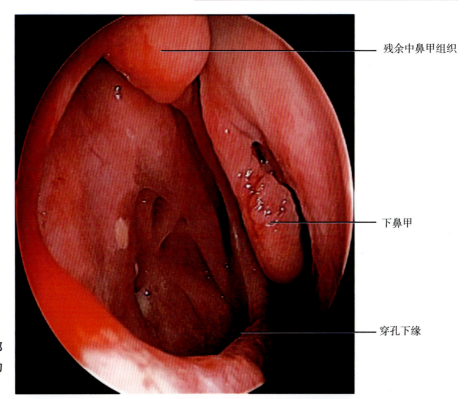

图5-1 鼻中隔大穿孔边缘与邻近组织无粘连。穿孔上缘隆起的组织是中鼻甲残端

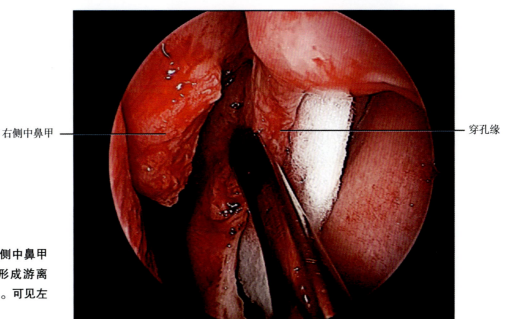

图5-2 穿孔边缘与右侧中鼻甲广泛粘连。松解粘连形成游离缘,便于赝复体的置入。可见左侧鼻腔的棉片

赝复体边翼的后部和(或)上部能够置入(图5-2)。如果有骨质增生存在,应充分咬除,从而使赝复体的边翼可以置入(图5-3)。如鼻中隔偏曲影响赝复体的置入,应行鼻中隔偏曲矫正术。

赝复体(图5-4A、B)的前、后、上及下缘标记之后,浸泡于4%的葡萄糖酸氯己定和异丙醇溶液中。对赝复体体部左侧的上下端使用2-0的丝线缝合1～2针并打结,使结滑到赝复体体部的边缘并打紧。这样可使其更容易置入并与穿孔的后缘贴合(图5-5和图5-6)。注意不要使缝线勒穿赝复体的边翼。

用枪状镊夹紧赝复体的中间部分。将非石油合成的润滑剂如Surgilube或者KY-Jelly涂抹在赝复体边缘（图5-6），有助于使其更容易通过狭小的鼻孔。30多例应用3D打印软硅胶赝复体置入的患者中只有1例患者需要接受鼻翼切开术。切口选在了既往鼻中隔植皮术的右侧鼻翼原切口的位置。

一旦赝复体主体通过右侧鼻前庭（图5-7和图5-8），则使用内镜或头灯及额镜检查左侧鼻腔，确认赝复体的左侧翼后缘到达鼻中隔左侧（图5-9），赝复体的右侧翼后缘在鼻中隔右侧，后翼正好贴合穿孔后缘。一旦贴合调整到位，继续向后推进赝复体，使其轮毂样结构到达穿孔的后缘。

接着推挤赝复体左翼前缘，使其越过穿孔前缘卡到左侧鼻腔。然后，使用吸引器头轻压赝复体轮毂结构右侧面，使其左翼完全挤到鼻中隔左侧面，右翼则全部留在鼻中隔右侧（图5-10）。

在内镜下从左侧鼻腔拆除赝复体上的缝线。使用Cottle剥离子剥离软骨一端来帮助赝复体下翼平滑

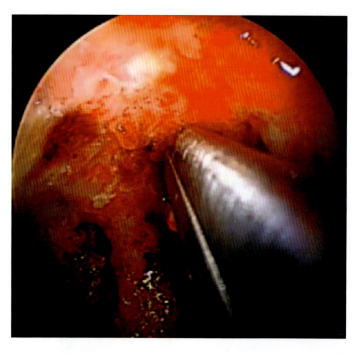

图5-3 穿孔后缘骨炎导致骨质增生，使穿孔缘与邻近的中鼻甲融合。使用窄口Kerrison咬骨钳咬除，游离穿孔边缘以便于赝复体的置入

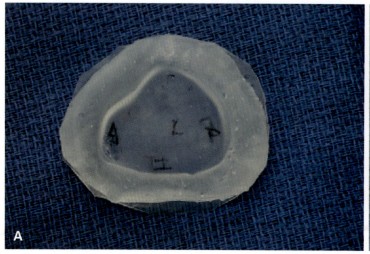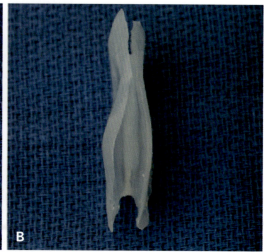

图5-4 A. 赝复体侧面观。轮毂样结构从前（A点）到后（P点）直径大于3cm。B. 赝复体上面观。注意3D打印使得赝复体和穿孔不规则的残缘正好贴合

第5章 鼻中隔大穿孔的赝复体修复技术

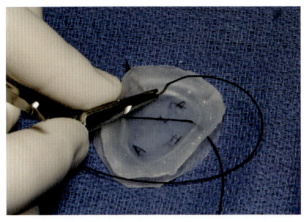

图5-5 将赝复体左翼根部上下缝合成拱形。这样更容易置入赝复体，使边翼与穿孔缘贴合

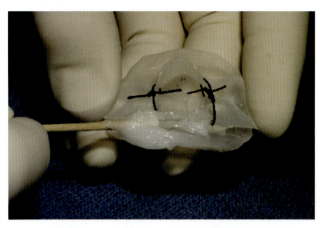

图5-6 赝复体上涂抹润滑剂，使其更容易通过患者的右侧前鼻孔

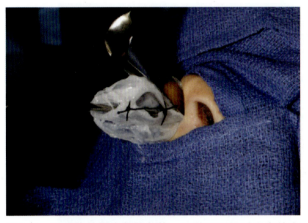

图5-7 使用枪状镊夹紧赝复体，使其顺利通过患者的右侧前鼻孔

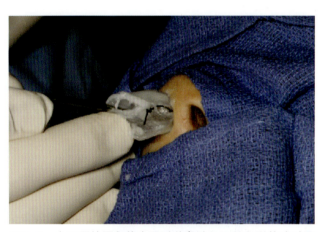

图5-8 大而厚的赝复体在通过前鼻孔入口处和梨状孔时遇到阻力

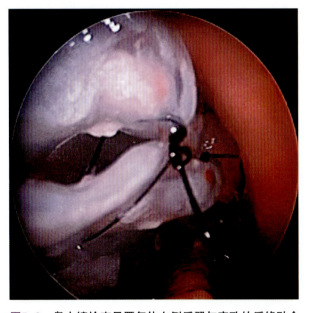

图5-9 鼻内镜检查见赝复体左侧后翼与穿孔的后缘贴合

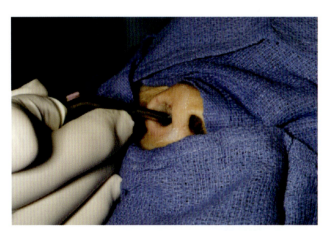

图5-10 确定后缘方向正确之后，继续推进赝复体直到赝复体左边翼前缘卡入穿孔的左侧前缘

045

地贴于鼻底,向上挤压上翼使其贴附于鼻中隔并位于中鼻甲内侧。同样检查右侧鼻腔确认赝复体的下翼、上翼准确贴合(图5-11),用Cottle剥离子将上翼拨到中鼻甲内侧。通常,这样即可使3D打印赝复体完美地贴合(图5-12)。

检查赝复体的各缘,确保没有垂直作用于邻近黏膜组织的压力,因这种挤压会导致患者不适。如果出现上述现象,可取出赝复体修剪后重新置入。

在诊室操作时,尽可能不取出赝复体进行修剪。对赝复体硅胶边翼的任何修剪动作应保持连贯,避免形成锯齿状或不规则缺口。修剪时角度倾斜可导致锥形的边缘。

可透过赝复体观察其轮毂结构,检查确保其与穿孔残缘舒适贴附。在某种情况下,如使用了旧的影像资料进行测量,造成实际穿孔比制作的3D模型大,因此,赝复体的轮毂样结构小于穿孔。这种情况通常出现在使用商品化的赝复体修补小穿孔时。如果赝复体轮毂样结构大小与穿孔的大小正好匹配,则赝复体就更牢固而不易滑脱移位。

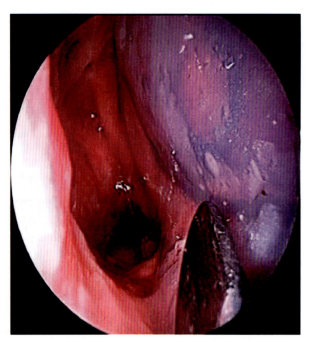

图5-11 轻柔触压赝复体的边缘,注意使边缘完美地贴合于穿孔的右侧后缘和下缘

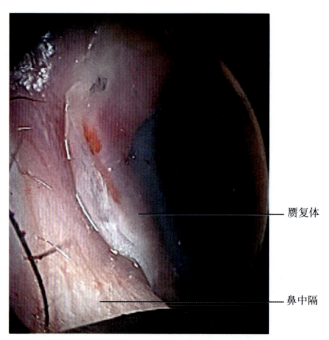

图5-12 左侧鼻腔内可见完美而舒适的贴合

八、术后处置

嘱患者如果有任何与赝复体相关的症状或疑问应及时告知医生。

观察随访1个月。如果患者由于赝复体确有不适或有任何通过修剪边翼的特定部位都无法缓解的症状,在这种情况下,应取出赝复体。如果只是在某个特定的位置出现不适,则可以修剪。在诊室最好使用耳科显微镜,以便于双手操作。如果赝复体是在诊室放置的,并且需要大的修剪,最好取出赝复体修剪后再重新置入。使用剪刀进行平滑、连续地修剪有助于避免赝复体出现扇贝样的边缘。

九、并发症

尽管麻醉通常很短暂,但任何患者都有可能出现麻醉的副作用或并发症。

晚期并发症包括患者自己用手指触动后出现的赝复体在鼻腔的移位。移位常引起不适，经过调整赝复体恢复其正确位置后即可消除。

十、结果

在笔者诊所进行随访的最初25例置入3D打印赝复体的患者中，只有2例取出赝复体后未再重新置入。自从开始应用3D测量制作赝复体，我们已成功为5例具有挑战性的大穿孔和不规则穿孔患者成功置入3D打印赝复体，他们均有置入经雕刻制成的假体修复穿孔失败的病史。另有3例患者既往因穿孔边缘粘连或骨质炎性增生致使测量不准，使置入雕刻假体修复失败，而使用3D打印赝复体成功进行了穿孔修复和手术松解粘连。

✓ 精要

- 为便于高效地置入很大的赝复体，将赝复体缝合1~2针是很有必要的。
- 非石油合成的润滑剂涂抹赝复体可帮助其更易通过前鼻孔（石油基制品可导致医用硅胶降解）。
- 置入赝复体之前确保穿孔的各缘都有足够的组织与赝复体的各翼贴合，这将节省很多修剪赝复体和重新置入的时间。
- 在置入赝复体之前，正确标记赝复体的方向，确保完全贴合和最大程度的舒适。
- 使用枪状镊确保牢靠地夹住赝复体，有助于使其更易通过鼻孔而不损坏赝复体。

✓ 教训

- 检查赝复体轮毂样结构尺寸以确保其与患者穿孔的大小匹配。在3D打印之前如果测量不准确，会导致尺寸不匹配，而之后又没有察觉并修剪，将导致患者的不适。检查并确保给患者使用的是为其定制的赝复体（尽管我们的病例中未出现过此类错误）。不要将赝复体的方向放错。3D打印的赝复体只有在正确的方向上才能给患者带来最大限度的、舒适的贴合。
- 夹持赝复体时要谨慎，如不要夹持赝复体边翼的缘，以免将其撕裂。

✓ 所需器械

- 标准的鼻中隔成形术器械包
- 头灯
- 额镜
- 0°鼻内镜

（马有祥　夏　交　译）

推荐阅读

Kern EB, Facer GW, McDonald TJ, et al. Closure of nasal septal perforations with a silastic button: results in 45 patients. ORL Digest 1977;39:9-17.

Arbour P. "How I do it"—head and neck: a targeted problem and its solution. Practical suggestion in cases of septal perforation: an easy way to insert the Kern's septal obturator. Laryngoscope 1979;89（7 Pt 1）:1170-1171.

Facer GW, Kern EB. Nonsurgical closure of nasal septal perforations. Arch Otolaryngol 1979;105（1）:6-8.

Pallanch JF, Facer GW, Kern EB, et al. Prosthetic closure of nasal septal perforations. Otolaryngol Head Neck Surg 1982;90（4）:448-452.

Price DL, Sherris DA, Kern EB. Computed tomography for constructing custom nasal septal buttons. Arch Otolaryngol Head Neck Surg 2003;129（11）:1236-1239.

第6章 鼻中隔皮成形术

Septodermoplasty

Nithin D. Adappa

一、引言

遗传性出血性毛细血管扩张症（hereditary hemorrhagic telangiectacia，HHT）也称Osler–Weber–Rendu综合征，是一种常染色体显性遗传性出血性疾病，发病率约为1/5000。其特征是皮肤黏膜的毛细血管扩张和内脏的动静脉畸形（AVMs）。许多遗传异常导致了此种疾病。血管生成刺激引起血管的异常成熟导致了HHT的基因表达。血管缺乏肌纤维或弹性组织，因而轻微的创伤如气流经过菲薄的鼻腔上皮即可导致出血。最终，不能收缩或回缩的血管阻碍了形成血栓和控制出血的生理性凝血级联反应。

先行保守治疗目的在于降低鼻出血的频率和严重程度。许多局部药物，包括鼻腔冲洗、润滑剂和激素制剂，如他莫昔芬，已被证明可减少出血发作的次数和严重程度。

最开始的一线手术治疗是用激光凝固各个毛细血管扩张病灶。激光凝固比化学或电灼疗法更可取，因为它能减轻对周围健康鼻黏膜的损伤。当这些治疗方式失败时，可考虑鼻中隔皮成形术。

1964年Saunders首次描述了鼻中隔皮成形术，其理念是用中厚皮片（STSG）来替代前部的鼻黏膜。他描述了沿鼻中隔、鼻底、鼻腔外侧壁切除鼻黏膜的方法。自其报道以来，虽然有许多改良，但手术方法仍基本类似。鼻中隔皮成形术是HTT鼻出血阶梯治疗中在激光烧灼失败后的治疗方法。鼻中隔皮成形术失败可行再次激光烧灼、修正的鼻中隔皮成形术或鼻腔封闭术，如Yong术式（见第21章）。

约95%的HHT患者最终会发生反复鼻出血，80%～90%在21岁时开始出现。大多数患者最初仅有少量出血，随着年龄的增长，频率和持续时间逐渐增加。20%～25%的患者会发生胃肠道（GI）出血，虽然其严重程度通常明显低于同时发生的鼻出血。约40%的患者存在肺动静脉畸形，可导致空气、血栓和细菌的分流，引起短暂性脑缺血发作、脑梗死及脑或其他脓肿；又或者表现为咯血、自发性血胸、偏头痛、红细胞增多症和低氧血症。5%～20%的患者存在脑动静脉畸形。它们通常没有症状，但可表现为范围从癫痫发作到脑出血的神经系统并发症。

二、病史

对于任何疑诊HHT的患者，均应进行完整的病史采集，重点包括耳鼻喉病史。应详细询问患者鼻出血的持续时间、频率和侧别。病史还包括当前和过去的局部用药史，以及激光灼烧或其他止血操作的手术史。此外，应记录目前的血红蛋白水平，是否需要口服或静脉补铁，以及是否有输血史。此外，还应询问是否有其他部位如肺、脑、肝和胃肠道动静脉畸形的病史。HHT有广泛的种族和地理分布。在大多数情况下，通过包括家族史在内的完整病史可以发现家族成员的确诊病史或疾病轶闻。因此，诊断了1例新发HHT病例之后，对其家庭成员也应进行全面的基因评估。HHT有四项诊断标准，包括：①反复的自发性鼻出血。②手、唇、面部、鼻腔或口腔内的多发毛细血管扩张。③脏器的动静脉畸形或毛细血管扩张，包括肺、脑、肝、肠、胃和脊髓。④符合诊断标准或经遗传学确诊的家族史（一级亲属）。如果患者符合两项标准，则有可能是HHT；如果患者符合三项或以上标准，则可确诊HHT；低于两项标准的患者不太可能有HHT。

三、体格检查

内镜下可见患者的鼻中隔、鼻底、下鼻甲、中鼻甲有多发毛细血管扩张（图6-1）。近期有过出血的部位通常会有明显的结痂。面部、口腔或手部常可见毛细血管扩张（图6-2）。毛细血管扩张的小红斑点在施加压力时可以消失。在这项检查中，应特别注意鼻部的情况。

四、适应证

- 鼻出血非手术治疗无效。
- 激光消融失效。
- 鼻出血继发的贫血。
- 严重的反复鼻出血显著降低生活质量。

五、禁忌证

- 合并症所致的手术禁忌——HHT患者可能有肺和（或）脑的动静脉畸形，增加卒中、脑脓肿和

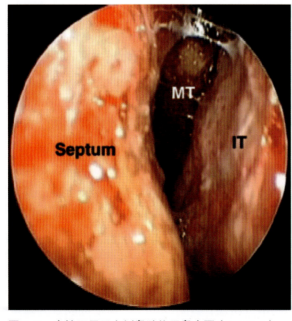

图6-1 内镜下显示左侧鼻腔位于鼻中隔（Septum）、下鼻甲（IT）和中鼻甲（MT）的多发性病损

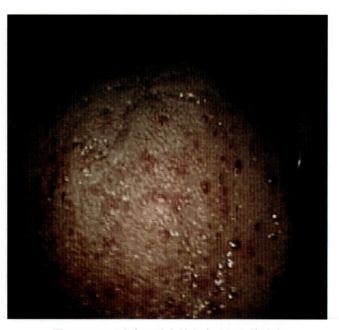

图6-2 HHT患者口腔内的多发毛细血管扩张

肺部并发症的风险。

- 血红蛋白水平低或不稳定，应该在使用铁剂或输血稳定后再行手术，以保证术中失血不会引起并发症。

六、术前计划

如果患者有脑、肺、胃肠道的AVM病史，应在全身麻醉前完成全部的HHT评估及适当的相关检查，其中包含全面的多学科评估，通常由胃肠道内镜，脑、肺和胃肠道影像学检查，以及增强（微气泡造影）超声心动图组成。另外，基于术中失血的风险，血红蛋白低于8 mg/dl的患者应考虑输血。还应在术前告知患者手术的副作用如鼻塞、嗅觉减退、结痂增多等。手术医生必须在术前作出决定，是否行下鼻甲的近全切除术。该术式可完成两项目标：①如果有大量的动静脉畸形位于下鼻甲或鼻底外侧，它可有效切除病变。②鼻甲切除后，在操作上更容易将STSG铺至鼻中隔、鼻底和鼻腔外侧壁的位置（图6-3）。依患者的鼻部解剖及外侧鼻底和下鼻甲上的动静脉畸形的数量，可以决定是否行此术式。有些学者建议分侧行分期手术，在每侧手术之间间隔3个月以降低鼻中隔穿孔的风险，但笔者通常行一期手术。最后，患者必须明白此手术并不能治愈HHT鼻出血，不同患者的远期疗效存在很大差异。

七、手术技术

患者取仰卧位，气管插管放置在左侧口角，胶布固定于下唇。麻醉诱导后鼻腔喷入羟甲唑啉。面部和右大腿按无菌要求消毒铺巾。首先用取皮刀切取STSG。先切取一个12cm×6cm的皮片，厚度设置为0.038cm（图6-4）。切取完成后将其分为2个12cm×3cm的条状皮片用于每侧鼻腔。在余下的鼻腔准备时间里，应将皮片放置在盐水中。

接下来将注意力转向鼻部。用15号刀片在鳞状-柱状上皮交界处沿鼻前庭做双侧边缘切口。然后将边缘切口沿鼻前庭下部延伸至贯穿切口。从解剖上来说，切口从下鼻甲头端外侧开始，向下沿鼻底横行，最后由鼻中隔尾侧向上延伸至鼻中隔的上缘（图

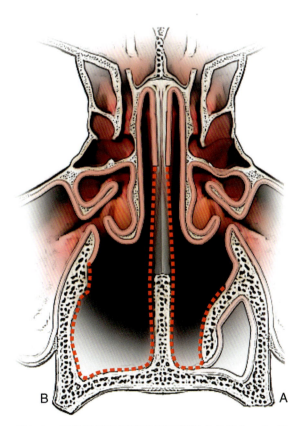

图6-3 冠位图显示黏膜的切除范围（虚线）。A. 显示下鼻甲保留时切除黏膜及重衬STSG的范围。B. 显示下鼻甲切除时切除黏膜及重衬STSG的范围

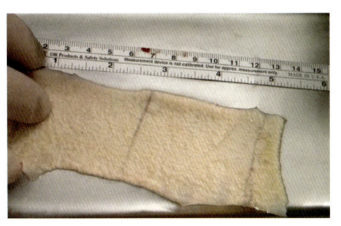

图6-4 切取STSG。先切取12cm×6cm的皮片，然后分成2个12cm×3cm的皮片

6-5）。这就完成了前部的黏膜切开。为使STSG更易成活，必须切除切口后方的全部黏膜。

有多种器械可用来去除鼻腔黏膜和动静脉畸形，但笔者认为电动吸切器的效率是最高的。目标为切除黏膜并保留鼻中隔软骨膜，以改善移植床的血供，最大限度地促进皮片成活。无论使用何种器械，这一步操作极易导致出血，必须迅速完成以减少失血。最后，在铺放皮片之前，用双极电凝烧灼中鼻甲前端残余的所有动静脉畸形。如果决定切除下鼻甲，应在此刻进行这一步。将下鼻甲向内骨折，用鼻甲剪切除鼻甲，最后用电凝吸引器烧灼鼻甲后缘止血，可以很容易完成此步骤。

鼻腔黏膜充分去除之后即可开始铺放STSG。先将STSG缝合到鼻中隔前部的最初切口上。此处须确保移植皮片皮面向下放置，将其边缘缝在鼻部切口处，其余部分放置在鼻外（图6-6）。用5-0可吸收缝线从鼻中隔最高点缝起，然后自鼻中隔向下至鼻底沿切口线间断缝合，直至STSG的一侧游离缘完全缝合固定。双侧缝合完毕后将整个暴露的STSG置入鼻腔。因为皮片最初是皮面向下缝合的，所以翻入鼻腔后其皮面会向上（图6-7）。这里的关键点是将STSG和移植床的位置对合好，以确保对皮片最大程度的利用。用一个大的鼻镜展平皮片有助于确保皮片平整地铺于鼻腔。两侧皮片铺好后，用直角针带4-0可吸收线做鼻中隔连续褥式缝合，正如鼻中隔矫正术所做的。因为在鼻腔内皮片有向下移位的趋势，因此一般来说从上方开始沿鼻中隔缝合更利于操作。如果STSG还需铺于鼻腔外侧壁上，可用组织胶固定其位置。

皮片移植到位后，切取一块适合鼻中隔移植区大小的厚有机硅弹性体（silastic），用2-0不可吸收线缝合至移植区。然后，修剪喇叭状鼻通气管至合适大小，放置于双侧鼻腔，并缝合在鼻小柱上，以提供柔和的鼻腔填塞并进一步固定STSG，同时为患者提供一个经鼻呼吸的通道。

八、术后处置

患者需住院治疗，以观察活动性出血和术后的血红蛋白水平。如果患者术后第一天早上病情稳定，则可予以出院。告知患者多使用鼻腔盐水喷雾（每日5~6次），并在鼻腔存有异物期间使用抗生素，如果疼痛可服用镇痛药。患者在14天内复诊，移除支架和喇叭状的鼻通气管。移植物需要几周的时间才能

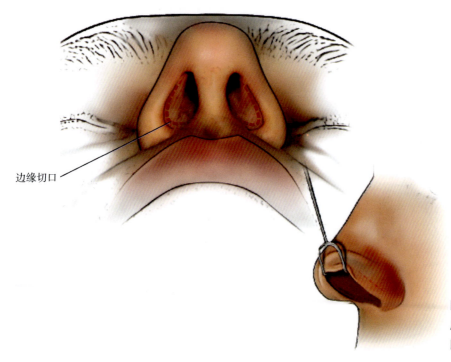

边缘切口

图6-5 显示双侧边缘切口，从鼻腔外侧壁开始，沿鼻底向上至鼻中隔的上部

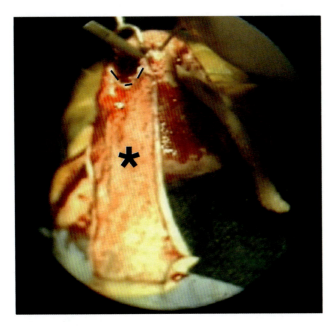

图6-6 将STSG皮面向下放置在右侧鼻孔处（星号），沿前方切口边缘间断缝合（虚线处）。双侧均如此操作

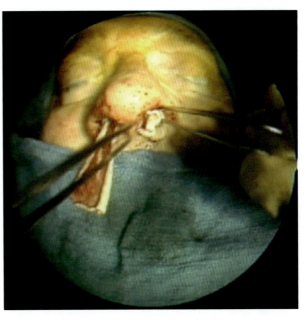

图6-7 在前方缝合STSG之后，将其翻入鼻内，铺于暴露的鼻中隔软骨膜及鼻底表面。当STSG铺于鼻内之后，其皮面应朝向鼻腔

完全在鼻腔内成活（图6-8）。

九、并发症

文献报道了多种并发症，包括术后鼻出血、鼻中隔穿孔、因移植失败而行修正手术、结痂和萎缩性鼻炎。对萎缩性鼻炎的关注源于文献对下鼻甲次全切除术作用的探讨。但即使在这些报道中，虽然术后的结痂增多，萎缩性鼻炎仍较罕见。应在术前与患者讨论前面提到的所有风险。

十、结果

判断鼻中隔皮成形术最终效果的主要指标是鼻出血的频率和持续时间。对此，多项研究显示出血减少的效果持续1~2年。相比之下优于激光烧灼，其改善症状的时间为4.5~16个月。

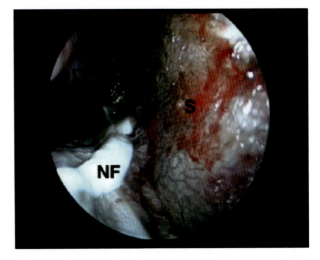

图6-8 鼻中隔皮成形术后3个月，内镜下所见的右侧鼻腔（S. 鼻中隔；NF. 鼻底；IT. 下鼻甲）

✓ **精要**

● 术前计划要求与患者讨论术后即刻出现的不适的程度，包括鼻部夹板和通气管放置的时间，以及患者对手术效果现实的预期。

● 尽管并不是经常需要行下鼻甲次全切除术，但它可以切除该部位的动静脉畸形，并能获得更宽敞的鼻腔通道，从而有助于STSG的铺放。

● 失血主要发生在切除鼻中隔和鼻底的黏膜时。必须迅速地完成此步，以免出现严重的失血。电

鼻外科学

动吸切器可快速地切除黏膜。
- 从后向前切除黏膜,这样出血不会影响术野。
- 黏膜切除后在鼻腔内放置1:1000肾上腺素棉片数分钟以减少出血。

✓ 教训

- 虽然出血使去除黏膜有一定困难,但要保证其全部切除(特别是在前方)。
- 为充分固定皮片,必须沿着鼻中隔细致地缝合;否则STSG将会移动,并且与鼻中隔贴合不佳。
- 术后皮片必须固定至少10天,Silastic夹板和鼻通气管应充分固定在鼻中隔两侧,以防止皮片的任何移动。

✓ 所需器械

- 取皮刀
- 带吸引的单极电凝
- 双极电凝
- 直头电动吸切器
- 带吸引的剥离子

(危 维 译)

推荐阅读

Lund VJ, Howard DJ. A treatment algorithm for the management of epistaxis in hereditary hemorrhagic telangiectasia. Am J Rhinol 1999;13(4):319–322.

Ross DA, Nguyen DB. Inferior turbinectomy in conjunction with septodermoplasty for patients with hereditary hemorrhagic telangiectasia. Laryngoscope 2004;114:779–781.

Chiu AG. Septodermoplasty. In: Palmer JN, Chiu AG, eds. Atlas of Endoscopic Sinus and Skull Base Surgery. Philadelphia, PA: Elsevier Saunders; 2013:11–16.

Rimmer J, Lund VJ. A modified technique for septodermoplasty in hereditary hemorrhagic telangiectasia. Laryngoscope 2014;124:67–69.

第 7 章　下鼻甲的外科治疗

The Surgical Management of the Inferior Turbinates

Steven M. Houser

一、引言

下鼻甲由黏膜和黏膜下层包裹骨框架构成，在鼻生理中起着至关重要的作用。黏膜下层包括了固有层，含有重要的组织结构，如副交感神经纤维、黏液腺、杯状细胞和丰富的血管系统。血管系统包括特殊的血管，可以通过蓄积血液来充血和扩大整个结构。下鼻甲的黏膜由假纤毛柱状上皮组成，可通过黏液捕捉大的吸入性颗粒（> 4 μm），从而避免对肺造成潜在的损伤。下鼻甲表面积大为吸入和呼出空气时的水分交换提供了场所。下鼻甲在感知通过鼻腔的气流时也起了一定作用。尽管下鼻甲很重要，但有时也会出现问题。当下鼻甲过大时，无论是间断的还是持续的，它们可能会阻塞鼻腔的气道并对生活质量造成负面影响。

有许多缩小鼻甲的方法曾被描述，包括热或化学凝固、外移、黏膜下减容、黏膜下骨切除，以及部分或全鼻甲切除。19世纪晚期提倡的全下鼻甲切除术因其后遗症曾被废弃，直到20世纪70年代因对其并发症产生了怀疑，而被再次使用。就像在外科中常见的一样，一个明智而有针对性的方法通常会提供最优的结果。

二、病史

下鼻甲肿大患者最常见的主诉是鼻塞。由于鼻部疾病的症状有限（如阻塞、疼痛、出血/流涕和嗅觉减退），许多疾病可能表现为鼻塞。临床医生的职责是对评估过程中发现的情况进行分析，以最佳地为每位患者制订个体化治疗方案。鼻甲肥大的鉴别或合并症诊断包括变应性鼻炎、伴或不伴鼻息肉的慢性鼻窦炎、鼻中隔偏曲、异物、鼻阈塌陷和肿瘤。实验发现，将气囊置入上颌窦内充气或刺激上颌窦口时，同侧下鼻甲会出现肿胀和疼痛。急性和慢性上颌窦炎对鼻甲都有类似的影响。本书的其他章节将对这些区域进行阐述，因此以下内容是笔者认为临床医生已经确定鼻甲在患者的症状群中起直接作用，并考虑通过手术缩小鼻甲。

患者可能会表述他或她存在间歇或持续性的鼻塞。根据定义，间歇性阻塞包含鼻甲动态的肿胀和收缩。在自然状态下这类鼻塞也可以是体位性的。例如，卧位的鼻炎易发生在晚上，相较于白天而言鼻甲与心脏在一个更相近的平面上，导致无对抗的充血（也就是与白天直立时足部肿胀相反的效果）。

更持续的阻塞可能是因为骨质或黏膜下增生，导致鼻甲不能充分收缩。当黏膜下组织增生并因过度使用局部减充血剂导致永久性充血时,可发生药物性鼻炎。

三、体格检查

头灯和前鼻镜通常足以评估下鼻甲,但可能需要内镜检查以判断阻塞的程度,并作为评估的一部分,排除潜在的鼻窦炎。可以在使用局部充血剂前后检查鼻甲,以判断黏膜下增厚的程度。临床医生也可以使用Freer剥离子或叮聍环来触诊黏膜下层的厚度。

通常不需要申请影像学检查如CT或MRI来评估鼻甲,而当因判断鼻窦病变的需要已经检查时,它们可作为鼻腔视诊的补充。在体格检查中,患者通常会有鼻甲肿大,影像学检查将记录这一发现。使用"通常"这个词可能有些不易理解,但这里指的是卧位鼻炎的患者可能在门诊就诊时鼻甲外观正常,但在躺下的几个小时,他们的鼻甲将变大。鼻腔的补充诊断检查包括鼻声反射测量和鼻测压计,尽管这些检查并不精确地针对鼻甲。

关于空鼻综合征(ENS)这一点,应该做一个说明。这种罕见的情况是由于黏膜的损伤或鼻甲组织的缺损,从而导致感知鼻腔气流能力的丧失。ENS患者有鼻部手术史,主诉鼻塞,但他们的鼻腔可能看起来相当通畅(鼻甲切除后将十分通畅),这被称为矛盾性鼻塞。在诊室检查时可进行棉片测试:用生理盐水棉片(约标准棉球的1/2)置于潜在受损或缺如的下鼻甲组织旁,即刻评估患者的主观感觉,约10分钟后再次评估。必须在没有任何局部麻醉的情况下放置棉片,因麻药会阻碍准确的诊断(由于鼻部感觉的缺失)。如果患者患有ENS,放置棉片后他/她将诉呼吸改善,窒息感降低。在鼻部疾病的活动期或慢性鼻窦炎患者中,棉片测试是无改善的。

四、适应证

鼻甲缩小的适应证是保守/药物治疗无效,仍主诉鼻塞并有客观证据支持。由于鼻甲肥大往往与其他诊断同时存在,对合并症的治疗可能会减少对鼻甲缩小的需要。一个常见的例子是过敏性鼻炎:鼻甲肿胀,但通过三阶梯的方法进行适当的过敏管理(即:Ⅰ,避免接触/环境控制;Ⅱ,药物治疗;Ⅲ,免疫治疗)可避免对鼻甲进行手术干预。

五、禁忌证

鼻甲缩小手术的禁忌证是矛盾性鼻塞,患者自觉鼻塞,但检查显示患者的鼻腔完全通畅。这一病症发生于某些鼻甲手术术后,通常有黏膜/表面神经损伤,并被称为ENS。曾接受鼻甲缩小术、鼻腔宽敞、仍诉鼻塞的患者应进行棉片测试。置入棉片后呼吸改善可证实ENS,再次行鼻甲缩小手术是极不明智的。

六、术前计划

当外科医生和患者商定一致行鼻甲缩小手术时,需要选择处理的位点。鼻甲缩小操作可以在诊室完成,不过这需要患者的配合。而在手术室医生可更宜处理,因此视患者的病情可能需要在手术室进行治疗。鼻甲缩小的目标同时决定了要使用的技术。处理骨性阻塞的方法与软组织肥大不同。处理的顺序也需合理。在图7-1中,受试者鼻甲肥大,但右侧鼻甲除了黏膜增厚外还有增生的骨质;此时正确的做法是,首先在诊室进行双侧下鼻甲射频消融,之后评估症状缓解的情况。患者可能需要通过黏膜下骨切除来进一步缩小右侧鼻甲,特别是CRS药物治疗失败后需同期进行功能性内镜鼻窦手术(FESS)时。

七、手术技术

在临床中有许多缩小鼻甲的技术，包括经典的骨折外移、黏膜下切除、射频消融、低温等离子和激光治疗等。笔者一般更倾向于用射频消融来减小软组织肥厚，而电动吸切器下切除一般只在鼻甲体积足够大时才使用。骨性问题通常需要通过骨折外移来解决。

下鼻甲射频消融术（RFA）可以在诊室或手术室有效地进行。头灯可有助于在术中观察鼻甲的前部，因为它靠近鼻阈－鼻腔内最窄的区域。而内镜可便于观察及有利于治疗鼻甲后下部的肥大。首先用含1∶100 000肾上腺素的1%利多卡因4ml浸润麻醉，以减轻疼痛，并使射频能量能更有效地扩散到整个组织。然后将射频刀头插入并穿过黏膜，使活性端完全在黏膜下。治疗的位点包括下鼻甲的前上、前下和中部。如果鼻甲的后下部需要缩小，可以在0°内镜下将刀头放置到鼻甲的后上和后下区域。适度的缩小是可以立即看到的，但黏膜下层的变化将持续约6周，因此必须小心，不要为了寻求立竿见影的效果而过度消融。

对于显著肥大的下鼻甲，如在难治性药物性鼻炎病例中所见到的，此时应使用电动吸切器切除（图7-2）。按前述方法行鼻甲浸润麻醉。电动吸切器的刀头有一斜面，理论上可以直接刺入鼻甲，但实际上它并不够锋利。用15号刀片在下鼻甲前端垂直刺入做一切口，这样可以很容易地置入电动吸切器的刀头。鼻泪管位于下鼻甲头端对侧后方1.5cm处。在接近鼻泪管的区域，下鼻甲的黏膜下层似乎有一层筋膜壁，用电动吸切器推开这层筋膜之后刀头会"落空"至一个更易通过的层面。沿骨面并与之平行地插入刀头以降低

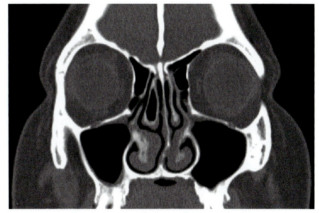

图7-1　鼻甲肥大包括黏膜下层和骨质

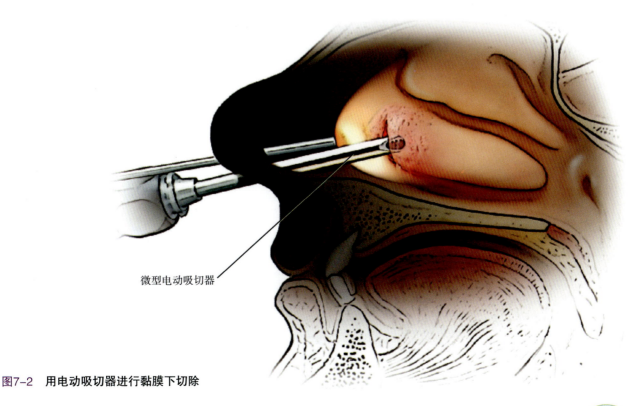

图7-2　**用电动吸切器进行黏膜下切除**

微型电动吸切器

切穿后部黏膜的风险。鼻内镜有助于鼻腔后部的操作。吸切器的切割口朝向外面对骨面,以保护下鼻甲表面的黏膜。在袋状术腔形成之前关闭吸引和切割功能。将刀头朝向骨面上下扇动,由后向前进行吸切。在鼻腔前部,可能要将刀头转向黏膜并进行短暂的切割,以缩小黏膜下层,但必须非常小心,避免在此过程中伤及表面的黏膜。

以上描述的是针对下鼻甲黏膜下部分的技术。下鼻甲骨可以直接切除并取出(图7-3),但笔者通常采用单纯下鼻甲骨折外移的办法扩大通气道(图7-4)。可以使用像Boise剥离子,或其他器械(如Aufricht拉钩、闭合的Mayo剪刀或长的鼻镜)。骨折从下鼻甲末端开始,在鼻镜或内镜直视下用器械的头端向外侧施压。压力通常施加在鼻甲的上部,在其与鼻腔外侧壁相结合处,如果压力施加在鼻甲下部可能只使其弯曲而并不造成骨折。用器械不断地向前造成下鼻甲附着处的多发小骨折,并感觉其裂开。前部的下鼻甲骨通常较厚,先向内侧骨折可能有助于这一区域的骨折外移。将器械置于下鼻甲下方下鼻道内,然后向内侧推向鼻中隔,感觉其骨折,最后将鼻甲前部骨折外移。

八、术后处置

使用黏膜下技术,术后结痂很少。FESS术后的患者在术后1周和3周时清理鼻腔,下鼻甲上小的结痂同时被取出。如果是行单纯鼻甲缩小手术,如在诊室进行的RFA,则要求患者在1个月后复查。除非黏膜被破坏,否则结痂会极其轻微。在鼻甲缩小操作后不需要常规使用抗生素。在愈合期间建议每天使用6~10次盐水鼻腔喷雾以保持湿润的环境。要求患者2周内避免剧烈擤鼻,除此之外没有任何活动上的限制。

九、并发症

当鼻甲手术损伤黏膜时,如广泛的表面烧灼或激光,或在根治性鼻甲切除术时发生明显的黏膜损失,患者就有可能出现并发症。干燥、瘢痕、长时间结痂和ENS都可能发生在这样的过度操作之后。

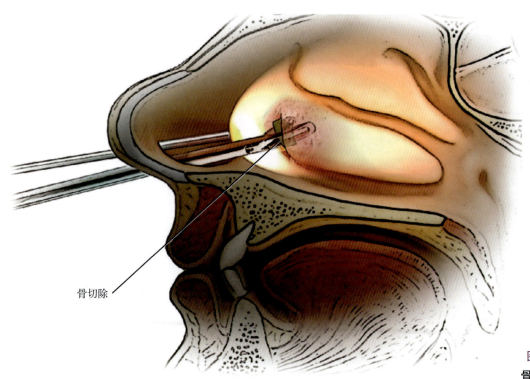

图7-3 黏膜下的骨切除

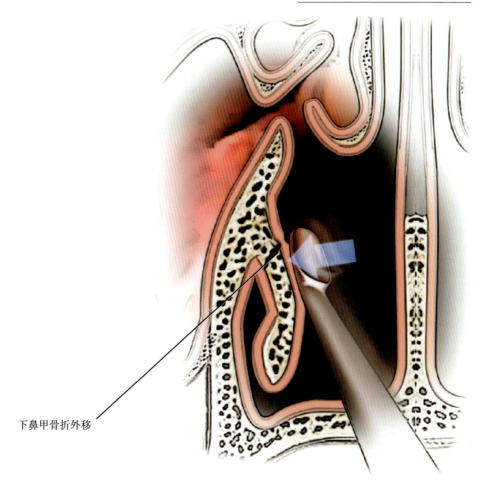

图7-4 下鼻甲骨折外移（标注：下鼻甲骨折外移）

黏膜保留技术是更为安全的方法。黏膜下射频消融或电动吸切器吸切黏膜下间隙将保护表面的黏膜，从而促进鼻甲正常功能的延续。完整的黏膜不产生瘢痕，并将继续为吸入的空气加湿、过滤颗粒及感觉空气的流动。黏膜下骨切除在"艺术家的手"中是有效的，但这种方法可能会遇到活动性出血并没有被清楚地描述，随后使用电凝止血则可能会削弱保留黏膜的理念。类似地，通过穿刺针进行黏膜下电灼也要非常小心，因为有些烧灼会损伤进针点黏膜；如果过度烧灼，则可能导致黏膜损失甚至鼻甲坏死。

使用电动吸切器有出血的风险，特别是在损伤了鼻甲后部的黏膜时，或在后端损伤了下鼻甲动脉。在手术室中很少需要进行鼻腔填塞，但显著的出血可能需要适当的填塞以进行控制。

十、结果

这些技术通常会使鼻甲保持缩小的状态，尽管随着时间的推移鼻甲可能再次肥大。如射频消融术，在首次治疗数年后可能需要再次治疗。文献报道鼻甲缩小术的长期疗效尚不明确，但在大多数病例中都显示了其益处。多篇论文指出黏膜下骨切除联合骨折外移术是最有益和效果最持久的技术，而新技术如射频消融和电动吸切器的黏膜下切除术的应用时间尚短，可获得的数据相对较少。

✓ 精要

- 骨折外移最好在处理完黏膜下层后施行，因为骨折外移将使组织向外移，使暴露更加困难，而产生的碎骨片会限制器械在黏膜下层的操作。

鼻外科学

- 为获得最佳的结果，保护黏膜应作为所有鼻甲缩小手术的目标。
- 其他引起鼻塞的疾病在手术干预之前应先考虑使用药物治疗。

✅ 教训

- 出血是所有鼻甲手术都有的风险；做好止血的准备，包括填塞。
- 如果体格检查和鼻塞的检查与患者鼻塞的主诉不符（如诉鼻塞，但鼻腔通畅正常），则临床医生最好不要做任何手术。
- 主诉鼻塞而鼻腔过于宽敞可能是ENS，不应再进一步缩小鼻甲。

✅ 所需器械

（一）诊室

- 鼻镜
- 0°内镜
- 局部用利多卡因/Afrin混合喷雾
- 1%利多卡因1/100 000肾上腺素局部注射，1.5英寸27号针头，5ml
- Frazier吸引器头
- 射频或消融设备

（二）手术室

- 上述和以下器械：
  - 用来骨折外移下鼻甲的Boies剥离子
  - 带有鼻甲内切割刀头的电动吸切器
  - Merocel膨胀海绵

（危　维　译）

推荐阅读

Passàli D, Lauriello M, Anselmi M, et al. Treatment of hypertrophy of the inferior turbinate: long-term results in 382 patients randomly assigned to therapy. Ann Otol Rhinol Laryngol 1999;108（6）:569–575.

Moore EJ, Kern EB. Atrophic rhinitis: a review of 242 cases. Am J Rhinol 2001;15（6）:355.

Huizing EH, de Groot JAM. Functional Reconstructive Nasal Surgery. New York: Thieme; 2003:276–289.

Hytönen ML, Bäck LJ, Malmivaara AV, et al. Radiofrequency thermal ablation for patients with nasal symptoms: a systematic review of effectiveness and complications. Eur Arch Otorhinolaryngol 2009;266（8）:1257–1266.

Larrabee YC, Kacker A. Which inferior turbinate reduction technique best decreases nasal obstruction? Laryngoscope 2014;124（4）:814–815.

第8章　蝶腭动脉结扎术

Sphenopalatine Artery Ligation

James N. Palmer

一、引言

鼻出血的处理对于耳鼻喉科医生来说是一个非常普遍和特别棘手的问题。人一生中有60%的可能会出现鼻出血的情况，这其中6%的情况需要就诊。在急诊科就诊的患者中，0.5%～0.9%的患者主诉为鼻出血，通常此时须耳鼻喉科医生来会诊。绝大多数的鼻出血发生于鼻中隔前端黏膜的一个可观察到的区域，或直接由于在鼻腔通道内进行医源性操作所导致。比较麻烦的是5%～10%的出血位于"鼻腔后部"，而该出血部位是前鼻镜检查难以发现的。鼻腔后部出血传统的处理方法是首先采取非手术治疗，如果非手术治疗效果不佳则会考虑包括外科手术在内的进一步的有创治疗。随着鼻内镜的广泛应用，人们传统的观点也在不断更新。笔者的经验与近期的文献一致，首先进行鼻内镜下鼻腔后部出血部位的检查，然后行经鼻结扎相应各条主要供应鼻中隔后部和鼻腔外侧壁后部的血管。

由于大部分的鼻腔后部出血是来源于中隔后部及鼻腔外侧壁，因此该区域的供血血管就成为外科手段干预的主要目标。这个手术区域的相关血管的解剖开始于颞下窝内的上颌动脉的第三段血管。上颌动脉的分支变异程度较大，目前的许多研究并未给出可靠的解剖标志用于准确定位上颌窦后间隙的血管。上颌动脉走行于翼腭窝前间隙中的脂肪组织内，随后延续为腭降动脉，其终支为蝶腭动脉和鼻腔后部的动脉。这些上颌动脉的终支可共同通过蝶腭孔进入鼻腔，但更多见的是在翼腭窝内分成2支，而后分别进入鼻腔外侧壁，少数情况下它们还会单独通过解剖学的孔隙进入鼻腔。在外科手术中先进设备的应用可以鉴别所有的进入鼻腔外侧壁的血管，并在处理鼻腔后部出血时进行选择性地结扎。

随着外科设备的发展和对鼻腔外侧壁血管的更详细了解，处理出血的外科介入技术也不断得以发展。早在1925年，经颈入路的颈外动脉结扎术就有病例报道，之后发展为更为针对性的外科技术，即通过柯-陆入路进行上颌动脉的结扎。这种经上颌窦的结扎术并没有技术上的难题，但有28%的病例易出现手术并发症，并有10%以上的手术失败率。对于经上颌窦进入翼腭窝的手术，已经报道过的手术并发症包括失明、泪腺分泌减少、眼肌麻痹、面部疼痛、出血、面部和牙齿的感觉异常、牙齿的松动脱落、口腔上颌窦瘘。经上颌窦结扎手术失败的原因主要是由于结扎部位远端的蝶腭动脉侧支循环比较丰富，或难以结扎翼腭窝内全部分支血管。20世纪70年代，人们开始尝试在显微外科技术下，不解剖翼腭窝，而是经上颌窦行选择性的蝶腭动脉结扎术。1985年，经鼻的手术已完全替代了外入路的蝶腭动脉结扎。自1992年以来，鼻内镜技术被越来越多的外科医生采用，已有使用鼻窦外科基本器械完成选择性蝶腭动脉结扎术的报道。鼻内镜外科技术发展至可以常规处理翼腭窝、蝶窦外侧隐窝、颞下窝的病变，这使得我们对这些区域的神经血管解剖的理解更加深刻，能够更专业并更积极地处理鼻出血而尽可能少地出现并发症。

由于选择性蝶腭动脉和鼻后动脉结扎手术的广泛应用，因此出现了强调手术处理鼻腔后部出血这一全新模式。虽然鼻腔填塞比手术的创伤小，但它有着成功率低（50%）、费用高、患者不适感高、同鼻内镜下的血管结扎相比住院时间长等劣势。上颌动脉血管栓塞常被视为外科血管结扎手术的替代方式，但血管栓塞的费用较高，所以介入方式仅适用于临床状况难以耐受手术或全身麻醉，或是血管结扎手术失败时。

二、病史

- 回顾可能使患者罹患鼻出血的因素（如鼻内创伤/插管、颌面部的外伤、应用抗凝药物）。
- 尽管做了详尽的回顾，鼻出血和高血压的持续时间与严重程度之间的关系仍无法明确。血压的有效控制有利于手术及减少术后出血。对于血压控制不理想的患者，应请内科专家会诊以获得恰当的帮助。
- 80%使用抗凝药治疗后出现鼻出血的患者，其实是存在超过其抗凝药物的治疗目标用药的情况。使用抗血小板和抗凝药物包括小剂量阿司匹林的患者都存在鼻出血的风险。内镜下的血管结扎术可有效控制这种情况的鼻出血。同样，当取出鼻腔填塞物或行鼻腔内操作时，都存在鼻腔弥漫性出血的情况，应予以关注。
  - 遗传性出血性毛细血管扩张症（HHT）危险因素：
    - 家族性鼻出血？
    - 多于每周2次的鼻出血？
    - 胃肠道出血或其他内脏毛细血管扩张症的证据？
- 季节更替因素？在干燥环境中复发的鼻出血患者要考虑生活环境中温度、湿度因素。
- 居住环境的特殊性。
- 既往是否存在鼻出血？是否鼻腔填塞？是否外科手术？既往治疗是否成功？
- 既往经历治疗次数？
- 是否同时存在无法行放射介入操作的情况。
- 患者常不存在任何鼻出血的诱因，鼻出血常规鼻腔填塞无法控制而需要行血管结扎。

三、体格检查

- 首先考虑鼻出血可能造成的影响，确认患者的生命体征（血压、心率）。
- 前鼻镜检查：评估前期烧灼、鼻腔填塞、外科操作带来的黏膜损伤。
- 贫血征象的体格检查：皮肤的苍白低温，结膜苍白。
- 鼻中隔偏曲可能会造成手术操作困难，或其本身就是鼻出血的因素，可行鼻中隔矫正术。
- 完成血常规和凝血功能检查。

四、适应证

- 当诊疗鼻出血时，使用前鼻镜和额镜是不确切的，应在手术室或检查室用内镜检查并行电凝止血和血管结扎。

- 如果患者由其他医生处理失败或取出填塞物再次明显出血都需要行内镜下血管结扎处理。
- 更新的流程倾向于患者一旦准备手术，鼻腔填塞作为术前临时处理的方法（图8-1）。

如果判断鼻出血来源于筛前动脉，此时不宜进行血管栓塞，必须通过内镜或外入路手术处理。前瞻性试验显示这两种手术入路的成功率没有统计学差异。

因此，如果病史中无外伤或鼻腔手术史，笔者会只行出血侧鼻腔的蝶腭动脉结扎手术，并在术中在筛前动脉供血区域放置止血材料。如果出血是复发的情况，就要考虑行内镜下或外入路的筛前动脉结扎，这取决于患者筛顶的发育情况。如果患者存在较大的眶上筛房，或系膜样外观的筛前动脉，这种情况比较适合内镜下筛前动脉结扎（20%），其余的情况则适合行外入路（Lynch入路）手术。

五、禁忌证

- 全身麻醉禁忌证。
- 局部麻醉下可行内镜下的血管结扎，但是由于出血的患者需要气道保护，笔者会强制要求全身麻醉。
- 严重凝血功能障碍是手术的相对禁忌证。大多数由于应用抗凝药物造成鼻出血的患者，可通过外科手术解决。Smith报道使用抗凝药的患者鼻腔填塞保守治疗失败较多，相对未使用抗凝药的患者，他们需要手术处理鼻出血的情况更常见。鼻腔黏膜脆弱和凝血功能异常的患者可能会承担较高的手术并发症的风险，这往往是由于术中视野较差及术后鼻出血复发所导致。对于使用抗凝药的患者，血管栓塞避免了手术器械对鼻腔黏膜造成新的损伤或形成新的出血点。

六、术前计划

- CT检查作为术前计划并非必要，但笔者个人的经验认为术前行CT检查可作为所有鼻窦内镜手术的标准回顾研究资料。
- 尽管由于肿瘤造成鼻出血的情况较少，但依然需要考虑，特别是年轻男性患者。如果患者存在鼻窦的软组织病变和骨质的破坏和畸形，就需要行MRI检查以更好地显示肿瘤。
- 骨质破坏、畸形或其他证据提示肿瘤存在的情况应于术前予以注意，因此，术前需要进行内镜检查，必要时同患者讨论是否行活组织检查以便制订手术方案。

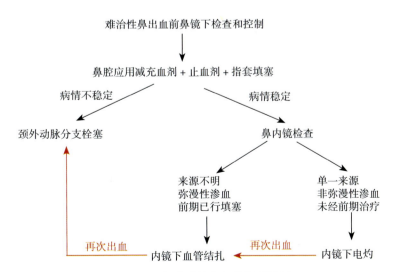

图 8-1　鼻腔后部出血的处理流程

- 解剖的异常如Haller气房、眶内侧壁缺损、颅底骨质的不对称或缺损和前期的鼻窦手术都应该注意，因为这些情况会使术中的情况变得复杂。
- 筛前动脉的定位和位置取决于颅底。
- 在轴位影像学资料中可以看到翼腭管的宽度，如果翼腭管或翼腭窝扩大，需要行MRI检查以评估肿瘤或相关解剖区域动脉瘤/假性动脉瘤的存在。
- 填塞物在位时须监测患者凝血功能。

七、手术技术

右侧蝶腭动脉的结扎

患者仰卧位于手术台上，麻醉诱导，患者常规经口插管并固定于术者对侧口角。手术床同麻醉医生成90°的角度，器械护士台的位置固定于手术医生的对侧远端。无框架立体定向导航仪须根据固定解剖标志精确完成注册。

将暂时性的鼻腔填塞取出，在前鼻镜或0°内镜下将鼻腔内凝血块吸除。将用羟甲唑啉浸湿的棉片置于双侧鼻腔，几分钟后取出，内镜下检查鼻道及鼻咽部。如果鼻出血的来源临床上可以明确定位，黏膜没有渗血，出血点可用电凝止血，并以胶原蛋白匀浆（艾薇停微纤维止血胶原粉，Davol Inc, Warwick, RI）覆盖,匀浆的比例为5g艾薇停、9ml生理盐水，通过14号尖端为斜面的注射器注射。

如果患者已经历前期治疗，术中发现单一出血点的情况较少，因此绝大部分患者需要行内镜下蝶腭动脉结扎手术。如果术中遇到鼻中隔偏曲影响手术视野或影响处理鼻腔外侧壁，则需要行标准的鼻中隔矫正术，这可以通过开放入路或通过内镜完成。

笔者的经验是在进行蝶腭动脉结扎时，对上颌窦行非常充分的开窗，尽管这样做存在不同程度的争议。许多学者在鼻腔外侧壁行独立的垂直切口，分离黏骨膜至蝶腭孔而并不做上颌窦开窗术。虽然这种手术入路是微创的，黏膜损伤较小，但相对来说对血管的暴露也受限。行上颌窦开放术时将上颌窦内侧壁去除直至上颌窦后壁，这样就提供了更好的暴露与深度，以利于更精确地解剖蝶腭动脉。而且，扩大的上颌窦开窗同上颌窦自然口相连，避免了上颌窦内侧壁的黏骨膜瓣向上翻起时形成穿孔而造成上颌窦再循环现象的产生。

以Lusk探针将钩突向前方拉显露上颌窦自然口。将反张咬钳置于筛漏斗，并将钩突下1/3切除。钩突的完整切除须使用向上和直的咬切钳、直的切割吸引器及90°的儿科Blakesley咬钳。上颌窦自然孔最好通过角度镜观察，细心处理将此自然引流通道同去除的下鼻甲附着处上方上颌窦内侧壁相连。直钳和向下的咬切钳常用来扩大上颌窦口，接下来处理上颌窦内侧壁最后面与中甲基板相连的厚骨壁。

用Cottle或Freer剥离子置入黏膜下将其掀起，切除鼻腔外侧壁骨质及黏膜。以剥离子可探及内侧标志性的筛骨嵴。由于蝶腭血管和鼻后血管在此骨性标志的上方和后方进入鼻腔，所以在这个部位须向上、向下细心分离（图8-2）。使用Blakesley咬钳或Kerrison咬骨钳将筛骨嵴骨折并咬除，暴露蝶腭孔及其内穿支血管。典型病例中，可见蝶腭动脉由此进入鼻腔外侧壁，将黏膜向内侧掀起，放置血管夹（图8-3）。以Kerrison咬骨钳向内侧进一步解剖至翼腭窝，这是一种安全的方法，可以暴露更向外侧的蝶腭动脉，并检查分别进入鼻腔外侧壁更多的分支血管。在翼腭窝内的蝶腭动脉的更近端结扎（图8-4）将会减少鼻后动脉分支仍供应中隔后部的情况带来的风险。进入翼腭窝内侧的解剖需要以Freer剥离子剥离、Bovie切割吸引器切除上颌窦后壁的黏膜。进一步切除上颌窦的后壁可以获得翼腭窝更好的视野，使用30°的角度镜使得这一入路角度实现了最大化。虽然电凝止血是控制血管可接受的方法，但笔者更倾向使用钛血管夹。如果放置了血管夹后，蝶腭孔区血管显露仍不理想，可放置更多的血管夹，以双极电凝分离血管，进一步暴露蝶腭孔后方的鼻腔外侧壁，发现血管即可放置血管夹或电凝止血。

如果存在前期手术或通往蝶腭孔的中鼻道被肿瘤阻塞的情况，翼腭窝内的蝶腭动脉结扎可采取一种"从内至外"的解剖技术。使用每分钟12 000钻的粗金刚钻将上颌窦后壁磨薄，然后使用Kerrison咬骨钳咬除上颌窦后壁骨质，直至最后切除翼腭窝前部的骨膜。接着使用内镜直接观察翼腭窝脂肪组织内是否存在血管搏动，如果没有，可应用8号带吸引器的电凝，工作功率10W或更低，切除翼腭窝内的脂肪组织来暴露血管。电凝时可采用堵住吸引器侧孔将脂肪组织吸出翼腭窝外，露出侧孔再电凝脂肪组织的方法，可以安全地完成血管定位。使用J刮匙和Lusk探针分离蝶腭动脉，助手轻轻将血管牵拉远离翼腭窝（图8-5），术者内镜下放置血管夹穿过血管全宽。当蝶腭孔区已经进行过既往手术尝试结扎或因内镜颅底手术作为肿瘤血管控制的一部分时，分离蝶腭动脉至蝶腭孔提供了一种近端控制的方法。

血管结扎后，将黏膜复位于术区，覆盖一薄层纤维蛋白胶和前面提到过的艾薇停纤维蛋白止血粉。较少的病例术后会有较大量的黏膜渗血，可以用8cm的Merocel止血海绵剪至合适尺寸外套指套放到中鼻道或鼻底，固定于中隔或将与填塞物连接的丝线贴于颊部。有些医生主张在所有控制鼻出血的手术结束前都采取这种填塞方法，以避免当麻醉清醒时呛咳或做瓦萨瓦动作时再次出现出血的风险。如果鼻腔填塞，应在术后第1天取出填塞物。

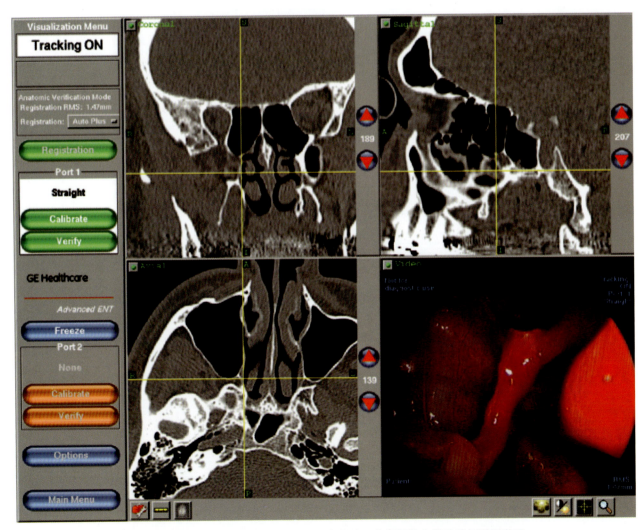

图8-2　蝶腭孔的定位可参考三维CT，在此处，中鼻甲转向鼻腔外侧壁附着处

鼻外科学

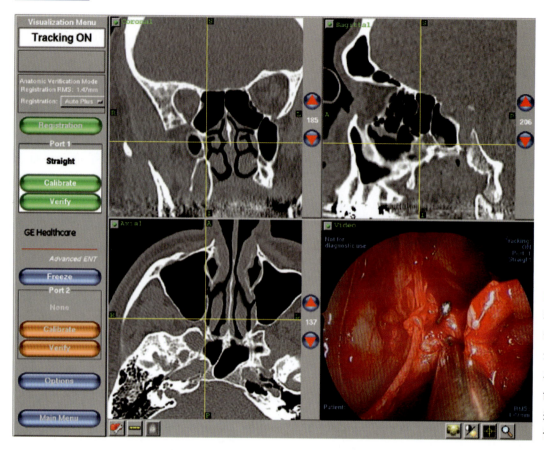

图8-3 在蝶腭孔稍外侧结扎蝶腭动脉。三维CT显示血管的定位及其与中鼻甲和上颌窦后壁之间的关系。血管夹标识动脉

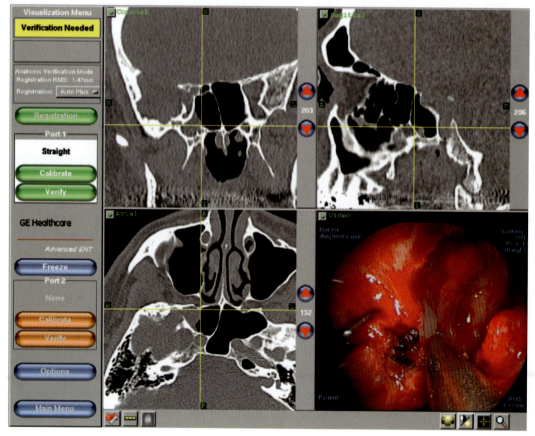

图8-4 同图8-2显示同一患者，鼻腔外侧壁切除后显露右侧翼腭窝，在更近端处结扎蝶腭动脉。血管夹标识动脉

八、术后处置

- 如果患者术后黏膜广泛渗血或那些使用抗血小板或抗凝药的患者，可以将Merocel止血海绵置于不含乳胶的指套内，将这种外表面光滑的填塞物填至鼻腔内，注入生理盐水后术腔压力增大。填塞物保留24小时后在病房取出。
- 鼻内镜手术后常规抗生素使用2周。
- 术后鼻腔填塞物取出后24～48小时使用生理盐水冲洗鼻腔。
- 术后7～10天患者需要复诊，进行常规鼻内镜检查和清理术腔。这种术后早期的检查须着重注意术侧上颌窦自然引流通道的情况。因为存在再次出血的风险，中鼻道的凝血块暂时不要清理。
- 内镜下复查时，偶尔在中鼻道或上颌窦后壁可以观察到金属血管夹。这些血管夹将在术后3～4个月被黏膜覆盖，不需要处理。

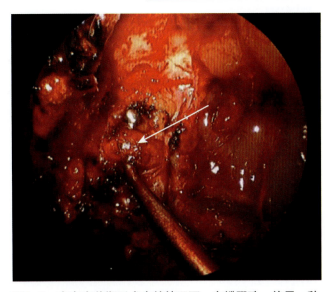

图8-5 在存在前期手术史的情况下，在蝶腭孔，使用一种"从内至外"的技术进行蝶腭动脉结扎。在翼腭窝内定位蝶腭动脉，进而解剖出一小段，以Lusk探针将其分离并向前牵拉，横向放置血管夹夹闭动脉。可见在动脉（箭头）后方通过的Lusk探针的球形头端

- 虽然现代的血管夹对于MRI检查被认为是安全的，笔者还是建议MRI检查在术后数周后再进行。虽然安全，但是患者暴露在磁场刺激下可能会造成血管夹的状态改变，在这之前，还是等待术区瘢痕组织成熟是更明智的。

九、并发症

- 手术并发症

  鼻腔黏膜损伤（34%）

  再次出血（<20%）

  腭部麻木（12%）

  鼻窦炎（<10%）

- 鼻腔填塞并发症

  填塞物吸入造成呼吸道阻塞

  低氧血症

  需要应用毒麻药的疼痛

  晕厥

  猝死

  中毒性休克综合征

- 栓塞并发症是罕见的，但其潜在的破坏性较大，如面神经麻痹、偏瘫、再出血概率为20%（与上颌动脉结扎再出血率12%比较）。

十、结果

- 据报道，内镜下蝶腭动脉结扎手术的成功率为85%～100%。

鼻外科学

- 较少的鼻腔再次出血需要鼻腔填塞处理，根据病例报道比例为15%～20%。较多的出血需要再次鼻腔探查止血或血管栓塞的情况少于1%。
- 笔者注意到在部分患者经内镜血管结扎手术后12～14天，可能经历一次小量鼻出血。笔者认为这些情况类似鼻内镜术后黏膜出血或扁桃体切除术后假膜脱落时出血。行血管结扎手术的患者常是长期口服抗凝药的人，医生应该告知患者术后仍有可能鼻腔少量出血。明确术后出血的量和严重程度，并指导其是应直接就诊于急诊还是就诊于普通门诊。

精要

- 筛骨嵴是定位蝶腭孔的可靠的骨性标志。
- 蝶腭动脉大部分定位于蝶腭孔，其由翼腭窝穿出至鼻腔外侧壁。此处蝶腭动脉的近端结扎将可以阻断至其更远端的分支血供。

教训

- 如果并未结扎所有进入鼻腔出血血管将导致再出血，特别是当鼻后动脉从蝶腭动脉分出前，就分布于鼻腔外侧壁的情况。
- 如果手术并未处理翼腭窝内而是于更近端控制蝶腭动脉，应对进入鼻腔的所有血管进行探查，对可疑血管进行结扎。
- 42%的病例鼻后动脉单独进入鼻腔，它常无法直接观察到，直到术中将蝶腭动脉终端结扎并分离后，才能清楚显示该区域。
- 当使用术后鼻腔填塞时，应采取方法避免取出填塞物后的黏膜损伤。

所需器械

- 血管夹钳
- 双极电凝（枪式或Desai式）
- 宽棉片（3英寸×3英寸）
- 上翘和向下的Kerrison咬骨钳
- 8号的可吸引的电凝。J刮匙和Lusk探针在从翼腭窝内脂肪组织内分离、显露上颌动脉时非常有帮助，这样才能准确放置血管夹。

致谢

感谢Robert T.Adelson博士（美国外科医师学会会员）出色的文字和图片处理工作。

（张秋航　齐　岩　译）

推荐阅读

Strong EB, Bell DA, Johnson LP, et al. Intractable epistaxis: transantral ligation versus embolization: efficacy review and cost analysis. Otolaryngol Head Neck Surg 1995;113（6）:674-678.

Snyderman CH, Carrau RL. Endoscopic ligation of the sphenopalatine artery for epistaxis. Oper Tech Otolaryngol Head Neck Surg

1997;8（2）:85-89.

Stankiewicz JA. Nasal endoscopy and control of epistaxis. Curr Opin Otolaryngol Head Neck Surg 2004;12:43-45.

Von Buchwald C, Tranum-Jensen J. Endoscopic sphenopalatine artery ligation with diathermy. Oper Tech Otolaryngology 2006;17:28-30.

Rudnik L, Smith TL. Management of intractable spontaneous epistaxis. Am J Rhinol 2012;16:55-60.

第 9 章　筛前动脉结扎术
Anterior Ethmoid Artery Ligation

Metin Onerci

一、引言

随着技术的进步，内镜鼻窦手术现在被用于鼻出血、涉及颅底和眼眶病变的手术治疗。复杂的血管畸形和前颅底肿瘤可以从前筛动脉（AEA）中获得大量血供，于近端控制这些滋养血管是减少失血的关键。经眼动脉血管栓塞存在损伤视力的风险。详尽的解剖学知识可以帮助手术医生更好地发现筛前动脉，找到最合适的位于近端控制病变血供的位点。

筛前动脉起自眼动脉，穿行于眶壁中部上斜肌的下方，到达筛前孔离开眶壁，与同名静脉神经共同形成神经血管束。此神经血管束穿行于筛窦气房上方筛前动脉管中，继而转向筛板顶壁发出升支为大脑镰前动脉。然而，筛前动脉的走行可能会出现变异，这首先与筛窦气房的气化类型相关。如果眶上气房气化较佳，筛前管常以单独的骨管出现（图9-1A、B），如果筛窦气房气化不良，筛前管就隐藏于筛顶的骨质内了（图9-1C）。

根据前期文献报道，11.4%~66.7%的病例筛前动脉管是部分裂开的。这些数据表明，保护筛前动脉下方的骨壁较为薄弱，故动脉在远离筛顶处易于达到。如果术中操作不细心，就容易损伤筛前动脉。

筛前动脉出眶壁入筛窦以向对角的前内30°~45°到达筛板。在动脉和中鼻甲前方附着处与鼻腔外侧壁形成的腋部之间有平均20mm（范围在17~25mm）的距离，这是最可靠的解剖标志。筛前动脉到颅前窝后壁的平均距离是11mm（范围是6~15mm）。在大多数患者中筛前动脉管位于筛窦的第二、第三骨板之间。在鼻窦内镜手术中，筛窦的第二、第三骨板可作为定位筛前动脉的解剖学参考标志。

二、病史

采集详尽的病史是非常必要的。应首先确认鼻出血的严重程度并对出血量作出估计。虽然大多数来势凶猛的鼻血均从双侧鼻孔流出，但如果情况允许，还要确定鼻出血来自哪侧鼻腔。术前重要的伴随体征（经常出现皮肤瘀斑、便血、咳血、血尿、刷牙时齿龈出血等），易患因素如创伤，出血的持续时间、频率均应记录，同时应记录出血的诱因（如打喷嚏、擤鼻、挖鼻）。应记录好任何已知的出血性疾病（包括家族史）和血小板或凝血功能障碍，尤其是癌症、肝硬化、HIV和妊娠等情况。可能引起出血的药物，包括阿司匹林和其他非甾体抗炎药、抗血小板药物、肝素、华法林等药物应用史都应详细采集。酒精、维生素E和草药制品如"3Gs"（大蒜、人参、银杏）也存在抗血小板的影响，需要

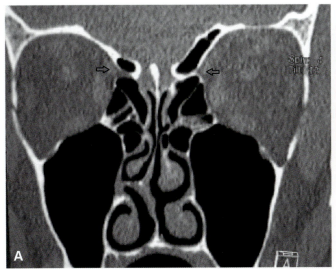
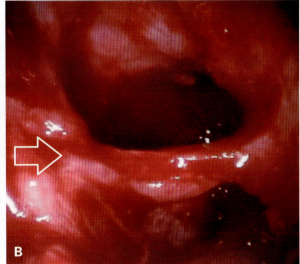
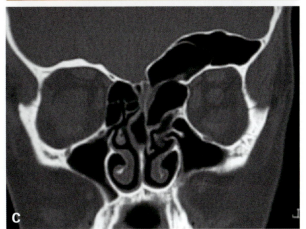

图9-1　A.冠状位鼻窦CT中，筛前动脉位于颅底，单独形成骨管（箭头所指位置）。B.内镜下观察筛前动脉（箭头所指位置）。C.不对称的额窦气化：在右侧，筛前动脉管位于筛顶骨质内；左侧的筛前动脉管形成独立骨管（感谢TESAV提供配图）

同患者讨论。

三、体格检查

首先评估生命体征。高血压的情况需要被控制。持续的心动过速是失血量较大的早期表现，或提示需要静脉补液或输血治疗。应仔细观察皮肤是否存在瘀斑、瘀点，排除可能存在的血液系统疾病。相关体征如面部感觉丧失和复视，或提示鼻窦肿物。

定位出血部位

首先需要有条理地进行彻底的鼻腔检查。使用减充血剂（如0.05%羟甲唑啉）配以局部麻醉药（如4%利多卡因）收缩鼻腔黏膜。将血凝块吸出以利鼻腔检查。检查应从鼻腔的前部开始，约90%的出血血管均来自鼻腔前部。鼻腔填塞的填塞物可帮助我们判断出血部位。患者如果未见明确出血部位，双侧鼻孔出血，填塞物后段血染，或前鼻孔填塞物在位而从咽部持续滴漏，那么鼻出血很可能来自鼻腔后部。大量的鼻出血易于同咳血或呕血相混淆。来自鼻咽部的出血提示出血来自鼻腔。

鼻内镜检查可通过硬质或软镜完成。由于可以同时完成吸引和电凝，硬质镜更优。内镜下可观察到来自中鼻甲上方或外侧的出血。对于筛前动脉损伤后动脉缩进眶内的患者，视觉评估至关重要。

四、适应证

- 来自鼻腔上部筛前动脉供应区的难治性鼻出血
    - 鼻腔填塞后依然存在的鼻出血。
    - 药物治疗后依然存在的鼻出血。
    - 患者血细胞比容下降至38%以下需要输血。
- 填塞问题
    - 鼻腔结构异常导致填塞困难。
    - 鼻腔填塞可能会增加并发症的风险,如慢性肺部疾病、心血管或中枢神经系统疾病。
    - 患者拒绝或无法耐受填塞。
- 创伤
    - 筛前动脉医源性损伤。
    - 鼻外伤。
- 前颅底手术
    - 切除肿瘤为目的。
    - 暴露前颅底为目的。

五、禁忌证

- 筛前动脉损伤并回缩至眶内。
- 由于结扎血管或手术技巧导致前期手术血管结扎失败。
- 全身麻醉禁忌证。
- 潜在的凝血功能障碍。应首先治疗凝血功能障碍,但如果血管结扎是必需的,那么(凝血功能障碍)并非手术绝对禁忌。

六、术前计划

筛前动脉结扎可在3个部位进行。第一个部位是筛前动脉孔所在的眶内侧壁纸样板处,位于距泪嵴平均22mm额筛缝处。第二个部位是筛窦外侧壁筛前动脉从筛前动脉孔穿出走行于筛前动脉管处。第三个部位是动脉穿行硬膜外筛板处。

术前应完善常规实验室检验和心电图检查。如果存在凝血功能障碍,应请血液科医生会诊。

影像学检查

术前鼻窦CT扫描,特别是冠状位CT,对解剖变异的评估非常重要。对于筛窦内筛前动脉的定位,眶内侧壁的凹陷(筛前孔)和筛凹(筛前沟)都是良好的参考标志。术前通过CT识别眶上气房非常有价值,因为可以警示我们筛前动脉有可能位于筛顶以下,并悬空地穿行于筛房内,那么筛前动脉就有很大可能在术中被损伤。然而筛前动脉骨管是否裂开是无法通过CT扫描发现的,因为重建的冠状位CT中(使用平均效应)会丢失部分信息。

七、手术技术

（一）内镜下筛前动脉结扎

患者仰卧位，全身麻醉经气管插管。以血管收缩剂（如0.05%羟甲唑啉）收缩鼻腔。如同FESS手术一样，钩突的上端被切除以充分暴露额隐窝和第二基板。使用Messerklinger由前向后的技术，筛泡前壁已被切除，保留其附着于筛顶的部分，这是第二基板所在的标志。前筛切除后可以暴露第三基板。如果筛泡上隐窝存在的话，筛泡上壁和前壁均应被切除。筛前动脉大多数位于第二、三基板之间。动脉管形态的特点可以帮助我们鉴别动脉的走行，其平行于筛顶，相对于纸样板成20°～60°稍微由前内向后外方走行。准确定位筛前动脉管之后，在骨管下方的纸样板处以J刮匙刮开一小处骨片。从纸样板与筛前动脉前方的连接处，将前方、后方、下方的骨质剥离并切除。眶骨膜区域需细致解剖，以暴露眶内的筛前动脉。避免损伤眶骨膜以防眶脂肪膨出而影响手术术野。当筛前动脉及其筋膜被分离，动脉出血就可以采取双极电凝、血管夹二次结扎的方法控制。

如果骨壁是裂开的，可以使用双极电凝处理血管（图9-2A、B）。应小心处理筛前动脉，避免切断（图9-2C、D），其损伤可能会出现血管回缩至眶内导致眶内血肿的可能（图9-3A、B）。应避免使用单极电凝，其可能的热传导可通过眶壁的缺损直接传至脑膜（造成脑膜裂伤或电流颅内传播）或电流传导至视神经。此区域的骨缺损可以是先天性的、肿瘤导致的或医源性的。单极电凝可导致筛前动脉断裂、回缩至眶内而持续出血和失明（图9-4）。

如果血管未行电凝，可使用呈角度的血管夹钳。暴露动脉的外侧边缘后，将眶骨膜从筛前动脉前后颅底平面的骨面上分离。以30°的血管夹钳双重结扎动脉。在此操作中，为了清晰地观察到筛前动脉，血管夹钳的角度是非常重要的。直的血管夹钳（开放式）在0°内镜下操作较为困难。

（二）外入路筛前动脉结扎

暂时缝合睑缘以保护角膜。在内眦与鼻背根部之间中部做1cm弧形切口，以双极电凝止血，分离皮肤皮下组织至骨膜层。自鼻骨的骨壁上将骨膜剥离达眶壁中部以下的部分。辨认泪前嵴及泪后嵴，将泪囊轻轻拉向外侧，显露额鼻缝。筛前动脉位于泪前嵴后方24mm，可见其位于眶壁中部和上部结合部，并从眶骨膜中以管状结构穿入筛骨中。接下来可以双极电凝阻断血管，或以血管夹进行双重结扎。注意不要使用单极电凝。切口分层缝合，可放置或不放引流，以4-0的Vicryl线缝合皮下组织，4-0 Ethilon/prolene或4-0皮下Vicryl Rapide线缝合皮肤。拆除睑缘缝合线，切口覆盖敷料。

（三）内镜辅助下外入路筛前动脉结扎

当骨膜被显露并从骨壁剥离后，使用0°4mm硬质内镜置入骨膜下，在内镜引导下将骨膜从泪嵴上剥离，显露额筛缝，其在泪骨上方可以找到。内镜辅助下顺着额筛缝向后探查，筛前动脉位于泪前嵴后方24mm，可见其位于眶壁中部和上部结合部从眶骨膜中以管状结构穿入筛骨中。以双极电凝阻断血管，或以血管夹进行双重结扎。

八、术后处置

筛前动脉患者的术后护理同内镜下鼻窦手术的患者相似。床头抬起。避免可能增加头部血管压力的活动。监测患者血压，以及有无反复出血。眶内血肿进展可表现为眼球突出和视力下降，应在术后早期予以评估。如果筛前动脉结扎术后出现持续活动性出血，可考虑进行筛后动脉结扎或经鼻上颌动脉

鼻外科学

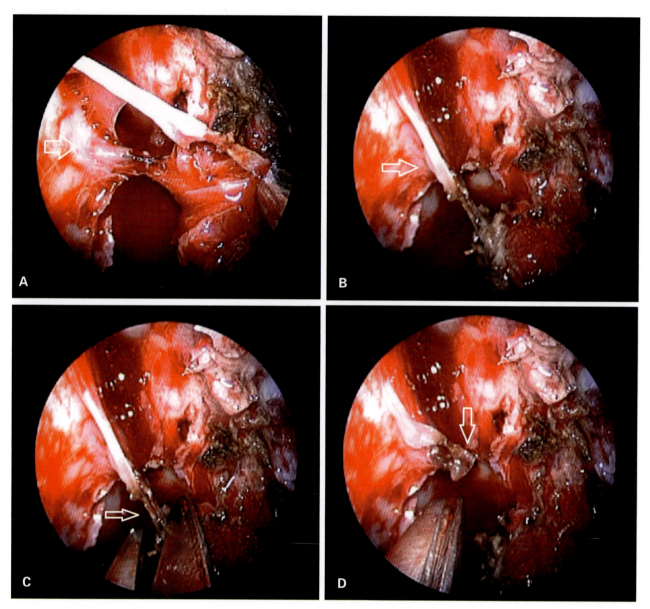

图9-2　A.内镜下见筛前动脉（箭头所指）损伤。B.筛前动脉电凝后（箭头所指）。C、D.剪断电凝后的筛前动脉

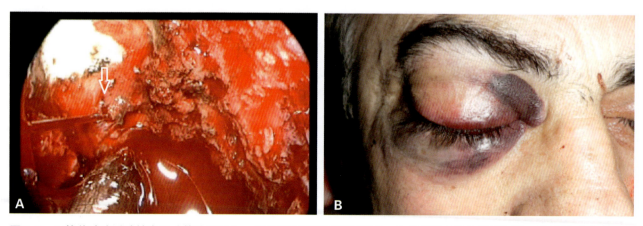

图9-3　A.筛前动脉活动性出血（箭头所示），无动脉断裂或回缩至眶内。B.患者筛前动脉断裂回缩至眶内导致失明（感谢TESAV提供配图）

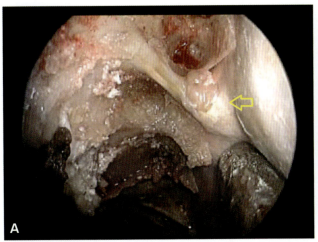
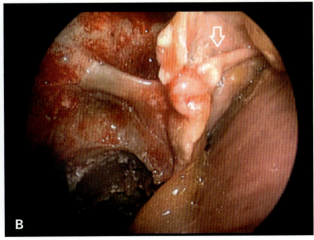

图9-4 毛霉菌病（A）筛前动脉（箭头所指），（B）眶内筛前动脉的纡曲走行（箭头所指）。如果筛前动脉完全断裂并回缩至眶内，寻找并结扎筛前动脉是不可能完成的（感谢TESAV提供配图）

结扎。使用生理盐水喷雾或冲洗鼻腔保持清洁，直到彻底治愈。血管夹上方彻底黏膜化需要1～2个月完成。非常少见的病例中暴露的血管夹导致鼻腔痂皮反复产生，这时可能需要将血管夹取出。

九、并发症

内镜下筛前动脉结扎手术的主要并发症包括再出血、眶损伤、眶内血肿和脑脊液鼻漏。保持手术在颅底的外侧操作，脑脊液鼻漏的风险将会降低。要保留好额隐窝的黏膜，以避免术后粘连造成额窦阻塞性炎症。

✓ 精要

- 筛前动脉的位置并非恒定，将其视为鼻内镜手术的解剖标志特别是寻找额隐窝是不安全的，反之亦然。
- 筛前动脉位于第二、三基板之间，最常见的位置是位于筛泡上隐窝。
- 筛窦气化越好，筛前动脉越倾向于位于颅底下方，其更易在术中被损伤。
- 术前检查CT扫描可获得信息是否存在眶上气房，有助于我们判断术中筛前动脉是否易于损伤。
- 如果是鼻出血，在行筛前动脉结扎术前，须行彻底评估来判断鼻出血的病因。肾上腺素和可卡因可导致心动过速和心肌收缩、氧供增加，在这种情况下冠心病患者的心血管事件的风险将会增高。

✓ 教训

- 筛前动脉应使用双极电凝止血。单极电凝的使用将会造成邻近重要结构的直接损伤。
- 处理筛前动脉切忌粗暴，如其断裂并回缩至眶内，出血引起的眶内压力增高将导致失明。紧急处理是必需的，需要行外眦切开术和减压术及药物治疗以降低眼压。
- 暴露筛前动脉管为筛前动脉结扎做准备时，要细心处理眶周组织，避免损伤眶筋膜造成眶脂肪疝出，影响手术视野。

鼻外科学

✓ 所需器械

- 标准鼻内镜手术器械
- 血管夹
- 咬切钳
- 探针
- 额窦刮匙
- 双极电凝
- 可吸引的双极电凝
- 可拆卸双极电凝
- 鼻内镜金刚钻
- 4mm 0°镜
- Storz Hopkins 内镜系统
- 4mm 45°Storz Hopkins 内镜
- 内镜显示系统

（齐 岩 译）

推荐阅读

Lee WC, Ming Ku PK, van Hasselt CA. New guidelines for endoscopic localization of the anterior ethmoidal artery: a cadaveric study. Laryngoscope 2000;110:1173 – 1178.

Moon HJ, Kim HU, Lee JG, et al. Surgical anatomy of the anterior ethmoidal canal in ethmoid roof. Laryngoscope 2001;111:900 – 904.

White DV, Sincoff EH, Abdulrauf SI. Anterior ethmoidal artery: microsurgical anatomy and technical considerations. Neurosurgery 2005;56:406 – 410.

Araujo Filho BC, Weber R, Pinheiro Neto CD, et al. Endoscopic anatomy of the anterior ethmoidal artery: a cadaveric dissection study. Rev Bras Otorinolaringol 2006;72:323 – 328.

Simmen D, Raghavan U, Briner HR, et al. The surgeon's view of the anterior ethmoid artery. Clin Otolaryngol 2006;31:187 – 191.

Pletcher SD, Metson R. Endoscopic transorbital ligation of the anterior ethmoid artery. Oper Tech Otolaryngol 2008;19:199 – 201.

Yang Y, Lu Q, Liao J, et al. Morphological characteristics of the anterior ethmoidal artery in ethmoid roof and endoscopic localization. Skull Base 2009;19:311 – 317.

第 10 章 鼻窦冲洗

Antral Lavage

Elina M. Toskala

一、引言

对于上颌窦的病理生理学研究始于17世纪,在那时,针对上颌窦腔积脓,最常见的治疗便是窦腔穿刺。Gooch首先于19世纪70年代报道了上颌窦开窗这一术式。而19世纪80年代,一系列报道详细描述了使用细针、套管针及探针进行下鼻道穿刺,这一技术得以广泛应用。1890年,Lichwitz发明了带套管的穿刺针,并在之后的手术中经由尖牙窝穿刺进入上颌窦,并保留该穿刺口以反复冲洗。Caldwell(1893)、Scanes Spicer(1894)和Luc(1897)同样使用该尖牙窝切口,但在切除上颌窦内的感染黏膜后缝合该切口并行鼻内的下鼻道开窗术。

急性上颌窦炎(acute maxillary sinusitis, AMS)是一种常见的健康问题,据统计有2%的上呼吸道感染(upper respiratory tract infections, URIs)患者会罹患AMS。有近期病毒性上呼吸道感染病史、伴有鼻脓性分泌物、鼻阻塞和经常性的面部疼痛症状,且持续1周以上的患者应怀疑存在AMS。AMS的诊断方法多种多样,但除了上颌窦穿刺外,并没有哪种方法可以明确诊断细菌性AMS。大多数病例仅依据症状和临床检查即可作出诊断。鼻窦X线片或CT扫描被用于诊断AMS,但它们的敏感性和特异性均不高,实际上确实没有必要去确诊一个并不复杂的细菌性AMS。影像学检查无法区分上颌窦是细菌感染或病毒感染。部分国家还会使用超声诊断,但在美国使用得非常少。

AMS按照定义,是鼻窦的黏膜炎症,伴有窦内潴留(脓性分泌物)。潴留的液体在大多数情况下都为细菌所感染。窦口鼻道复合体的黏膜水肿会堵塞上颌窦的引流,部分情况下甚至会影响额窦,进一步导致了面部胀痛。

对鼻窦进行穿刺,并吸出分泌物进行细菌培养,被认为是诊断上颌窦炎的金标准。通过硬性鼻内镜取得分泌物进行细菌培养,同样被证实是用以明确AMS的主要致病菌的简单且可靠的方式。

在大多数病例中,一线治疗方式便是抗生素联合鼻腔减充血剂,可不需要细菌培养结果。如果症状持续,便可使用鼻窦冲洗的方式,缓解鼻窦压力升高伴随的闷胀感,并可改善窦口的开放。目前认为,冲洗出细菌性分泌物有助于感染的控制。当脓性分泌物被引流出鼻窦时,患者会立刻感觉到压力症状减轻。鼻窦冲洗同样有助于取得细菌培养,当症状持续时,就需要根据药敏试验的结果,来替换AMS发病时根据经验使用的抗生素(图10-1)。

尽管鼻窦冲洗并不是新技术,但其以有效、迅速、经济的方式在过去非常长的时间里都获得了良好

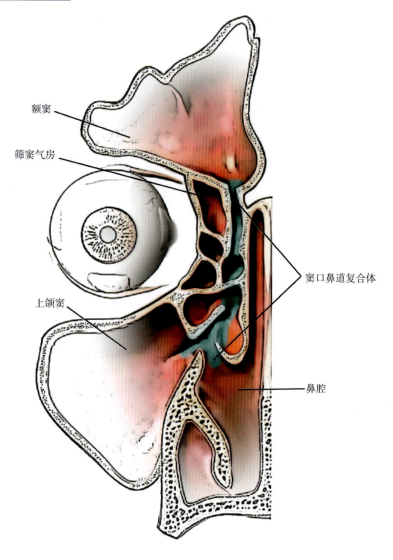

图10-1 上颌窦、窦口、窦口鼻道复合体及鼻腔的示意图

的疗效。事实上,时至今日,仍没有对照研究比较鼻窦冲洗与球囊扩张上颌窦的疗效。尽管目前球囊扩张窦口是时下热点,但仍缺乏证据证实这种昂贵的球囊扩张方式就能够取得更有效的结果。

二、病史

需要鼻窦冲洗的患者常有近期URI病史。尽管病毒的症状已经缓解,但患者仍表现为上颌窦局部的疼痛及压迫感。患者通常由其首诊医生开具抗生素,但这种局限于上颌窦的不适却仍在不断加重。这种不适感会影响患者的睡眠,且不会因为使用消炎药及局部减充血剂而缓解。患者多感觉鼻窦区域肿胀,可伴有低热。通常来说,额部及顶部的疼痛不多见。伴有牙齿疼痛的症状应引起注意。

三、体格检查

面部检查可能是正常的,但在某些病例中,可能存在水肿和淤青。应该完善眼球运动方面的检查。前鼻镜检查证实鼻腔分泌物并伴有黏膜水肿或是红肿。上颌窦触诊可伴有压痛。当头部前倾时,患者诉面颊部可感到压力。咽喉部体检可发现一定程度的脓性分泌物。鼻内镜检查通常可见中鼻道明显水肿,患侧伴有脓性分泌物。受累上颌窦(行透视检查时)会出现透光度下降。而对侧上颌窦及额窦往往透光正常。同时应检查上列牙,可采用压舌板分别敲击牙齿,如果引起疼痛,就要怀疑是否是根尖脓肿引起了类似于上颌窦炎的面部疼痛。

四、适应证

- 急性细菌性上颌窦炎,并引起面中部的闷胀及疼痛症状者。
- 牙齿麻木感,或症状无法通过保守治疗缓解者。
- 上呼吸道感染持续超过7日,并且患者同意进行该操作(鼻窦冲洗)者。
- 上颌窦平扫可有助于明确其气化程度,观察上颌窦的透光度及气液平。然而,这种检查对合并的筛窦疾病不能提供可靠的信息。儿童必须在全身麻醉下接受鼻窦冲洗。比如,当患者接受了腺样体切除及鼓膜切开术,并且AMS在使用抗生素及减充血剂情况下无明显缓解,同时影像学提示患儿鼻窦(发育)的气化足够施以穿刺者。

- 使用机械通气的患者可罹患鼻窦炎,可采用床旁鼻窦冲洗,并在局部麻醉下进行,有助于排除窦内脓性分泌物,否则不利于全身的康复。

五、禁忌证

- 鼻窦冲洗的主要禁忌证是解剖异常、青少年患者及患者拒绝该操作。上颌窦冲洗最好在局部麻醉下进行,可避免患者出现焦虑症状。因为当套管针穿刺进入时会伴有骨裂的声音,这会使他们感到不适。
- 既往的鼻窦手术,曾涉及上颌窦内侧壁的下部,比如柯-陆入路、下鼻道开窗及上颌骨内侧切除术,可导致导管针穿透上颌窦后壁。在鼻窦冲洗前,医生应该询问患者是否曾行鼻窦手术。当影像学提示上颌骨骨壁明显增厚,或是上颌窦发育不全,均是鼻窦冲洗的禁忌证。
- 曾有眼眶爆裂骨折者。
- 大多数学龄或以上的患者在局部麻醉下能够耐受此种手术,而年幼的患儿则需要全身麻醉。
- 如果在鼻内镜检查或影像学检查中怀疑有肿瘤存在,禁行上颌窦冲洗。

六、术前计划

必须仔细复习患者的影像学检查结果,确保上颌窦具有足够的气化程度,并且骨质的厚度没有达到在穿刺点难以进行的程度。光线要好,需有治疗椅,当患者发生晕厥时,可以靠在椅背上。此外,还需要一名助手。这个过程的关键是向患者解释,告诉他们会发生什么及为什么会发生。解释过程应该是循序渐进的。要向患者重点解释,尽管鼻窦冲洗不会引起疼痛,但是当套管针穿刺进入上颌窦时会引起不适,当上颌窦内侧壁被穿透时会发出骨裂的声音。应告知患者,盐水冲入窦腔时,在引流和压力降低之前,患者会感到鼻窦内压力是增加的。在盐水冲洗开始后,还应该询问患者,眼睛周围是否感觉到压力及疼痛,或是鼻窦有无剧烈疼痛,并要与医生沟通。穿刺部位可能会出血,最好在操作开始前对止血方法进行讨论。应该在患者身上放置塑料围裙或是布单,以防止患者的衣服沾染血水及黏液。当套管针进入鼻窦并开始进行盐水冲洗时,需要助手的协助。医生应保持穿刺针的位置,而由助手操作注射器进行冲洗并清空鼻窦内容物。

七、手术技术

(一)麻醉

在签署知情同意书后,将4%的利多卡因溶液喷入鼻腔,医生可使用头灯及鼻镜进行该操作。将用1∶1000的肾上腺素和4%的利多卡因溶液或4%的可卡因溶液浸泡的棉签置于下鼻道前中1/3处,在此处进行穿刺可避开鼻泪管开口区域。另外,在上颌骨该处,尤其是下鼻道上部的骨质比前下方的骨质更薄一些。笔者会在麻醉操作中使用头灯及鼻镜。为了确保该区域充分麻醉,笔者会向后、向外侧、略偏尾侧将棉签导入下鼻道内的上颌窦内侧壁处,方向指向外眦。蘸有利多卡因凝胶的带线棉条同样可用于鼻窦冲洗前的局部麻醉。如果在双侧鼻腔内都放置了局部麻醉用的棉签,它们会在鼻前数厘米处交叉。为了确保它们的位置固定,建议将其粘在一起,并贴在鼻尖处,直到取出。一般应等待15分钟,以确定是否进行了充分的局部麻醉。在这期间患者如感到上唇有麻木感时说明麻醉已经充分。

(二)上颌窦穿刺及冲洗

上颌窦冲洗通常是在下鼻道进行。然而,穿刺尖牙窝同样也是可行的。在此,我们只介绍更常用的

鼻外科学

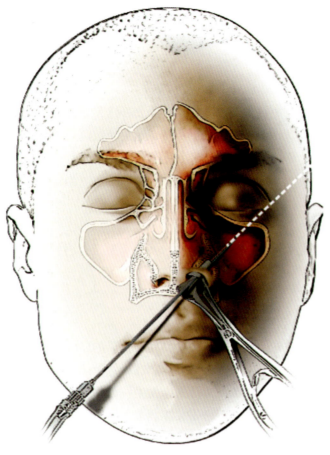

图10-2　正面观套管针放置的方向

下鼻道入路。但是，如果需要内镜观察自然开口，或是需要经鼻于自然开口行球囊扩张，那么就会采用经尖牙窝入路穿刺，同样需要对该区域行表面麻醉及浸润麻醉。

可通过用棉签触碰上颌窦壁来确认麻醉是否充分，接着移除棉签。然后引入套管针，于下鼻道前1/3至后2/3交界处，朝向患者外眦进行穿刺（图10-2～图10-4A）。下鼻道靠近下鼻甲骨附着处的骨质较薄，而靠近鼻底处的骨质较厚，难以穿透。应选择合适的穿刺角度。将套管针的近端放于掌心，示指牢牢地放在套管针上，这样就不至于使穿刺过深。笔者的另一只手轻轻地支撑患者的头部。在许多情况下，建议右手穿刺右侧而左手穿刺左侧，这样可以提供合适的穿刺角度及足够的握持力度以穿刺进入窦腔。使用钻孔的方式，以恒定的压力进行穿刺，轻轻地钻入下鼻道。一旦套管针穿透骨壁（图10-4B），也许会接触到上颌窦后壁，须回撤1～2cm，以确保位置在窦腔中部，远离黏膜、骨膜及眶底壁。将穿刺针从套管内撤出。

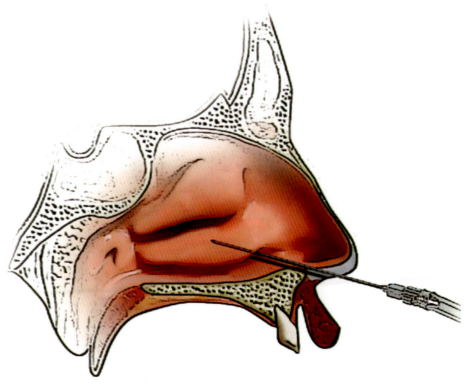

图10-3　侧面观套管针的正确位置

应该在穿刺后及鼻窦冲洗前进行回吸，以减少鼻污染的可能，并再次确认套管位置。然后将针头（套管针）从套管中取出，而不改变套管在窦中的位置，套管的另一端通过冲洗管连接20ml的注射器，注射器内含0.9%的生理盐水，温度与体温相同。要求患者将下巴靠近胸部，助手将弯盘放于其鼻子或下巴的下方，收集冲洗液。笔者持套管于合适的位置，并请助手将生理盐水经注射器缓慢地推入鼻窦（图10-4C）。仔细观察患者眼眶有无肿胀。如果患者出现疼痛，则应停止冲洗，轻微移动套管后再重新开始冲洗。如果出现严重的疼痛或肿胀，则停止操作，并取出鼻窦内的套管。在大多数情况下，助手开始鼻窦冲洗后，注射器内的生理盐水可非常顺畅地灌入。如果在第一次冲洗结束时仍有大量脓性分泌物经鼻窦流出，那么应该重复此过程直到冲洗液变澄清。

冲洗完毕后，应轻轻并稳稳地取出套管（图10-4D），并要求患者轻轻地擤鼻子。如果要进行双侧的鼻窦冲洗，双侧鼻腔应同时麻醉，并在一侧开始冲洗前同时抽出双侧的棉片。收集到的冲洗液留做细菌及真菌培养。

八、术后处置

患者当天应避免紧张及重体力劳动。如果患者血压升高，则有穿刺部位出血的风险。如果患者期间正在服用抗凝药物，应该在穿刺后仔细观察0.5~1小时后再出院。

九、并发症

穿刺部位可能在手术过程中或术后出血。观察患者，让他们坐着，头往后仰，用鼻子呼吸，让血液流到喉咙里，然后咽下去，这都是可以接受的。这样做出血通常可以停止。如果出血在10~15分钟后仍没有停止，或出血量较多，应该吸除下鼻道的血性分泌物，并在穿刺部位放置浸润有1∶1000的肾上

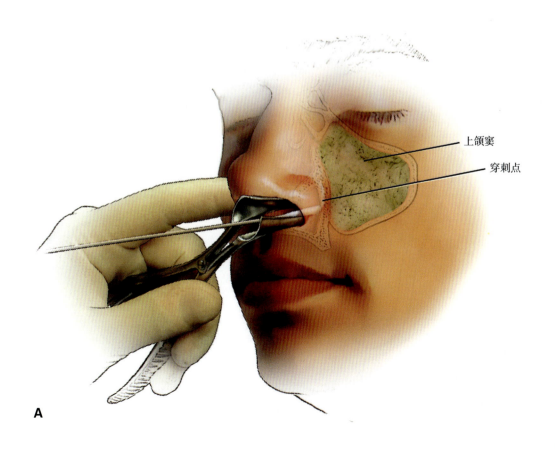

上颌窦
穿刺点

A

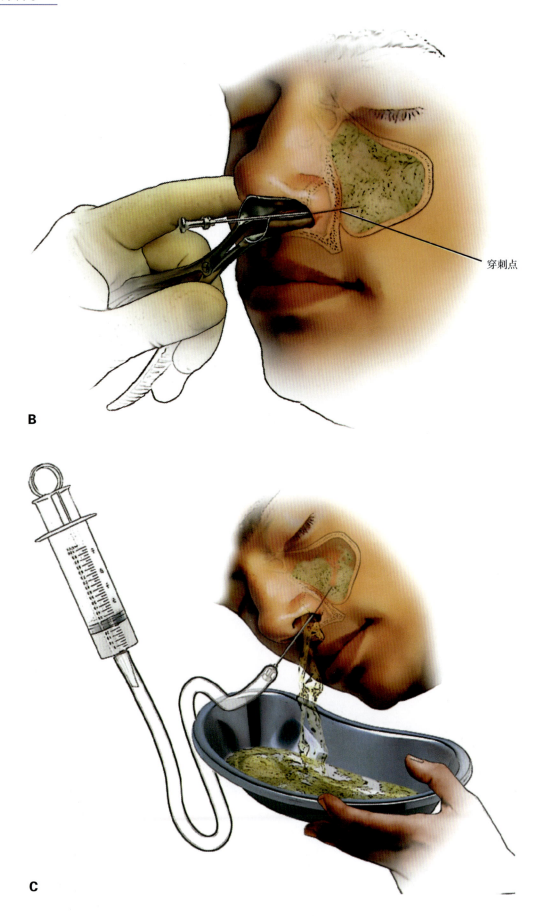

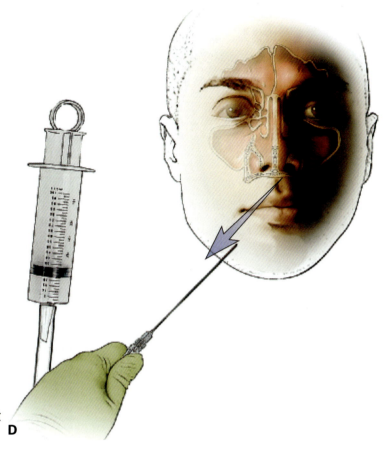

图10-4 A~D.上颌窦穿刺的步骤及棉签摆放的位置

腺素的明胶海绵。可以额外放置明胶海绵或高分子止血海绵进一步压迫出血部位。同样，可使用浸有肾上腺素的棉片达到止血的目的。明胶海绵可以留在出血部位，几天内可自行吸收。在绝大多数病例中，这样足以止血。在非常罕见的情况下，可能有必要行下鼻道填塞。如果出现这种情况，患者应预防性使用抗生素，并在次日返院复诊。如果无意中进入眼眶，在冲洗开始时眼眶周围出现肿胀，应立即停止操作，并与患者交代并发症。开始使用抗生素预防感染。如果眼眶有疼痛、持续肿胀或出血，必须进行眼科会诊。应评估患者的视力和眼球活动，并安排次日回访。告知患者及时反馈任何进一步的肿胀或其他症状。

十、结果

在大多数情况下，鼻窦冲洗可立即缓解鼻窦的压力和疼痛。穿刺和冲洗也有助于识别导致这种疾病的细菌，有助于检测抗生素的敏感性或重新指导已经开始的抗菌治疗。该操作能开放经常关闭的上颌窦口，并提供机械冲洗，窦口关闭则损害了鼻窦黏膜的纤毛清除功能和通气。如果有必要，可以每周重复1次，直到炎症消失。此外，可通过下鼻道穿刺置入留置管，以便在需要时进行持续冲洗。

精要

- 充分的局部麻醉和足够的时间让麻醉起效十分重要。这个操作过程不应该是痛苦的！
- 进行窦壁穿刺时动作应又稳又轻柔，不停向患者解释你在做什么、为什么，反复询问患者的感觉。这有助于缓解患者的紧张情绪。如果出现任何问题，可以在早期提示外科医生。不要忽视患者的抱怨。如果患者有焦虑症状，也不宜行此手术。

- 如果套管头探到了上颌窦后壁，则在上颌窦腔内将套管向回拉1cm。遇到阻力时不要强行冲洗，因可能会造成眼眶损伤或黏膜破坏。
- 如果患者是复发性单侧上颌窦炎，需要上颌窦穿刺和冲洗，一定要考虑牙源性感染。因此，须请口腔科会诊。

教训

- 没有充分回顾患者的影像学资料。
- 在焦虑或在非常年幼的患儿身上进行该操作。
- 未能提供足够的麻醉。
- 遇到阻力强行冲洗。
- 强行冲洗以至冲洗液入眶。

所需器械

- 鼻镜
- 套管针
- 连接套管的塑料管及连接头
- 37℃生理盐水
- 50ml注射器（图10-5）

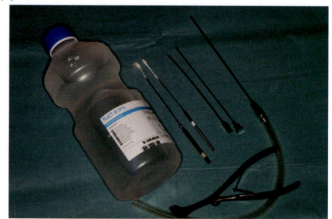

图10-5　上颌窦冲洗所需设备

（杨晓彤　译）

推荐阅读

Gwaltney JM Jr, Jones JG, Kennedy DW. Medical management of sinusitis: educational goals and management guidelines. The International Conference on Sinus Disease. Ann Otol Rhinol Laryngol Suppl 1995;104（suppl 167）:22–30.

Ramadan HH, Owens RM, Tiu C, et al. Role of antral puncture in the treatment of sinusitis in the intensive care unit. Otolaryngol Head Neck Surg 1998;119（4）:381–384.

Lund V. The evolution of surgery on the maxillary sinus for chronic rhinosinusitis. Laryngoscope 2002;112:415–419.

第11章 经鼻球囊扩张术
Transnasal Balloon Dilation

Michael Setzen

一、引言

3700万美国人罹患慢性鼻窦炎（CRS）。该病的治疗一般从药物治疗开始，如果药物治疗失败，则主要的治疗手段为内镜鼻窦手术（ESS）。药物治疗应该持续3~4周，有时可达到12周，包括使用下列部分或全部药物：抗生素、鼻喷糖皮质激素、口服糖皮质激素、抗组胺药、白三烯拮抗剂、盐水、镇痛药、雾化吸入和鼻腔冲洗。

ESS的治疗目标包括改善鼻腔通气、改善受累鼻窦的通气和引流，以及去除炎性组织和（或）有骨炎的骨。

ESS自20世纪80年代初开始应用，已经获得发展。多平面CT的发展和内镜的引入，为鼻窦手术提供了更好的影像，促进了ESS的发展。过去10年间，随着动力系统（电动吸切器）、手术导航和最新的球囊导管技术（BCT）的出现，ESS所使用的技术和器械已经有了巨大的进步。

35年前，Messerklinger和Stammberger首先提出在促进鼻窦通气引流同时保留鼻腔鼻窦正常结构的概念。1985年Kennedy将这一理念引入美国，并将此保守入路命名为"功能性鼻内镜手术"。用于达到制造引流通道并保留组织这一目标的器械包括鼻窦钳、刮匙和电动吸切器。

Stammberger指出充分切除额隐窝阻塞的气房可使额窦通畅引流，从而保留额窦黏膜。Kennedy认为切除病变的鼻窦黏膜后，再生组织的纤毛密度显著降低，因此，建议尽可能使用黏膜保留技术。

为了更好地保留黏膜，鼻窦BCT被引入耳鼻喉科，该技术在心脏、泌尿、胃肠和血管外科应用广泛并已获得成功。2005年首次报道的一项尸体研究显示了鼻窦球囊扩张技术的安全性和可行性。之后，Bolger和Brown进行了"首次人体试验"，为10名CRS患者成功进行了球囊导管扩张。

球囊技术为外科医生提供了通过额窦、蝶窦和上颌窦窦口的额外工具。经鼻球囊扩张，或目前被更恰当地称为球囊窦口扩张，通过球囊膨胀扩大狭窄的窦口，可使术者经过鼻腔到达鼻窦。尤其是在历来最具挑战性的额窦手术中，球囊装置可以协助定位额窦口及其引流通道，随后窦口扩张。如果球囊扩张不能形成足够的引流通道，如果需要，可再行传统手术。球囊装置被设计成在高压下膨胀至特定直径而使窦口周围发生微骨折并推移碎骨片。

该技术主要由2家公司首创：Acclarent股份有限公司（美国加州门洛帕克）的Relieva Spin装置（图11-1）和Entellus医疗股份有限公司（美国明尼苏达州马普勒格罗韦）的Gen2 Xpress装置（图11-2）。

鼻外科学

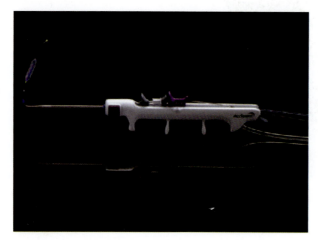

图11-1　Relieva Spin装置（Acclarent公司提供）

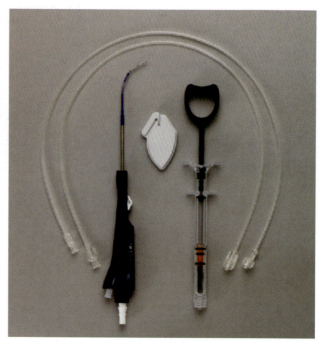

图11-2　Gen2 Xpress装置（经Entellus医疗公司授权重印）

Acclarent公司在2002年开始研究将该技术应用于鼻窦的可行性。他们的球囊扩张装置在2005年获得美国食品药品监督管理局（FDA）的批准，并开始开展球囊鼻窦成形术。该技术在鼻内镜下将导管放入鼻腔，然后将柔性导丝放入导管直至抵达目标鼻窦。利用Seldinger技术将球囊导管沿导丝导入，扩张窦口。从那时起，超过6500名耳鼻喉科医生接受了球囊鼻窦成形术的训练，至今有30多万名患者接受了该治疗，有30 000名患者是在门诊接受治疗。

Entellus公司发现早期的BCT在进入上颌窦口时存在一个问题，由于实际上是盲操作，导管经常被插入上颌窦的副口，而并非上颌窦真正的自然口。因此，他们开发了一种经上颌窦入路，通过尖牙窝直接到达上颌窦口，而不经鼻腔操作。这种装置被称为功能性漏斗内镜鼻窦系统，2008年被FDA批准。随后Entellus公司开发了XprESS多窦扩张工具，此装置有一个弯曲的鼻窦导引头，其尖端可塑，上覆可滑动的球囊，可在鼻内镜下行鼻窦置管。与Acclarent球囊不同，它不需要导丝或导管。

使用球囊技术治疗鼻窦炎分为：

（1）独立手术：用球囊来寻找和扩大窦口（如上颌窦），不切除组织或进行其他任何鼻窦手术。

（2）杂交手术：①用球囊来识别窦口（如额窦）并进行扩张，如果需要的话，对其他鼻窦进行传统ESS手术。这是杂交手术的一种形式，即一个鼻窦进行独立手术而其他鼻窦进行ESS手术。②用球囊寻找并扩大窦口（如额窦口）并对这一鼻窦进行传统的ESS手术。这是另一种形式的杂交手术，即对同一鼻窦进行球囊扩张和ESS手术。

二、病史

- 患者通常鼻窦病变局限，伴或不伴轻微的筛窦受累。这可能是：
  - 孤立额窦或双侧额窦
  - 孤立上颌窦或双侧上颌窦
  - 孤立蝶窦或双侧蝶窦
  - 以上任何一种组合
- 最大的好处是可应用于不能耐受大范围的ESS手术或不能耐受全身麻醉老年虚弱的患者；可在门诊诊室内或重症监护病房（ICU）进行操作。

- 可用于有出血性疾病的患者，无须切除组织，即可扩张窦口以促进引流。
- 作为达到鼻窦的指引，特别是额窦（可用来寻找额窦）。由于解剖复杂且容易使人困惑，多年来找到额窦口及额隐窝都被认为是比较困难的，因此，现在已有许多外科医生使用该技术。
- 由于这也是一项外科操作，虽然相对保守，但患者仍应首先接受适当的药物治疗，包括先前讨论过的药物，治疗应至少持续3~4周。
- 如果药物治疗失败，那么患者可接受ESS手术。球囊扩张术是合理的第一选择，可作为独立手术或杂交手术的一部分。
- 参照美国耳鼻咽喉–头颈外科协会2007年制定的成人鼻窦炎的临床实践指南和诊断标准，病史应包括鼻塞、鼻后滴漏、面部疼痛、头痛、发热、咳嗽、嗅觉丧失与全身不适。

三、体格检查

- 确认与CRS相符的病史后，须行鼻内镜检查以评估鼻腔和鼻窦，记录可能存在的任何解剖结构异常（如鼻中隔偏曲），评估窦口，并确定在窦口鼻道复合体区域内是否有息肉样变或明显的脓性分泌物。
- 鼻内镜检查可明确病变的范围，哪些鼻窦受累，以及窦口鼻道复合体和鼻窦开口的情况。
- 药物治疗如果失败，应在外科操作（包括单纯球囊扩张、ESS或杂交手术）之前行鼻窦CT检查。
- 如果需要使用导航，鼻窦CT应满足手术导航的要求。
- 如果仅使用球囊，则球囊必须能够顺利进入受累的窦腔。因此，如果有鼻中隔偏曲，应首先进行矫正，这时球囊扩张可能无法在门诊诊室内进行。
- 弥漫性鼻息肉和广泛的鼻窦炎是独立球囊扩张术的禁忌证，但球囊扩张术可用于杂交手术。此外，如果窦腔呈弥漫性病变（如额窦），球囊可以帮助医生找到额窦口，并进入额窦、扩大额窦，然后在额隐窝实施ESS手术。
- 筛窦炎是球囊扩张手术的禁忌，进入或实施筛窦手术并不是其指征。
- 如果由于前次手术或长期感染导致额隐窝存在广泛的瘢痕或骨质增生，会妨碍导管插入额窦引流通道，从而使球囊无法使用。

四、适应证

- 老年患者
- 虚弱患者
- 一个或多个鼻窦的局部病变
- 出血性疾病
- 额窦导引
- 门诊操作
- ICU操作
- 修正操作，特别是在门诊诊室内

五、禁忌证

- 弥漫性鼻息肉病
- 鼻源性眼眶或颅内并发症

- 筛窦炎
- 鼻窦肿瘤可能
- 明显鼻中隔偏曲
- 骨质增生

六、术前计划

- 须决定是在门诊诊室还是手术室进行该操作。
- 门诊诊室操作要求患者配合，病变局限，鼻中隔无明显偏曲，不会妨碍球囊进入窦口，并有适当的人员和设备。
- 有明确的鼻-鼻窦炎病史，反复发作的急性或慢性鼻窦炎，最佳药物治疗无效。
- 内镜检查确认鼻-鼻窦炎的存在。
- CT检查——冠状位、轴位和矢状位。
- 必要时使用手术导航。
- 一旦药物治疗失败，应与患者充分讨论手术风险、益处和替代方案。
- MRI并非必需，除非涉及鼻窦炎的眼眶或颅内并发症，或涉及肿瘤。
- 应注意复杂额窦解剖（如Ⅲ型额筛气房）的存在以避免将导管错误地插入额筛气房或眶上气房，而非真正的额窦口。

七、手术技术

该手术可在局部或全身麻醉下，在手术室、诊室或在ICU进行。

球囊可作为一个独立手术，无须切除组织，将自然窦口扩大，从而促进鼻窦通气和引流。此操作可在单侧或双侧的额窦、上颌窦、蝶窦内进行，或是以上鼻窦的任意组合。筛窦内不能施行球囊扩张术。因此，如果需要进行筛窦手术，则必须进行传统的ESS手术。

独立的额窦球囊扩张术，可按Bolger等的描述，使用导丝来定位窦的开口，尤其是额窦，通过导丝将球囊插入额隐窝，充气膨胀推开骨隔，从而扩大额窦引流通道。

如果确定额窦口位置、扩大引流通道后，引流仍不充分，可在同一额隐窝进行传统的ESS手术，以进一步扩大额窦引流通道，球囊扩张术即为杂交手术的一部分。鼻内镜手术中可以用刮匙、咬切钳或电动吸切器（杂交手术）。如果有必要，可在额隐窝手术中同时使用导航系统。

另一种形式的杂交手术是在一个鼻窦做球囊扩张（如额窦）并在另一鼻窦（筛窦）行传统的ESS手术。或者如果需要切除钩突，可用鼻内镜手术切除钩突，使球囊能够进入上颌窦。

八、技术描述

手术室

在手术室进行手术时，患者仰卧位，气管插管全身麻醉。鼻腔用4%可卡因表面麻醉。黏膜内注射1%利多卡因和1∶200 000肾上腺素。根据手术的范围，注射区域为鼻中隔、下鼻甲、中鼻甲、窦口鼻道复合体、钩突、筛泡和蝶窦区域。通常注射10~15ml 1%利多卡因和1∶200 000肾上腺素。

当外科医生刷手和消毒时，可在鼻腔内放置可卡因棉片约10分钟。在此期间，术者应再次对患者的CT进行仔细阅片，与麻醉师讨论气管导管的位置，应置于左侧、向下、低位，不妨碍医生在鼻部操作。静脉给予地塞米松10～12mg。仅在有急性感染证据时给予抗生素。

行额窦、蝶窦或后组筛窦手术时可使用手术导航。在额部放置合适的头带，进行表面配准。检查和校准仪器的精度。此时，在表面配准过程中可再次回顾CT扫描。

可以使用0°、30°、45°、70°鼻内镜。0°镜比其他度数的内镜更常用。应用数字录像塔可以在屏幕上观看、拍照和在DVD或CD上录制手术录像。

开始手术前进行如下鼻腔检查：

1.是否存在鼻中隔偏曲。

2.是否有鼻息肉。

3.下鼻甲肥大。

4.双侧窦口鼻道复合体的解剖，尤其是钩突和中鼻甲。

5.从窦口鼻道复合体流出的脓性分泌物。

如果鼻中隔偏曲会妨碍使用球囊，那么应首先行鼻中隔成形术。然后评估额窦。除非中鼻甲外移或充血，否则无须对窦口鼻道复合体进行操作。用Freer剥离子将中鼻甲轻柔地内移。可用非咬切的直钳轻压中鼻甲，为导管提供更多的空间。如果额窦引流通道在额窦外侧，可用窦口导引头上下移动，将钩突轻轻内移，这将有助于将导引导管更容易地放置在钩突下方，而且更容易操纵导丝插入额隐窝（图11-3）。

行额窦手术时，可用球囊寻找额窦。将Acclarent额窦导管放置于钩突的外侧，然后将Luma发光导丝轻柔地放入导管，缓慢置入鼻额隐窝。导丝沿额隐窝方向轻轻向上通过。以上这些操作均可在内镜下进行。关掉手术室的灯光，导丝照亮额窦时，外科医生可以观察到导丝已经进入额窦（图11-4）。用手指转动导丝，在额窦前壁下方观察光线在额窦内移动，可以确认球囊导管进入了额窦。导丝可能会误入眶

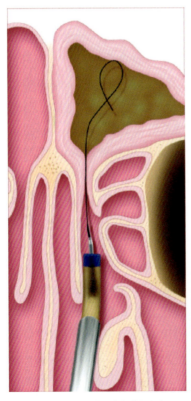

图11-3　将导丝放入额隐窝
（Acclarent公司提供）

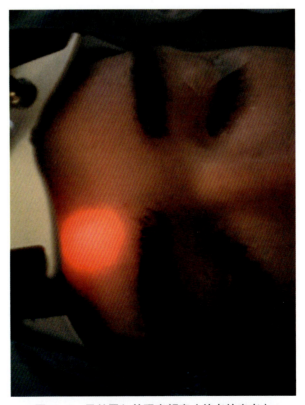

图11-4　导丝置入并照亮额窦（笔者的患者）

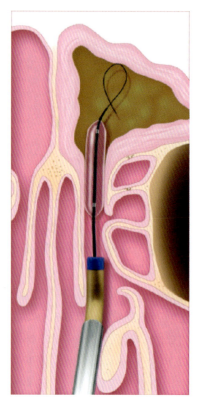

图11-5 沿导丝置入球囊并充气（Acclarent公司提供）

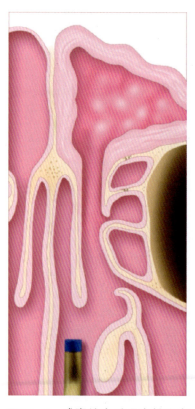

图11-6 球囊扩张后观察额隐窝（Acclarent公司提供）

上气房，但发光导丝可避免这一点，当在额窦前壁下方看不到光线移动时，我们就知道导丝不在额窦内。如果导丝第一次或第二次尝试进入额窦都失败，将导管向上、向外重新放置，直至导丝进入额窦。导丝并不总是第一次就能进入额窦，特别是在某些复发的病例、弥漫性息肉或在额隐窝有明显狭窄或瘢痕组织时，导丝可能无法进入额窦。如果几次尝试都不成功，那么可能就需要进行传统额窦手术，必要时使用影像导航。当Luma导丝进入额窦后，此时就不用影像导航。一旦确认导丝在额窦内，沿导丝放入球囊并充气（图11-5）。倾向于使用5mm×16mm的球囊，但如果需要，也可以选用更大的球囊。助手将球囊缓缓充气，并和术者一起观察球囊扩张。当球囊开始膨胀时，由助手报告球囊的压力，2、4、6、8、10 PSI，甚至压力可达到12 PSI。这是一个缓慢而温和的过程。球囊充气后停滞10~15秒。然后将气球放气，引导导管、导丝和球囊一起撤出。球囊可以在鼻额隐窝中小幅度地向上或向下移动，或再充气，尤其是额隐窝很长时。如果有指征，可将导管放置在对侧钩突下方，扩张另一额隐窝，与扩张前一额窦的方式相同。

用30°、45°或70°鼻内镜观察额隐窝，以确保额窦引流通畅（图11-6）。如果观察额窦引流区域发现仍存在通气和引流的问题，则可能还须行进一步手术。可使用翘头的咬切钳、刮匙或电动吸切器。另一方面，如果外科医生希望仅使用球囊扩张术而不切除组织，则无须进行额外的ESS手术。如果可能的话，充分观察额窦，并在额窦区进行进一步操作，如冲洗、采样培养，并进行药物灌注。

如果使用导航，则无须用导丝定位蝶窦口。如果更倾向于使用球囊而非导航，那么可在上鼻甲内侧定位蝶窦自然口，并将导丝轻柔置入（图11-7）。可在蝶窦内用发光导丝进行透照，但很难借此证实导丝已经进入窦腔。一旦进入窦腔，通过导丝引入球囊，球囊可再次膨胀到约10 PSI（图11-8）。蝶窦导管是直的，它能直接进入蝶窦自然口（图11-9）。如果窦口未开放，可用探针或Cottle剥离子在不损伤或破坏组织的情况下轻柔地扩大窦口。一旦进入蝶窦，将导管放置在蝶窦口处。然后将导丝放入蝶窦，沿导丝放入球囊，充气膨胀到10 PSI以扩张窦口。

对于不同鼻窦Acclarent有不同角度的导管以适于进入窦腔，而Entellus仅有一种柔性导管，可适当弯曲以适应鼻窦通道。对于上颌窦，在手术室行手术时笔者更倾向于切除钩突后用电动吸切器扩大上颌窦口，而并不使用球囊。如果要在上颌窦使用球囊，可以轻柔地将钩突内移，或最好切除钩突。使用30°或45°鼻内镜可以更好地观察上颌窦口（图11-10A~C）。有许多研究表明，有时进入或制造了副口而非自然口，并进而扩张，从而导致上颌窦引流不足。因此，笔者行筛窦或上颌窦手术时总是切除钩突，而且如果要在上颌窦置入球囊，切除钩突可以更好地观察上颌窦口。

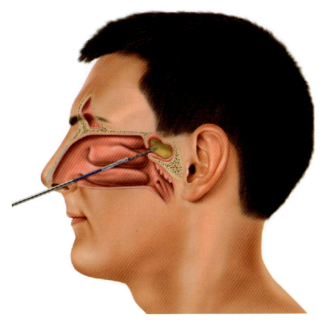

图11-7 将导丝置入蝶窦自然口（经Entellus医疗公司授权重印）

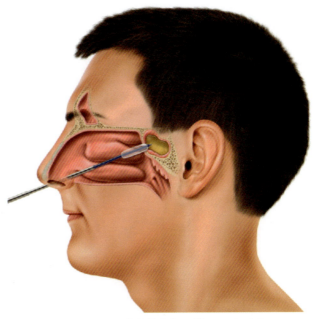

图11-8 沿导丝置入球囊并充气至约10 PSI（经Entellus医疗公司授权重印）

球囊扩张术后，如有必要可继续在筛窦区域实施传统的ESS手术。可在一侧或双侧的前筛和（或）后筛做传统的ESS手术，并且在其他没有做球囊扩张的鼻窦做ESS手术。此外，如果某些鼻窦的通道需要进一步扩大，可在球囊扩张的基础上再行鼻窦手术。在这种方式下，球囊变成一种工具、术者所需使用的手术器械之一。

在手术操作后进行止血。如果行鼻中隔成形术，可考虑使用鼻中隔夹板1周。如果对中鼻甲进行了操作，应对中鼻甲进行支撑。笔者用MeroGel（美敦力公司）或明胶海绵放置在中鼻甲下方1周。无须进行填塞，但每个鼻孔处都可以放1个小棉球过夜，在术后第1天取出。操作结束后，患者被唤醒、拔管，并送往恢复室。患者在恢复室观察至少1小时，然后出院。

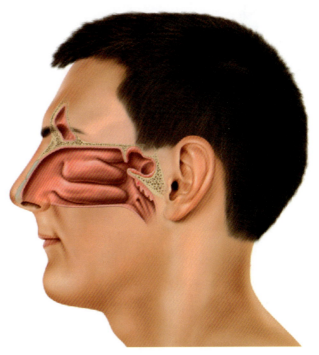

图11-9 蝶窦自然口（经Entellus医疗公司授权重印）

九、诊室操作

在诊室操作需要手术椅；数字设备塔；0°、30°、45°鼻内镜；一位训练有素的护士协助；并可进行足够的局部麻醉及含1∶200 000肾上腺素的1%利多卡因注射液。必须为药物注射和（或）手术操作引起的意外医疗反应做好准备。

这种技术本身在诊室内和在手术室里是一样的。除非患侧有明显的鼻中隔偏曲，在诊室内操作是最佳的。该操作在1~6个鼻窦都可以进行，可选用Acclarent或Entellus扩张设备。

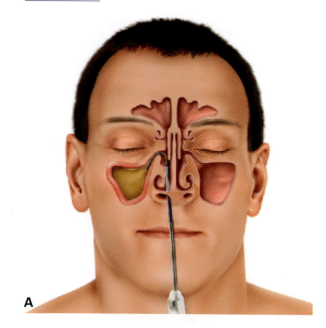
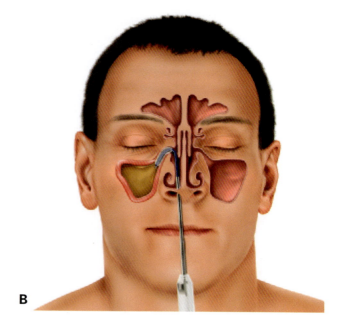
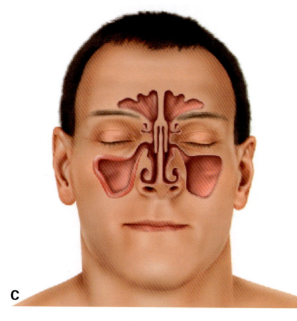

图11-10 扩张上颌窦口。A. 放置导丝；B. 窦口扩张；C. 扩大的上颌窦口（经Entellus医疗公司授权重印）

1个Entellus球囊装置，可在所有6个窦进行操作（即上颌窦、蝶窦、额窦）。Acclarent设备则不同，它因受累鼻窦的不同，需要不同的导管进行操作。Entellus系统的导丝具有可弯曲性，可完成多种操作，如直管直接进入蝶窦，小角度进入额窦，稍大角度进入上颌窦。它是一个多合一的工具，球囊通过导丝进入窦腔，用注射器充气到10 PSI。通过Acclarent Relieva Spin装置，术者可单手完成Luma导丝和球囊的置入，从而降低对助手的依赖。因为省去了设备费和全身麻醉费，诊室内操作费用很低。因为没有行全身麻醉，并且未行筛窦开放术、鼻中隔成形术或鼻甲切除术，接受诊室操作的患者恢复得较快。

十、术后处置

- 手术后1个月盐水喷鼻，每天3~10次。
- 口服糖皮质激素6天，逐渐减量。
- 如有感染，抗生素使用5天。

- 使用鼻喷糖皮质激素1个月，特别是有过敏或炎症时。
- 必要时使用镇痛药。
- 术后第一次复查的时间取决于所行手术。如果实施的是杂交手术和（或）鼻中隔成形术，患者在术后第1天、第2天和第7天均应复查。第1天或第2天去掉棉球。鼻腔无填塞。如果实施了鼻中隔成形术，应于第7天去掉鼻中隔夹板。
- 如果手术范围较大，特别是做了筛窦手术，同时在其他鼻窦进行了球囊手术，则有必要在术后7天进行鼻腔清理。
- 如果仅做了单独的球囊手术，且未行鼻中隔成形术或筛窦手术，可在术后第7天复查患者。通过鼻内镜检查鼻腔，必要时轻柔地进行清理，这取决于是否有痂皮、血块或瘢痕组织。如果上述情况在内镜检查中均未发现，则无须进行鼻腔清理。
- 是否清理鼻腔视病变的情况决定（如弥漫的鼻息肉、广泛的鼻窦炎、或广泛的鼻腔鼻窦手术）。
- 如果手术范围小（如单纯的球囊扩张）无须进行清创术。
- 术后1周后每周复查至1个月。之后每3个月复查1次直至1年。每3个月1次的访视中要行鼻内镜检查。
- 临床指南中建议连续使用药物治疗，特别是有严重的过敏性鼻炎时。

十一、并发症

鼻窦球囊扩张术的并发症非常罕见，尽管传统的ESS会出现同样的并发症。当在杂交手术中进行球囊扩张时，由于存在ESS的手术风险，其风险更大。

十二、结果

文献报道的大量研究证实了其结果是非常好的。

最早在2007年发表的CLEAR研究报道了鼻窦窦口扩张的持久性、安全性，以及术后随访6个月的结果。2008年报道了术后随访1年和2年的研究。患者SNOT-20、Lund-Mackay评分在2年后显著下降，85%的患者报告症状改善。在一项包含1036名登记患者的世界范围大规模调查中，同样显示了该技术的安全性和有效性，其中96%的患者在平均随访40周后有症状改善且没有任何不良反应。然而应该指出，上述研究均是由Acclarent公司赞助的单方面非随机非对照试验。

迄今为止，依笔者的个人经验该技术有如下优点：
- 在诊室或手术室操作时，进入额窦更容易。
- 当装置尖端进入额窦时，可通过透照的亮光进行确认。
- 在老年或体弱患者不能耐受全身麻醉和（或）接受传统手术时，可在诊室内对患者进行有效治疗。

✓ 精要

- 球囊技术有助于找到额窦引流通道，并可通过鼻窦透照技术证明已经成功进入额窦。
- Luma发光导丝有利于确认额窦。
- 球囊装置是一种有助于安全识别额窦自然口的工具。导丝可用于引流困难和阻塞的区域，通过对额窦气房、鼻丘气房、筛上气房和眶上气房进行操作并将骨片推挤到旁边促进额窦的引流。
- 仔细阅读轴位、冠状位和矢状位CT可以更好地评估额隐窝。

鼻外科学

- 使用Luma发光导丝可避免透视检查的辐射暴露。
- 可以在诊室内操作，并可帮助扩张额窦、上颌窦或蝶窦开放术后的狭窄。
- 减轻术后疼痛和不适。
- 减少术后随访和（或）诊室复查的需要。
- 减少术后清创。
- 在球囊扩张术前给予药物治疗很重要。
- 术后恢复更快。
- 可用于老年虚弱的患者。
- 可用于出血性疾病患者。
- 微创。
- 减少并发症发生。
- 可以在ICU完成。
- 训练有素的助手非常重要。

✓ 教训

- 如果存在狭窄或息肉样肿胀、粘连或新骨形成，将无法进入窦腔。
- 如果错误地扩张了上颌窦副口，会误导医生认为扩张了上颌窦自然窦口。
- 蝶窦的操作可能需要导航辅助。
- 不能用于筛窦。
- 单纯的球囊扩张术不能去除存在骨炎的骨。
- 单纯的球囊扩张术不能去除息肉样组织。
- 单纯的球囊扩张术不能进行组织学诊断。
- 球囊手术可能不会将鼻窦开放得像传统ESS手术那样宽敞，在术后滴注必要的药物非常重要。
- 由于没有切除组织，所以单纯的球囊扩张术不能进行病理确诊。
- 诊室内操作需要昂贵的设备。
- 诊室内操作要求有充分的训练。
- 如果需要照相（如C形臂透视），患者和医生均有辐射的危险。
- 一些保险公司不赔付单独球囊手术的费用。
- 独立的球囊手术的编码和赔付对于有些保险公司来说仍然是问题，尽管事实上Medicare已经批准赔付。

✓ 所需器械

- 鼻镜
- 0°，30°和45°鼻内镜
- 窦口导引头
- Cottle或Freer剥离子
- 鼻腔吸引器管
- 鼻息肉钳
- 录像塔

- O_2和脉搏监测，如果有可能
- 球囊设备
- 含有1∶200 000肾上腺素的1%利多卡因
- 4%局部用利多卡因
- 局部用去氧肾上腺素
- 合适的手术设备

致谢

感谢Jivianne Lee博士所付出的时间和精力，协助校对并提出保贵意见。

声明

对于本章内容作者没有利益声明，但作者是Meda和Teva公司演讲局成员。

（刘　穹　译）

推荐阅读

Brown C, Bolger W. Safety and feasibility of balloon catheter dilation of paranasal sinus ostia: a preliminary investigation. Ann Otol Rhinol Laryngol 2006;115（4）:293–299.

Bolger W, Vaughan V. Catheter based dilation of the sinus ostia: initial safety and feasibility analysis in a cadaver model. Am J Rhinol 2006;20（3）:290–294.

Bolger W, Brown C, Church C, et al. Safety and outcomes of balloon catheter sinusotomy: a multi-center 24 week analysis in 115 patients. Otolaryngol Head Neck Surg 2007;137:10–20.

Levine H, Sertich II A, Hoisington D, et al. Multicenter registry of balloon catheter sinusotomy outcomes for 1,036 patients. Ann Otol Rhinol Laryngol 2008;117（4）:263–270.

Weiss RL, Church CA, Kuhn FA, et al. Long-term outcome analysis of balloon catheter sinusotomy: two-year follow-up. Otolaryngol Head Neck Surg 2008;139:S38–S46.

Ahmed J, Pal S, Hopkins C, et al. Functional endoscopic balloon dilation of sinus ostia for chronic rhinosinusitis. Cochrane Database Syst Rev 2011;（7）:1–16.

第12章 经上颌窦球囊扩张术

Transantral Balloon Dilation

James Stankiewicz

一、引言

鼻内镜手术治疗上颌窦炎有多种选择。手术方式包括从球囊鼻窦成形术到上颌骨部分切除术。可使用经鼻或经上颌窦入路进行球囊鼻窦成形术，扩张上颌窦口和筛漏斗的空间。本章将描述上颌窦口和筛漏斗的经上颌窦扩张术。由于该手术是经上颌窦进行的，因而可在诊所或门诊、在局部麻醉或全身麻醉下施行。

二、病史

最适合经窦腔球囊扩张的典型患者是伴或不伴前组筛窦病变的难治性上颌窦炎患者。抗生素和鼻喷激素等药物治疗无效的患者，仍有如下症状：严重的面部充血、鼻后滴漏、嗅觉障碍、头痛、牙痛、口臭或疲劳。既往没有息肉病史、原发性纤毛运动障碍或Samter三联征。患者也可有反复急性上颌窦炎的病史。

三、体格检查

体格检查包括鼻内镜检查，显示鼻腔充血和水肿。在某些病例中，中鼻甲向外侧移位而导致钩突外移，从而导致漏斗区狭窄。鼻中隔应大致居中，虽然无症状的鼻中隔偏曲并不是经上颌窦球囊扩张术的禁忌证。

典型患者的CT扫描显示黏膜水肿阻塞窦口鼻道复合体，范围至上颌窦和前组筛窦。

四、适应证

手术指征包括药物治疗无效的反复发作的急性上颌窦炎和慢性上颌窦炎。病变局限于上颌窦和前组筛窦，所以手术方案包括在门诊/手术室行内镜下前组筛窦切除和上颌窦开放术，在手术室行局部麻醉下、辅助或不辅助静脉镇静、行经上颌窦球囊扩张术，或在门诊/手术室，在局麻、镇静或全麻下行经鼻球囊扩张术。在示例中，选择的是经上颌窦、双侧球囊扩张上颌窦自然口和筛漏斗（图12-1）。鼻甲肥大或无症状的鼻中隔偏曲合并中鼻道狭窄的患者也是在诊所或门诊行经上颌窦窦口扩张术很好的适用者。由于在诊所进行，球囊手术的费用比在手术室手术大为降低。由于使用局部麻醉代替全身麻醉方案，手术的风险和并发症也降低了。

五、禁忌证

广泛的息肉样黏膜增厚导致无法观察上颌窦口的患者不适合行经上颌窦入路的球囊扩张术。大的潴留性囊肿应该切除，可用经上颌窦的器械进行活检。由于明显骨炎导致无法进入上颌窦或上颌窦发育不全是手术的禁忌证。

六、术前计划

最佳药物治疗后的CT扫描显示：双侧窦口鼻道复合体狭窄同时伴有轻度前组筛窦和上颌窦黏膜增厚（图12-1）。

无论在手术室还是在诊所进行手术，都需要适当的麻醉用品。术前应再次阅CT片以进行下列评估：鼻中隔偏曲；鼻窦发育不全；眶下气房（Haller气房）；上颌窦副口；上颌窦口闭塞；窦口位置；黏膜增厚的程度/积液量。这种评估不仅有助于确定进入窦腔的最佳位置，而且可以发现可能导致经上颌窦入路失败的解剖异常。此外，在操作室CT片可提供路线图，以便成功地将球囊导管置于扩张前的理想位置。一套经上颌窦球囊设备（图12-2）应包括微型套管针、接入鞘、球囊导管、充气装置、内镜和延长管（可选）。应当正确标记手术的侧别。

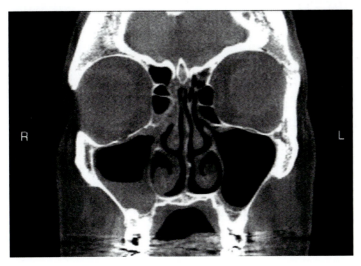

图12-1 充分药物治疗后，术前CT显示右侧窦口鼻道病变和右侧上颌窦部分阴影

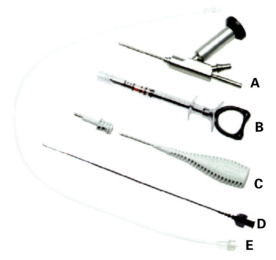

图12-2 经上颌窦球囊设备和内镜（A. 特殊的镜头和球囊置入装置；B. 扩张球囊所用压力计；C. 窦腔骨壁的穿刺器械；D. 球囊和可膨胀的顶端；E. 吸引导管）

七、手术技术

患者被带入操作室，坐在检查椅上，应后倾约45°，以保证手术时的舒适度及设备接入的最佳位置。鼻腔局部减充血剂（如羟甲唑啉或新福林）和4%利多卡因（如赛罗卡因）麻醉喷雾给药。鼻用纱条浸泡在局部减充血剂和4%利多卡因或2%丁卡因（如潘托卡因）中，然后置于中鼻道内和下鼻甲与鼻中隔之间。佐卡因凝胶（苯佐卡因凝胶）或4%利多卡因浸湿的棉片放在唇下，位于计划经尖牙窝进入上颌窦的位置。约局部麻醉10分钟后，移除所有的纱布，将1%利多卡因和1∶100 000肾上腺素2～3ml注入钩突、中鼻甲根部、中鼻甲前部、以及尖牙窝穿刺处，可以观察到收缩后组织变薄。更换棉片，建议再等待10分钟。

为进入上颌窦同时避免损伤上牙槽神经的分支，将上唇牵拉至近尖牙窝，触诊牙龈，定位瞳孔中线和鼻前庭线相交的位置（图12-3）。微型套管针和接入鞘向前透过软组织达到骨表面。在确认微型套管针的尖端到达交汇点的位置之后，轻轻向前施加压力，同时来回旋转（±120°）直到穿透骨质。将微型套管针轻轻向下转并朝向内眦（图12-4）。将微型套管针从接入鞘中抽出，接入鞘仍然留在原位置，球囊扩张前，可将一7FR吸引器头伸入上颌窦窦腔，吸出蓄积的液体和黏液。将带有球囊导管通道的0°内镜置入鞘中直达上颌窦内，直视上颌窦口（图12-5）。球囊导管经内镜球囊部送达上颌窦口和筛漏斗间隙（图12-6）。一旦到位，球囊充气至12个大气压以扩大上颌窦口和筛漏斗，并将钩突推向内侧（图12-7）。然后将球囊放气并取出。如果有上颌窦囊肿，可用儿童用显微吸切器行造口术并将囊液吸出。也可以进行培养和（或）活检。冲洗鼻窦，取出内镜和接入鞘，结束手术。上颌窦穿入部位和牙龈组织无须缝合和包扎。

八、术后处置

鼻腔无须填塞，出院前可在面颊冷敷。患者出院时可带镇痛药、生理盐水冲洗液、盐水喷雾及鼻减充血剂。患者可在术后立即恢复正常饮食，但24小时内应避免进行剧烈运动或体力活动。大多数患者在第2天都可恢复工作或进行正常活动。为减少组织炎症、肿胀或皮下气肿的可能，应避免过度吸鼻和擤鼻涕，并在打喷嚏时张口。使用持续正压通气治疗（CPAP）的患者应推迟约7天。为保证继发性术后肿胀的消退，2周内患者应避免飞行、潜水或跳伞。

九、并发症

可能的副作用包括术后面部疼痛、组织炎症、面部青紫、鼻和面颊肿胀、鼻内或上唇穿刺部位出血，以及由于上牙槽神经分支损伤而导致的面颊、上唇或牙齿的感觉异常。唯一被报道的并发症包括因手术后立即使用CPAP而导致的面部和颈部组织炎症，以及面颊、嘴唇或牙齿的麻木。这些只在少数几个病例中发生，在大多数情况下，感觉异常是轻微和暂时的（即在术后1周到3个月恢复）。

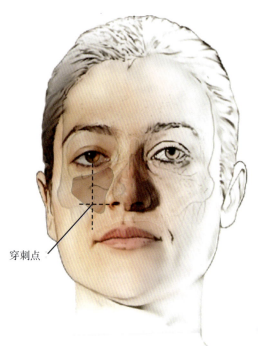

图12-3　经上颌窦入路至上颌窦的穿刺点

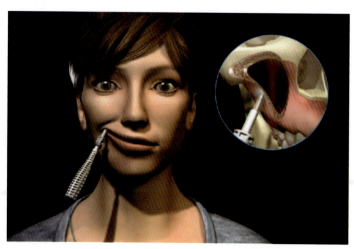

图12-4　治疗前的微型套管针/接入鞘的方向

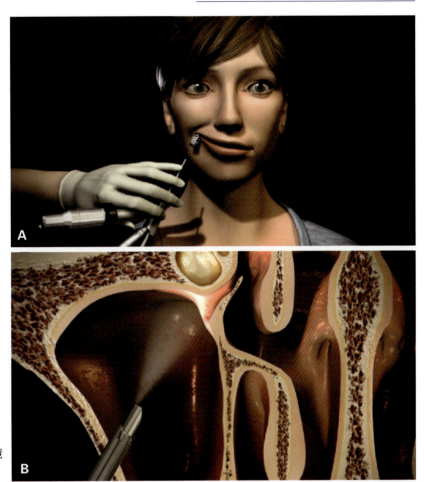

图12-5　A.内镜置入上颌窦内。B.内镜显示上颌窦口

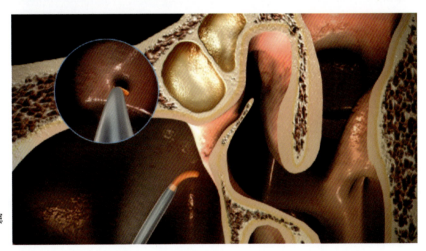

图12-6　将球囊导管的头端置入上颌窦引流通道

十、结果

围术期和术后的结果都表现出了高度的技术成功（即能够看到、进入并扩张主要窦口和筛漏斗空间），局部麻醉操作患者耐受良好，持续的窦口通畅，患者满意率高，生活质量持续改善（即生产力和活动水平），以及术后2年鼻窦疾病无复发。表12-1显示了鼻窦症状的改善，表12-2显示了生活质量的改善（分别通过2年随访）。此外，已发表的文献表明，球囊扩张治疗鼻窦炎的术后复发率相对较低，在外科治疗慢性鼻窦炎的可接受范围内。在术后1个月随访的CT扫描显示上颌窦口双侧球囊扩张的影像

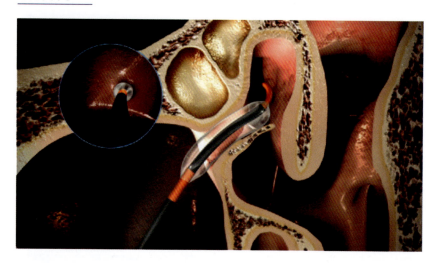

图12-7 球囊扩张上颌窦和筛漏斗

学证据显示有效(图12-8)。

表12-1 鼻腔鼻窦结局测试20项所示平均鼻窦症状改善情况

症状类型	术前					术后随访			
	基线	1周	3个月	6个月	1年	2年			
						平均[a]	Δ[b]	改善(%)	P值
鼻部	2.89	1.25	1.01	0.91	1.05	1.13	−1.76	61%	< 0.0001
耳/面部	2.33	0.76	0.57	0.72	0.62	0.54	−1.79	77%	< 0.0001
睡眠	2.92	0.78	0.72	0.84	0.88	0.80	−2.12	73%	< 0.0001
精神	2.45	0.54	0.56	0.66	0.64	0.60	−1.85	76%	< 0.0001
最重要的5项	3.76	1.27	1.13	1.16	1.23	1.21	−2.55	68%	< 0.0001
总计	2.65	0.82	0.74	0.79	0.82	0.79	−1.86	70%	< 0.0001
0 = 无									
5 = 极重									

[a] SNOT=20量表中每一题的症状严重程度按0"无"至5"极重"分级

[b] 症状评分降低≥0.8对患者有临床意义

[引自 Stankiewicz JA, Truit T, Atkins J, et al. Two year results: transantral balloon dilation of the ethmoid infundibulum. *Int Forum Allergy Rhinol* 2012;2(3):199-206,并获授权]

表12-2 生活质量改善情况(工作能力和活动能力受损)

生活质量	术前					术后随访		
	基线	1周	3个月	6个月	1年	2年		
						平均	改善(%)	P值
疾病所致工作时间减少	6.63	10.25	0.42	2.79	0.39	1.75	74%	0.019
疾病所致工作能力受损	35.85	13.86	6.34	7.69	9.52	6.92	81%	< 0.0001
总体工作能力受损	37.94	20.89	7.15	7.97	10.00	7.24	81%	< 0.0001
活动能力受损	38.42	16.72	8.14	11.21	9.66	7.27	81%	< 0.0001

[引自 Stankiewicz JA, Truit T, Atkins J, et al. Two year results: transantral balloon dilation of the ethmoid infundibulum. *Int Forum Allergy Rhinol* 2012;2(3):199-206,并获授权]

✅ 精要

- 手术可以在手术室或诊室进行。
- 在诊室操作可节约成本。
- 复发性鼻窦炎准备行功能性内镜鼻窦手术或想减少药物治疗的患者均是诊所操作很好的适合人选。
- 应确定并认真核实入路的标志,避免穿刺尖牙窝时损伤眶下神经分支,并且足够向外,以免上颌窦内壁影响对上颌窦口的观察。

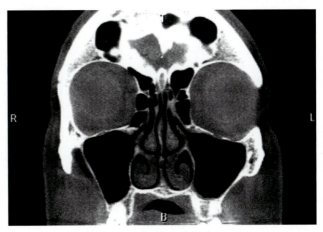

图12-8 术后1个月复查CT

✅ 教训

- 息肉阻塞上颌窦口的患者不适合球囊扩张术。
- 患者有针头恐惧症,或在常规的牙科治疗期间的严重焦虑,以及那些需要同时行鼻中隔成形术的患者,均不适合球囊扩张术。
- 局部麻醉手术中,当微型套管针穿过牙龈组织并接触上颌窦前壁时,如果观察到患者有不适的表现,应将微型套管针轻柔地向外侧移动以远离此处的神经分支。

✅ 所需器械

- 鼻内镜手术的标准配置,如0°镜和成角度的鼻内镜
- 视频系统(如监视器、摄像机、光源、光导丝)
- 鼻窦导引
- 须备好吸引器

(刘 穹 译)

推荐阅读

Bolger WE, Brown CL, Church CA, et al. Safety and outcomes of balloon catheter sinusotomy: a multicenter 24-week analysis in 115 patients. Otolaryngol Head Neck Surg 2007;137(1):10–20.

Stankiewicz J, Tami T, Truitt T, et al. Transantral, endoscopically guided balloon dilatation of the ostiomeatal complex for chronic rhinosinusitis under local anesthesia. Am J Rhinol Allergy 2009;23(3):321–327.

Cutler J, Truitt T, Atkins J, et al. First clinic experience: patient selection and outcomes for ostial dilation for chronic rhinosinusitis. Int Forum Allergy Rhinol 2011;1(6):460–465.

Stankiewicz J, Truitt T, Atkins J, et al. Two-year results: transantral balloon dilation of the ethmoid infundibulum. Int Forum Allergy Rhinol 2012;2(3):199–206.

第13章 筛窦开放术

Ethmoidectomy

David W. Kennedy

一、引言

窦口鼻道复合体与上颌窦和额窦炎症持续存在相关，其重要性最初是由Naumann在20世纪60年代提出。这一概念直到常规使用鼻内镜检查辅助诊断和引入鼻窦CT扫描技术，才被耳鼻咽喉科专家广泛接受。因此，在这些诊断方法推广应用之前，慢性鼻-鼻窦炎的手术传统上是针对上颌窦或额窦本身。

在引入内镜手术技术之前的筛窦开放术，通常是从外部通过开放的手术进路或鼻内利用头灯照明进行。鼻内用头灯照明下的筛窦开放术严重依赖于触觉的反馈，并因毗邻重要的解剖结构而被认为风险极高。事实上，在20世纪早期，Mosher就写道："如果置于身体的任何其他部位，它都是无关紧要且无害的骨气房集合。但在其所处的自然位置决定了筛窦有重要的解剖关系。因此，在这个迷路一样结构中发生的疾病和实施外科手术常导致悲剧结果。该区域的任何手术都应该很简单，但事实证明这是导致患者死亡最容易的方法之一。"所以许多手术医生只提倡开放的手术进路，直到内镜改善了手术视野。

20世纪70年代，Hamilton Dixon博士在约翰·霍普金斯大学的一次演讲中介绍了显微镜下鼻内筛窦开放术。虽然视野得到了改善，但通过自固定窥器所提供的相对狭窄的通道，很难可靠地获得立体视觉效果，而且窥器本身并非无创。Dixon在1983年发表了自己使用这一技术的结果，并报道没有并发症。然而，这并不是霍普金斯的经验。

基于之前由Messerklinger，Wigand和Draf所做的工作，笔者在1984年将内镜下的筛窦开放术引入美国。1985年在约翰·霍普金斯大学，笔者组织了第一门课程将这些技术传授给其他人。随后举行了其他的国际性课程，使这项技术被广泛接受并迅速成为进行该项手术的标准程序。但内镜技术的引入也并非没有争议。

二、病史

筛窦炎性疾病最常见的症状是鼻黏膜充血、鼻塞、鼻后滴漏，同时伴有嗅觉减退。由于这些主诉的非特异性，患者经常行鼻腔或鼻中隔手术，直到鼻内镜或CT成像技术得到常规应用。上颌窦和额窦的引流依赖窦口鼻道复合体和前筛，它们的症状经常占据主导，因此，有筛窦疾病的患者可能会出现脸颊、牙齿或额部疼痛。嗅觉减退可能是筛窦黏膜炎症的一个敏感指标，但也常见于病毒感染或头部外伤。筛窦开放术不仅用于治疗炎性疾病，而且还经常用于治疗原发于筛窦的肿瘤或作为颅底手术经鼻进路，或鼻内颅底开放术的一部分。

三、体格检查

在一般的体格检查中，通常难以发现筛窦疾病。患者可能会有鼻音的改变。偶尔，由于鼻泪管周围炎症而引起溢泪。在广泛的筛窦病变中，比如变应性真菌性鼻窦炎，可能会引起筛窦的膨胀或眼距变宽现象，或鼻根部就像在Woake综合征中一样变宽。

内镜下鼻内检查常显示出鼻腔黏膜水肿，筛泡和半月裂隙区域的红斑或中鼻道息肉。如果出现分泌物，可在内镜下用小的可塑形培养拭子或液体分离器（译者注：类似于移液器的原理）取样培养。

内镜检查应包括鼻咽部的评估，尤其是在儿童和青少年，腺样体肥大可导致鼻塞和继发的鼻窦炎。行鼻内镜检查时还应该检查鼻内解剖，以及是否可以在不做鼻中隔矫正手术的情况下充分暴露筛窦区域。在成人患者中，一般来说，暴露筛窦区域是指用直径4mm，0°内镜能够看清中鼻甲的前端附着处。

四、适应证

筛窦开放术的主要适应证是对适当的药物治疗没有反应的慢性筛窦炎症。这种治疗通常包括环境控制和避免环境过敏，鼻用局部类固醇，鼻腔冲洗，抗生素，以及口服类固醇治疗。在慢性鼻窦炎，尤其是息肉病的手术中，筛窦开放术应被认为是药物治疗的辅助手段，而不是药物治疗的替代疗法。筛窦开放也可用于治疗急性鼻窦炎的并发症，如眶周脓肿或颅内感染。

筛窦开放术可在鼻窦肿瘤手术中实施，也可作为内镜下眶减压术和鼻内颅底手术的必要步骤。在额窦手术前，筛窦开放也可作为识别颅底的一种方法。

五、禁忌证

筛窦开放术没有绝对禁忌证。对于幼童来说，必要时可以采取非常保守的方法进行手术。相对禁忌证包括凝血缺陷、无并发症的急性感染或危及生命的急性感染。当颅底较低，颅底受侵，或眶脂肪组织或肌肉脱垂到筛窦复合体时，也需要特别小心。术前应通过仔细的影像学检查来确定这些变异，并在术中进行适当的保护。

六、术前计划

手术计划中最重要的步骤是在术前CT扫描的基础上，仔细评估并对解剖形成概念。这需要对CT扫描进行系统分析，不仅要了解颅底和眶内侧壁的解剖，还要术者建立起对额窦引流通路，还有与筛窦气化，包括鼻丘气房、蝶筛（Onodi）气房和眶下（Haller）气房相关解剖的概念（表13-1）。对解剖的充分理解需要结合三种断面的影像进行研究，并通过动态滚动连续的多个层面来增强对解剖的理解。这项技术的一个主要优点是，计算机辅助影像导航能够在手术室中实现，这样术者就可以在患者麻醉时再次回顾解剖。

对筛窦的垂直高度及筛顶的倾斜度也应仔细评估。如果对筛窦垂直高度认识不足，可能会导致手术不慎进入颅腔。通常，该区域应该与上颌窦垂直高度有关。后筛垂直高度有限也限制了经筛通往蝶窦的通道。做过手术的患者，CT扫描能够显示解剖的改变，同时了解骨质增生程度，为决定所需器械和可能的手术进路提供重要参考。

表13-1　系统CT扫描检查

前筛顶	倾斜度、高度
	前筛神经血管束
	骨质薄、厚区域
眶内侧壁	钩突的相对位置
	形状、完整性
	与视神经关系
后筛	垂直高度
蝶窦	蝶筛气房
	气化
	窦内间隔/颈内动脉
额隐窝	额窦引流通路
	大小
	骨质增生
额窦	额气房

当颅底侵蚀部位周围有密度增高影，或可能有肿瘤时，行MRI检查尤为重要。MRI能够分辨脑膜脑膨出和黏膜囊肿，以及鉴别肿瘤与炎性疾病引起的异常信号（图13-1）。

在急性感染患者中，使用抗生素控制炎症将有助于减少术中出血。在反应性黏膜改变或有息肉的情况下，术前给予类固醇已被证明可减少术中失血。一般来说，根据疾病的程度，在术前可以口服20~40mg泼尼松3~7天。在手术开始时，静脉给予类固醇和抗生素（如地塞米松6~10mg和克林霉素600mg静脉输注）。

知情同意书应该包括所有常见的潜在风险（出血、感染、一过性的嗅觉下降，需要再次手术）和少见风险（脑脊液漏、复视、视力丧失和麻醉并发症），而且最重要的是对慢性疾病，手术本身并不能起到治愈作用。要取得良好的长期效果，关键是要让患者明白必须进行术后药物治疗和鼻腔清理，以解决术后经常出现的无症状疾病残留。要提醒有严重息肉的患者，他们可能需要在长时间内持续缓慢地减少口服类固醇药物，并不限期地继续使用类固醇鼻腔冲洗或类固醇鼻用喷雾剂。

七、手术技术

患者仰卧于手术台上，行全身麻醉，气管插管置于左侧口角，仅固定于下唇。在术前等候区或患者刚入睡时鼻喷羟甲唑啉。计算机辅助的影像导航设备连接到患者的头部，注册设备。由于笔者的个人偏好是在手术过程中坐在有扶手的神

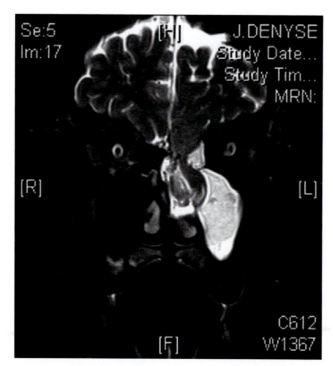

图13-1　冠状位T2加权MRI显示巨大的左侧脑膜脑膨出，伴有左上颌窦内和左侧筛窦外侧的分泌物潴留

经外科式座椅上，患者需要在手术台上将头部抬高约30°，这样笔者的腿就可以舒适地放在手术台下。常规铺无菌巾。笔者倾向先局部（术侧鼻腔）使用可卡因粉末（150mg）。用小的Farrell鼻腔喷头可以实现这一操作。也可以局部使用 1 : 1000肾上腺素替代。在一侧鼻腔手术时，另一侧鼻腔可以填塞羟甲唑啉棉片以收缩鼻黏膜。当局部血管收缩剂发挥作用，如果要开放后筛或蝶窦，可以经腭注射封闭蝶腭动脉。将25号长针头距离尖端约2.5cm弯曲近90°，连接3ml注射器，内含1 : 100 000肾上腺素和1% 利多卡因备用。在口内第二上磨牙内侧可以摸到凹陷的腭大孔。沿此将针插入腭黏膜局部注射少量的利多卡因和肾上腺素，以减少黏膜出血。然后用针尖确认骨孔并刺入2.5 cm深度。注射前和注射过程中，要不时回抽。注入约2ml溶液。鼻腔外侧壁中鼻甲前端附着处局部注射最为重要。此处，注射约1.5 ml的1%利多卡因和1 : 100 000的肾上腺素（图13-2）。在中鼻甲的下部和下鼻甲根部额外注射少量药物。患者麻醉后，局部麻醉也开始起效，此时注意回顾患者的影像资料，并在影像导航系统上动态观察，使术者能充分熟悉要遇到的解剖结构；引流通道，特别是额窦的引流；以及气房的变异。

手术开始要切除钩突。可以用镰状刀在钩突前方附着处切开或用球头探针来内移钩突。如果使用镰状刀，要向中鼻甲前端附着处的外侧切入，并向下方拉锯样切割，以切断钩突骨片（图13-3）。由于刀刃向下切割，为了避免切到下鼻甲的根部，角度要偏向内侧。钩突本身可以用吸切钻或Blakesley咬切钳摘除。然后，进入筛泡，并确认眶内侧壁。眶内侧壁提供了第一个可靠的解剖标志。如果在前筛无法识别眶内侧壁，可以在后筛开放后确认。清晰辨认这一解剖标志对于安全手术至关重要。识别基板和其下方的水平部分，并以J形刮匙或钳子探入。然后，用开口向上的咬切钳或吸切钻扩大开口。将咬钳张开，前唇探到骨性分隔后方小心感觉，咬除所有骨隔直到颅底或眶内侧壁水平。如此开放后组筛窦直到与眶内侧壁和颅底平齐。必须十分小心，以确保这些重要结构上的黏膜保持完整，并且骨壁不会裸露。最后筛房通常呈锥形，顶端指向视神经区域。筛顶由颅底构成，侧壁即眶内侧壁，后下内侧壁是蝶窦的前壁。这里要注意辨别上鼻道。用球头探针从内下方寻找上鼻甲和中鼻甲之间的缝隙。在某些情况下，可能需要使用反张咬钳切除中鼻甲后端。一旦找到上鼻道，可以用直咬切钳切除上鼻甲的下半部分，这样向后可以直接通向蝶窦的自然口（图13-4）。自然开口的位置可以用探针或J形刮匙来确认。找到蝶窦自然口后，用直的蘑菇头打孔钳和可旋转的Hajek打孔钳扩大开口。笔者倾向于切除全部前壁，直到与眶内侧壁和颅底齐平。这有助于确认关键解剖结构的位置，更重要的是可减少术后窦口狭窄的风险。

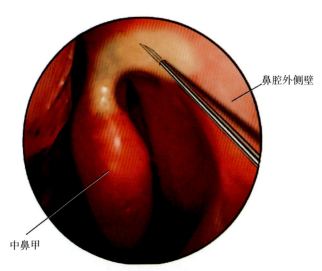

图13-2　在鼻腔外侧壁接近中鼻甲前端附着处注射。使用一根27G的长针头，注射约1.5ml的1%利多卡因和1 : 100 000肾上腺素

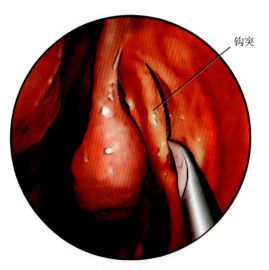

图13-3　用镰状刀以拉锯样动作切除钩突的前端附着处。由于刀刃向下切割，为了避免切到下鼻甲的根部，角度要偏向内侧

鼻外科学

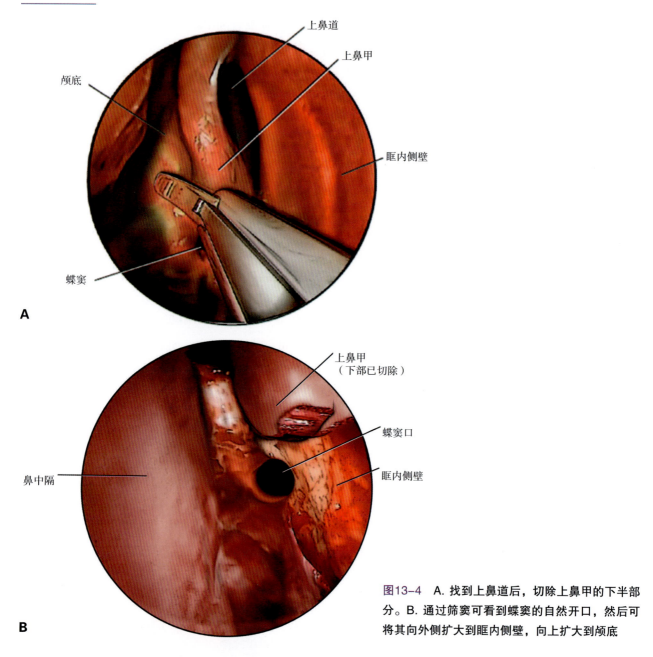

图13-4 A. 找到上鼻道后，切除上鼻甲的下半部分。B. 通过筛窦可看到蝶窦的自然开口，然后可将其向外侧扩大到眶内侧壁，向上扩大到颅底

沿着颅底由后向前解剖，在骨隔后方仔细感觉后用向上开口的咬切钳将它们清除。在靠近眶内侧壁时要非常小心，不要扯掉其表面的黏膜。眶内侧壁和颅底都要轮廓化。开始一些小的额气房易于残留。筛前神经血管束就位于该部位的后方，这个区域的内侧通常是颅底骨质最薄的地方（图13-5）。

此处，以45°内镜替代0°内镜，继续向前解剖进入额隐窝区域。在整个手术过程中，以咬切钳折断骨片，用吸切钻清除残留的黏膜和骨片，以免不小心造成骨质暴露。用额窦开放器械或额隐窝刮匙骨折额隐窝内的骨隔。再用吸切钻切除残余黏膜，此时要使用65°的弯钻头。即使是最小的骨隔也要非常小心地清除，因为这些发生骨炎的碎片可能会导致持续的黏膜炎症。

本书其他部分对额窦开放术进行了详细描述。在额窦和眶上筛房区域的后方及前方可见颅底，可以清除筛顶和筛前神经血管束周围的残余碎骨片。在内侧颅底中间部位，这一操作必须非常小心，因为6%~14%的患者此处颅底可能是膜性的。

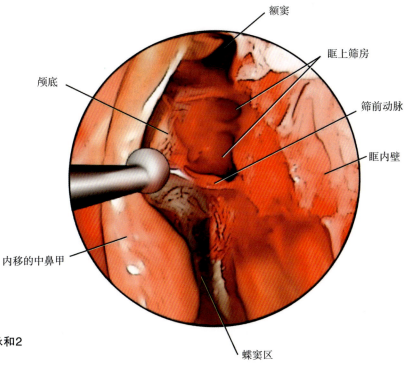

图13-5 颅底轮廓化显示筛前动脉和2个小的眶上筛房。额窦位于前方

最后，即使正式完成了上颌窦开放手术，也应该检查其自然口。至少，要确保没有外露的骨缘，因可能会导致上颌窦术后狭窄。如果有任何暴露的骨头，可用球头探针去除（图13-6）。

在手术结束时，重新检查整个鼻腔，去除任何残留的碎骨片，特别是与眼眶内侧壁和颅底相连的骨隔。任何松动的黏膜残缘或残余散碎的松动骨片，都要小心地清除。最后这项清理工作的重要性无论如何强调都不为过。对术腔任何出血部位都要进行检查，特别是蝶腭或筛前神经血管束周围的出血。任何明显的渗血都要用带吸引的单极电凝烧灼，或在筛前动脉出血的情况下使用双极电凝。是否分隔中鼻道可根据术者的判断。但确保中鼻甲保持在内侧仍然重要。如果鼻甲漂移，中鼻甲和鼻中隔之间可能会产生轻微的粘连。笔者更偏向于将膨胀止血海绵或莫米松缓释支架（Propel, Intersect ENT, Menlo Park, CA）放置到中鼻道。

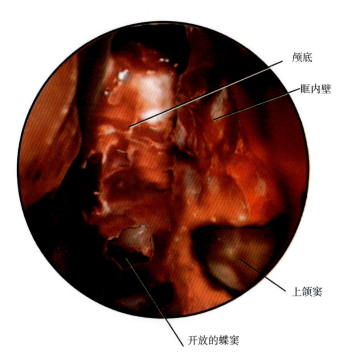

图13-6 需要45°或70°的内镜，确保上颌窦自然口的开放。开放的窦口应呈梨形，尖端指向前上方

八、术后处置

术后笔者常规给予患者抗生素治疗。药物使用要尽可能依据细菌培养结果，如果没有细菌培养，可

选用骨渗透良好的广谱抗生素。口服类固醇的使用取决于疾病的类型（息肉和非息肉）、炎症的程度及是否使用类固醇缓释支架。如果使用了膨胀止血海绵，第2天早上就可以去除。对所有病例，笔者都偏向于在手术次日早上探望患者，吸出黏液和残留的脓性分泌物，必要时还可以清除残留的碎骨片。

患者通常在手术后的第2天开始用生理盐水鼻腔喷雾剂。除非创伤很小，笔者个人通常直到术后3~4天才开始使用类固醇鼻腔冲洗（约200ml生理盐水中加入0.5mg的布地奈德）。早期开始鼻腔冲洗的主要顾虑是潜在的革兰阴性杆菌感染；但是许多外科医生会在术后马上开始冲洗。然后每周观察并内镜下检查患者，直到术腔愈合。在每周检查的基础上，患者的类固醇剂量逐渐减少，并调整抗生素直到最后停用。通常，笔者会让患者维持口服抗生素，直到裸露的骨面重新上皮化。对患者进行间断随访，直至确认术腔稳定，甚至是暴露于上呼吸道感染和环境过敏原的情况下依然稳定。在某些情况下，特别是在术后早期，患者可能需要在这种暴露后短期递减使用口服类固醇。在内镜下证实术腔黏膜稳定后，逐渐减少口服类固醇，随后停药。继而患者的局部用药从类固醇鼻腔冲洗改为局部鼻用类固醇喷雾剂。然而，还需要提醒患者，他们可能需要再次进行鼻腔冲洗。如果发展成显著的上呼吸道感染或急性过敏原暴露，甚至还需要短期口服固醇类药物。

九、并发症

内镜鼻窦手术最常见的并发症是疾病复发。事实上，医生和患者都应该意识到，在内镜下鼻窦手术后，持续的无症状炎症反应是可以预见发生的，而且这种持续不断的局部炎症需要不间断的药物治疗。内镜下鼻窦手术后其他并发症很少见。

尽管可能由黏膜损伤引起明显的术中出血，但通常使用局部血管收缩剂、双极或单极吸引电凝可以控制。在蝶腭动脉或筛前神经血管束区域可能会出现更严重的出血。蝶腭动脉的出血通常很容易用单极吸引电凝止住。然而，当在筛前神经血管束区域出血时，需要更加小心。由于靠近眼眶和颅底，不推荐在该区域使用单极电凝，而需要使用双极电凝。在这种情况下，需要检查眼睛，然后小心监测，以确定没有漏掉眶内血肿。

在术后第1天拔出止血海绵时，应检查手术部位是否有活动性出血。如果发现有活动性出血，则在处置室局部麻醉下电凝或局部使用微纤维胶原蛋白止血。在术后早期，会有一些黏膜的弥漫性渗血，可指导患者用鼻呼吸、回吸和吞咽血凝块，这种渗血会自动停止。不同于以往教过的捏鼻和敷冰的方法，对于绝大多数非动脉性的、不存在凝血功能障碍的鼻出血，放松正常地通过鼻腔呼吸就能使血管充分收缩来止血。

在每一次术后随访的内镜检查中，都要进一步评估患者是否存在感染。如果怀疑感染，患者可能对当前的抗生素治疗不敏感，可在内镜引导下采集细菌培养标本。

手术过程中如果发现脑脊液鼻漏，应尽早予以修补。通常术中可使用游离黏膜瓣。如果缺损很大，可考虑使用蝶筛瓣。如果在术中误入颅内，并且担心有颅内损伤，应考虑进行CT扫描。当患者情况稳定并排除了颅内血管损伤，应尽早封闭颅底缺损。

眶内血肿最常见于筛前神经血管束损伤，血管回缩进入眶内。但这种并发症也可能在其他较小血管损伤时发生，甚至是由鼻腔填塞导致眶骨膜损伤所引起。应对眼压进行快速评估。立即清除任何鼻腔填塞物。静脉给予大剂量的类固醇和渗透性利尿剂药，以及眼眶按摩可能会有利于恢复。但如果眼压明显升高，则应行外眦切开术和减压术。及时处理至关重要，因为持续升高的眼压可导致视网膜动脉闭塞和视力永久丧失。

内直肌的损伤通常是由于吸切钻误入眶内。此时需要立即眼科会诊，并尽可能去除任何加重损伤的因素并进行修复。在额隐窝和眶上筛房区域操作时，也可能发生上斜肌的损伤。

瘢痕是手术创伤后遗症，在有炎症反应时更加明显。手术时要去除所有炎性骨片，同时保留黏骨膜，使瘢痕尽量减少。在术后阶段，要充分控制炎症，清除痂皮，去除潴留的分泌物，分离开任何刚开始形成的粘连。

十、结果

最终结果取决于病理类型、病变程度、手术情况，尤其是炎性疾病的术后药物治疗。在慢性炎性疾病中，最好将手术看成是药物治疗的辅助手段。如上所述，无症状的炎症持续状态即便不是普遍存在也是常见的，需要进行术后管理。大部分报道中85%～95%的患者症状有显著的改善。笔者先前发表的研究结果显示，一组患者中85%是再次手术，在术后平均1.5年97%的患者报告症状改善。这些患者术后随访平均7.8年。在此期间，18%的患者再次手术治疗；症状的整体改善得到维持或轻微提高，药物需求减少，并且在哮喘患者中哮喘症状改善明显。然而，在很大程度上，这些结果反映了围术期积极药物治疗的效果，而不仅仅是手术干预。

✓ 精要

- 根据CT扫描建立相关的解剖概念。
- 控制性降压的全身静脉麻醉和小心使用血管收缩剂会减少出血。
- 减少手术创伤,特别是鼻腔的前部。
- 在手术过程中早期辨别出眶内侧壁，靠近它进行手术。
- 在筛窦内从前向后手术时保持在下方操作。
- 在骨隔后方操作要小心感觉，从后向前将前颅底轮廓化。
- 在病变区域内小心去除骨隔。
- 根据内镜随访结果适当调整术后用药。
- 认识到手术是根据内镜检查表现进行长期医疗护理的辅助措施。

✓ 教训

- 当出血使视野模糊时仍继续手术。
- 撕脱掉黏膜,特别是在额隐窝区域。
- 依赖于计算机辅助的手术导航系统确认解剖标志。
- 在清晰确认颅底前，手术向内侧偏离，离开了眶内侧壁。
- 手术结束时留下不必要的裸露的骨片。
- 术后外科护理或药物治疗不当。

✓ 所需器械

- 0°和45°直径4mm的内镜
- 直的，45°和90° Blakesley钳
- 中号和小号的儿科用0°，45°和轻微弯曲的咬切钳
- 角度可调的弯头吸引器

- 儿科用反张咬钳
- 直头和向上弯曲的蘑菇头咬钳
- 1mm的Acufex咬钳
- Hajek可旋转蝶窦开口咬钳
- Lusk 球头探针
- 额窦口咬钳，精细（Cobra咬钳）
- 向前-向后和左右方向的长颈咬切钳
- 65°弯曲的吸切钻
- EndoScrub术中内镜冲洗系统（Medtronic-Xomed, Jacksonville, Florida）
- 可调节负压的吸引电凝
- 精细、可调节的额窦探针

（魏宏权　译）

推荐阅读

Stammberger H. Functional Endoscopic Sinus Surgery. Philadelphia, PA: BC Decker; 1991:283–321.

Wormald PJ. Endoscopic Sinus Surgery: Anatomy, Three-dimensional Reconstruction and Surgical Technique. New York: Thieme; 2007:101–115.

Otori N, Yanagi K, Moriyama H. Maxillary and ethmoid sinuses and skull base surgery. In: Stamm AC. Transnasal Endoscopic Skull Base and Brain Surgery: Tips and Pearls. New York: Thieme; 2011:109–114.

Kennedy DW, Ramakrishnan VR. Functional endoscopic sinus surgery: concepts, surgical indications, and techniques. In: Kennedy DW, Hwang PH, eds. Rhinology: Diseases of the Nose, Sinuses and Skull Base. New York: Thieme; 2012:306–336.

Saleh H, Nouraei R. Basic surgical techniques in endoscopic sinus surgery. In: Georgalas C, Fokkens W, eds. Rhinology and Skull Base Surgery. New York: Thieme; 2013:311–325.

第14章 蝶窦开放术
Sphenoidotomy

Richard R. Orlandi

一、引言

内镜下蝶窦开放术通常用来治疗蝶窦的炎性疾病。蝶窦位于颅底深处，与垂体、视神经、海绵窦和颈内动脉毗邻，使得该区域的手术颇具挑战。以下多种到达并辨认蝶窦的技术已得到开展：

- 保持在中鼻甲和上鼻甲的内侧
  - 采用严格的经鼻腔进路，而不是经筛窦，可以更方便地识别位于蝶筛隐窝内的蝶窦口。然而，当与中鼻甲外侧手术同时进行时，鼻甲内侧的手术操作可导致鼻甲的不稳定。
- 从鼻前部测量距离
  - 蝶窦前壁到鼻阈的距离为7cm。遗憾的是，这种测量通常不能鉴别蝶筛（Onodi）气房和蝶窦。
- 0°内镜无法看到蝶窦底壁
  - 蝶窦的底壁通常不能用0°鼻内镜观察到。这个特点可帮助区分开蝶窦和后组筛窦气房，特别是蝶筛（Onodi）气房。但明显的蝶窦的发育不良，如囊性纤维化或严重的黏膜水肿可明显升高蝶窦的底壁黏膜水平，从而改变了上述特点。
- 影像导航手术（IGS）
  - 影像导航手术能够帮助确定手术器械在鼻窦内的位置，特别是在蝶窦内。它还能够确认蝶窦表面的解剖结构，并确保恰当地进入并打开蝶窦，从而有效治疗蝶窦疾病。然而，用它来作为判断解剖结构的工具并非绝对准确，不能起到决定作用。影像导航手术不能完全替代解剖知识和外科教学。
- 用上鼻甲作为解剖标志
  - 上鼻甲已经被证明是蝶窦自然开口的一个可靠的标志，无论是经筛或经鼻腔入路。

二、病史

蝶窦炎症是手术的主要指征。急性和慢性蝶窦炎可引起颞部、枕部或球后区域的疼痛。慢性蝶窦炎常合并其他鼻窦的炎症，因此蝶窦症状可能并不突出。在药物试验性治疗后，最好使用CT扫描评估蝶窦的炎症病变情况。

三、体格检查

由于蝶窦位置较深，不严重的蝶窦炎在鼻内镜下检查时才可能有所发现。蝶筛隐窝的水肿、息肉、异常的分泌物在鼻内镜下都能被看到。蝶窦炎影响眼睛或海绵窦所引起的并发症可表现出眶周症状。

四、适应证

鼻内镜下行蝶窦开放术的适应证如下：
- 对药物治疗无效的急性蝶窦炎。
- 对药物治疗无效的慢性蝶窦炎。
- 伴有眶内或颅内并发症的急性或慢性蝶窦炎。
- 蝶窦黏液囊肿。
- 蝶窦脑脊液漏。在气化非常好的蝶窦中，脑脊液漏如果出现在翼窝外侧，可能需要增加经翼腭窝的手术入路。
- 肿瘤累及蝶窦或颅中窝内侧，特别是蝶鞍。

五、禁忌证

当设备不足或医生缺乏经验时，禁行蝶窦手术。外科手术要求的患者一般健康状况，包括心血管、肺部和凝血功能等，也适用于蝶窦手术。

六、术前计划

手术应在对炎性疾病全面评估和试验性药物治疗无效后，或有其他的手术指征时施行。一旦决定手术，要依据术前的CT检查结果了解患者的个体解剖特点。需要注意的事项如下：

- 蝶窦的大小。蝶窦可能发育不良，特别是在囊性纤维化的情况下。为了确定蝶窦前壁上的窦口可以开放多大，必须在术前了解异常改变。
- 蝶窦中隔偏曲。蝶窦内中隔可能明显偏向一侧，导致一侧窦腔较大，另一侧窦腔较小。鼻窦大小相应地决定了窦口能够开放的大小。如果需要切除蝶窦中隔，如垂体手术，对严重偏曲的骨隔一定要极其小心，因为它的附着点可能在外侧颈内动脉上。撕扯骨隔的后外侧附着处可能会损伤颈内动脉。
- 炎症程度。在几乎所有的蝶窦手术中，在0°鼻内镜下很难看到蝶窦的底壁。这是确定内镜的位置在蝶窦内而不是在一个巨大的后筛气房中的线索。如果鼻窦严重水肿或窦内密度增高，其黏膜水肿可使蝶窦底壁在0°鼻内镜下可见。这种情况应在手术前确定。
- 解剖变异。后组筛窦广泛气化可突入至蝶骨内。这种气化发生在蝶窦发育的同时。结果是蝶骨内两组鼻窦出现气化：蝶筛（Onodi）气房和真正的蝶窦。在这种变异中，蝶筛气房位于蝶窦上方。在鼻窦CT冠扫中显示，水平骨隔将下方的蝶窦和上方的蝶筛气房分开。

七、手术技术

（一）止血措施

对于涉及后筛或蝶窦的手术，可以向蝶腭动脉注射止血水，因为该动脉经蝶腭孔进入鼻腔。这种方式可使血管收缩，也减少了局部刺激，从而可降低全身麻醉药物的剂量。可通过经硬腭或经鼻腔注射止血水。

经硬腭注射是用针头穿过腭大管进行。该骨管在第二磨牙内侧5～8mm处触摸为凹陷感，位于牙槽嵴与腭骨的交界。注射器针头距离尖端1英寸处弯曲45°～90°，然后插入骨管至弯曲处没入腭黏膜。该操作使针尖刚好置于蝶腭裂孔的外侧。

或者用3英寸长的脊椎穿刺针（20～22G）经鼻腔注射，距针尖1英寸处弯曲20°～30°。然后将针头通过筛泡下方，刺入上颌窦后囟后方的鼻腔外侧壁。针尖此时位于蝶腭孔的内侧前方。

无论采取哪种入路，在确保针尖没有刺到血管的情况下，缓慢注射1.5ml带有血管收缩剂的局部麻醉药（通常为1%利多卡因，含有1∶100 000肾上腺素）。

在开始和整个手术过程中采用局部血管收缩的方法进行止血。在0.5英寸×3英寸的棉片上浸润0.05%盐酸羟甲唑啉和1∶1000肾上腺素配制的止血水。在进行鼻窦手术和蝶窦开放术之前更早地使用这些药物有很好的止血效果，并且对绝大部分患者是安全的。

麻醉也可以影响出血。对所有的鼻内镜手术来说，首选静脉麻醉而不是吸入麻醉，目的是保持较低的心率水平。这种麻醉方式客观上可以减少失血，可能是由于外周血管扩张较少。

（二）经筛窦入路

开放蝶窦最常使用经筛窦入路，需要完全开放前组、后组筛窦（图14-1）。内镜下蝶窦开放术采用0° 4mm直径的鼻内镜。上鼻甲是寻找蝶窦自然开口的关键标志。打开中鼻甲基板进入后筛的空间后立刻就可以很好地辨认上鼻甲。上鼻甲位于后组筛窦复合体的最内侧，中鼻甲的正后方。如果有后组筛窦炎则开放后筛。完成后组筛窦开放、暴露蝶窦前壁后，蝶窦的自然开口就位于蝶筛隐窝内。切除上鼻甲下方4～6mm。注意要用咬切钳而不是息肉钳，以免上鼻甲从颅底撕脱而导致脑脊液鼻漏。在去除部分上鼻甲后，蝶窦的自然开口通常从筛窦腔内就可以看到。对窦口严重水肿的患者，可能有必要通过触诊来鉴别。由于有损伤颈内动脉和视神经的风险，只可用钝头器械探触蝶窦口。筛窦刮匙是用于这一操作的理想工具。

一旦确定了窦口，要继续向外侧和上方开放，应小心操作，以免损伤上鼻甲（图14-2）。用能够环形咬切的蘑菇形咬钳将蝶窦前壁去除，从蝶窦自然开口直到蝶窦外侧壁。如果蝶窦自然口太小而不能插入器械，可以用钝的筛窦刮匙直接扩大，或者用小的尖锐些的Kerrison咬骨钳扩大。然后使用向上开口的咬切钳，去除上方剩余的蝶窦前壁。扩大蝶窦开口的内侧或下方通常是无益的，并存在窦口狭窄和出血的风险（图14-3）。蝶窦口内侧是犁

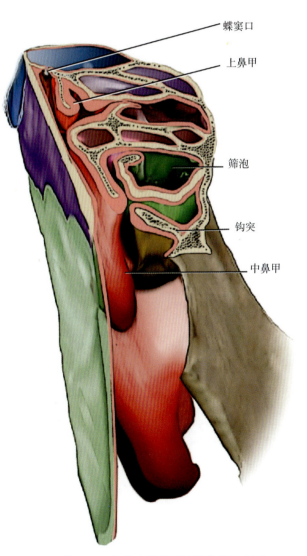

图14-1 经筛窦进路到达蝶窦的示意图

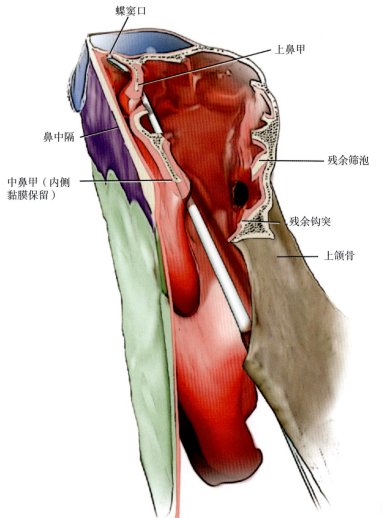

图14-2　开放蝶窦自然口并保留上鼻甲

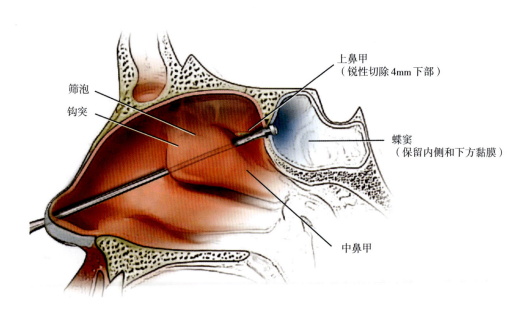

图14-3　开放蝶窦自然口并保留蝶窦口的内侧和下方黏膜

骨和蝶骨结合处，骨质变厚。因此，从蝶窦口向内侧开放只能咬开1~2mm。在蝶窦口的内侧，破坏完整的黏膜覆盖是不必要的，且会导致术后的狭窄。窦口下方的蝶骨体更厚，从而使得向下方开放效率更低。而且蝶腭动脉的中隔支在窦口下方几毫米处通过，如果在窦口的下方手术有大量出血的风险。

在最大程度开放鼻窦后，用力冲洗掉窦腔内嗜酸性/真菌性黏蛋白等黏稠分泌物。弯曲的橄榄头吸引套管连接30ml Luer-lock注射器可以有效地清除蝶窦内下部的分泌物。

（三）经鼻腔入路

针对无须开放筛窦的孤立蝶窦疾病，也可以选择通过中鼻甲及上鼻甲内侧的经鼻腔进路。此进路虽然更为直接，但是鼻腔内该区域非常狭窄，操作也更困难。中鼻甲根部注射含1∶100 000肾上腺素和1%利多卡因的止血水，中鼻甲与鼻中隔之间外敷血管收缩剂。外移中鼻甲使0°4mm鼻内镜能顺利进入蝶筛隐窝。如果中鼻甲外移也无法提供足够的通道，必要时可以用直的咬切钳、鼻甲剪刀或组织吸切钻切除部分中鼻甲。

在上鼻甲内侧的蝶筛隐窝内找到蝶窦开口。向外侧和向上开大蝶窦口需要切除上鼻甲下端，从而建立一个暴露蝶窦外侧壁的通道。由于受到外侧的后筛复合体解剖结构的限制，经鼻腔进路到达蝶窦不能像经筛窦进路那样宽敞。

经鼻内镜垂体瘤手术也采用此进路，通常通过双侧鼻腔操作，结合鼻中隔后端切除来获得更宽的通道。扩宽窦口内侧开放蝶窦，利用Kerrison咬骨钳和（或）高速电钻去除窦内中隔。可用反张咬钳切除5~10mm的鼻中隔后端。这种扩大的中线切除技术能充分利用双侧鼻孔引入鼻内镜和手术器械，并方便双人手术技术的开展。

蝶窦球囊扩张是采用经鼻腔进路的另一种手术，可以在0°4mm鼻内镜直视下通过相同路径导入球囊并扩张窦口。

八、术后处置

鼻内镜下蝶窦开放术后的处理重点是清除痂皮和减轻炎症，促进黏膜功能的恢复。盐水冲洗和鼻腔局部类固醇喷剂的应用，已被证实对内镜鼻窦手术后的恢复有较好的效果。术后第1天每侧使用120~240ml的盐水开始正压冲洗。局部鼻用糖皮质激素通常在术后1周内开始使用。要定期内镜下检查术腔，以确保清除痂皮，预防或处理早期狭窄，并直接进行药物治疗。首次术后复查一般在术后1~2周，后续的随访频率和时间取决于患者个体恢复情况。复查的目的是在术后4~6周能够获得创面大致愈合，蝶窦的引流和通气功能全面恢复。

九、并发症

蝶窦侧壁的解剖特点使其容易面临灾难性并发症的风险。颈内动脉和视神经均位于蝶窦侧壁，表面可能没有骨质覆盖。用尖锐的器械在蝶窦侧壁手术能够导致严重的危及生命的大出血或视觉损伤，包括失明等。颈内动脉出血要紧急处理，紧密地填塞蝶窦和鼻腔，然后行血管造影来评估损伤情况。通常需要和有经验的介入影像科和神经外科医生的合作处理颈内动脉的损伤。最好在有经验的眼科医生的帮助下处理视神经损伤，可能需要大剂量的激素冲击，以获得在伤后早期减轻肿胀的目的。

十、结果

除了额窦手术，内镜下其他鼻窦手术的结果通常会合在一起报道。只有少数报道专门研究了单纯蝶窦手术的结果。Metson和Gliklich在一项前瞻性研究中随访了26名接受内镜下蝶窦开放术的患者,发现面部疼痛、鼻引流不畅和黏膜充血明显减轻。Rosen等的回顾性分析发现临床医生对术后78%的患者的恢复感到满意,85%的患者自己感到满意。在一项直接测量内镜下蝶窦术后窦口大小的研究中,与术中测量的结果相比,窦口自然缩窄程度为53%(标准差为5%)。这一发现强调了术中尽量扩大蝶窦引流口的重要性。

蝶窦球囊扩张术对窦口的扩张有限,但黏膜损伤也较小。初步研究发现球囊扩张后可获得80%~90%的窦口通畅率,这与传统的内镜下蝶窦开放术结果相近。

✓ 精要

- 由于经筛窦进路能够为蝶窦开放提供更宽敞的操作空间,故可获得更大的蝶窦开放。
- 上鼻甲是辨别蝶窦自然口极好的和稳定的解剖标志。
- 切除上鼻甲的下半部分更便于观察蝶窦自然口。不要从颅底撕扯上鼻甲,以免引起脑脊液鼻漏。
- 用0°鼻内镜无法看到蝶窦底壁,这个特点可以帮助鉴别蝶窦和较大的后组筛窦。

✓ 教训

- 必须记得开放的窦口大小在术后会缩小50%。尽量扩大窦口有利于术后的引流通畅。
- 向蝶窦口的下方和内侧开放对扩大窦口横截面积的作用有限,容易产生环形的黏膜损伤从而造成窦口狭窄。开放蝶窦应向上和外侧。
- 找不到上鼻甲可能会导致蝶窦口定位困难。这样可能无意中切除上鼻甲而损伤嗅觉。当切除数毫米的上鼻甲下部就能打开通向蝶筛隐窝的进路时,应小心保留大部分上鼻甲。

✓ 所需器械

- 0°、直径4mm的鼻内镜
- 能咬断切除上鼻甲下部的直咬切钳
- 吸切钻对该步骤操作也有效果
- 筛窦刮匙能帮助辨别和初步扩张蝶窦自然口
- 能环形切割的蘑菇形的咬切钳,用于向外侧扩大蝶窦口
- 向上开口的咬切钳用来去除蝶窦上部分骨片
- 2mm口径的Kerrison咬骨钳可帮助去除较厚的骨片

(魏宏权 译)

推荐阅读

Orlandi RR, Lanza DC, Bolger WE, et al. The forgotten turbinate: the role of the superior turbinate in endoscopic sinus surgery. Am J Rhinol 1999;13(4):251-259.

Wormald PJ, van Renen G, Perks J, et al. The effect of the total intravenous anesthesia compared with inhalational anesthesia on the surgical field during endoscopic sinus surgery. Am J Rhinol 2005;19（5）:514－520.

Douglas R, Wormald PJ. Pterygopalatine fossa infiltration through the greater palatine foramen: where to bend the needle. Laryngoscope 2006;116（7）:1255－1257.

Millar DA, Orlandi RR. The sphenoid sinus natural ostium is consistently medial to the superior turbinate. Am J Rhinol 2006;20（2）:180－181.

Rudmik L, Soler ZM, Orlandi RR, et al. Early postoperative care following endoscopic sinus surgery: an evidence-based review with recommendations. Int Forum Allergy Rhinol 2011;1（6）:417－430.

第 15 章 内镜下经筛窦入路蝶窦开放术
Endoscopic Transethmoid Sphenoidotomy

Peter H. Hwang

一、引言

在内镜鼻窦手术时代之前，蝶窦的手术入路通常需要辅助切口来显露并切除鼻腔的后部结构。这些需要去除附属组织的外入路包括：唇龈沟经上颌窦入路的经上颌窦技术、经外部 Lynch 切口的经筛窦技术或经鼻侧"锁孔"切口的经筛窦技术。到达蝶窦的中线入路包括开放式鼻整形技术、唇龈沟入路或经鼻显微镜技术。尽管经鼻显微镜入路对组织保护相对较好，但是所有的中线入路为了到达蝶窦仍需要移位或处理鼻中隔。现在使用鼻内镜经筛窦入路到达蝶窦来治疗蝶窦疾病，能更好地保护组织及功能，是安全有效的方法。

二、病史

患有蝶窦疾病的患者可能会出现各种各样的症状，从完全没有症状到衰弱性头痛与虚脱。急性蝶窦炎可以是一种医学急症，患者表现为中毒症状并有典型的头顶或眶后区域的严重疼痛。慢性蝶窦炎患者可表现为轻微的眼眶后疼痛，鼻部或耳部闷胀感，嗅觉减退和鼻后滴漏。蝶窦真菌球可无症状，常在头部影像学检查（非鼻窦目的）时偶然发现。良性肿瘤当局限于蝶窦腔内时，通常不引起任何症状。但是当恶性肿瘤累及蝶窦时，若蝶骨骨性边界被突破，可出现脑神经病理征象。特别是第 Ⅱ、Ⅲ、Ⅳ、Ⅴ 和 Ⅵ 对脑神经可能受累，表现为视力下降、复视或面部麻木。

三、体格检查

如蝶窦无复杂病变，患者查体通常没有异常的体征表现。因此，当查体有异常时提示临床医生有蝶窦复杂病变的可能。伴有或不伴有脑膜炎的急性蝶窦炎患者可能表现出生命体征的变化，提示脓毒血症的发生。在中性粒细胞减少或免疫功能低下的患者中，有必要通过详细的脑神经功能检查来排除侵袭性感染，如急性侵袭性真菌性鼻窦炎。脑神经功能评估对于怀疑蝶窦肿瘤的患者也十分重要。鞍区或鞍旁来源肿瘤可引起视力下降或视野缺损。第 Ⅲ～Ⅵ 对脑神经功能异常提示病变累及海绵窦或眶尖。

必要时对所有可疑患有蝶窦病变的患者行诊断性鼻内镜检查评估。对于怀疑有蝶窦炎的患者，需要检查蝶筛（SE）隐窝和上鼻道有无水肿和脓性分泌物，可留取标本进行培养以指导抗生素使用。应检查鼻黏膜有无结痂或坏死，提示可能存在肉芽肿性病变或缺血性病变。从蝶窦中突出的鼻息肉或肿瘤可由蝶筛隐窝窥及。根据个体病情可考虑在门诊进行鼻肿物的活检，这需要在认真复习影像和内镜检查结果的前提下谨慎施行。

四、适应证

主要有两种到达蝶窦的内镜手术入路：经鼻，即通过总鼻道至蝶筛隐窝；经筛，即经前组筛窦和上鼻道至蝶筛隐窝。两种入路均可到达蝶窦自然开口，不同之处在于组织切除量和视野暴露的范围。

经鼻蝶窦开放由于直接通过自然腔道，与经筛入路相比能更快地到达蝶窦开口，但当需要到达蝶窦外侧壁或切除组织时可能无法提供足够的暴露空间。相反，当需要更大面积的蝶窦开放时，需要经筛窦入路；后组筛窦的切除可向外扩大蝶窦开放的面积至眼眶内侧壁。当同时存在筛窦和蝶窦疾病时，也需要经筛窦入路，通过同一个入路可解决这2个部位的疾病。经筛与经鼻入路相比的一个显著优点是可减少对中鼻甲的移动，否则可能导致鼻甲漂移，易偏向一侧。

五、禁忌证

内镜经筛入路蝶窦开放术禁忌证相对较少。再次手术时，筛窦由于新生骨形成和中鼻甲外侧移位导致空间缩窄变小，使手术变得复杂。如眶内和颅内容物分别从纸样板、筛颅底缺损处脱出，可阻碍经筛窦入路进行蝶窦开放术，并使手术并发症的发生风险增加。在蝶窦内的视神经管或颈内动脉管有难以识别的骨质缺损时，容易引起对这些重要结构的误伤。

并发的基础疾病很少会成为手术的绝对禁忌证，除非是严重的心肺功能受损。但有出血倾向和凝血障碍时，如血小板减少症患者，对内镜下术野有不利影响，并会潜在地增加蝶窦开放的难度。在这些情况下，外科医生应提前输入血液制品来获得理想的术野。

六、术前计划

术前影像

术前阅读筛窦及蝶窦的非增强薄层CT十分必要。要认真辨别解剖标志和变异，包括有无Onodi气房，眶内侧壁和眶尖骨质的完整性，筛窦和蝶窦内颅底骨质及视神经管、颈内动脉管骨质的完整性，蝶窦的大小和气化方式，蝶筛隐窝的通畅性。尽管在冠状位影像上可以辨识出大部标志，但轴位和矢状位影像仍可提供解剖方面的补充信息。例如，蝶窦开口在轴位片上显示最清晰（图15-1），通过轴位影像判断蝶窦开口更偏内侧或外侧，便于术中定位。此外，矢状位影像更易于显示Onodi气房，可见在气化的蝶骨内Onodi气房叠在蝶窦之上。

七、手术技术

患者取仰卧位，头抬高15°～30°，有助于减少术区出血。全身静脉麻醉能使术区出血控制到理想的状态。使用胶带粘贴或治疗巾遮盖眼部，注意保证术中需要时仍可方便触诊和检查眶内情况。鼻腔黏膜使用局部减充血剂收缩。为了减少来自鼻腔后部动脉循环的出血，可在蝶腭动脉区域进行注射，经口从腭大孔或经鼻从蝶腭孔注射，沿着中鼻甲基板使用1%利多卡因和1∶100 000肾上腺素注射至蝶腭孔区。

整个手术过程中使用0°硬质内镜。首先，中鼻甲用Freer剥离子内移，扩大中鼻道显露。必要时，可在基板做一垂直松解切口，以进一步内移中鼻甲；当切口在筛泡的内侧时，可作为进入上鼻道的方便入口。实际上,上鼻甲经常可通过此松解切口看到。

钩突可通过反咬钳切除。尽管这一术式可在保留钩突的情况下进行,但是完整的钩突可能阻碍切除筛泡,因此钩突切除有助于此术式顺利进行。在切除钩突后通常可以显露上颌窦自然开口。如果上颌窦没有炎性疾病,上颌窦口无须扩大。

切除筛泡。使用探针或刮匙经筛泡内侧的引流通道进入其内,将气房向前外侧翻起,暴露筛泡后间隙(图15-2)。然后使用咬切钳或吸切器来切除筛泡。筛泡切除的外侧界是眶内侧壁。筛泡上部通常保留,除非计划开放额隐窝。

切除钩突和筛泡之后,前组筛窦开放完成,显露出中鼻甲基板,它分隔开前组筛窦、中鼻道与后组筛窦、上鼻道。仔细地切除中鼻甲基板,进入上鼻道和蝶筛隐窝,蝶窦自然开口位于蝶筛隐窝内。

如果预先做好基板的松解切口,那么该切口是中鼻甲基板切除的良好起始位置(图15-3)。使用咬切钳或吸切器来切除中鼻甲基板(图15-4)。需要强调的是,中鼻甲基板内侧的大部分均需要切除,切除的面积足够大才能保证充分显露上鼻甲和蝶筛隐窝(图15-5)。

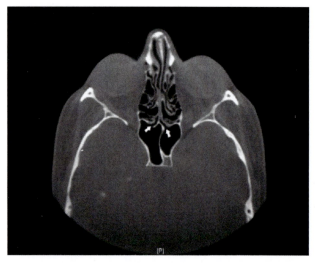

图15-1 轴位CT扫描易于显示蝶窦开口(箭头)。注意在CT上蝶窦开口与鼻中隔的相对位置,这有助于术中定位

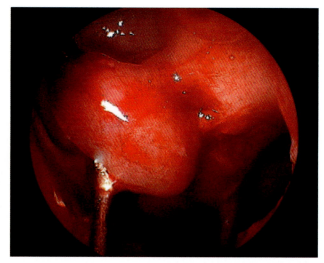

图15-2 筛泡切除时,将刮匙置于筛泡后间隙,将左侧筛泡向前拉。筛泡切除后会显露左侧中鼻甲基板

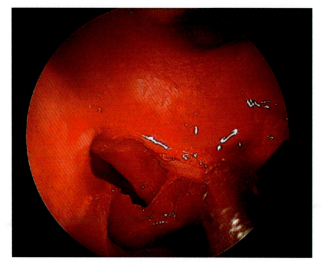

图15-3 沿左侧中鼻甲基板内侧做垂直切口以显露上鼻道,可经此切口看到左侧上鼻甲

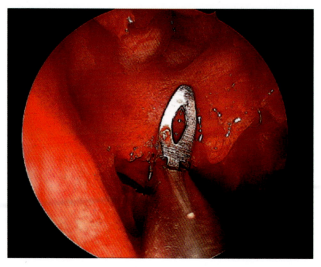

图15-4 基板切口作为起点,使用咬切钳对基板进行切除

充分切除中鼻甲基板可为内镜下视野提供4个重要的解剖标志：

1. **上鼻道** 是中鼻甲基板和上鼻甲基板之间的空间。上鼻道通过中鼻甲和上鼻甲之间的裂隙朝向内侧引流至鼻腔后部。

2. **后组筛窦** 外侧界为眶内壁，上界为筛窦颅底，内侧界为上鼻甲。如果想最大化地开放蝶窦，后组筛窦切除是经筛窦入路蝶窦开放术的重要部分。

3. **上鼻甲** 是后组筛窦的内侧界，也是蝶筛隐窝的外侧界。作为一个关键的解剖标志，在进入上鼻道时必须立刻辨认上鼻甲，并仔细操作，尽最大可能地减少对鼻甲黏膜和骨质的损伤。

4. **蝶筛隐窝** 上鼻甲是其外侧界，鼻中隔是其内侧界。蝶窦自然开口引流至蝶筛隐窝，与上鼻道和鼻腔后部相连通。

确认了这些重要的解剖标志后，手术从前组筛窦（中鼻甲的外侧）"跨越"上鼻甲进入到蝶筛隐窝（上鼻甲的内侧）。这步手术的目的是辨认蝶筛隐窝内的蝶窦自然口（图15-6）。直视下看到蝶窦自然口优于盲目探查，可通过Freer剥离子或Frazier吸引器辅助向外侧轻轻推移上鼻甲。辨认上鼻甲上方的颅底附着缘，注意避免过度用力向外推移上鼻甲，意外造成颅底薄弱处骨折，导致脑脊液漏。

如果内镜下无法直视看到蝶窦自然开口，可通过相关解剖标志的定位辅助判断其位置。第一，自然口与鼻中隔的相对位置可通过蝶窦层面的轴位CT判断。大部分偏内侧的自然开口可通过轻微推移上鼻甲显露，但是偏外侧的自然开口可能需要切开上鼻甲或切除上鼻甲的下1/3才能显露。第二，蝶筛隐窝内的自然口与后鼻孔的相对垂直高度是可预测的。典型的自然口位于骨性后鼻孔上方10～15mm。第三，上颌窦的顶壁也可以帮助定位蝶窦开口。尸头解剖已经验证，上颌窦顶壁的高度比筛板和蝶平台高度都低。因此，在上颌窦顶壁平面及以下的位置探查蝶筛隐窝是安全的，损伤筛窦或蝶窦处颅底的风险很小。此外，也可以通过术中导航系统辅助辨认蝶窦自然口。

一旦蝶窦自然口辨认清楚，通常可使用细的吸引器或直探针插入，扩大蝶窦自然口，行蝶窦开放术。对狭窄的窦口必须进行精细的操作和处理。避免使用不可控力量将手术器械插入蝶窦，否则可能导致颅底、颈内动脉或视神经的损伤。狭窄的蝶窦自然开口可通过J形刮匙或球囊导管扩大。进一步扩大可通过蝶窦"蘑菇头"咬切钳实现，它是蝶窦开放手术中多方向去除骨质和黏膜的理想器械。Kerrison咬骨钳是良好的替代器械。向下扩大蝶窦口时应注意不要损伤蝶腭动脉的鼻后中隔支，其横向跨过蝶窦

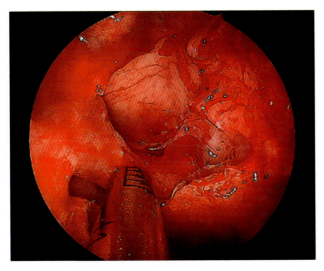

图15-5 切除基板后即可窥见左侧上鼻甲（吸引器头所示）。上鼻甲外侧为后组筛窦气房。上鼻甲内侧为蝶筛隐窝，蝶窦引流至此

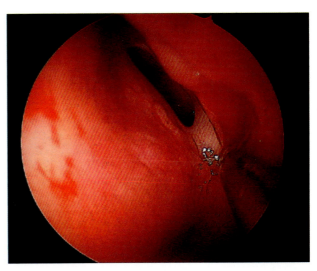

图15-6 从前组筛窦（中鼻甲外侧）"跨越"至蝶筛隐窝（上鼻甲内侧）后，可见蝶窦开口位于鼻中隔与上鼻甲之间

前壁喙突。损伤此动脉时，需要用单极或带吸引的双极电凝止血。

一旦蝶窦开放术已经达到蝶筛隐窝所及的最大程度，术者必须决定是否继续向外扩大开放蝶窦。如果蝶筛隐窝足够宽，且不需要从蝶窦腔内去除病变组织，局限于蝶筛隐窝的蝶窦开放术就足够了。但是，如果需要进入蝶窦外侧部分，或从蝶窦腔内去除肿瘤、真菌球或息肉等，应向外侧继续扩大开放蝶窦至后组筛窦。

上鼻甲是蝶筛隐窝与后组筛窦间的分隔结构，为解除蝶筛隐窝限制并向外侧扩大开放蝶窦，必须切除一部分上鼻甲。必须锐性切除其下半部分，并尽量保留上鼻甲。过度切除上鼻甲不仅可能损伤颅底，而且会破坏集中分布于上鼻甲上半部分的嗅觉上皮。通常来说，使用咬切钳在蝶窦自然开口及以下平面切除上鼻甲是安全的，不会有严重并发症。

切除上鼻甲之后，去除最后筛房和蝶窦之间的骨性间隔，可以继续向外扩大开放蝶窦。蝶窦开放的最大限度是外侧切除至眶内侧壁，上方至蝶骨平台（图15-7）。也可根据手术需要，行中等程度的蝶窦开放术。在手术结束时，不需要填塞蝶窦腔或鼻腔。

八、术后处置

大部分因慢性鼻-鼻窦炎行非复杂性内镜经筛窦入路蝶窦开放术的患者可在手术当天出院。蝶窦肿瘤患者若切除范围广泛住院时间可稍长。术者可根据需要使用术后抗生素和（或）口服激素。从术后第1天开始，每日2次高流量生理盐水冲洗鼻腔。大量的冲洗有助于清理手术区域残留的分泌物和结痂。患者1周后回门诊用内镜复查，必要时行鼻腔清理以保障蝶窦的通畅。再过2~3周后进行第2次复查，后续复查随访是十分必要的，以确保蝶窦开放术后顺利愈合。

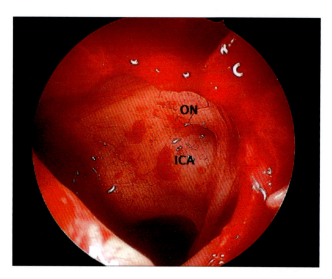

图15-7 切除上鼻甲下部后，向外侧扩大开放蝶窦至后组筛窦，由此达到充分开放蝶窦的目的（ICA. 颈内动脉；ON. 视神经）

九、并发症

蝶窦开放术的并发症很少见，但是有重要的临床意义。颅底损伤及脑脊液漏可发生在筛板（上鼻甲附着处）、筛窦或蝶窦的顶壁。误伤蝶窦外侧壁可导致颈内动脉或视神经损伤，尤其是当少数患者的骨管有先天性骨质缺失时。在有巨大Onodi气房的患者中，视神经和颈内动脉可能暴露于后组筛窦中，因此可能在蝶窦开放之前受到损伤。总体来说，术前仔细阅读CT片和术中轻柔操作手术器械可降低重大并发症发生的概率。

十、结果

经过仔细的手术操作和精心的术后治疗，慢性蝶窦炎患者在术后3~6周应获得一个宽敞、愈合良好的蝶窦腔。因切除肿瘤而去除蝶窦黏膜的患者需要更长的愈合时间来进行蝶窦腔的再上皮化。蝶窦的术后观察和随访可在门诊使用硬质内镜或纤维内镜进行。

✅ 精要

- 在手术开始时，中鼻甲基板上的松解切口有助于向内移位中鼻甲，并为进入上鼻道提供一个安全的入口，以便切除后组筛窦和蝶窦。
- 上鼻甲是辨认蝶窦自然开口的重要解剖标志。在进行上鼻道和蝶筛隐窝手术前应首先辨认它，并轻柔操作，避免不必要的损伤和处理。
- 如果蝶筛隐窝足够宽阔，蝶窦开放术可在蝶筛隐窝的区域内进行操作，保留上鼻甲。
- 如须进行最大化显露，蝶窦开放范围可以达到内侧鼻中隔、外侧眶内壁和上方蝶骨平台。

✅ 教训

- Onodi气房在开始手术前必须仔细辨认。当存在巨大Onodi气房时，视神经和（或）颈内动脉在后组筛窦内存在着被损伤的风险。
- 在向下开放蝶窦时，应注意避免损伤蝶腭动脉的鼻后中隔支穿过蝶窦前壁喙突的部分。
- 小心地进入蝶窦腔至关重要。暴力插入器械可能损伤视神经、颈内动脉或者颅底。

✅ 所需器械

- 0°硬质鼻内镜
- 直头和45° Weil-Blakesley咬切钳，成人和儿童型号
- J形刮匙
- 蝶窦蘑菇头钳
- Kerrison 咬骨钳
- 吸切器（可选）
- 计算机辅助立体定向导航系统（可选）

（吕　威　译）

推荐阅读

Bolger WE, Keyes AS, Lanza DC. Use of the superior meatus and superior turbinate in the endoscopic approach to the sphenoid sinus. Otolaryngol Head Neck Surg 1999;120（3）:308－313.

Orlandi RR, Lanza DC, Bolger WE, et al. The forgotten turbinate: the role of the superior turbinate in endoscopic sinus surgery. Am J Rhinol 1999;13（4）:251－259.

Say P, Leopold D, Cochran G, et al. Resection of the inferior superior turbinate: does it affect olfactory ability or contain olfactory neuronal tissue? Am J Rhinol 2004;18（3）:157－160.

Harvey RJ, Shelton W, Timperley D, et al. Using fxed anatomical landmarks in endoscopic skull base surgery. Am J Rhinol Allergy 2010;24（4）:301－305.

Hidir Y, Battal B, Durmaz A, et al. Optimum height from the roof of the choana for seeking the sphenoid ostium. J Craniofac Surg 2011;22（3）:1077－1079.

Getz AE, Hwang PH. Basal lamella relaxing incision improves endoscopic middle meatal access. Int Forum Allergy Rhinol 2013;3（3）:231－235.

第16章 鼻中隔部分切除术和蝶窦开放术
Partial Septectomy and Sphenoidotomies

Richard J. Harvey

一、引言

内镜经鼻到达蝶窦是处理多种炎性及肿瘤性病变的一种常见操作。本章将讨论笔者在手术中所使用的三种不同的扩大蝶窦入路。本章重点介绍的是扩大蝶窦入路的手术技术，即显露蝶窦外侧壁之间整个蝶窦腔的宽度。由于本章内容是关于手术步骤而非病变，因此将仅探讨对于建立通向蝶窦通道而言，病史、查体及检查中的关键部分。通过经蝶入路处理鼻窦炎症、垂体及颅底疾病的种类非常广泛，笔者将讨论各入路的细微差别，以便在处理某些颅底病变时将重建作为入路的一部分。

二、病史

术前基本的病史须关注影响恢复、重建及手术加重已有病症可能性的因素。炎性呼吸道疾病如鼻炎及哮喘，容易引发明显的术后炎症反应。手术是一种主要的炎性触发因素，应考虑围术期使用糖皮质激素以确保黏膜在术后恢复良好。吸烟及其他形式的吸烟会对黏膜恢复造成不利影响。当采用经鼻入路处理非鼻窦病变（如垂体及颅内病变）时，患者术前、术后均须戒烟6周。

应评估患者身体的灵巧性及执行术后护理任务（如鼻腔冲洗）的能力。切除蝶骨斜坡区肿瘤的广泛操作会导致大量干痂形成。使用大容量正压冲洗装置（如塑料挤瓶）所需的手部力量是良好恢复的关键。其他替代装置如冲洗壶需要头颈部灵活转动。无法完成上述操作的患者需向他们提供动力冲洗装置。

如果须行硬膜内手术，既往的鼻中隔、鼻甲及蝶窦手术史对于确定可行的重建方式非常重要。既往单侧蝶窦扩大开放手术可能已经牺牲了同侧中隔动脉的分支。既往蝶腭动脉的阻断将影响鼻中隔黏膜瓣根蒂的上游血供，既往鼻甲手术会导致下鼻甲黏膜瓣无法使用。虽然既往的鼻中隔成形术或鼻中隔重建不影响制备鼻中隔黏膜瓣，特别是之前的手术医生能在正确的骨膜下层面操作，但当黏膜瓣无法成功翻起时最好能有备用方法。既往放射治疗通常会延缓愈合，使用带血管蒂的瓣将更加重要。

明确患者是否已患有嗅觉障碍至关重要。几乎所有接受双侧蝶窦扩大入路的患者都将会暂时失去嗅觉。将上鼻甲下半部分切除可能损伤嗅觉，而经蝶骨平台入路中将上鼻甲近全切除对于嗅觉的损伤更大。临床研究显示，暂时失嗅后患者能够恢复嗅觉，这与术后炎性改变有关，而非嗅黏膜的明显减少。然而，须告知患者这种现象，而已经存在嗅觉障碍的患者最好选择其他入路，以免嗅功能进一步恶化。

蝶骨平台脑膜瘤是一个很好的例子。如果采用经鼻入路患者能够获得很好的疗效，但会出现严重的嗅觉减退或失嗅，那么眶上锁孔入路可能会是更优的选择。

三、体格检查

术前内镜检查可发现鼻中隔偏曲，这有利于制订手术计划。在笔者所在单位，大多数鼻中隔偏曲在行蝶窦开放术时一并校正，这样有助于确保术后通路良好，便于早期创面护理，也便于长期对术腔进行观察。鼻中隔黏膜瓣通常比较容易从凸面获取。鼻中隔棘突可能会影响同侧鼻中隔黏膜瓣的获取，并常因为在掀起过程中的撕裂而限制了黏膜瓣的大小。存在泡状中鼻甲时使用同侧经筛入路更易操作，或将其切除后行经鼻腔入路。寻找既往鼻中隔、鼻窦或鼻甲手术的证据。必须排除鼻腔、鼻窦伴发的其他病变。

四、适应证

- 鼻窦炎性病变：既往局限性单侧手术失败后的挽救手术，以及为了局部护理和鼻窦长期的恢复提供最佳的术腔。双侧蝶窦入路联合鼻中隔切除术，等同于额窦的Draf Ⅲ型手术，采用双侧入路确保通道长期开放和通畅（图16-1A）。
- 垂体肿瘤：这是最常见的适应证。笔者所在单位已经不再使用单侧鼻腔入路切除垂体病变。虽然单侧的单鼻孔入路可用于处理某些垂体腺瘤，但它的局限性很大，并且限制了任何扩大化操作（图16-1B）。
- 颅底病变：提供蝶旁解剖结构的广泛暴露是进一步扩大化入路（经蝶骨平台、经斜坡、岩上入路）的基础（图16-1C）。
- 脑膜脑膨出及外侧脑脊液（cerebrospinal fluid，CSF）漏：位置过于靠外时通常需要扩大入路±经上颌窦（翼突）入路（图16-1D）。

五、禁忌证

手术入路的基本原则至关重要。如果手术入路需要穿过重要神经或血管结构的轴线，应考虑选择其他入路。例如，位于颈内动脉（internal carotid，ICA）分叉外侧的肿瘤应选择前外侧开颅术（眶上入路、眶颧入路或翼点入路）。同样，对于视神经外侧及外上侧的病变，应采用其他手术入路。

活动性鼻窦炎是使用该技术处理颅底病变的相对禁忌证。对于病变伴有细菌定植的病例，应给予术前抗生素治疗。当结节病、韦格纳肉芽肿及淀粉样变导致局部黏膜严重受累时，需要考虑其他入路。

此外，极少数局部解剖变异也属于禁忌证。大多数蝶窦气化及蝶窦间隔变异可以通过手术处理。但当解剖变异或肢端肥大症导致动脉扩张形成中线ICA时，难以采用此入路。ICA异常分支也可能需要考虑其他手术入路。

六、术前计划

平扫CT及钆增强MRI都非常有用。CT有助于确定手术标志、泡状鼻甲、鞍前型蝶窦气化（图16-2），以及可能限制充分暴露术野的Onodi气房。MRI可用于评估病变与ICA的关系，ICA位置，以及肿瘤与蝶鞍、海绵窦和视神经的位置关系。

ICA发育异常或扩张的患者应考虑行正规的血管造影。术前球囊栓塞试验的价值有限，应在考虑牺牲颈动脉及建立旁路时进行该检查，而不仅仅因为存在颈动脉出血的风险。

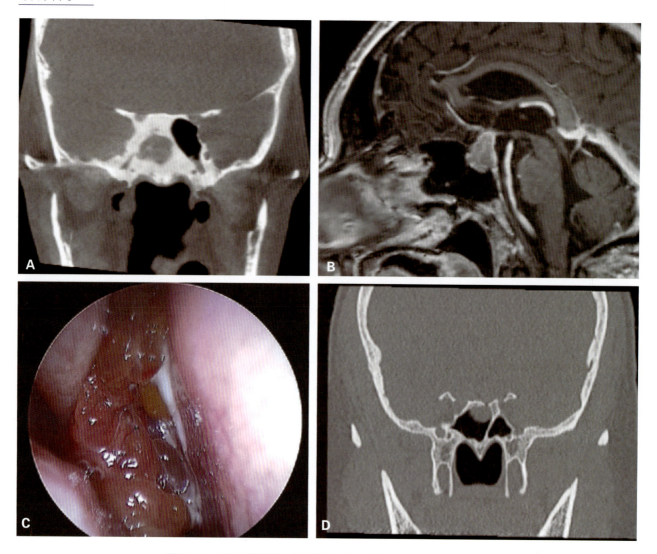

图16-1 须通过双侧入路及鼻中隔切除术处理的典型蝶窦病变
A. 广泛的真菌球，由于骨质显著增厚使术后通路难以保持通畅。B. 垂体腺瘤。C. 良性肿瘤如蝶窦内翻性乳头状瘤。D. 外伤后蝶窦顶壁脑膜脑膨出

内镜手术依赖于设备。没有合适的磨钻及双极电凝则无法进行蝶窦手术。蝶窦手术所必需的器械将在"所需器械"的段落中介绍。

七、手术技术

（一）准备（静脉诱导全身麻醉）

1.浸有1%罗哌卡因+1：2000肾上腺素的0.5英寸×3英寸棉片。

（1）将10片棉片浸泡于10ml溶液中。

（2）气管插管后即向每侧鼻腔内各填入3片棉片。

（3）其余棉片备于硬膜外入路手术中使用。

2.取出棉片，准备好内镜后立即注射1%罗哌卡因及1：100 000肾上腺素混合溶液。

（1）将9ml 1%罗哌卡因和1ml 1：10 000肾上腺素配制成10ml溶液。

（2）用10ml注射器及22-g腰椎穿刺针注射6~8ml溶液。

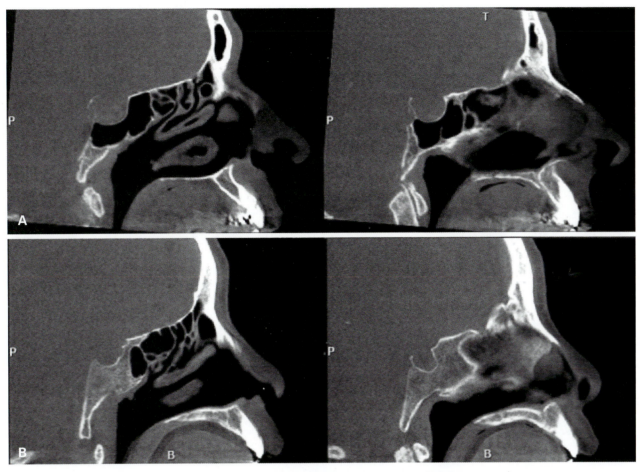

图16-2 制订手术方案时蝶窦的气化程度非常重要

A.鞍后型蝶窦易于确定蝶窦及鞍区的解剖；B.相反，甲介型蝶窦因窦腔较小并且缺乏标志，须用电钻磨除骨质抵达鞍区

将穿刺针远端6mm弯折45°，斜面向上以便于注射。其柄是卡口连接便于手持。

（3）首先从鼻腔后部及下部开始注射，避免血液流至术野。

（4）注射部位：蝶嘴、后鼻孔下缘、鼻中隔、鼻底及中鼻甲根部。

3.注射后在内镜控制下重新填入棉片并完成术区准备，即电动吸切器、双极电凝，确认设备正常使用，以及确认所需器械——尽可能多花时间。

4.待注射药物的全身作用消失后开始手术。通常是当心率低于70次/分而不是测量平均动脉压。

（二）初始经鼻入路

1.仔细探查上鼻道，于上、中鼻甲连接处上方做骨折外移。在此处骨折能够确保移位发生在力学上的重要部位，这样做比随意外移中鼻甲要好，也有利于避免前部出血。

2.切除上鼻甲下半或8mm，如有必要，切除最上鼻甲。

3.蝶窦自然口位于上鼻甲的后方。窦口不会出现在上鼻甲的"外侧"。此位置关系曾有错误报道，已有一些文章正确论述了其关系。上鼻甲是筛骨的一部分，因此在胚胎学上与蝶骨分离，并位于其前方。

4.将小刮匙放入蝶窦自然口内，向下用力将蝶窦自然口向下扩展到可以放入Kerrison咬骨钳。

5.将蝶窦开口向外侧扩大。这有悖于"传统"神经外科培训时强调的所有步骤都应聚焦于中线入路。如果准确定位蝶窦自然口，去除骨质最为理想的方向是向外或外下。内侧只有厚厚的蝶嵴和蝶嘴。窦口位于蝶窦前壁上1/3与下2/3交界处，因此向上能够去除的蝶窦前壁比较少。

6. 此时不要直接向下扩大蝶窦开口，除非决定要制作鼻中隔黏膜瓣。

（三）包括经筛窦入路时的选择（尤其对于经斜坡手术）以下情况采用经筛窦入路

1. 为行经斜坡入路或鼻咽手术，须将鼻中隔黏膜瓣转移放入上颌窦内。
2. 需要清楚地明确眶轴以辨别方向。
3. 病变完全占据蝶窦腔，局部标志缺失。识别眶底是安全进入蝶窦的可靠向导。

（四）在入路中制备鼻中隔黏膜瓣（图16-3）

1. 使用中等长度的针状单极（Megadyne E-Z Clean 0016AM, Draper, UH, USA）。功率设置为电切12W及电凝12W（Force FX 8CS, Valleylab, Boulder, CO, USA），切开黏膜瓣。

2. 在后鼻孔、腭骨垂直部蝶腭动脉下方做松解的后方切口（图16-3A）。沿着后鼻孔，将切口延续至鼻中隔，并距离其后缘2~3mm，确保切口全程深至骨面。鼻底的切口向前延伸的距离各异，向外侧可至下鼻道。然后，上方切口从蝶窦口上缘开始，（鼻中隔）上方至少保留1cm的黏膜。鼻中隔上部黏

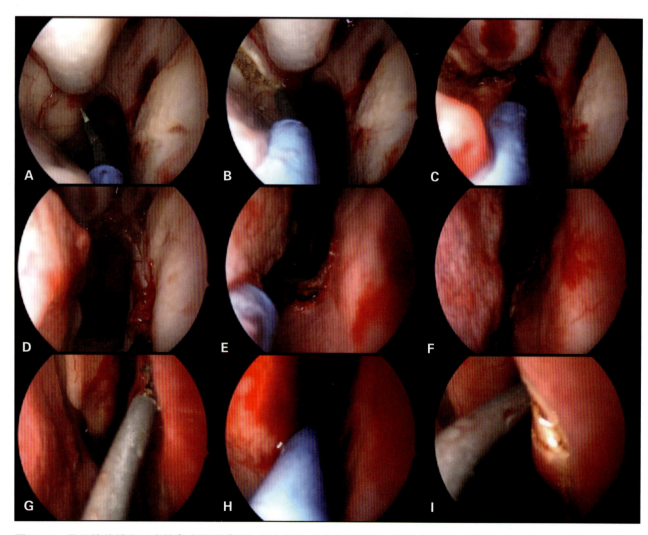

图16-3 用于简单蝶窦手术的鼻中隔黏膜瓣与扩大颅底手术中的不同。针状电极（A）做后切开或行松解切口（B），切口须经后鼻孔上方深达骨质（C），然后至距后端游离缘2~3mm处或不在骨面上（D），向鼻底移行时必须在硬腭上（E）并向前切开所需大小的鼻底黏膜（F），前界恰位于中鼻甲头端（G），与上界相连不要高过蝶窦口（H），终点不要高于中鼻甲高度的一半（I）。这样可以避免黏膜瓣内包含嗅黏膜

膜菲薄，因此不适合用于重建，同时包含有嗅上皮。

3. 除了向上，可向其他任何地方移动黏膜瓣。最后行上缘切口。将黏膜瓣保存于鼻咽或上颌窦内便于后期重建时使用。

（五）术野暴露的选择

1. 对侧通道（双手垂体手术）（图16-4）。

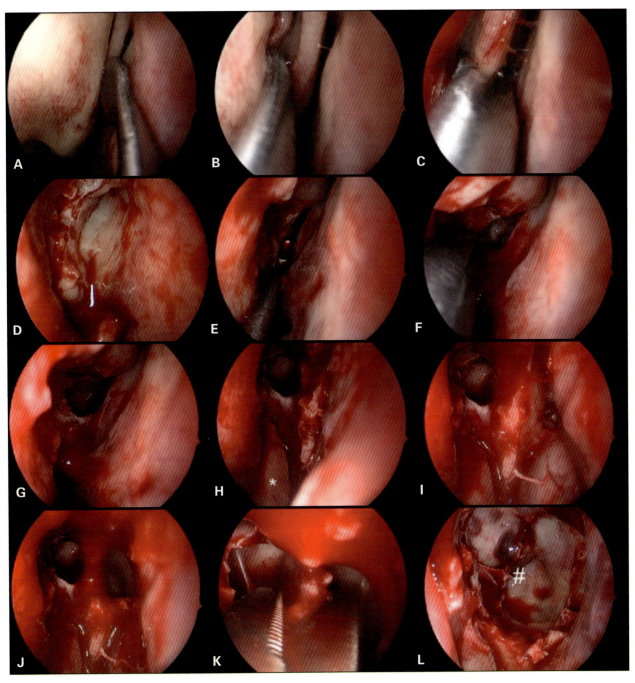

图16-4　标准的单纯垂体入路。辨别上鼻道（A）；在此位点小心骨折以松解鼻甲（B）；切除上鼻甲下半部分（C），识别并扩大蝶窦自然口（D，E）；用Kerrison咬骨钳扩大窦口（F，G）；掀起鼻中隔黏膜瓣（*）（H）；骨膜下分离至对侧蝶窦口（I）并向双侧扩大（J）；用双动剪将鼻中隔上部及蝶窦中隔从颅底处分离（K）；这样，去除中线下部（L）后可进入斜坡凹陷（#）。对侧鼻中隔仍然完整，只在窦口周围做一小开口

（1）这是单纯垂体手术最常用的入路。通过此入路，对侧黏膜几乎可以全部保留。

（2）制备鼻中隔黏膜瓣后，将蝶窦前壁前方2cm或鼻中隔后部骨质变薄区域的鼻中隔骨去除。保留对侧黏膜。

（3）将对侧黏膜从对侧蝶窦前壁向外侧剥离。

（4）同上所述进入窦口，但是在黏膜下平面。

（5）于中线两侧去除蝶骨各制作一向下的垂直隧道。

（6）用大的Mayo直剪或双动或咬切器械将蝶窦中隔气房与蝶窦顶壁分离。

（7）用大的抓钳咬除蝶嘴。这通常可整块取出但如果不行，必要时可使用电钻。

（8）向外及向上去除残余的蝶窦前壁，显露顶壁及外侧的视神经-颈动脉隐窝（opticocarotid recess, OCR）。

（9）在对侧掀起的黏膜上制作一个开口并与蝶窦自然口融合，以允许器械通过并使双侧鼻腔手术成为可能。

2.后部鼻中隔开窗适用于炎性疾病的补救手术和扩大垂体入路（图16-5）。

（1）如果通道无法满足需要，那么需要制作标准的、更为"传统"的后部鼻中隔窗。这通常适用于蝶窦病变、炎性疾病的挽救手术及扩大的鞍区手术。

（2）向上方扩大蝶窦口，从而显露蝶骨平台/蝶窦顶壁水平。

（3）将蝶窦前壁前方2cm内或后方鼻中隔骨质变薄区域的鼻中隔完全切除。在垂直方向上，去除范围从蝶窦底壁至随后可见的顶壁水平。

（4）用电动吸切器去除鼻中隔窗的部分黏膜。

（5）应该可以看到对侧上鼻甲，同上所述切除其下半部分并开放自然口。

（6）于中线两侧去除蝶骨，形成下部的垂直通道。

（7）用大的Mayo直剪或双动或咬切器械切除残余鼻中隔至上界并延续至蝶窦中隔。显露的蝶窦顶壁是重要的标志。

（8）用大的抓钳咬除蝶嘴。这通常可整块去除。如需要可使用电钻。

（9）向外侧及上方去除残余蝶窦前壁，至显露蝶窦顶壁及外侧的OCR。

（10）最终开口两侧基本对称，并在蝶窦水平上有2cm的鼻中隔软骨缺失窗。

3.鼻中隔后部切除术适用于经斜坡手术，可提供宽敞的术腔以利切除及检视（图16-6）。

（1）当处理鼻咽/蝶骨区域肿瘤、经斜坡手术或扩大经蝶骨平台手术时，可采用完全的鼻中隔后部切除术。

（2）向上方扩大蝶窦口，从而显露蝶骨平台/蝶窦顶壁层面。

（3）将大的反咬钳尽可能贴近鼻底咬除鼻中隔后缘。

（4）向前切除至所需要的理想程度。

（5）然后用2mm Kerrison咬骨钳咬至前界，在鼻中隔上做一上达蝶窦顶壁层面（现在可见）的垂直通道。

（6）用电动吸切器去除鼻中隔窗的部分黏膜。

（7）此时可看到对侧上鼻甲，按照之前的方法切除其下半部并开放自然口。

（8）于中线两侧去除蝶骨，形成下部的垂直通道。

（9）用大的Mayo直剪或双动或咬切器械切除残余鼻中隔至上界并延续至蝶窦中隔。显露的蝶窦顶壁是重要的标志。

（10）用大型咬钳切除鼻中隔及蝶骨嘴。

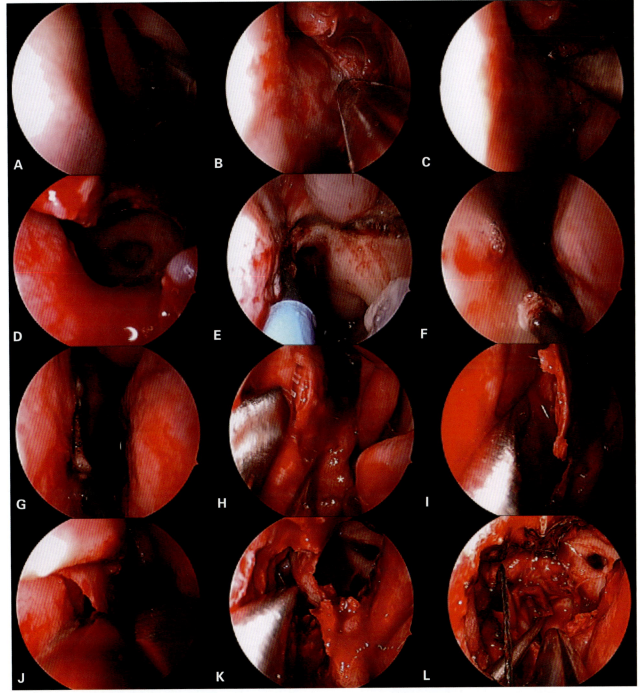

图16-5　更加传统的蝶窦及鼻中隔开窗入路。识别上鼻道（A），切除上鼻甲下半部分（B），扩大蝶窦自然口（C）及向外侧扩大至显露外侧壁（D）。鼻中隔黏膜瓣切口（E~G）及采用经黏膜或黏膜下入路分离较薄的鼻中隔前端（H）至对侧蝶窦口（I），去除鼻中隔（J）及蝶窦中隔（K），将两侧鼻中隔后部黏膜去除，形成一个真正的窗（L）

（11）继续向外侧及上方去除残余蝶窦前壁以显露蝶窦顶壁及外侧OCR。

（12）这样就完成了真正的鼻中隔后部切除术，使垂直前界下达鼻底并有利于器械通过。

（六）关闭术腔

1. 对于前两种手术选择

（1）用0.5mm硅胶覆盖鼻中隔至嗅裂内，以覆盖裸露的鼻中隔供区并防止嗅裂粘连。

鼻外科学

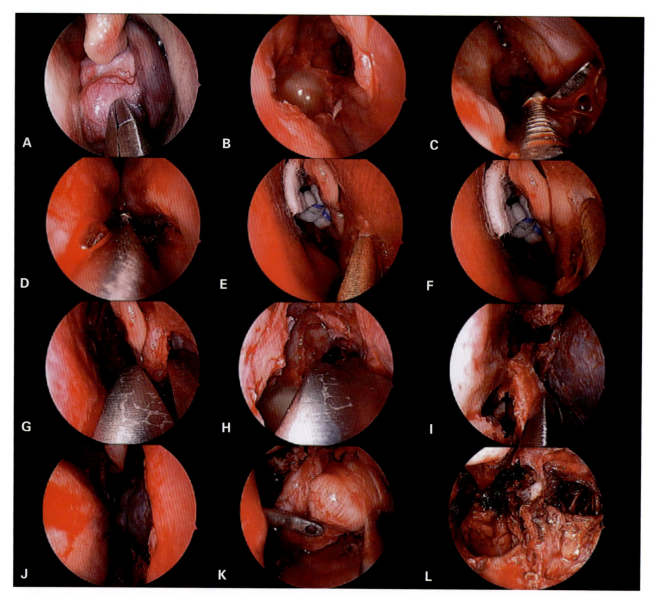

图16-6 鼻中隔后部切除术用于处理左侧巨大的青少年鼻咽血管纤维瘤（JNA）（A），经筛窦入路至对侧蝶窦（B），用大的反咬钳从鼻底咬除鼻中隔（C, D），用Kerrison咬骨钳制作鼻中隔窗前缘的切口，切透骨及软骨（E, F），用大剪刀去除鼻中隔（G），因为通过已开放的蝶窦（H）可以判断颅底高度，将鼻中隔去除（I）以显露巨大的JNA（J）并允许双手解剖（K），保留右侧中鼻甲并广泛暴露蝶窦，切除肿瘤（L）

（2）用2-0 Prolene线或4-0丝线贯穿缝合鼻中隔前部。在左侧打结以便于门诊分离右侧线环取出缝线。

（3）用鼻中隔黏膜瓣覆盖蝶窦缺损处。笔者很少将它重新放回鼻中隔上，因为鼻中隔没有黏膜瓣也可以愈合得很好，而且裸露的蝶骨有了黏膜瓣可以迅速地再黏膜化。

（4）用纳吸棉填塞蝶窦腔以固定黏膜瓣。

（5）无须使用其他敷料。

2. 对于完全的鼻中隔后部切除术

（1）用0.5mm硅胶片（美敦力，杰克逊维尔，佛罗里达州，美国）覆盖鼻中隔至嗅裂内，以覆盖裸露的鼻中隔供区并且防止嗅裂粘连。

（2）用2-0 Prolene线或4-0丝线贯穿缝合鼻中隔前部。在左侧打结以便于门诊分离右侧线环取出缝线。

（3）如果需要，将鼻中隔黏膜瓣覆盖蝶骨缺损处。

（4）放置明胶海绵支撑黏膜瓣。如果没有黏膜瓣，可使用速即纱（Surgicel）或流体明胶（Surgiflo）。

（5）简单CSF漏需要放置黏膜瓣或游离黏膜移植物和简单的可溶性蝶窦填塞物（明胶海绵、Spongostan海绵、纳吸棉）。如果是高流量渗漏，可考虑使用Foley导尿管（30ml 16号）压迫明胶海绵支撑黏膜瓣。

（6）用球囊固定明胶海绵。球囊无法给予黏膜瓣所需的均匀、直接的压力。

（7）如果没有高流量CSF漏，无须使用球囊导管，只需要硅胶片及简单的可溶性蝶窦填塞物（明胶海绵、Spongostan海绵、纳吸棉）。

八、术后处置

即使黏膜广泛缺损，扩大经蝶入路术后成功恢复的基础是鼻腔盐水冲洗。如果没有眼眶或硬脑膜缺损，那么冲洗从术后第1天或在撤除球囊后马上开始。如果重建了硬脑膜或眼眶，则从第7天开始。对于经硬脑膜手术的病例，术后7天内单纯鼻喷除了湿化干痂并无其他作用。手术后的恢复依赖于大容量正压等渗盐水冲洗。不提倡使用特殊混合溶液，如乳酸林格液、高渗或低渗溶液，因为没有临床证据表明它们与等渗溶液相比能够提供任何其他益处，而等渗溶液已被证实耐受性最佳。患者每天须进行2次冲洗。每日6次以上的强化治疗方案既无必要，也不利于患者依从。黏膜修复及黏膜纤毛功能的恢复需要6~8周，因此规律地进行鼻腔清理（代替受损的黏膜纤毛功能）比高强度2~3周的清理更有可能成功。冲洗后在鼻前庭处局部涂抹2%百多邦油膏（水溶性聚乙二醇）每日2次，可减少干痂形成及金黄色葡萄球菌定植。对于简单的手术使用10天抗生素，而对于广泛黏膜受损的复杂手术则需使用20天。笔者认为长期使用抗生素的目的在于减少细菌定植于因手术创伤而功能异常的鼻窦，而不是为了预防围术期并发症。如果重建了硬脑膜和眶筋膜，应在3周内避免擤鼻。黏膜瓣供区以0.5mm硅胶片覆盖3周。

单纯鼻窦病变的患者可以像门诊患者那样处理。对于经硬脑膜手术的患者，在住院期间撤除球囊。患者能否出院通常取决于其他因素，如内分泌治疗。通常接受经硬脑膜手术的患者须住院5~7天。在第3~4天撤除球囊后进一步观察48小时。如果首个72小时没有出现CSF，那么重建失败的可能性将非常低，一些治疗中心可能对此会持保留意见。术后5天以后脑膜炎发生风险也会显著降低。患者术后3周门诊复诊，如果需要可取出鼻腔内硅胶片。按照前述的常规，没有必要让患者提前复诊。正常情况下在术后3个月再次复诊。

九、并发症

最常见的近期并发症是出血、CSF漏（伴或不伴颅内积气）及脑膜炎。出血通常来自于向下扩大开放蝶窦时切断而未用双极电凝的中隔支，通常发生于鼻中隔黏膜瓣的对侧。使用了黏膜瓣并在早期发生CSF漏及颅内积气（<48小时）几乎都是由于技术错误引起的。建议早期再次探查修正。

中期并发症包括鼻腔干痂和嗅觉恢复迟缓。再次教导患者鼻腔冲洗技巧及门诊鼻腔清理都会有所帮助。局部使用激素也有助于黏膜和嗅觉的恢复。使用扩大入路并用鼻中隔黏膜瓣覆盖术腔后，狭窄就非常罕见了。应保持术腔在多年后仍便于检查（图16-7）。如果外侧壁有黏膜缺损并磨除了骨质，术腔自行封闭很常见，但并不代表愈合不良（图16-8）。部分封闭的术腔常可以预防无功能的"水坑"所带来的长期并发症。当蝶窦下方或下外侧的隐窝无法重新获得良好的黏膜纤毛功能时可发生这种现象。这通常表现为脓性的分泌物蓄积，但其在病理生理上并非由感染所致，而是反映了功能恢复的缺陷。如果前壁保留过高或完整,那么会导致冲洗不充分,黏膜纤毛功能将不会恢复,通过孤立的干预措施如冲洗及在门诊复查时吸引也难以纠正。在鼻腔功能自行恢复前,患者只能长期进行鼻腔清理。上颌窦也会发生相似现象。需要对患者护理和(或)鼻腔重塑进行再次宣教。

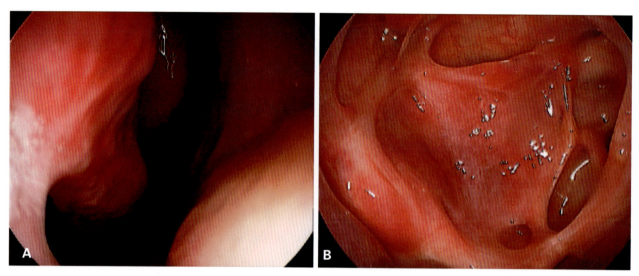

图16-7　术后3个月时从前方检查并不会有特殊发现(A),但是在后方进入蝶窦并可观察到黏膜瓣很容易(B)

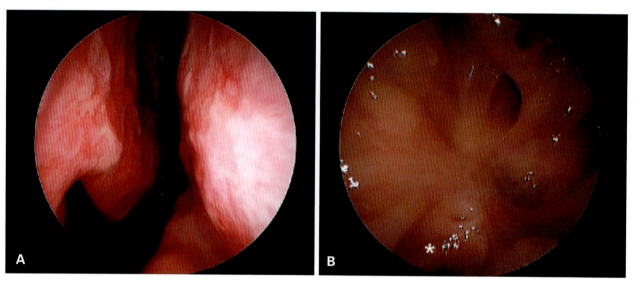

图16-8　巨大蝶斜区乳头状瘤病例,大范围磨除骨质后术腔自行封闭。尽管前部恢复正常(A),但蝶窦已无标志,存在一个凹陷(B),唯一的标志是后鼻孔(*)

十、结果

嗅觉及鼻窦功能恢复是蝶窦手术后重要的终点。用小的鼻中隔黏膜重建颅底或促进蝶窦开放术的愈合有可能增加并发症,并且存在争议。一项前期研究对98位接受蝶窦入路垂体手术及内镜鼻腔鼻窦肿瘤手术的患者进行了评估。记录患者所报告的鼻腔鼻窦结局测试(sinonasal outcome test 22,SNOT 22)和鼻症状评分(nasal symptom score,NSS)结果。记录鼻腔鼻窦功能及嗅、味觉影响的整体评分。采用气味鉴定试验40(smell identification test 40,SIT40)对垂体组患者进行客观嗅觉辨别检测。在基线和6个月后评估结果。在98例患者中，垂体病变患者40例〔（50.95±15.31）岁，47.5%为女性〕，鼻窦肿瘤患者58例〔（52.35±18.51）岁，52.5%为女性〕。NSS在术前、术后无明显差异（2.75±3.40 v 3.05±3.03，$P=0.53$）。SNOT 22评分术后明显改善（1.02±0.80 v 0.83±0.70，$P=0.046$）。基线及术后6个月客观嗅觉辨别评分相近（31.63±3.49 v 31.35±4.61，$P=0.68$）。相较于对照组，嗅觉变化无明显差异（Kendall tau-b $P=0.46$）。小心保留"嗅觉带"，对蝶窦前壁周围进行大范围修正可减少并发症，且在保留重建选择的同时不会损伤嗅觉。

✅ 精要

- 通过影像学以蝶窦间隔作为标志开放较大一侧的蝶窦。
- 从蝶窦病变的对侧开始，找到正常的手术标志。
- 如果两侧蝶窦充满病变，在受累较轻的一侧采用经筛窦入路，在颅底以下的安全平面，将眶底壁作为定位蝶窦的标识。
- 创建手术通道以便用0°内镜和直的手术器械进行操作。避免使用角度镜，因为即使视野良好，器械的灵活性、操作和进出也常会受到限制。
- 用密闭敷料（通常用0.5mm硅胶片）覆盖鼻部所有无黏膜的区域以免形成干痂，并在术后21天内形成肉芽组织。肉芽组织可以很快再上皮化，但干痂形成后上皮化会很慢。

✅ 教训

- 未能通过固定的解剖标志找到蝶窦往往会导致手术延缓及犹豫不决。
- 未能切除蝶嘴会使蝶窦内的手术变得困难及受限。
- 去除蝶窦前壁时，会离断部分蝶腭动脉的鼻中隔支。因血管痉挛，它们很少发生术中出血，但仍应用双极电凝以防术后出血。
- 避免掀起与颅底手术相似的鼻中隔黏膜瓣。这样做没有必要且会破坏嗅觉黏膜。小的不高于中鼻甲中点的黏膜瓣及鼻底黏膜已足够使用。
- 在磨除蝶窦底壁或蝶骨体时，注意位于翼管神经水平以上的斜坡旁/垂直段颈内动脉。

✅ 所需器械

- 标准的鼻内镜手术器械
- Kerrison咬骨钳：60°上翘，2 mm（Karl Storz, Tuttlingen, 德国）
- 大的Mayo剪或双动剪
- 大的反咬钳
- 电钻：5mm，15°粗金刚砂钻
- 等离子射频（ArthroCare，瑞典）

致谢

利益冲突声明：关于本章节内容，作者无利益冲突需要声明。

（严 波 李 谱 译）

推荐阅读

Bolger WE, Keyes AS, Lanza DC. Use of the superior meatus and superior turbinate in the endoscopic approach to the sphenoid sinus. Otolaryngol Head Neck Surg 1999;120（3）:308–313.

Orlandi RR, Lanza DC, Bolger WE, et al. The forgotten turbinate: the role of the superior turbinate in endoscopic sinus surgery. Am J Rhinol 1999;13（4）:251–259.

Millar DA, Orlandi RR. The sphenoid sinus natural ostium is consistently medial to the superior turbinate. Am J Rhinol 2006;20（2）:180–181.

Harvey RJ, Shelton BS, Timperley D, et al. Using fixed anatomical landmarks in endoscopic skull base surgery. Am J Rhinol Allergy 2010;24（4）:301–305.

Leight WD, Leopold DA. Sphenoid "drill-out" for chronic sphenoid rhinosinusitis. Int Forum Allergy Rhinol 2011;1（1）:64–69.

Harvey RJ, Winder M, Davidson A, et al. The olfactory strip and its preservation with a modified nasoseptal flap in endoscopic pituitary surgery maintains smell and sinonasal function. J Neurol Surg Part B, Skull Base. 2015; in press.

第17章 内镜下额窦开放术（Draf Ⅱa手术）

Endoscopic Frontal Sinusotomy（Draf 2A Procedure）

David W. Kennedy

一、引言

在慢性鼻窦炎（CRS）的手术治疗中，额窦手术仍是最难操作的。多年来，提出了许多处理额窦病变的各种方法入路，足以说明额窦手术的难度。20世纪早期，Schaeffer，Halle，Moser等首先提出了经鼻开放额窦。然而这些经鼻的额窦手术绝大部分都是在非可视的入路下操作，手术并发症多。因此，20世纪后期，额窦手术又聚焦到了外入路手术，如Riedel手术（译者注：详见本书第38章）、骨成形额窦切开术及额窦闭塞术。20世纪晚期随着内镜的问世，人们对鼻内入路处理额窦疾病和额窦黏液囊肿重新产生了兴趣。早期的入路往往合并有额隐窝的严重损伤，黏膜损失，且术后狭窄的发生率非常高。然而随着角度咬切钳、弯曲的显微剥离子等精细器械的发明，三维影像技术、手术导航和可弯曲探针的应用，使得在术中可以定位额窦的引流通道，并可通过非常精细且微创的手术方式（Draf Ⅱa）有效改善额窦的引流，且术后额窦狭窄发生率较低。Stammberger教授称这种手术方式为"剥蛋壳"。该理论认为，额隐窝处的病变、扩大的筛漏斗、筛气房或鼻丘气房阻挡了额窦的引流通道，有点类似于蛋壳置于倒置的蛋杯（额隐窝）之中。为了重新建立额窦的引流，应该以最小创伤的方式，骨折并切除扩大的气房（蛋壳），而保留有黏膜覆盖的骨质（蛋杯）（图17-1）。

额窦肿瘤手术一般需要进行额窦的广泛开放；绝大多数慢性鼻窦炎患者，即使病变涉及额窦，或广泛累及眶内或颅内的额窦囊肿，都可以通过Draf Ⅱa的手术解决（图17-2）。笔者开始提出使用内镜的方法处理黏液囊肿时，也受到了很多质疑和反对，但是远期疗效的成功证实了上述观点的正确性。须行额窦开放的慢性鼻窦炎患者往往伴有筛窦的慢性炎症，因此最好的方式是采取手术开放筛窦和额窦，而不是单纯采用球囊扩张。另外，去除炎症性骨质本身也是手术的重要目标，这对于预防持续性炎症和再度狭窄至关重要。

Draf Ⅱa的成功完成取决于术者的经验、合适的手术器械和术者对额窦引流通道三维结构的认识。这同样也需要内镜的定期随访，因为术后出现额窦口的狭窄、额窦囊肿形成也可以不表现为任何症状，且可持续15～20年。另外，鼻窦炎的其他内镜手术本身也是作为药物治疗的辅助手段，内镜随访为药物治疗的策略提供了必要的依据，如在某些病例中可能需要延长药物治疗的时间。

鼻外科学

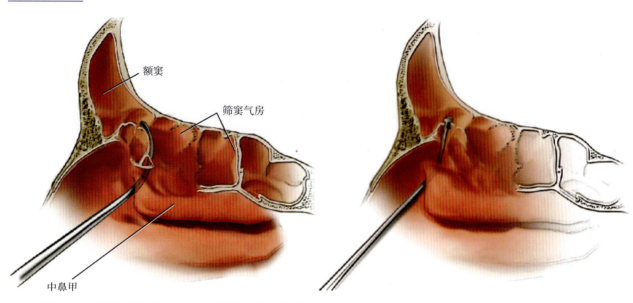

图17-1 "剥蛋壳"使用弯曲的刮匙从颅底下方骨折鼻丘气房骨质，然后使用弯曲的蘑菇钳去除气房的顶部

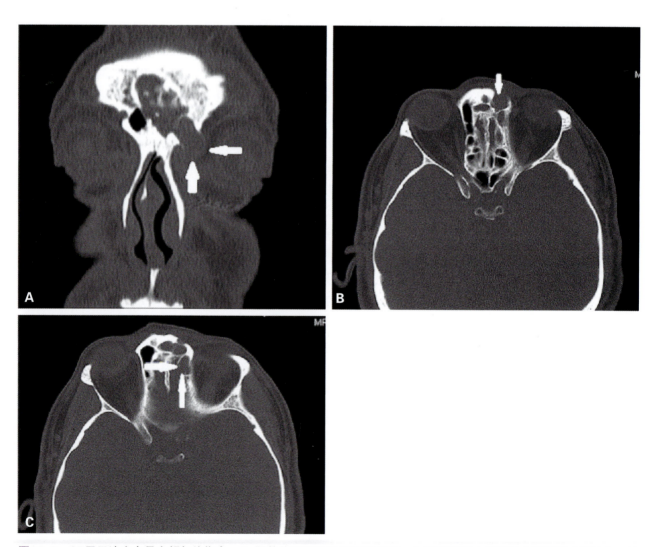

图17-2 CT显示该患者具有额部外伤史。A. 冠状位CT显示左侧额窦肿块，向下累及眶内前部及皮下组织（箭头）。轴位CT显示额窦前壁骨质破坏（B. 箭头），继发眶上黏液囊肿（C. 箭头）。上述病变已成功地在内镜下获得处理，且没有复发

二、病史

慢性鼻窦炎若累及额窦，往往表现为受累侧的前额部压力感或不适感。严重头痛不是慢性鼻窦炎的典型症状，但是在急性鼻窦炎、额窦阻塞的早期或合并有颅内并发症时，可出现严重的头痛。早期额窦阻塞会导致气压性鼻窦炎，在飞机下降或潜水过程中出现明显头痛。依笔者的经验，因天气改变而引起的头痛很可能与血管性头痛有关。额窦炎的患者也会造成前额部的水肿（Pott Puffy肿块），眼球突出，眼球移位或复视（图17-3）。尽管慢性鼻-鼻窦炎患者较少发展到颅内并发症，较为严重的急性额窦炎患者，尤其是青少年男性患者，却可能有较大的脑膜炎或其他颅内并发症风险。选择接受Draf Ⅱa手术的患者之前不一定接受过筛窦和额窦的开放手术，在许多情况下，即便患者之前接受过额窦开放术，也会残留有炎性骨质增生而形成的隔断，而细致地去除这些隔断即可以解决额窦疾病，无须更大范围的额窦开放。

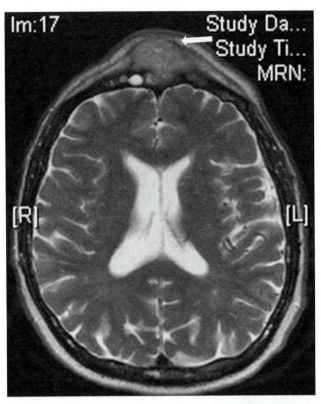

图17-3　一位Pott Puffy肿块患者（骨膜下脓肿合并骨髓炎）的轴位MRI。注意前额的水肿及额窦前壁骨质的破坏

在记录患者的病史时，应特别注意患者既往的鼻窦炎病史，是否接受过恰当的药物治疗及潜在的环境或致敏因素。任何前额不适的特征，连同诱发因素和可以缓解的治疗措施都应该被确认。针对所有的患者，除了有较为严重的或活动期的颅内并发症之外，在外科手术治疗之前都需要进行药物治疗。

三、体格检查

在对头颈部区域进行体格检查时，应检查前额是否有任何红斑或肿胀的迹象。检查眼睛是否存在眼球移位或任何眼外肌运动受限。同时应对额窦进行叩诊和触诊，并注意是否伴压痛和触痛。尤其在急性额窦炎中，可以在内侧眶上区域注意是否有压痛。尽管在额窦气化情况未知的情况下，透照检查并不能诊断额窦疾病，但在出现额窦不适症状的患侧，透亮度降低可提示需要进一步的检查。另外，当已知患者既往额窦气化良好的情况下，透亮度明显降低往往提示额窦疾病。此外，额窦透光度较好也可以排除弥漫性额窦黏膜疾病。然而，透光度好并不能排除额窦来源的症状，因为并不能除外额隐窝的炎症及额窦部分阻塞。

使用角度镜进行检查是至关重要的，可观察到是否有钩突内移阻碍额窦引流通道的情况。在伴有息肉的患者中，在邻近额窦开口的中鼻道中可以看到小息肉。在使用减充血剂之后，可以在额隐窝的位置看到脓性分泌物，也可在内镜直视下取脓液培养。有时也可以观察到占位性病变，造成中鼻甲前端附着处的内移。在内镜评估中，需要记录鼻中隔的位置，尤其是骨软骨部交界处的区域。该部位的偏曲可能需要在手术过程中进行中隔矫正术。一般情况下，在中鼻甲前端附着处可以轻松进入直径4mm的0°内镜的患者不需要接受中隔矫正术。

术前多层重建的CT检查是必要的，这也是进行术中导航的必要条件（图17-4）。尤其要注意额窦的解剖结构，额窦本身的气化程度，筛前神经血管束，颅底和眶内侧壁的结构。

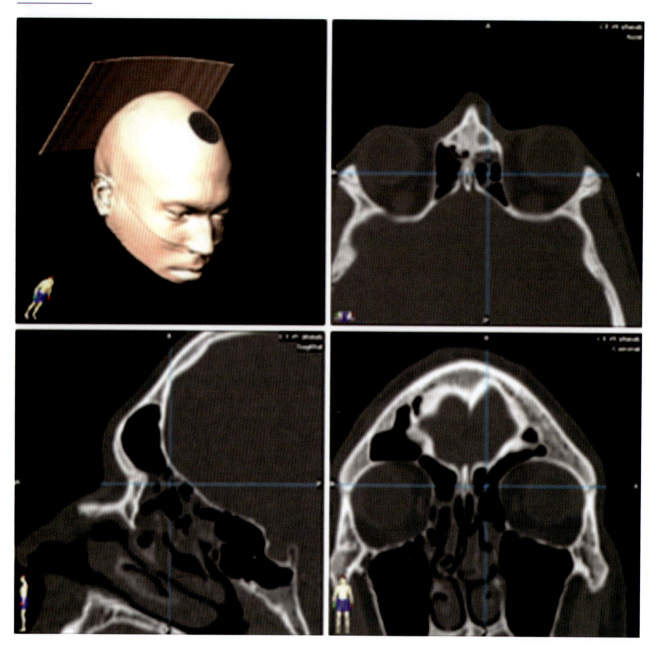

图17-4 显示使用三维重建的CT检查确定额窦引流的方法，在完全识别出引流通道之前，可能需要在多个平面中反复滚动图像观察

四、适应证

- 药物治疗无效或可能/已经出现并发症的急性额窦炎。其中，部分患者在内镜重建引流时可能需要同时进行额窦钻孔术。
- 侵及额隐窝的慢性鼻窦炎，恰当的药物治疗后，症状无明显改善。
- 额窦的黏液囊肿，侵犯或不侵犯颅内/眶内。
- 变应性真菌性鼻窦炎。即使在没有明显的额窦受累的情况下，这些患者通常需要非常彻底地切除筛窦间隔，包括额隐窝区域。
- 新生物。尽管在多数情况下，侵犯额窦的肿瘤需要扩大的额窦开放术，如中线引流术或Draf Ⅲ手术来确保侵犯额窦的肿瘤被完全切除。而在一部分病例中，也可通过Draf Ⅱa手术来去除侵犯额窦的病变。当筛窦区域的颅底手术可能导致瘢痕和额窦阻塞时，也可进行Draf Ⅱa手术。

五、禁忌证

- CT显示额窦气化不良或额隐窝极小。这两种情况下的额隐窝区域损伤更容易导致额窦口狭窄，甚至引起额窦堵塞症状。
- 额隐窝区域骨质增厚是典型的Draf Ⅱa手术禁忌证。多数病例中需要应用弯曲的吸引带冲洗钻头进行扩大额窦开放手术。
- 额窦区域手术经验有限或缺乏切削类额窦手术器械。在这种情况下，额隐窝区手术更容易发生黏膜撕脱和狭窄。此时，球囊扩张应作为潜在可行的首选方案。
- 患者术后无法返回进行足够的随访和术腔清理或医生诊室缺乏合适的额窦区域清理手术器械。
- 肿瘤附着于额窦内或颅底缺损和脑脊液漏的位置位于额窦内，多数需要范围扩大的手术入路。

六、术前计划

术前评估需要详尽的多层面CT读片。外科医生无论是通过软件多平面方式滚动观看图片，还是通过仔细评估静态多平面图像，都需要在头脑中构建出额窦引流通路及术中会遇到的毗邻气房。某些情况下，CT阅片确实帮助了外科医生判断额窦引流通路，并且明确其与中鼻甲、鼻丘、筛泡、眶上筛房及钩突的关系。并且还要注意是否存在中隔畸形，以便术前讨论鼻中隔矫正术的必要性。通过CT读片，要特别注意筛前神经血管束、颅底和眶内侧壁的位置及眶内侧壁骨质的厚度（图17-5）。术前判定额气房的存在并决定手术切除的可行性。此外，术前评估最关键的问题是明确其与额窦引流通道的关系（包括眶上筛房或鼻丘气化至额窦内）及骨质的厚度。

若有窦腔阴影区域邻近颅底骨质缺损时，还需要行磁共振（MR）检查。此时必须排除脑膜膨出或脑膜脑膨出。如果存在鼻窦或颅底肿瘤需要开放额窦时，还必须进行MR检查从而评估肿瘤向额窦方向的侵犯程度。肿瘤存在明显的额窦侵犯时，需要采取比Draf Ⅱa范围更大的额窦开放术。

若内镜下检查发现慢性鼻窦炎急性加重的证据，术前则需要使用恰当的抗生素，从而减少术中出血。同时，完美的止血是额隐窝区域内镜下手术操作成功的关键，因此需要格外注意在术前恰当时机停止使用任何可能增加出血的药物，包括处方药、非处方药及草药保健品等，术前适当停药，以确保拥有正常的凝血功能。

七、手术技术

有效止血是内镜下额隐窝区手术的关键。麻醉诱导之前，鼻腔喷羟甲唑啉。采用低血压全静脉麻醉，并且如果需要皮肤表面注册校准，则将气管导管固定在左侧口角，胶带贴附在下颌皮肤上，从而避免了上面部皮肤的扭曲变形及计算机辅助手术设备的注册困难。气管插管固定后，注册计算机辅助手术设备。手术开始时施用预防性静脉用抗生素，并且如果存在显著的息肉或哮喘，则需要静脉使用6～10mg的地塞米松。局部减充血剂采用1∶1000肾上腺素润湿的棉片，棉

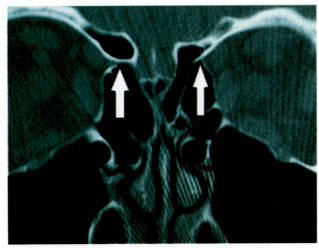

图17-5 鼻窦冠状位CT显示眶内侧壁典型的"鹰嘴"样结构，为筛前神经血管束的位置（箭头）

片置于首先要操作的鼻腔黏膜上,操作中注意避免损伤黏膜。麻醉诱导及局部止血开始起效过程中,最好在计算机辅助导航设备上重新阅片,观察解剖结构。这也可帮助外科医生确认构建的三维解剖结构是准确的,并且重新审视颅底及筛前神经血管束等重要结构。额窦引流通路变异很大,最常见的引流通道仍是位于钩突和中鼻甲内侧。当周围气房病变和扩张时,可影响引流通道,从而阻塞额窦开口。

取出棉片,鼻腔外侧壁注入1%盐酸利多卡因和1:100 000肾上腺素混合液。主要注射部位位于鼻腔外侧壁邻近中鼻甲前端附着处,同时在中鼻甲前端注射1~1.5ml的1%盐酸利多卡因和1:100 000肾上腺素混合液,使鼻腔外侧壁和中鼻甲间都变白。如果还要进行筛窦和上颌窦手术,还要在中鼻甲下部和下鼻甲根部进行注射。

然后切除钩突。笔者使用镰状刀切开钩突前端附着处,切口起始于中鼻甲附着处,然后向内、向下,使钩突半脱位,并且避免损伤下鼻甲根部。还可通过使用探针在钩突后缘将钩突向内侧移动使其半脱位,然后使用反咬钳切开后游离缘,并用切削器切除钩突。在实施额窦开放前,应认真识别眶内侧壁和颅底。通过前筛切除术可实现对重要结构的辨认,并且如果有需要还可穿过基底板扩大前筛切除范围。眶内侧壁始终作为第一个手术标志,然后沿着眶内侧壁向上确定颅底。如果颅底难以在前筛识别,那么在后筛较为容易确认,因为后筛气房更大,颅底更倾向于水平位。内镜下筛窦切除术在第13章中已有详细阐述。虽然可以在保留筛泡前壁并且不识别颅底的情况下进行额窦开放术,但额窦疾病常伴随筛泡上隐窝和眶上筛房的炎症。这些结构未能打开可能会导致炎症存在,因此仔细识别颅底是一种更好的方法(图17-6)。

从后方确定颅底之后,向前切除至额隐窝区域,感觉到骨性间隔时,并将其从颅底和眶内侧壁表面切除。向前切除时,术者需要谨记术前CT读片时判断的筛前神经血管束的位置。在解剖额隐窝之前,需要更换为45°镜,同时使用弯曲的吸引管,以及65°弯曲的吸切器。术者应该在术前CT结果中了解额窦引流的通道及相邻气房的位置。而现在术者也可以使用可弯曲探针确定额窦的位置和引流通道(图17-7)。一旦确认,将周围的骨性间隔用额窦刮匙,前后向及侧开口的额窦钳去除;当骨质较厚时,可使用长颈刮匙进行骨折(图17-8)。但当使用后者时,注意不要使用杯状钳去除骨质,因为这可能导致黏膜剥离。杯状钳只适用于将骨质骨折,然后再使用弯曲的吸切器移除黏膜边缘之后,使用可弯曲的或是额窦刮匙,或细的弯吸引器来修整骨碎片。小心去除额窦前壁至眶上筛房后壁之间的骨间隔(图

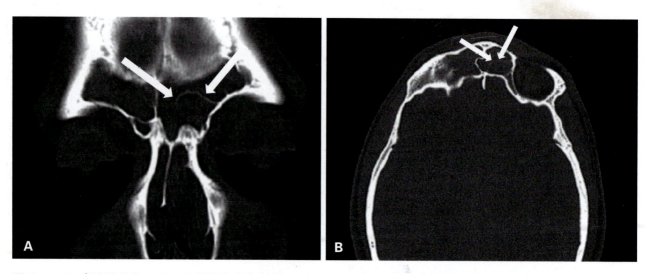

图17-6 A. 鼻窦冠状位CT显示双侧额窦内软组织影及息肉。左侧额窦内可发现骨性间隔,初看起来属于额气房(箭头)。B. 鼻窦轴位CT进一步确认左侧额窦内的骨性间隔实为左侧眶上筛房向前突入额窦内(箭头)

17-9）。最终目标是在所有气房被充分打开的情况下，在后部创建一个光滑但有黏膜覆盖的颅底。如果额窦中有脓性分泌物，则可使用小的可弯曲拭子取分泌物进行培养。导航系统可用于确认整个额窦是否已经开放，然而内镜直视的结果往往更加准确。最后可使用上翘的咬骨钳（译者注：类似于带角度的用于额窦的Kerrison咬骨钳）在额喙的前方更多地向前开放额窦。注意不要使用这一器械去除黏膜，而是用其将骨质压碎，避免黏膜的剥脱。在手术结束之前，注意要使用小的可弯曲探针、弯曲刮匙或可弯曲的吸引器将小骨片仔细取出，并最后使用0°和45°镜检查，确保没有裸露的骨质及遗留的碎骨片。如有可能，这些都应完全被去除。如果部分黏膜增厚或发现部分黏膜比正常情况下隆起，则需要将其复位，可在额窦中放入小的莫米松洗脱支架（Mini-Propel, Intersect ENT, Menlo Park, CA）。而笔者的个人经验是使用涂上莫匹罗星水溶性软膏的小膨胀海绵（Medtronic-Xomed, Jacksonville, FL）塞入中鼻道内，以避免术后早期出现任何出血，维持中鼻甲的位置。随后患者拔管并进入苏醒室。

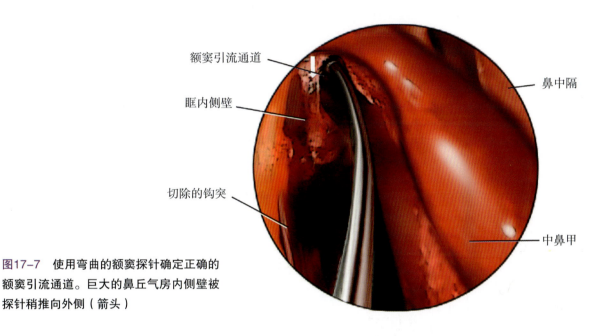

图17-7　使用弯曲的额窦探针确定正确的额窦引流通道。巨大的鼻丘气房内侧壁被探针稍推向外侧（箭头）

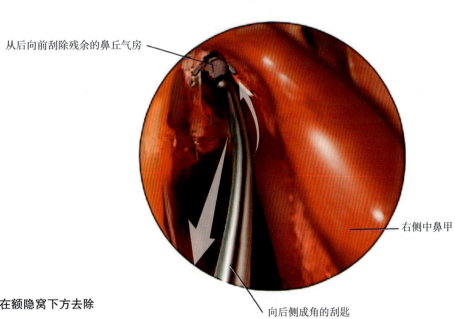

图17-8　显示使用刮匙在额隐窝下方去除骨壳（终末隐窝）

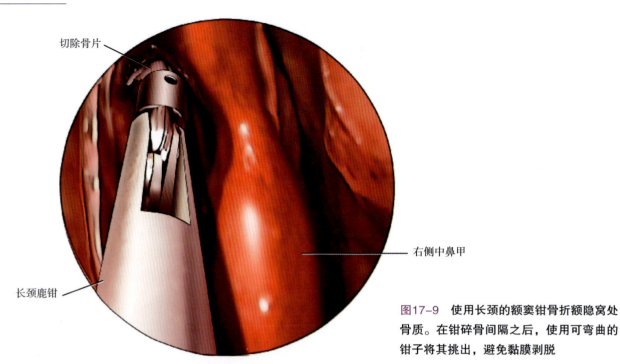

图17-9 使用长颈的额窦钳骨折额隐窝处骨质。在钳碎骨间隔之后,使用可弯曲的钳子将其挑出,避免黏膜剥脱

八、术后处置

依据笔者的经验,患者可在次日随访,去除膨胀海绵,并进行术后首次鼻内镜评估。如果额窦内出现血液或黏液,可使用小弯吸引器在30°镜或45°镜下吸引。如果出现小骨片,也需要去除。如果在术中放置莫米松支架,则应至少放置3~4周再进行处理。所有患者需要口服抗生素至少10天。然而,当出现严重的骨炎或明显的骨质裸露的情况下,抗生素的疗程可能会延长数周,同时可使用益生菌治疗。是否需要口服糖皮质激素取决于对黏膜增厚的程度,可以初始剂量20~30mg泼尼松剂量范围口服。依据鼻内镜随访的结果逐渐减少剂量。患者在术后早期应每小时使用盐水鼻腔喷雾保湿。除非术中培养发现假单

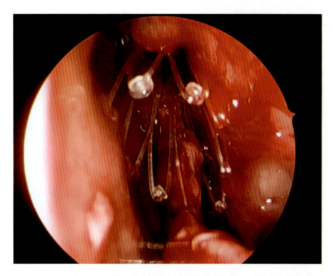

图17-10 在Draf Ⅱb术后置入激素药物洗脱支架。支架将莫米松洗脱到该区域,可在30天内减少水肿

胞菌,否则患者应经常以低剂量的克林霉素(150 mg,口服,4次/天),复方新诺明(1粒,口服,2次/天)联合一种益生菌开始口服,除非术中培养证明存在的细菌不敏感,这一联合用药将持续使用。高容量高剂量的含类固醇的鼻腔冲洗(240ml盐水,0.5mg布地奈德)通常在术后4~7天开始,在术后3~4周每周进行内镜检查,然后频率逐渐降低,直至药物治疗黏膜情况稳定。

在术后早期随访期间,可能需要在内镜下清理,因此患者在就诊前应口服麻醉/镇痛药(如盐酸羟考酮和对乙酰氨基酚片剂)。在每次随访时,用局部利多卡因/羟甲唑啉喷雾麻醉收缩鼻腔。检查额隐窝并确保引流通畅。在额窦内如果存在分泌物,则将其吸出;如果存在脓性分泌物,则再次送培养。使用咬切钳去除残留的小骨片。如果需要进行较大范围的清理,则在清理的范围内注射1%利多卡因和1∶100 000的肾上腺素溶液,使用1ml注射器,长的27G的针头弯曲到适当的角度。重要的是在诊室中要

配备足够的额窦器械来处理狭窄及骨质覆盖的残留炎症。必要时，在清创术前复查CT，以重新确定筛前神经血管束的位置和额窦解剖结构。而在炎症消退后，额窦的黏膜应该很容易看到，很少需要术后行CT检查。

如果患者术后口服了激素类药物，首先应该减量的便是此类药物，这基于患者黏膜肿厚的消退情况。当所有裸露的骨质重新上皮化，并且残留的炎症消退时，则停止抗生素治疗。此后继续使用局部激素/盐水冲洗，直到看到黏膜恢复到内镜下正常外观并保持稳定，然后用局部鼻用激素类喷雾剂缓慢替换。

九、并发症

内镜下额窦开放术最常见的术中并发症是术中出血影响了额隐窝区域视野，可使用1∶1000肾上腺素（含或不含凝血酶）进行适当的局部血管收缩，或局部使用双极或单极电凝来控制。偶尔可能发生筛前神经血管束出血。这种情况下应用双极电凝控制，除非筛前动脉远低于颅底并且出血部位既不靠近硬脑膜也不靠近眶内侧壁，在这种情况下可以使用单极吸引电凝。如果出现了筛前动脉出血，必须仔细观察眼睛是否发生眶内血肿。如果患者出现眼球突出，其进展可能非常迅速，需要立即行积极治疗，可给予高剂量静脉激素及渗透性利尿药。眼眶按摩可能会带来一些帮助；然而，如果眼压明显升高，则应立即行外眦切开松解术。速度至关重要，因为持续升高的眼压可导致视网膜动脉闭塞和永久性失明。

脑脊液漏也是一种潜在的并发症，应在术中确定是否发生。除非有任何颅内损伤或颅内出血的表现，否则手术时应处理术中的脑脊液漏，通常采用游离黏膜瓣。在这种情况下，当填充微纤维胶原来将移植物保持在适当位置时，需要注意不要阻塞额窦。如果出现颅内损伤，应在CT评估和患者情况稳定后尽快关闭颅底缺损。

其他术后并发症包括迁延性的额窦炎及额隐窝的狭窄。在绝大多数患者中，该并发症可通过术后清理和适当的药物治疗来处理。然而，重要的是患者要理解并接受其需要接受长期的鼻内镜随访和药物治疗。

十、结果

绝大多数额窦疾病可通过仔细进行Draf Ⅱa手术和仔细的术后内镜处理来治疗。如果在内镜下可看到额窦狭窄，应通过清理，或偶尔地行球囊扩张术在门诊治疗。重要的是要坚持内镜随访，因为症状复发可能需要很多年才会出现；事实上，术后黏液囊肿形成通常在术后15～20年出现。当出现额窦阻塞并且在门诊中无法处理，而患者仍无症状或症状轻微的情况下，需要作出是否需要间隔行CT检查，或进行扩大的额窦手术决定。

✅ 精要

- 在手术前理解并概念化额隐窝解剖和额窦引流通路。
- 在解剖额隐窝之前识别眶底部和颅底。
- 使用小型可弯曲探针确认额窦引流通道。
- 使用刮匙、额窦钳或通过切割吸引器械轻轻地将骨间隔从额窦引流通道剥除。
- 使用小弯吸切器去除多余的黏膜。
- 使用咬切钳将骨性间隔与颅底连接处咬除。
- 用小的可弯曲钳或刮匙从黏膜中剔除小骨片。

鼻外科学

- 确保颅底后部的黏膜和眼眶内侧壁未被破坏。
- 如果中鼻甲前部骨质已裸露或有炎症,应移除裸露的骨质。
- 必要时,可用上翘的咬骨钳向前扩大窦口。
- 须在诊室配备合适的器械以在术后随访时暴露和清理额隐窝。

✅ 教训

- 对颅底或眶内侧壁的识别不充分。
- 在未事先确定额窦引流通道的情况下对额隐窝黏膜进行探查和损伤。
- 试图去除较厚的骨质,无法用已有的器械去除这些骨(会导致黏膜创伤和骨质暴露)。
- 对气化差、骨质厚且前后径小的额窦内口进行手术。
- 尝试用镊子或稍钝的切割器械去除骨性间隔,这不会将骨碎片与周围黏膜完全分离(有黏膜剥离的风险)。
- 随访时术腔暴露较差,没有进行额窦吸引及残留骨片的去除。
- 不恰当的术后药物治疗。

✅ 所需器械

- 45°镜及70°镜
- 65°弯曲的切割吸引器
- 可弯曲的细探针
- 额窦刮匙
- 额窦咬切器械
- 上翘的咬骨钳
- 角度蘑菇头钳或Hosemann钳

(余洪猛 刘 全 译)

推荐阅读

Stammberger H. Functional Endoscopic Sinus Surgery. Philadelphia, PA: BC Decker; 1991:283-319.

Simmen D, Jones N. Manual of Endoscopic Sinus Surgery. Stuttgart, Germany: Thieme; 2005:69-87.

Chan Y, Melroy CT, Kuhn F. Endoscopic frontal sinusotomy. In: Kennedy DW, Hwang PH, eds. Rhinology: Disease of Nose, Sinuses and Skull Base. New York: Thieme; 2012:347-358.

Kennedy DW, Ramakrishnan VJ. Functional endoscopic sinus surgery; concepts, surgical indications and techniques. In: Kennedy DW, Hwang PH, eds. Rhinology: Disease of Nose Sinuses and Skull Base. New York: Thieme; 2012:306-334.

Georgalas C, Fokkens W. Approaches to the frontal sinus. In: Georgalas C, Fokkens W, eds. Rhinology and Skull Base Surgery. Stuttgart, Germany: Thieme; 2013:376-409.

第18章 扩大的额窦手术——Draf Ⅲ型术式或中线引流手术（MDP）

Extended Frontal Sinusotomy—Draf Ⅲ or Median Drainage Procedure（MDP）

Daniel B. Simmen

一、引言

鼻内镜下额隐窝开放是处理额窦病变的基本术式，目的是开放额窦并实现充分引流。虽然保留额隐窝处黏膜可以减少术后引流通道的瘢痕狭窄，但并不是对所有患者都有效。额窦尤其容易在术后出现瘢痕和狭窄，而一旦出现瘢痕和狭窄则需要行扩大的额窦手术来解决问题。

适应证的选择和术前药物治疗是手术成功的基石。术后患者的长期随访，包括必要的术腔清理及药物治疗与手术技术具有同等重要的地位。难治性额窦病变的修正性手术是额窦手术中最为困难的一类。解剖结构的改变及出现并发症的风险使得额窦手术成为鼻外科医生的一大挑战。

在过去的20年间，以鼻外进路、额窦填塞术为代表的额窦手术技术已经被扩大范围的内镜下额窦切除术，尤其是额窦中线引流手术所代替，大大减少了手术并发症。额窦中线引流手术涉及了额窦中隔切除术、额窦底及其周围位于筛板前方的骨性鼻中隔。与以往Jansen, Lothrop, Ritter, Lynch, Howarth等学者报道的经典的鼻外进路手术不同，鼻内镜中线引流手术（median drainage procedure, MDP）保留了额窦引流通道周围的骨性边界，减少了引流通道周围黏膜的环形切除，使得额窦引流通道能够保持长期的通畅。

（一）额窦中线引流手术——改良Lothrop手术/ Draf Ⅲ术式

手术包括开放额隐窝，通过切除所有的骨性间隔及额窦间隔，术者可同时获得双侧额窦最大的引流通道。为实现这一目标，术者还需要去除额窦前壁后下方的骨质，这部分额骨鼻突后部骨质也被称为"额嘴"。最后，中隔上部、中鼻甲前部也被除去以实现双侧额窦融合后的共同引流。这就是最大范围的额窦切除手术、额窦中线引流手术，也被称为MDP或Draf Ⅲ手术。

（二）改良——扩大的额窦手术

Draf Ⅱa手术包括开放眶纸板和中鼻甲间额隐窝气房（"剥蛋壳"详见第17章）。

Draf Ⅱb手术需要切除鼻腔侧壁前部、鼻丘气房及额窦口相邻中鼻甲近颅底附着处，形成宽阔的单侧额窦引流通道（图18-1A、B）。

鼻外科学

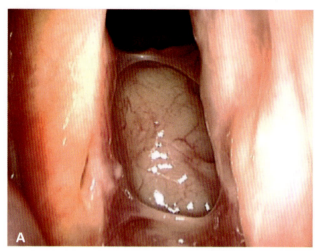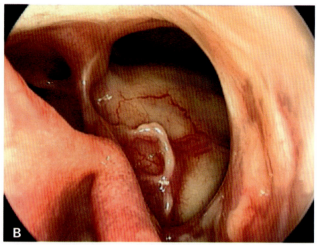

图18-1　内镜视野下Draf Ⅱb（A）和Draf Ⅲ，MDP（B），左侧鼻腔

二、病史

患者通常会有既往的鼻窦手术史，并因此导致额鼻隐窝（frontonasal recess）的堵塞。原发的慢性或是复发的急性额窦炎并不常见。为此，额窦炎的诊断需要谨慎。回顾患者病史及影像可以发现，患者先前接受错误的额窦手术的现象十分常见。例如，有些是因为紧张性头痛、偏头痛、变异性或是血管性头痛进行了额窦手术。有些则是因为原发性鼻息肉药物治疗无效进行手术并无意中损伤了额窦及隐窝黏膜引起额窦狭窄。值得注意的是，大部分原发性鼻息肉并不来源于额窦内，通常是额窦漏斗处的息肉膨胀性生长进入额窦并挤压扩大了额隐窝。嗅觉减退或丧失是病变残留的重要信号，是既往手术没有彻底清除额窦及筛窦病变的重要提示。患者飞行或潜水时出现额窦的压迫感也是病变残留的一个重要提示。如果患者出现严重的面部疼痛但没有鼻窦炎症的症状，那么对于进行扩大的额窦切除则更应谨慎。额窦病变引起的额窦及其周围的疼痛并不常见。在进行额窦手术前，需要对患者的症状、内镜检查的体征、影像学改变及药物治疗失败等情况与疾病的相关性进行充分的确认。只有当正规系统的药物治疗包括口服激素治疗无效时才建议实施鼻窦手术。

MDP对于界定前颅底肿瘤的前界具有较大帮助，同时也是鼻颅底手术在切除颅底肿瘤前暴露肿瘤、获得良好视野的重要步骤。

二、体格检查

内镜下我们可以明确患者是否已经进行了鼻窦手术及额隐窝区域是否存在持续的炎症。典型的表现为术后残余的中鼻甲向外侧偏斜瘢痕化堵塞了额窦引流通道。在慢性鼻窦炎不伴鼻息肉的患者中，引流区域可见结痂及黏脓性分泌物。最好应用45°内镜进行鼻腔检查。药物治疗后评估内镜下鼻腔的变化及适时进行影像学检查非常重要。术者需要关注鼻腔的解剖结构，同时还需要注意鼻中隔前上部偏曲的情况，通过矫正偏曲的中隔减少术中操作的难度。

有些额窦问题是在初次手术中由于不准确的额窦炎诊断而进行了非必要的额隐窝手术操作引起的。如果医生对于诊断有疑问，并且在内镜下未发现异常，那么在患者症状发作期进行内镜检查更具有价值。在大多数情况中，鼻腔没有发现任何脓性分泌物，那么诊断偏头痛或是变异性头痛则更为准确。

四、适应证

（一）MDP（Draf Ⅲ术式）的适应证

- 继发于既往手术的额隐窝狭窄闭锁。
- 功能性鼻内镜术后出现严重的骨炎。
- 严重息肉病伴有阿司匹林三联征及早期复发倾向（图18-2A～D）。
- 由于鼻外进路额筛切除而并发黏液囊肿或其他病变侵蚀骨质所造成的额隐窝外侧壁塌陷。
- 额窦的特殊疾病如肿瘤和变应性真菌性鼻窦炎。

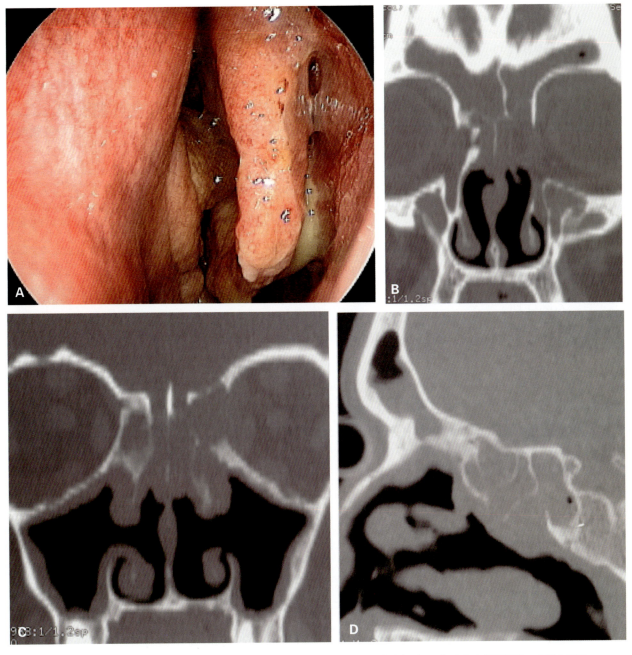

图18-2　A. 内镜视野；B～D. 鼻窦CT所见。严重的鼻息肉和骨炎病例在二次手术中需要行Draf Ⅲ/MDP

- 通过使用角度镜可以达到额窦的更外侧，操作中将内镜置于一侧鼻腔，通过中隔开窗进入另一侧额窦。
- 中线引流可提供颅底肿瘤切除时瞳孔垂线内侧范围的操作空间。

（二）患者的筛选及Draf Ⅱb术式的适应证

总体来说，很难界定哪些情况需要进行Draf Ⅱb手术，哪些情况更适合进行Draf Ⅲ手术。很多Draf Ⅲ手术应用Draf Ⅱb也很适宜，而其中最重要的就是对解剖的评估。如果额窦引流通道在冠状位和矢状位狭窄，Draf Ⅲ则是较好的选择。另外，从病理的角度考虑，最大化地开放额窦及其引流通道是手术的终极目标。在解剖条件良好、病情较轻时则首先应用Draf Ⅱb术式。

（三）Draf Ⅱb术式的适应证

病情不重并且具有理想的解剖操作条件，尤其是额窦后壁与额嘴间具有足够的空间。

（四）MDP（Draf Ⅲ术式）的禁忌证

- 如果患者既往接受了鼻外进路的手术，那么瘢痕组织可能形成外侧的狭窄腔隙，应用MDP可能无法进入这些腔隙，很可能导致术后复发。这种情况尤其容易发生在骨性支架缺失的患者。
- 如果额窦前后径小或存在明显的骨炎，那么即使能够术中开放额窦，其他因素也会导致额窦引流通道狭窄的发生。
- 双侧额窦气化不良。
- 位于瞳孔外侧的脑脊液漏。
- 注意前额部疼痛，尤其是在已经手术过的患者中，通常是由于鼻窦炎的原因。通常术后的头痛属于紧张性头痛或神经性头痛。
- 缺少手术经验或是合适的器械。

五、术前计划

在影像学检查前患者必须接受药物治疗。行药物治疗后，所有的患者均需要进行CT检查，只有个别患者需要进行进一步的MRI检查。怀疑有肿瘤的患者，通过MRI可以鉴别额窦外侧的软组织影是否为阻塞性分泌物，这对内镜下是否能够彻底切除病变影响较大。近来，CT技术的进步让复杂解剖结构变得更容易识别。影像清晰度的进步和多维角度的观察，让我们能获得更详尽的额窦解剖细节。外科医生的最终目标是在术前根据解剖结构的变异理解并制订相应的手术计划。

（一）手术解剖

厚实的额骨鼻突形成的"额嘴"限制了额窦前部的进入空间和额窦的引流通道。额窦中隔位置的变异取决于其所在的位置。与其他鼻窦相比，额窦气房大小和气化程度的变异较多。如果存在窦中隔气房和其他气化进入额窦的气房变异，额窦则会具有多个引流通道。气房可以从各个方向气化进入额窦，从前方的鼻丘气房向上进入额窦，称之为额泡气房，如果高度超过鼻中隔则形成窦内中隔气房，从额隐窝后方气化进入额窦则形成眶上筛房。矢状位额窦前后径是额嘴和额窦后壁及颅底的距离，变异较多，但却是理解手术解剖的关键（图18-3）。

手术主要的焦点就是位于冠状位后部连接额隐窝的筛板。额隐窝外侧是筛骨眶纸板、前筛气房及部分额骨眶板。

第18章 扩大的额窦手术——Draf Ⅲ型术式或中线引流手术（MDP）

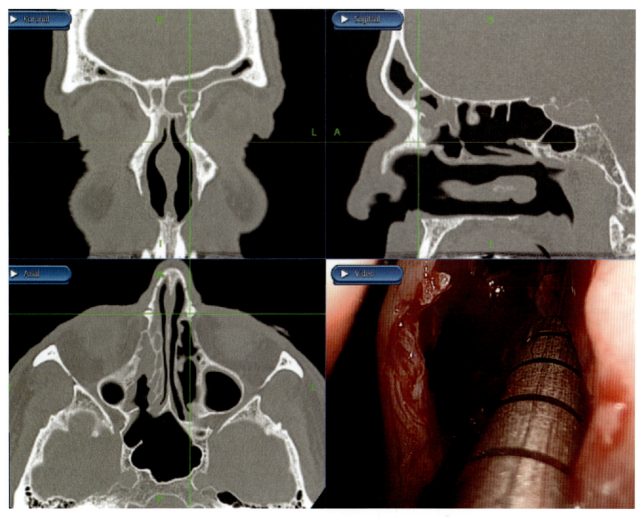

图18-3　CT导航显示手术中额隐窝区域的三维显微解剖结构

（二）实用解剖要点

● 泪小管和泪囊基底部可以帮助定位狭窄的额隐窝（图18-4）。

● 筛前动脉及其终末分支鼻前动脉可以帮助定位筛板的前界（图18-5）。

● 第一对嗅丝（first olfactory neuron）有助于定位筛板前界，但须注意其周围可能出现的硬脑膜。

● 额骨鼻突——"额嘴"，是一块安全且厚实的骨质。

● 额窦的"T"形区域（中鼻甲和鼻中隔结合的部分）位于额隐窝和筛板的前部，因此，在冠状面上切除这部分的前上结构是安全的（图18-6）。

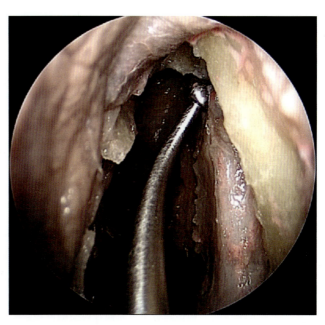

图18-4　在尸头标本中，球形探针指示的是泪嵴后方的泪囊底部（左侧）

六、手术技术

全身麻醉成功后，患者保持颈部伸展的体位，气管插管提前放置在靠近下唇和下颌的位置以给器械腾出空间。以0°镜为主进行操作。以1∶1000肾上腺素棉片放置于额隐窝及中鼻甲腋处。额窦MDP手术常规应用CT导航，并在手术开始前检查导航的精确性。

（一）为获得更好的视野及空间是否需要进行鼻中隔矫正术？

在进行手术前，确定是否须行鼻中隔矫正术或对此前的蝶筛切除术进行修正。

如果鼻中隔高位后部偏曲导致的中鼻甲腋处及颅底暴露不充分，则应行鼻中隔偏曲矫正术（图18-7A、B）。当进行鼻中隔矫正时，可将中隔的前上部骨质去除，这可加快之后的手术操作。笔者建议不切开黏骨膜，除非进行黏膜下骨切除，因为此时会因中隔开窗导致大量出血，对之后的额隐窝手术视野产生影响。进入额隐窝前需要确定：

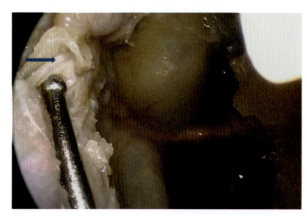

图18-5 在灌注尸头标本中，球形探针指示的是鼻前动脉（箭头）离开颅底向下进入鼻中隔黏膜（左侧）

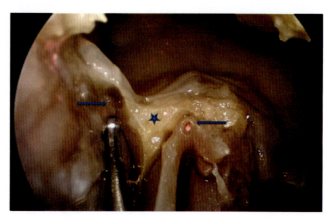

图18-6 额窦"T"形结构（星号所示）由鼻中隔垂直部及两侧额窦底构成，每侧额窦底处可见一个动脉（箭头）。球形探针指示右侧中隔黏膜内的鼻前动脉

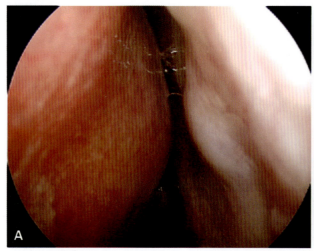

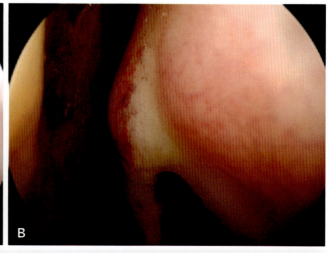

图18-7 内镜视野下可见高位鼻中隔偏曲。A.鼻中隔矫正术前。B.鼻中隔矫正术后（左侧）

（二）需要进行蝶筛切除的修正手术吗？

首要的任务是切除残余的病变，并确定能够帮助MDP术中定位的重要的颅底解剖标志。这些对术者帮助意义较大的重要解剖标志，最好在进入额隐窝区域前就能辨认。建议在大部分病例的MDP手术前就进行蝶筛窦切除。

（三）在行中线引流手术前先要确定从哪侧开始

首先选择病情较轻或是解剖结构清楚易于进入额窦的一侧鼻腔开始手术。有时，因为额隐窝区域的病情较重导致经典的内镜手术难以操作。因此，需要制作黏骨膜瓣覆盖中鼻甲胀部，游离的黏膜瓣可以保留下来，并在手术的最后覆盖于裸露的骨质上。如果有残留的鼻丘气房，最好应用蝶窦咬骨钳去除，直到暴露上颌骨额突和泪嵴（图18-8A、B）。应用金刚砂磨钻打磨骨质，确认泪囊并向上追踪至泪囊底。在完成这步操作后，就会暴露最后残留的筛窦气房并进入额隐窝。打磨这部分的骨质为进入瘢痕化的额隐窝区域提供了更宽敞的空间和良好的视野。为获得更好的解剖视野，术者也可以将黏骨膜瓣延伸，越过骨性鼻背直达鼻中隔区域，并将黏骨膜瓣推入嗅裂区。通过黏骨膜瓣的延伸及之前完成的中隔开窗，术者可以获得额窦底最佳的术腔视野（图18-9A、B）。

最好首先在病变及狭窄较轻的一侧鼻腔进行手术操作，这样可以更容易确认额窦。然后，再用同样的方法处理另一侧额窦病变。在进行额窦骨质打磨时，最重要的是要先行双侧额窦前方骨质的打磨，然后再磨除中间部分的骨质，以免损伤颅底重要的解剖结构。

（四）中线切除——额窦中隔的切除

在此区域操作非常容易损伤颅底，尤其是外侧纸板与筛板在筛前动脉汇合处。在此区域应用探针操作时切忌用力探查额隐窝。如果患者之前做过手术，或是瘢痕狭窄较重，那么额窦前壁钻孔后额窦荧光染色可帮助我们确认额隐窝。影像导航系统也可以帮助我们定位额隐窝的位置，但其精确程度经常无法完全信赖，并且导航的主要作用是帮助术者确定术中的位置。完成额隐窝定位后，就可以安全地应用蝶窦咬骨钳和吸切钻去除其中部及前部的组织和骨质。由于额嘴骨质厚实，咬骨钳切除一部分骨质后就需要应用磨钻继续打磨。为获得通畅的引流，这部分骨质的切除要远比术前预计得要多。从外侧向内侧

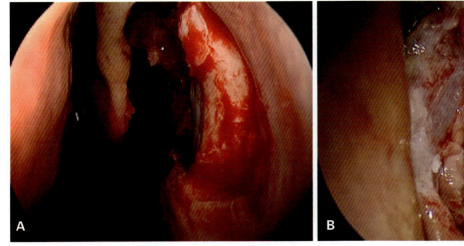

图18-8 （左侧鼻腔）内镜视野下黏骨膜瓣切除后暴露出泪嵴（A）；B. 磨除鼻腔骨质后暴露泪囊底（箭头示）及额嘴（吸引器头示）

鼻外科学

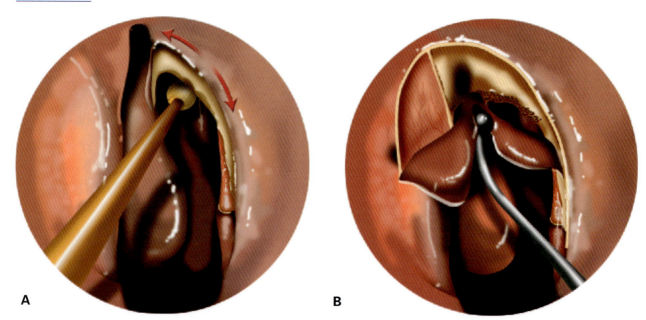

图18-9　A. 展示了磨钻的运动方向是沿着泪道向额隐窝方向打磨骨质。B. 接着，从鼻骨背面越过鼻中隔掀起黏骨膜瓣，从而暴露出需要进一步去除的骨质

去除额嘴之后就达到了额窦中隔。保持器械和磨钻位于中鼻甲附着颅底位置的前上非常重要。注意不要在没有盐水冲洗的情况进行骨质的热打磨，这会导致术后恢复不佳。不要打磨泪骨底上方的鼻腔外侧壁骨质，这也很重要，否则会发生皮肤裸露并向手术开放的额隐窝引流通道塌陷。手术的目的是设计形成一个向鼻腔引流两侧额窦的马蹄形通道。额窦中隔要尽可能地向高位去除，防止形成局部的小腔及骨性残留导致额窦引流通道狭窄。通过颅底后倾角、最前部的嗅丝或鼻前动脉的定位，使手术操作必须保持在筛板前方。MDP通过中隔高位开窗后双侧鼻腔操作处理单侧鼻腔进路无法触及的解剖区域（图18-10A～C）。

（五）鼻中隔开窗，完成手术（鼻中隔前上的高位部分切除）

中隔高位开窗宜做得较大，但是开窗的位置不能太靠近前部的中隔软骨部，否则容易造成鼻背部的塌陷。一旦切除窦中隔后，去除额嘴及形成前界的厚骨质就变得更容易且是安全的。开窗的前后及两侧径应该尽可能扩大来实现额窦引流。最后一步是通过去除由残存的额窦底向骨性中隔走行并靠近近筛板处的骨质，完成额窦引流通道的成形。额窦底及邻近的筛板加上两侧残留的中鼻甲及中间的骨性中隔形成了额窦"T"形的解剖结构。在这一区域，嗅窝从颅底发出向前走行，所以在这部分重要区域操作时注意不要进入到颅内（图18-11A～C）。

这部分手术操作时间至少需要2小时。当去除了大部分额嘴后，对于额窦更外侧的观察则变得可行。中隔开窗的优点是可以让术者通过对侧鼻腔进入器械进行操作，处理单侧鼻腔进路无法处理的病变。

最后的工作就是去除所有的骨性边界形成一个最大化的额窦切除，同时要保留引流通道后部的黏膜层来实现最佳的术后恢复过程。形成的马蹄形的额窦引流通道位于中隔开窗和中鼻甲残端的上方。裸露的骨质特别是鼻背部及额嘴的骨质由之前做好的游离黏膜瓣覆盖。

这就是最大限度的额窦切除，重要的是形成最大化的额窦开放以保证手术的成功。不需要再放入支撑物。完成宽敞的引流通道，然后叮嘱患者术后应用大量盐水冲洗鼻腔，这是减少狭窄的最好方式。支

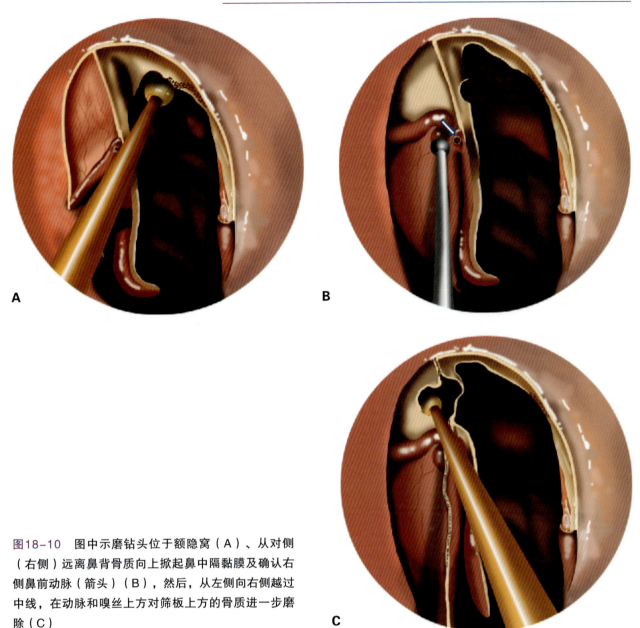

图18-10 图中示磨钻头位于额隐窝（A）、从对侧（右侧）远离鼻背骨质向上掀起鼻中隔黏膜及确认右侧鼻前动脉（箭头）（B），然后，从左侧向右侧越过中线，在动脉和嗅丝上方对筛板上方的骨质进一步磨除（C）

撑物压迫鼻腔侧壁会造成黏膜压迫性坏死，并成为微生物繁殖形成生物膜的附着处。

（六）改良——经中隔额窦切除

骨性中隔与额窦底周围结构解剖关系密切。为此，对于MDP可以选择的方式是在进行中线引流前首先完成双侧鼻腔经典的鼻中隔成形黏膜瓣术。内镜下，术者首先确认鼻背骨质再进一步向额窦底方向掀起黏膜瓣。通常，筛前动脉可作为进入额窦底的重要解剖标志。在较为严重的中隔偏曲情况下，我们建议操作前首先行后部软骨切开并切除上后部的软骨及偏曲的骨质。在额窦下方的区域，高位鼻中隔开窗就完成了。然后，中隔黏膜切除来确认中鼻甲周围结构及筛板，最后精确定位额窦底的位置。导航系统也可以在术中帮助我们进入额窦前辨认解剖标志。应用金刚砂磨切进入额窦是最安全的，在磨除骨质辨认黏膜、硬脑膜的同时可避免软组织破坏。一旦找到额窦，这种类似MDP的操作就完成了。

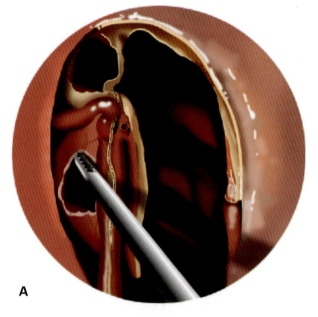

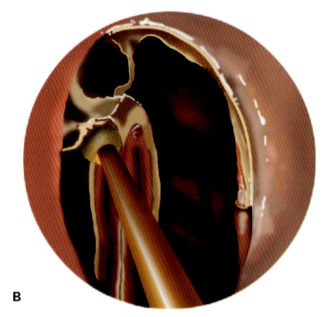

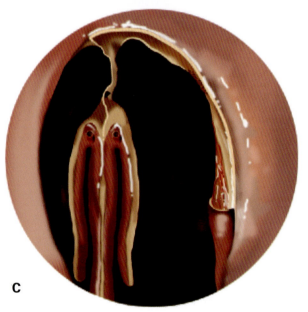

图18-11　应用吸切钻完成中隔开窗（A）并用磨钻进一步磨除中线的骨质（B），最后完成MDP（C）时，形成典型的马蹄形引流通道

（七）实用操作要点及手术技术

- 0°内镜。
- 骨膜-黏膜瓣：位于中鼻甲前方，覆于泪嵴表面，伸展至骨性鼻背。
- 查看CT中鼻丘气房的情况，应用蝶窦咬骨钳切除所见的鼻丘气房。
- 思考是否需要预先行鼻中隔成形术。
- 思考首先在哪侧鼻腔开始手术。
- 查看CT中额嘴的情况，应用磨钻予以切除。
- 查看CT确认额窦前后径，时刻做好鼻外进路的准备（签署知情同意书）。
- 慢性鼻窦炎伴骨炎CRS的病例应考虑术前及术中全身激素的治疗。
- 在手术最后，应用游离的黏膜瓣覆盖裸露的骨质。

七、术后处置

术后随访应尽量避免过多对额隐窝进行清理，同时在引流通道处放置扩张物，因为过多的清创会引发纤维化激活导致再狭窄手术失败。我们建议局部麻醉下只应用吸引器进行清理。在药物治疗过程中，全身及局部药物使用至裸露骨质上皮化非常重要。出现息肉样水肿及感染时最好应用全身激素和骨质渗透性强的抗生素进行治疗。患者随访及鼻腔清理每周1次直至黏膜恢复良好，鼻腔无裸露的骨质。局部鼻喷激素及抗生素治疗可以延长至术者感觉引流通道完全通畅时。再狭窄的进程会持续到术后1年的时间，为此，术后患者至少随访1年。

八、并发症

严重的MDP手术并发症并不常见，影像导航在很大程度上帮助术者提高了手术的精确性。眼眶和硬脑膜损伤在任何鼻窦手术操作中都可能发生。应用动力系统和磨钻时应格外小心。硬脑膜损伤并发脑脊液漏是最常见的并发症，发生率最高可达8%，显著高于常规的鼻内镜鼻窦手术。其他的并发症包括额窦再狭窄、局部粘连（8%）及嗅觉丧失（15%）。损伤筛前动脉可引发术中严重的出血，偶尔出现的眶内血肿则需要行外眦切开松解术。术后出血通常是因为高位鼻中隔切除后，鼻中隔黏膜下鼻前动脉的分支导致。

九、结果

什么是成功的MDP（Draf Ⅲ）并不容易定义。对有囊肿和肿瘤的患者，手术成功率非常高，但是在慢性鼻窦炎患者中，成功地改善患者的症状应比衡量和评价引流通道更为重要。总体而言，对于慢性鼻窦炎患者，长期的手术成功率达到约85%就已经很高了，虽然其中一部分患者即使引流开放良好但仍有症状。如果颜面部疼痛是患者的症状之一，那么术者须谨慎，因为这部分患者的手术失败率非常高。MDP术后的修正性手术比例最高可达35%。MDP术后再狭窄可出现在术后任何时间，因此需要患者进行术后的长期密切随访。

术后再狭窄的预后因素

有研究表明，过敏、哮喘和阿司匹林加重性呼吸系统疾病（阿司匹林三联征）的患者窦口堵塞率更高。慢性鼻窦炎及鼻息肉病患者相较慢性鼻窦炎不伴息肉的患者总体预后较好，尤其是那些MDP手术前就存在骨炎的患者。一些特殊病变，如纤维囊性变及Kartagener综合征是额窦再狭窄的最大风险因素。嗜酸性黏蛋白亦是在长期随访中判断预后不良的重要因素。

> **精要**
> - 术前严格的评估、治疗和计划（包括影像学评估）非常重要。
> - 告知患者在手术前后局部及全身使用药物治疗具有重要意义。
> - 解剖熟练、手术技术及合适的手术器械是必需的。
> - 手术应在病情较轻的一侧开始。
> - 尽可能地保留黏膜，特别是额窦后壁，应考虑应用黏膜瓣覆盖裸露的骨质。
> - 充分的鼻中隔前上部切除并去除额窦中隔。

鼻外科学

✅ 教训

- 只评估解剖结构问题而忽略黏膜炎症的评估。
- 留出足够的时间进行手术操作。
- 视野暴露不充分会增加硬脑膜及嗅神经的损伤风险。
- 共存疾病：哮喘、阿司匹林敏感及鼻息肉会增加手术失败的风险。
- 不充分的药物治疗会导致持续的炎症、延长愈合的时间及增加再狭窄的风险。

✅ 所需器械

- 在中线引流手术中，0°内镜、球形探针、Kuhn-Bolger额窦刮匙等是最有用的器械
- 长柄磨钻、金刚砂磨头用于额嘴骨质打磨。盐水冲洗是磨除骨质时必需的
- 电动器械，如吸切钻系统，包括带角度的吸切钻头及直的和弯的磨钻设备
- 蝶窦咬骨钳，2mm和3mm
- 影像导航系统
- 单极（适用骨质出血）和双极电凝设备

（王成硕　译）

推荐阅读

Draf W. Endonasal frontal sinus drainage. Chapter 24. In: Kountakis S, Brent S, Draf W, eds. The Frontal Sinus. Berlin- Hiedelberg, Germany: Springer; 2005:220－232.

Kountakis SE. Endoscopic modified lothrop procedure. Chapter 25. In: Kountakis S, Brent S, Draf W, eds. The Frontal Sinus. Berlin- Hiedelberg, Germany: Springer; 2005:233－241.

Simmen DB, Jones N. Frontoethmoidectomy. In: Manual of Endoscopic Sinus Surgery and its Extended Applications. Stuttgart, Germany: Thieme; 2005;5:69－87.

Wormald P-J. Extended approaches to the frontal sinus. In: Wormald P-J, ed. Endoscopic Sinus Surgery. Stuttgart, Germany: Thieme; 2008;9:115－132.

Bednarski KA, Senior BA. Advanced frontal sinus surgery techniques. In: Kennedy DW, Hwang PH, eds. Rhinology, Diseases of the Nose, Sinuses and Skull Base. New York: Thieme; 2012:359－369.

第19章　后鼻孔闭锁的治疗

Management of Choanal Atresia

Ken Kazahaya

一、引言

后鼻孔闭锁是一种相对罕见的先天性畸形，每5000～10 000例存活的婴儿中出现1例。女性发病率是男性的2倍。约50%的后鼻孔闭锁为双侧，29%为单纯骨性，71%为骨-膜混合型。

50%～70%的后鼻孔闭锁病例合并其他先天性畸形。常见的有CHARGE综合征、Apert综合征、Crouzon综合征、Treacher Collins综合征和肠旋转不良。应对后鼻孔闭锁患者评估相关的先天性疾病。

胚胎发育

妊娠第4～8周胎儿面部开始发育。在妊娠第4周，胎儿的面部出现突起。神经嵴细胞从背神经褶皱迁移从而开始鼻的发育。神经嵴细胞是面部组织的主要前体，包括骨骼、软骨和韧带。迁移沿眼周向外侧进行并跨过额鼻脊。额鼻脊的鼻部发育成双侧的鼻部基板。嗅窝的边缘形成内外侧鼻突。鼻窝是鼻突之间的中央凹陷。鼻窝加深成为前鼻孔和鼻腔。

口鼻膜将原始鼻腔的后部与咽分开。口鼻膜通常在妊娠第6周破裂形成后鼻孔。随着次腭的发生，后鼻孔移行至鼻腔和鼻咽之间。衬于鼻腔内的细胞增殖，形成上皮栓，随后吸收。

通常认为口鼻膜未破裂导致骨性后鼻孔闭锁，而膜性闭锁由上皮栓的不完全吸收引起。对于诊断为单侧或双侧后鼻孔闭锁的患者，还应检查CHARGE综合征的其他体征。

后鼻孔闭锁的另一个潜在病因与维生素A代谢相关。2003年Dupe发表的一项研究显示，在视黄醛脱氢酶基因敲除小鼠中视黄酸合成受抑制，小鼠的眼和鼻部区域出现畸形，尤其是出现后鼻孔闭锁，并且通过给予母鼠视黄酸可防止后鼻孔闭锁的发生。

二、病史

后鼻孔闭锁的症状可因婴儿出生时鼻部阻塞程度的不同而表现不一。因为新生儿必须经鼻呼吸，因此后鼻孔闭锁，尤其是双侧后鼻孔闭锁，会导致新生儿呼吸窘迫。如果婴儿出生时患有单侧后鼻孔闭锁但对侧充分通畅，则通常不需要紧急干预。有严重或完全性鼻塞的婴儿通常表现为呼吸窘迫和发绀，哭闹时可改善。口腔通气管或蒙氏奶嘴可用于维持经口呼吸。为了保持通气，有些情况下可能需要插管。如果无法经鼻腔插入吸引管或鼻饲管，也应怀疑后鼻孔闭锁。

单侧后鼻孔闭锁的患者通常在2~5岁时出现单侧鼻塞和持续性单侧鼻溢液。由于一侧鼻腔通畅，单侧后鼻孔闭锁的新生儿通常不会出现呼吸窘迫，除非对侧鼻腔变窄或因其他原因阻塞。由于持续鼻溢液，单侧后鼻孔闭锁有时被误诊为单侧鼻腔异物或慢性腺样体炎。

三、体格检查

怀疑双侧后鼻孔闭锁的患儿，应检查前部鼻腔以排除梨状孔的狭窄。患儿鼻腔通常充满分泌物，并且8F导管经鼻前庭插入无法超过35mm。可将镜子置于鼻孔下方，检查有无雾气。一缕棉絮也可以用来检查鼻孔的气流。鼓室压力计可用于判断大缺口或无闭锁的后鼻孔。还可以使用纤维内镜检查确认后鼻孔闭锁。检查前应轻轻吸除鼻腔黏稠的分泌物，并使用少量局部减充血剂（如羟甲唑啉）以利观察。

四、适应证

- 保守治疗不能维持足够的通气和营养。
- 如果婴儿在没有插管的情况下无法保持通气，则应进行紧急手术。
- 如果能够保持通气和营养，最佳方案是暂缓手术，让婴儿继续成长，可降低麻醉和狭窄的风险。
- 膜性或薄骨性闭锁的新生儿可考虑后鼻孔穿刺和扩张。
- 内镜经鼻手术适用于后鼻孔穿刺和扩张后的再狭窄、单侧后鼻孔闭锁的大龄患儿，以及骨性闭锁骨板厚者。

五、禁忌证

- 患者全身情况不稳定或麻醉不安全。
- 存在颅底缺损或畸形影响鼻咽高度；鼻咽高度不够，无法经鼻腔进行穿刺。如果是这种情况，可能需用替代的气道处理方案。
- 鼻腔阻塞性病变，如严重梨状孔狭窄、鼻腔狭窄或鼻内肿物，无法通过穿刺和扩张开放后鼻孔。
- 鼻发育不全。
- 如鼻腔过于狭窄，则无法行内镜经鼻入路。

六、术前计划

CT是评估后鼻孔闭锁的首选影像方法（图19-1A、B）。在扫描之前应吸除鼻腔脓液，以使鼻内空气-软组织边界最大化。CT成像能够评估骨性闭锁、隔膜的厚度，以及翼外板和犁骨的受累程度。CT还可以估计鼻咽的大小。此外，CT还有助于鉴别鼻塞的不同病因，如梨状孔狭窄、鼻泪管囊肿、异物、鼻肿块或肿瘤及鼻中隔偏曲。

CT对于制订手术方案也非常重要。CT可以显示延伸经过后鼻孔的骨或软组织的量，还可以显示向内弯曲的上颌骨后部的外侧壁和鼻腔外侧壁及翼外板。硬腭可能高拱并变薄。鼻咽腔可能缩小，同时还应评估颅底和斜坡区的形状。CT还能帮助判断术中需要磨除的骨量和为了开放后鼻孔实际需要切除多少。颅底和斜坡区域、犁骨的厚度及任何与外侧的骨的融合，都可以通过CT来评估。

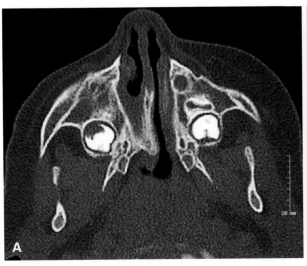
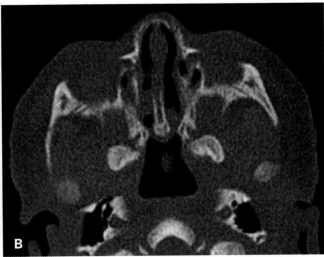

图19-1 轴位CT扫描,闭锁侧因充满黏液导致鼻腔后部不透光影。A. 单侧(右侧)后鼻孔闭锁。B. 双侧后鼻孔闭锁

影像导航

由于后鼻孔闭锁术前须行CT检查,故可按导航所要求的方案扫描,以便术中能使用计算机辅助的影像导航。大部分后鼻孔闭锁手术可在不使用导航的情况下完成;然而,如果存在其他颅面或颅底畸形,则导航可能会很有帮助。由于新生儿头颅相对较小,头架和拧入式参照点的安置较为困难。并且由于系统的偏差和不准确性,1mm的误差可能会给新生儿带来灾难性的后果。在需要计算机辅助影像导航时,不应使用传统的参照框架,可考虑使用安装在神经外科手术经常使用的Mayfield头架上的参照框架。

为了获得实时的术前影像,或当鼻腔后部非常狭窄时,完成闭锁开放后为判断是否还须进一步切除骨质,可使用锥束CT或O形臂(美敦力)等获取术中影像。

七、手术技术

(一)双侧后鼻孔闭锁

后鼻孔闭锁的手术治疗方法种类较多。在经鼻技术发展之前,常使用经腭入路。新生儿可在出生1周内行双侧后鼻孔闭锁手术。

(二)后鼻孔穿刺和扩张

一个相对简单的技术时有应用,即经鼻用Fearon扩张器、乳突刮匙、输尿管扩张器或探针将闭锁的骨板和(或)膜穿透并扩张。由于新生儿的鼻腔非常狭窄,几乎没有器械操作的空间,因此这一方法尤为适用。穿刺并扩张的技术操作简单,快速有效,特别是对于膜性闭锁和闭锁骨板菲薄的病例。

新生儿麻醉后,可使用局部血管收缩剂如羟甲唑啉和可卡因收缩鼻腔。使用Frazier吸引器头或细弯的输尿管探针沿鼻底朝向下方置入鼻腔。器械应保持在内侧沿鼻底进行操作,以免穿入颅底。鼻中隔与鼻底交界处的菲薄处是轻柔穿刺进入鼻咽部的首选部位。穿透闭锁处后,可用手指经口咽反向触诊鼻咽部、内镜下直视或用口腔镜从口咽观察鼻咽来确认探针的位置。然后可逐步使用更粗的探针来扩大闭锁处的开口。通常,鼻孔的大小决定了可使用探针的最大直径。

穿刺扩张而不放入支架发生狭窄的概率较高。因此,可切取一段硅胶气管导管作为支架放置于鼻腔和后鼻孔处。将内径2.5mm或3mm的标准硅胶气管导管切至恰可放置于鼻前庭内、鼻腔内、经后鼻孔至鼻咽部。导管的长度和位置可用内镜或口腔镜经口咽观察鼻咽来检查。可用4-0的Prolene线将支架缝于鼻中隔，将线结放置于支架和鼻中隔之间（在支架腔外）。支架通常放置3～6周。患儿将再次进入手术室，在硬质内镜下取出支架并检查鼻腔。清除后鼻孔处的痂皮、肉芽组织和粘连。如果明确是早期的狭窄，还可以考虑用输尿管支架或鼻窦球囊进行连续扩张。

（三）内镜经鼻手术

Stankiewicz在1990年报道了内镜下治疗后鼻孔闭锁。小儿内镜和内镜技术的发展使它的应用超过了经腭入路和显微镜辅助入路。内镜可以观察闭锁部位，并可使术者在直视和放大的视野下进行操作。

该技术更为直接并且能用于大多数新生儿，除非鼻腔过于狭窄或存在解剖变异，如梨状孔狭窄或其他类型的先天性鼻畸形。鼻腔黏膜可先用局部减充血剂如羟甲唑啉或可卡因进行收缩。可通过弯折的25号针头用含肾上腺素的局麻药（如1%利多卡因和1:100 000肾上腺素）经腭大孔行蝶腭神经阻滞。通过术前CT，可以估计从口腔黏膜表面至蝶腭孔的距离，按此距离弯折针头。必须注意避免注射超过最大剂量的麻药（如0.7 ml/kg的1%利多卡因和1:100 000肾上腺素），谨记每侧蝶腭窝均须注射足够剂量，并且可在双侧从鼻内注射。

收缩鼻腔后，可使用2.7mm的0°内镜经鼻观察闭锁处，有时甚至可使用4mm的0°内镜。鼻中隔黏膜和鼻腔后部黏膜注射含肾上腺素的局部麻醉药，待血管收缩剂充分起效后，用镰状刀或弯刀（例如眼科月牙刀）在鼻中隔后部黏膜做垂直切口。切口应位于闭锁处前方约1cm。在鼻中隔一侧，切口向下延续至鼻底；在另一侧，切口起自鼻底，沿中隔上至鼻腔后部的顶。用Cottle或Freer剥离子将鼻腔后部的黏膜瓣掀起。由于鼻腔狭窄并可能遇到渗出，也可用带吸引器的剥离子。

将黏膜瓣从鼻中隔后端掀起，然后去除鼻腔后部闭锁处的骨板。如果没有骨性结构，在鼻中隔后部与膜性闭锁交汇处切开闭锁膜以通入鼻咽部。如果骨板较厚，则可使用带保护的长柄磨钻于内下方将骨板磨透并进入鼻咽部。在鼻咽部放置一块海绵，有助于确认进入了鼻咽。然后将扩张器穿过鼻腔并通过闭锁处进入鼻咽，用手指、120°内镜或口腔镜确认其位置。广泛掀起黏膜瓣并保留在鼻腔后部。

可以用长柄电钻、鼻内镜/显微吸切器头、刮匙、Kerrison咬骨钳，或蘑菇头咬钳来扩大鼻腔后部的开口。可能需要切除外侧的骨壁。在近闭锁处，外侧壁通常更靠内侧，必须注意磨除此区域的外侧壁骨质以适当地扩大新后鼻孔。切除部分犁骨/中隔后端以形成一个大的新后鼻孔（图19-2）。通常，可以使用儿童尺寸的反咬钳或咬切钳来切除鼻中隔后部。内镜经一侧鼻孔观察，反咬钳可经对侧鼻孔置入，在直视下切除后部的骨性鼻中隔。如果骨质太厚，也可用金刚砂钻磨除。去除鼻中隔后部可以增加鼻咽部的空间并降低闭锁处狭窄的风险。将中隔后部附着于硬腭鼻面的骨崎磨平，使其与鼻底齐平。通过切除鼻中隔后部，新的后鼻孔开口由狭窄风险较高的圆形二维开口变为三维开口，从理论上来说，后者很少出现瘢痕挛缩和狭窄（图19-3）。

鼻腔后部空间扩至最大后，用内镜剪刀沿一侧鼻底和另一侧鼻腔顶剪开黏膜。如此可以在闭锁处形成2个黏膜瓣，一个基底在上方，另一个基底在下方。可以旋转这些黏膜瓣覆盖部分裸露的骨质（图19-4）。

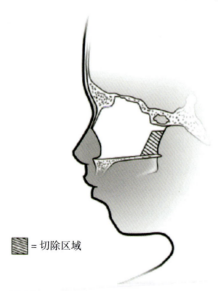

= 切除区域

图19-2　穿刺/开放后鼻孔后，切除鼻中隔后部，形成更大的新后鼻孔，降低再狭窄的风险

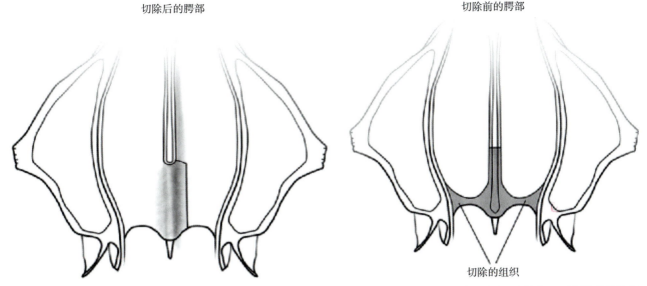

图19-3 修复双侧后鼻孔闭锁时须去除鼻腔后部的软组织和骨。磨除外侧的骨质进一步扩大新后鼻孔。二维的环状伤口愈合后可能会出现再狭窄,而进一步切除鼻中隔后部不但能扩大新的后鼻孔、创造更大的空间,而且能形成一个无须放置支架的三维愈合空间,同时降低了再狭窄的风险

在新生儿鼻腔中,掀起并保留黏膜瓣可能较为困难。也没有明确的证据表明保留黏膜瓣可以降低狭窄发生的比例。鉴于新生儿的鼻腔狭窄,术中应注意避免损伤鼻翼和鼻小柱的皮肤和软骨、鼻中隔前部黏膜及下鼻甲黏膜。

对于内镜修复后鼻孔闭锁是否需要使用支架仍有争议。有的外科医生主张不使用支架,而其他医生使用支架的时间也各不相同。目前新生儿双侧后鼻孔闭锁的报道尚不多见。许多医生会采用二期手术切除肉芽组织和早期形成的瘢痕。对于双侧后鼻孔闭锁的新生儿,尚不确定内镜手术是否优于单纯扩张和支架置入。如果新后鼻孔仍有狭窄的趋势,可考虑从气管导管切取支架经一侧鼻孔置入并缝于鼻小柱。仅使用一侧支架,减少了鼻中隔和鼻小柱损伤的风险,同时保持了鼻腔后部气道的通畅。支架可留置6~8周,必要时可在麻醉状态下取出并清理鼻腔。

(四)经腭入路

在内镜技术出现之前,经腭入路是修复后鼻孔闭锁的常用技术。该技术由Owens率先开展。经腭入路可以很好地暴露后鼻孔闭锁板。

用开口器如Dingman等撑开口腔以暴露腭部。在牙槽嵴内侧制作"U"形黏膜切口,在制作黏膜瓣时,注意保留两侧的腭大神经血管束。在直视下磨除腭大神经血管束前内侧的腭骨。去除闭锁板和一部分犁骨。此外,可在翼内板水平切除内移的外侧壁骨质。保留黏膜,切除后鼻孔,然后用黏膜覆盖于骨性新后鼻孔。然后放置支架并将腭黏膜瓣复位,原位缝合。

该技术提供了极佳的直视暴露和闭锁板切除。通过使用闭锁处的黏膜瓣重新覆盖骨性新后鼻孔,可以缩短支架放置持续的时间。

(五)显微镜辅助的经鼻手术

由于经腭途径存在远期并发症,之后出现了显微镜辅助的经鼻钻孔技术。Richardson和Osuthorpe报道在显微镜下使用长柄电钻经鼻手术可获得成功。使用耳科器械掀起鼻底黏膜瓣,然后用长柄电钻来磨

冠状截面

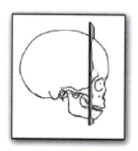

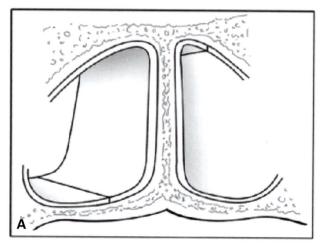

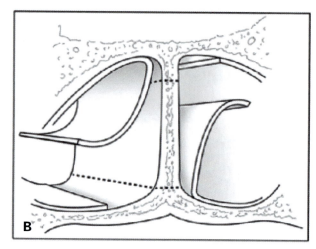

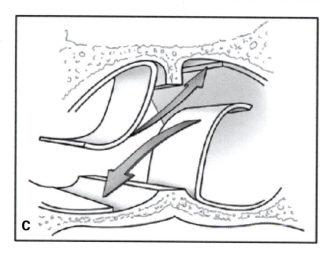

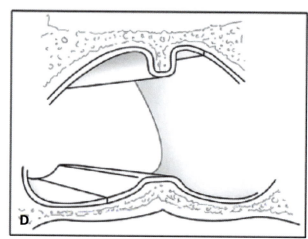

图19-4 示意图显示在切除鼻中隔后部前制作黏膜瓣,以及用黏膜瓣覆盖鼻腔后部。A. 沿一侧鼻底和对侧鼻腔后部的顶或鼻中隔切除区域的上缘做黏膜切口。在黏膜瓣前缘(鼻中隔切除区域的前界)和后方的闭锁处做垂直的黏膜切口。B. 沿鼻中隔向上翻起并保护黏膜瓣。在切除闭锁组织并磨除或刮除外侧壁骨质时可在黏膜瓣上放一小片棉片,以避免其损伤。C. 用反张咬切钳切除鼻中隔后部。对于厚的中隔骨质,可能需要用电钻切除。如果单侧鼻腔的空间不足以同时使用反咬钳和内镜,可经对侧鼻孔放入内镜以便在使用反咬钳时能够获得更好的视野。还可以用120°内镜经口腔从后部观察鼻咽,便于穿刺后鼻孔闭锁板和(或)软组织,以及放置反咬钳。在切除鼻中隔后部之后,将黏膜瓣旋转并覆盖在暴露骨面上。D. 通常不需要放置支架。可能需要切除上颌嵴的后部,使黏膜瓣能够平铺。骨质很厚时,可能需要弧形的电钻和(或)骨刮匙来切除鼻中隔

除闭合板和骨性鼻腔外侧壁。切除犁骨后部，形成一个大的新后鼻孔。然后将黏膜瓣覆盖于裸露的骨面，并将支架放置6~8周。

（六）支架置入术

文献报道了各种支撑材料——硅胶片、海绵、干仿纱条和切取的气管导管。Park等在2000年报道了对美国儿童耳鼻咽喉协会95名成员的一项调查，只有3名成员没有常规使用支架。有更多报道表明内镜修复后并不总是需要支架。还有其他一些研究显示没有明确证据表明在移除支架后还可防止狭窄。2012年的Cochrane评价报道了放置支架与不放置的通畅率并无差异。然而在有较高失败风险的患者如新生儿中，放置支架可能是有必要的。支架还可以保持通气，特别是使用切取的气管导管时。

使用支架时必须小心避免其对鼻翼、鼻小柱和鼻中隔的压力。一条好的经验法则是不要超过前鼻孔的大小。切取的气管导管是最常用的支架材料；然而如何使用却有不同。可以分别切取气管导管用于每侧鼻腔。笔者所在医院有些医生使用切取的经口RAE气管导管，在弯曲部分的近端切断，然后置入鼻腔，弯曲处在前，开口处朝下。这可以提供额外的弧度以避免压迫鼻翼软骨和软组织三角。另一种方法是使用一个可折叠的气管导管，并在折叠处开窗。然后将弯曲、开窗的导管经口腔由后方放入鼻腔，折叠端骑跨在中隔后部/犁骨上。支架的位置可以使用鼻咽镜或120°内镜来证实。如果支架经鼻孔穿出，应在两侧之间放置一个小柱宽度的间隔物，以避免在小柱上形成压力性溃疡。

支架可以固定在鼻中隔上，也可行环牙槽缝合，通常用4-0 Prolene线。环牙槽缝合有时难以施行；然而，它可以将支架拉离鼻翼软骨，并且避免了对鼻中隔的压力。如果穿过鼻中隔使用缝合线，应注意避免缝合过紧而导致鼻中隔的压力性坏死。线结应放置在支架的外侧，避免阻塞支架腔，并减少分泌物聚集所致的支架堵塞。

另一种固定支架的方法是用缝合线穿过一侧鼻腔，围绕鼻中隔后部，然后从另一侧鼻孔中穿出。每侧缝线穿过切取的气管导管支架，然后将每个支架固定在鼻腔和新的后鼻孔开口内。缝线固定在前方，可穿过鼻中隔，或通过支架的末端穿出前鼻孔固定于鼻腔外，在2个支架之间放置垫片，以避免对鼻小柱的压力。

鼻腔前部狭窄时，不宜使用气管导管支架，因其容易损伤鼻中隔和对应的鼻甲黏膜，增加形成粘连的风险。在此情况下，可将薄硅胶片修剪至适合鼻腔并沿鼻中隔放置，用4-0的Prolene线固定。这样可以降低鼻中隔和鼻甲之间形成粘连的风险。薄硅胶片可以保留到患儿复诊检查的时候。

（七）单侧后鼻孔闭锁

由于单侧后鼻孔闭锁通常不会出现新生儿急性呼吸窘迫，因此根据长期单侧鼻塞和慢性鼻溢的病史，在快10岁时才被诊断的儿童并不少见。此时，鼻腔相对较大，并且容易在内镜下修复。鼻中隔后部通常偏向闭锁侧，使得非闭锁侧较为宽敞。

在全身麻醉下，用局部血管收缩剂收敛鼻腔黏膜，并用含肾上腺素的注射用麻药（如1%利多卡因和1∶100 000肾上腺素）进行蝶腭孔浸润麻醉。同时对健侧及患侧的鼻中隔后部黏膜进行浸润麻醉。

在鼻中隔后端/犁骨前约1cm处由上而下纵行切开健侧黏膜直至鼻底。掀起黏膜瓣并与鼻中隔后部分离，在上方做横切口，形成蒂在下方的黏膜瓣。旋转黏膜瓣放置在下鼻甲下方以保护黏膜瓣。

在闭锁侧，于闭锁板前1cm向上纵行做类似的黏膜切口。掀起黏膜并将其从闭锁板上剥离，并沿上颌嵴由前向后切开黏膜，形成蒂在上部的黏膜瓣。将黏膜瓣置于鼻腔上部保护。用长柄金刚砂钻、鼻内/微型动力吸切器、Kerrison咬骨钳、蘑菇头咬骨钳或骨刮匙去除闭锁板。像在双侧后鼻孔闭锁的内镜手术那样，可用反咬钳切除鼻中隔后部/犁骨以形成一个三维的开口，如果骨质特别厚，可使用电钻磨除。磨除上颌嵴的后部使其与鼻底平齐。磨除闭锁板外侧的骨质从而使新后鼻孔更加宽大。

一旦新后鼻孔完成，用黏膜瓣覆盖暴露的骨面。用蒂在下方的健侧黏膜瓣覆盖新后鼻孔的底部，因此须将上颌嵴磨平至鼻底。将闭锁侧的黏膜瓣覆盖新后鼻孔的顶部。如果新后鼻孔较宽大，通常不需要放置导管支架。

八、术后处置

如果放置了支架，应经常通过吸引和生理盐水滴入/冲洗来保持清洁。记录所用支架的长度有助于看护人员了解支架需要吸引的深度，而不会穿至到口咽或喉部水平并引起恶心或呛咳等不适。如果支架因分泌物干燥而覆上较多干痂，有时须用过氧化氢溶液来清洗。湿化的空气有助于减少支架内的干痂。放置支架的患儿出院前，看护人员必须能够熟练进行吸引和对支架的护理，以及心肺复苏（CPR）。在患儿回家之前，还必须提前备好家用吸引器等家庭护理设备。

若未使用支架，应使用生理盐水滴入/喷雾剂来帮助清除鼻腔内的血液和分泌物。没有循证研究显示术后需要使用抗生素，但如果放入支架，因其为气道内异物，应考虑使用抗生素。

通常在术后6~8周检查术区，同时移除支架（如果放置）。通常，在全身麻醉下移除支架，并用内镜检查鼻腔后部和后鼻孔闭锁修复部位。可根据需要对修复部位进行清创和（或）修正。对于年龄较大或未放置支架的患儿，可以在诊室检查术区，如果需要进行清创或修正，可安排在全身麻醉下进行。

如果形成了宽大的骨性和软骨性开口，对术区的处理通常仅限于清除新后鼻孔的结痂、肉芽和粘连。这通常使用儿科内镜器械进行。使用动力系统有助于缩短操作时间，并可以更精确地去除粘连、肉芽和息肉样变的黏膜。

九、并发症

双侧后鼻孔闭锁患儿的支架闭塞可导致急性呼吸窘迫和呼吸功能受损。必须保持支架的清洁并经常盥洗。应告知患儿父母如何进行支架的护理。

经腭手术的早期并发症包括出血（在新生儿可能需要输血）、腭瓣坏死或口鼻瘘。更主要的是手术对硬腭的发育有影响而导致远期并发症。出现咬合异常、硬腭高拱的概率较高，最终需要正畸治疗。

十、结果

总体而言，由于手术方式的不同（包括是否使用支架），并且各个研究的病例相对较少，因此难以计算后鼻孔闭锁手术的成功率。此外，没有统一的报告规范，故难以将数据进行组合或比较和对照。文献报道了修正手术的比率为0~75%（表19-1）；然而这些报道的手术并不一致，包括松解鼻腔粘连或需要扩张鼻腔，至再次行完全的手术。

幼小的患儿（<10~12个月）并患有合并症，如CHARGE综合征，会增加鼻腔狭窄的风险及进行修正手术的概率。双侧后鼻孔闭锁的修正率通常更高，这也可能与年幼患儿的修正率较高有关，因为双侧后鼻孔闭锁的患儿通常是在婴儿时期进行手术，而单侧后鼻孔闭锁的患儿通常在年龄相对较大时手术。

数项研究和Cochrane回顾均报道无论是否使用支架，鼻腔的通畅率之间并无差异，但这可能是受选择偏倚的影响，因为支架会用在更复杂或更严重的病例中。

表19-1　12项治疗后鼻孔闭锁的研究中使用支架的情况及其修正率

研究者	年份	双侧/单侧闭锁患者	支架数	支架放置时间	修正率（双侧，单侧闭锁）
Wiatrak	1998	–/13	10	1～6周	N/A，7%
Forer	2001	3/7	3	6～12周	0，29%
Gujrathi	2004	52/–	52	12周	9.6%，N/A
Cedin	2006	3/7	0	N/A	0，0
Yaniv	2007	6/11	6/11	6周	33%，0
Eladl	2010	10/–	7	1～4周	28%，N/A
Ibrahim	2010	11/–	0	N/A	27%，N/A
De Freitas	2012	23/–	23	5～158天	30%，N/A
El-Ahl	2012	7/–	0	N/A	0
Uzomefuna	2012	12/19	12/0	4～14周	75%，37%
Newman	2013	12/23	不能确定	1～28天	使用支架时22%，不用支架14%
Safaan	2013	20/0	10	4周	40%，N/A

✓ 精要

- 因新生儿须经鼻呼吸，因此双侧后鼻孔闭锁通常很容易发现。通常哭泣可以缓解发绀，而且可用口腔通气管让双侧后鼻孔闭锁的新生儿暂时获得氧气。当吸引器管伸入鼻腔不能超过35mm时，应该怀疑后鼻孔闭锁。一般可用儿科软性内镜在床旁诊断后鼻孔闭锁。
- 单侧后鼻孔闭锁常较晚才得到诊断，表现为慢性单侧的鼻溢。
- CT扫描以评估鼻腔、鼻咽和颅底之间的解剖关系，还可以评估后鼻孔闭锁处膜性部分和骨性部分的厚度，以及鼻腔外侧壁的情况。
- 膜性后鼻孔闭锁可通过穿刺和扩张来治疗。可能须置入支架以防狭窄。
- 穿刺闭锁板时，术者保持在鼻腔后部的内下操作。用手指经口伸入鼻咽部或120°内镜及腭牵开器，来识别刺穿闭锁板的器械。
- 即使在新生儿中，内镜下治疗后鼻孔闭锁通常也是可行的。
- 可以用蘑菇头钳、Kerrison咬骨钳、骨刮匙或电钻去除骨性闭锁板。使用动力系统、带保护的电钻切除骨质较为方便，尤其是在鼻中隔后段骨质较厚或鼻腔外侧壁受累的情况。
- 鼻中隔后部的切除是非常重要的，尤其是在行修正手术的病例中，它有助于减少狭窄的风险。
- 如果在切除鼻中隔后部之后，后鼻腔有足够的空间，通常不需要置入支架。
- 使用黏膜瓣可以降低术后再狭窄的可能。
- 对于婴儿，可以使用计算机辅助的导航技术。如果标准头架不适合或不能很好地固定，那么参照框架可以固定在Mayfield头架上。

✓ 教训

- 损伤颅底/颅内的风险——当进行闭锁板穿刺时，术者应紧贴后鼻腔的内下操作。用手指在鼻咽部或用120°内镜和腭牵开器直接观察鼻咽，识别用于穿刺闭锁板的器械。
- 由于鼻腔狭窄，无法用洗镜鞘来保持内镜前端的清洁。因此，为了清洁内镜前端，必须将其从鼻腔中取出、清洁、除雾然后再置入。须注意每次重新进镜时应尽量避免损伤黏膜，以免出血使视野变得模糊并增加术后鼻腔粘连的风险。

- 使用动力系统去除鼻中隔后段或鼻腔外侧壁骨质时,通常难以保留黏膜瓣。钻头可能会绞住并损伤黏膜,甚至导致黏膜撕脱。因此,可使用金刚砂钻以减少对黏膜瓣的损伤。
- 在向后外侧手术时,注意勿损伤咽鼓管开口。
- 使用支架时,有导致鼻翼软组织损伤的风险。特别是考虑到其放置时间较长,因此,支架的位置至关重要。
- 支架很容易被干燥的分泌物堵塞,可能导致急性呼吸窘迫和呼吸功能受损。因此需要定期清洁支架,同时给予湿化治疗,父母/看护人员都应该接受CPR和紧急气道管理的培训。

✅ 所需器械

- 2.7mm霍普金斯杆式内镜——0°,其他角度也可能会有帮助
- 4.0mm 120°硬性内镜
- 小儿输尿管探条或Fearon扩张器
- 小儿内镜鼻窦手术用反张咬切钳
- 延长/颅底金刚砂磨钻,动力系统
- 小儿咬切钳
- 小儿内镜蘑菇头钳
- 小儿Kerrison咬骨钳
- 镰状刀/眼科弯剪
- 内镜剪刀
- 开口器——McIvor,Dingman,改良Crowe-Davis
- 口腔镜
- 细针放置器
- 枪式钳
- 内镜用骨刮匙

(余洪猛 刘 全 译)

推荐阅读

Park AH, Brockenbrough J, Stankiewicz J. Endoscopic versus traditional approaches to choanal atresia. Otolaryngol Clin North Am 2000; 33(1): 77–90.

Ramsden JD, Campisi P, Forte V. Choanal atresia and choanal stenosis. Otolaryngol Clin North Am 2009; 42(2): 339–352.

De Freitas RP, Berkowitz RG. Bilateral choanal atresia repair in neonates—a single surgeon experience. Int J Pediatr Otorhinolaryngol 2012; 76(6): 873–878.

EL-Ahl MA, El-Anwar MW. Stentless endoscopic transnasal repair of bilateral choanal atresia starting with resection of vomer. Int J Pediatr Otorhinolaryngol 2012; 76(7): 1002–1006.

Newman JR, Harmon P, Shirley WP, et al. Operative management of choanal atresia: a 15-year experience. JAMA Otolaryngol Head Neck Surg 2013; 139(1): 71–75.

第20章 颅底缺损及脑膨出的修补手术

Closure of Skull Base Defects and Encephaloceles

Bradford A. Woodworth

一、引言

出现脑脊液鼻漏表明鼻窦、鼻腔已与颅腔相通。颅内容物经颅底缺损处疝入鼻窦、鼻腔，形成脑膨出（脑组织）、脑膜膨出（硬脑膜）及脑膜脑膨出（硬脑膜+脑组织），三者常伴有脑脊液鼻漏。颅底缺损可引起脑膜炎及其他颅脑并发症，因此封闭缺损对于这些颅脑疾病的治疗必不可少。过去25年来鼻内镜器械操作经验的不断积累，使经鼻颅底微创手术与外入路开颅手术相比并发症更少。由于修补成功率高（通常＞90%），内镜经鼻颅底修补手术已成为绝大多数颅底缺损及鼻腔、鼻窦内脑膨出（为简化起见，本章节通用此术语）的标准疗法。

脑脊液鼻漏及脑膨出可由多种病因导致，包括既往外伤、颅底肿瘤切除、先天形成与颅高压。除钝性外伤以外，其他病因引起的脑脊液鼻漏一般均适合于手术治疗。能否成功修复颅底缺损，取决于一系列关键因素，包括术前评估与诊断性检查，病因，骨质缺损范围与形态结构，硬脑膜破损程度与性质，颅压与是否伴有脑膨出，以及部位。只有对这些关键因素做到周密计划并了如指掌，同时配合正确的药物及手术治疗，才能提高患者的远期疗效。

二、病史

患者术前应接受详细的病史采集与体格检查，并完善鼻内镜及影像学检查。患者的病因不同，主诉也会不同。持续性或间断性清亮鼻溢虽然是主要症状，但并不常见于先天性脑膨出与计划切除颅底肿瘤的患者。患者经常描述口中含有咸味或金属味，并可能伴有低颅压性（如外伤性）或高颅压性（如自发性）头痛。低颅压性头痛于患者坐位时加剧，卧位时缓解。高颅压性头痛部位通常位于眼球后方，使患者从睡眠中惊醒，在转动眼球时加重，并伴有与自身心跳一致的搏动性耳鸣。其他脑脊液鼻漏及脑膨出相关症状包括单侧或双侧鼻塞、恶心及颈强直。采集病史时须重点询问患者既往头颅外伤史，前期鼻科及神经外科手术史，先天畸形（如中线颅面裂隙畸形/牵牛花综合征），脑膜炎（或其他颅脑事件）发作病史，以及营养状况（肥胖）。

三、体格检查

所有患者都应接受全面的头颈部查体。先天性颅底脑膨出患者可存在先天畸形，如唇/腭裂、鼻裂

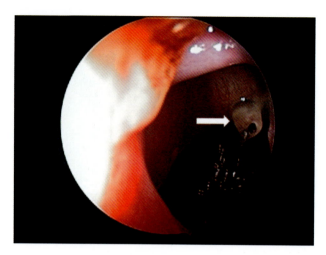

图20-1 鼻内镜视图为源自蝶骨平台的脑脊液鼻漏（箭头所指处）。该患者在门诊检查过程中通过Valsalva动作引出鼻溢

及鼻梁增宽。患者既往的外伤须进行检查评估，近期遭受外伤的患者鼻血中可因混有脑脊液而呈现"环形征"（中央为鲜血，外周为清亮脑脊液）。但如果没有诊断性检查的支持，单凭"环形征"尚不足以诊断脑脊液漏。虽然绝大多数中年肥胖女性患者的病因是高颅压引起的自发性脑脊液漏（70%～80%），但其他病因引起的颅底缺损患者也可出现颅压升高而影响缺损愈合。因此，应注意评估每位患者的体重指数。如有必要，疑似脑脊液鼻漏的患者可通过Valsalva动作低头观察有无清水样鼻溢。鼻溢症状通常发生于单侧鼻腔，采用内镜观察会更加直观（图20-1）。在内镜检查过程中，观察蝶筛隐窝、嗅裂、中鼻道及颅底（如有前期手术史）须借助角度内镜（根据具体部位及临床条件选用30°，45°或70°内镜）。位于中鼻甲内侧的光滑肿物，应高度怀疑是经筛板疝入鼻腔的脑组织。

四、适应证

当自发性、医源性损伤及切除肿瘤而引起的脑脊液鼻漏患者鼻溢症状明显时，通常建议其接受手术治疗以预防鼻源性脑膜炎。钝性头颅外伤引起的脑脊液鼻漏患者则首先给予脑脊液分流、通便药物及卧床休息等试验性治疗，这是因为患者破损的硬脑膜有可能无须行手术修补而自我愈合。但对于严重的粉碎性颅底骨折患者来说，如果没有必要行神经外科开颅手术处理骨折或脑损伤（经颅封闭颅腔），同时内镜可直达颅底缺损处，那么笔者认为手术修补是更为合理的治疗方案。通过非手术治疗治愈的颅底缺损患者从长远来看合并脑膜炎的风险依然很高。先天性脑膨出患者常无鼻溢症状，而往往主诉自幼时起即出现鼻塞症状。在这种情况下，干预措施常只是为了缓解呼吸困难，而不是降低鼻源性脑膜炎的潜在风险。

五、禁忌证

颅底修补手术的主要禁忌证包括使用抗凝药物（如噻氯匹定、华法林）引发的出血风险，患有严重合并症而无法耐受全身麻醉或配合术后治疗。血液恶质病或其他血液疾病引起的血小板减少可使患者存在颅内出血的巨大风险，在围术期必须采取血小板替换治疗（理想值应大于$1\times10^5/\mu l$）。但是这种替换治疗不适用于合并有破坏性血小板疾病（如特发性血小板减少性紫癜）的患者。虽然笔者更倾向于在患者无活动性鼻窦感染的状态下进行内镜手术修补底缺损修补，但当手术对于患者利大于弊时（如大范围开放性颅底缺损伴有颅内积气）仍应行修补手术。同时，围术期及术后长期行静脉注射抗生素治疗。

六、术前计划

诊断及术前检查

目前的诊断性检查及术前影像学技术已经可以用于判断脑脊液鼻漏部位，便于准确地进行手术定位及减少手术并发症的发生。在根据患者临床表现进行个体化术前检查的同时，必须考虑到诊断性检查对患者造成的创伤和风险。

1.**Beta-2转铁蛋白**　Beta-2转铁蛋白检测广泛应用于脑脊液及鼻腔分泌物的鉴别。Beta-2转铁蛋白检测因具有高度的特异性，可作为脑脊液鼻漏的一线检查。当患者在门诊按医嘱引出鼻溢后，用不含防腐剂的收集管收集样本。如果患者在门诊无法引出鼻溢或溢液量太少，可嘱患者将收集管带回家中，收集到足量标本（一般需1ml）后带回门诊供实验室分析。如果收集样本需间隔数日，应在每次收集后将收集管放入冰箱保存，以免蛋白降解。

2.**CT**　为了制订术前计划及评估颅底骨质缺损，每位脑脊液鼻漏患者都应接受鼻窦CT检查。笔者在手术操作中所使用的术中影像导航，也须借助于鼻窦CT。由于颅底为立体结构，因此同时观察冠状位和轴位图像（有时还包括矢状位图像）至关重要。

3.**MRI**　MRI检查尤其有助于识别脑膨出及某些情况下的间断性低流量脑脊液漏（快速旋转回声和抑制脂肪组织与图像序列逆转）。MRI也可以检测出自发性脑脊液鼻漏患者颅高压所导致的空蝶鞍（脑脊液疝入蝶鞍，压迫垂体）。笔者会视患者具体情况决定是否进行MRI检查。但对于大范围脑膨出、肿瘤或有肿瘤手术史、自发性脑脊液患者通常需要行此项检查。

4.**鞘内注射荧光素**　腰椎穿刺/引流及鞘内注射荧光素是笔者用以诊断或定位颅底缺损的最后一种方法。笔者认为，腰椎穿刺/引流及鞘内注射荧光素的指征包括：①自发性脑脊液鼻漏或疑似颅压升高；②鼻溢液中Beta-2转铁蛋白阳性，但术前影像学检查未明确显示颅底缺损部位；③计划切除颅底肿瘤。虽然腰椎穿刺或引流是一项有创性检查，但在全身麻醉诱导后及内镜手术开始前进行此项检查通常只会引起轻微不适感。美国食品药品监督管理局没有批准将荧光素用于鞘内注射，因此在使用前患者须签署知情同意书。笔者会严格按照要求注射荧光剂，避免因浓度过高或扩散过快而导致患者出现一系列神经问题。鞘内注射荧光素这种方法已被众多一线鼻科医生使用了将近20年，几乎没有并发症发生。在腰椎穿刺或放置引流后，用结核菌素注射器抽取0.1ml不含防腐剂的荧光素，将荧光素与10ml患者自身脑脊液（腰椎穿刺时抽取）或不含防腐剂的生理盐水（当出现血性腰椎穿刺或近期得过脑膜炎）混匀后经穿刺针或引流管缓慢注入鞘内，注射时间不少于10分钟。鞘内注射荧光素可用于定位缺损、识别多处脑脊液漏及治疗结束前评估封闭效果（图20-2）。

5.**其他检查**　其他主要用于诊断脑脊液鼻漏的检查方法包括CT腰池造影及放射性核素腰池造影。CT腰池造影是一项有创性检查，与其他检测手段相比并无明显诊断优势，因此笔者很少让患者接受此项检查。放射性核素腰池造影主要用于检测低流量间断性脑脊液鼻漏。此项检查主要适用于既无法收集鼻溢液进行Beta-2转铁蛋白检测，又无颅底缺损影像学证据的疑似脑脊液鼻漏患者。但笔者认为此项检查过高的假阳性率极易导致诊断存疑的患者接受不必要的手术。有鉴于此，笔者已不再进行此项检查而更偏向于依靠Beta-2转铁蛋白检测和影像学检查，临床高度疑似患者可在术中通过鞘内注射荧光素进行评估。

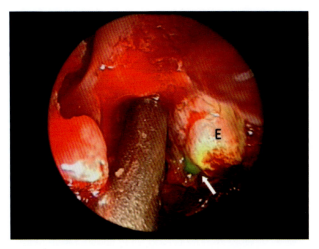

图20-2　在手术修补过程中发现染有荧光素的膨出脑组织（E）及脑脊液（箭头所指处）

七、手术技术

虽然手术入路因颅底缺损部位而异，但内镜修补手术的基本理念及原则是一致的——内镜显露充分，切除膨出脑组织时止血彻底，多层修复法（如有可能）封闭颅底，填塞物支撑稳固，高颅压治疗适当。

（一）手术技术介绍

在气管插管前应告知麻醉医师不要使用正压机械通气，以免气体逸入颅腔。气管插管全身麻醉后，将气管插管固定于患者左侧口角时避免胶布接触上嘴唇，患者双眼用透明贴膜加以保护。经静脉注射2g头孢曲松。将患者置于右侧卧位，由神经外科医生放置腰池引流并测量初始颅压。鞘内注射荧光素应按照要求，时间不少于10分钟。将患者置于仰卧位，在Trendelenburg体位（低头仰卧位）下利于荧光素在脑脊液中扩散。将含有血管收缩剂（羟甲唑啉）的棉片置于患者双侧鼻腔内。登记并校准手术导航系统。常规消毒、铺单，显露患者鼻、眼部。

术中首次内镜检查可在患侧鼻腔内发现荧光素，但当漏口较小时还需手术使患侧鼻腔充分显露后才能观察到。一旦发现荧光素染料，应将患者头部抬高以利术中止血。为了避免医源性鼻窦疾病的发生，患侧鼻腔通常行鼻内镜下全组鼻窦开放手术。向中鼻甲根部及腭大孔内注射1%利多卡因（含1：100 000肾上腺素）以进一步收缩血管。将30°或45°鼻内镜套于Endoscrub装置（Medtronic-Xomed Inc., Jacksonville, FL）（便于清洗镜头血渍）内，用球形探针、反咬钳、直咬钳及侧咬钳扩大开放上颌窦。然后，在0°内镜下切除钩突、筛泡及中鼻甲基板垂直部，自前向后开放筛窦直至显露蝶窦前壁。将上鼻甲下部切除，辨认蝶窦口后引入J形刮匙，用Kerrison咬骨钳扩大咬除蝶窦前壁。经蝶窦辨认颅底后，自后向前去除附着于颅底的残余骨性间隔至显露额隐窝。开放额窦须借助70°内镜，90°吸引器及额隐窝解剖器械。对于额窦脑脊液漏（图20-3），务必保留所有毗邻额隐窝的黏膜，只去除紧邻缺损处的黏膜。必要时可扩大术野，包括内镜下经鼻蝶入路（垂体瘤或以鼻中隔黏膜瓣修补中线蝶窦脑脊液漏），内镜下经翼突入路（蝶窦外侧隐窝处缺损，下文中介绍），中鼻甲切除（嗅觉受损），Draf Ⅲ型手术（双侧额窦后壁缺损），鼻中隔切除术及对侧鼻窦手术（显露及切除前颅底肿瘤）。

一旦内镜下充分显露膨出脑组织及颅底缺损，可用双极电凝将膨出脑组织小心切除并准备移植床——尽管有时在完全开放受累鼻窦之前就需要切除部分膨出脑组织。笔者发现Coblator等离子刀（ArthroCare ENT, Sunnyvale, CA）可有效用于切除膨出脑组织。这是因为与内镜双极电凝相比，联合使用射频消融与双极电凝可使切除过程更为迅捷而不增加出血量（图20-4）。Coblator等离子刀也可以持续吸引及冲洗，而标准内镜双极电凝的主要缺点正是不具备上述功能（见Smith et al., 2010）。不管使用何种器械，在切除过程中都应注意彻底止血，防止出血血管（位于膨出脑组织或硬膜内）挛缩回颅内（图20-5）。至于高颅压性脑脊液漏，以约10ml/h的速度分流脑脊液有助于切除膨出脑组织及放置内贴移植物。去除缺损周围的黏膜可避免修补部位下方黏液分泌，防止黏膜陷入颅内，也可以促进骨质增生加大修补强度。用铲状耳科器械和（或）鼻窦探针将硬脑膜抬起，在硬膜外腔内放置硬脑膜修补材料+/-骨移植物。至于硬脑膜修补材料，笔者目前只使用Biodesign硬脑膜补片（Cook Medical, Bloomington, IN），这是因为其便于操作（如湿化后不膨胀）。如果颅底缺损较大（一般>5mm），硬膜外腔隙足够（筛板处硬膜外腔因有嗅丝通过而难以满足空间要求），或如果患者可疑颅压升高，笔者也会放置1片来源于鼻中隔或鼻甲的骨移植物（图20-6）。笔者在切除颅底肿瘤后不会用骨移植物修补颅底缺损，这是因为这种情况下缺损范围往往很大（可达5cm），并且患者可能需要辅助放疗。随后放置外贴移植物（黏膜/筋膜/尸体来源/异种移植物）或鼻中隔黏膜瓣，完全覆盖缺损及周围区域（图20-7）。鼻中隔黏

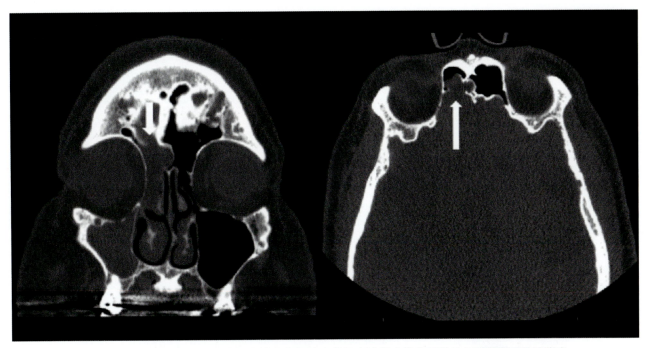

图20-3 冠状位及轴位CT图像为某病态肥胖患者颅底缺损（箭头所指处）及额窦后壁脑膨出

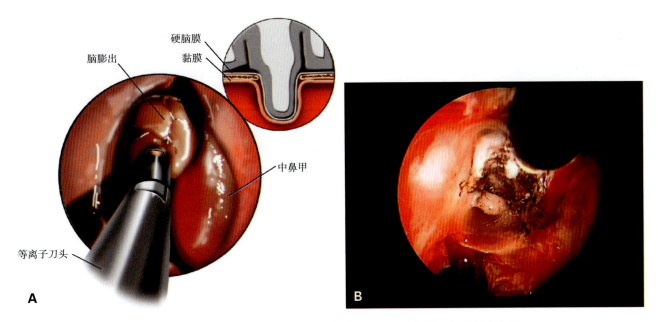

图20-4 示意图（A）及内镜视图（B）为Coblator等离子刀切除膨出脑组织

膜瓣也可有助于修复累及额窦的颅底缺损，根据缺损走向及部位覆盖额窦后壁缺损的范围可达3cm（见Jones et al., 2012）。鼻中隔黏膜瓣特别适合覆盖肿瘤切除后形成的大范围颅底缺损（图20-8）。笔者用Evicel纤维蛋白胶（Johnson & Johnson, Somerville, NJ）将外贴移植物或黏膜瓣黏合到位后用明胶海绵覆盖。将固定于0.5mm硅胶的柱状填塞物放入额窦内，便于术后首次复查清理。将Merocel（Medtronic, Jacksonville, FL）止血棉片塞入一截橡胶指套并缝合于2-0 Prolene缝线。将止血棉片放入蝶窦前方，前部向上推入额隐窝内，这样可以填塞整个筛窦腔。止血棉片以注射器注入生理盐水，以2-0 Prolene缝线

鼻外科学

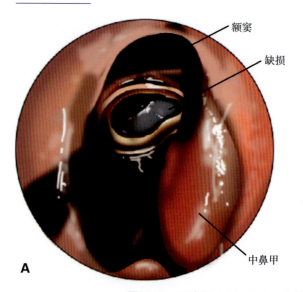
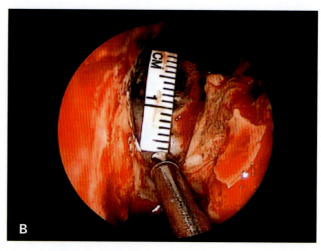

图20-5　示意图（A）及70°内镜视图（B）为切除膨出脑组织后的颅底缺损

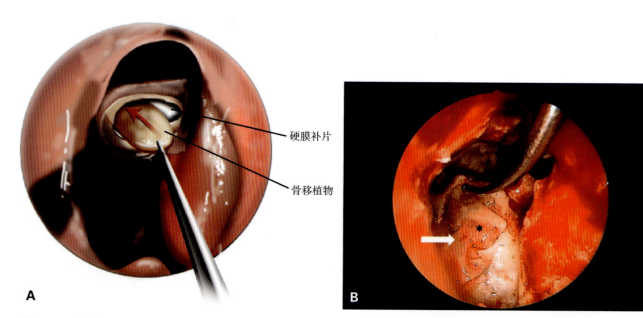

图20-6　在抬起周围硬脑膜及放置硬脑膜外修补材料（如Biodesign）后，在硬脑膜外腔放置骨移植物（A）。放置硬脑膜修补材料（箭头所指处）及骨移植物（*）后的手术视野

缝合于鼻中隔加以固定。

如放置腰池引流，气管插管拔管时无须夹闭引流管以降低因患者咳嗽而大幅上升的颅压。在拔管之前也可通过喉-气管局部麻醉减少呛咳。在患者清醒之前可给予止吐药物减少术后发生恶心呕吐。

（二）内镜经翼突入路手术

内镜经翼突入路手术之所以值得一提，是因为它常脱离了惯于鼻内镜手术的耳鼻喉科医生的"舒适区"，但确实能够用于修补第Ⅴ对脑神经第2支外侧的颅中窝颅底缺损（Alexander et al., 2012）（图20-9）。笔者已经成功治愈了许多术后脑脊液鼻漏复发及出现其他合并症的患者，这些患者之前的手术医师试图通过开放蝶窦封闭外侧隐窝，而不是切除膨出脑组织及修补颅底缺损。按照之前描述的方法充分开放筛窦，扩大开放上颌窦及蝶窦，去除上颌窦后壁黏膜。用15号金刚磨钻磨除后壁骨质，显露翼腭窝

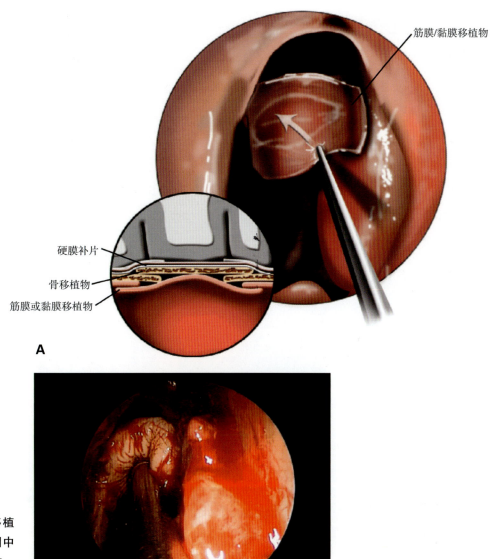

图20-7 放置外贴移植物覆盖缺损（A）。图中所示为游离黏膜移植物，手术视图为鼻中隔黏膜瓣覆盖缺损处（B）

筋膜。探明颌内动脉及分支后夹闭、分离并向下方移位。在翼腭窝深部，须避免损伤腭大神经、蝶腭神经节、翼管神经及眶下神经，以减少并发症的发生。当蝶窦向翼板气化时，磨除翼突前壁骨质即可获得充分的手术空间进入蝶窦外侧隐窝。通过该入路充分暴露术野后，按照之前介绍的方法利用骨及游离组织移植物修补缺损。当有可能完全去除外侧隐窝内黏膜时，笔者更愿意封闭隐窝（一般用腹部脂肪）。

八、术后处置

患者术后当晚通常在神经外科重症监护室内密切监护。须频繁评估患者的意识状态。笔者会在术后次日早晨对患者进行头部CT检查，判断患者在切除肿瘤或大范围膨出的脑组织后，或当意识状态改变或恶化时，有无出现脑血肿或脑水肿。患者术后24~48小时经静脉滴注抗生素（头孢曲松+/-万古霉素），并按计划给予止血药及通便药物。绝大多数患者术后48小时出院，但可视处置情况延长住院时间。颅压高的患者住院时间较长，这是因为他们仍须行数日腰大池引流以分流脑脊液及监测颅压，具体流程规范既往已有文献发表（见Chaaban et al., 2014）。患者口服500mg乙酰唑胺缓释片以降低颅压，颅

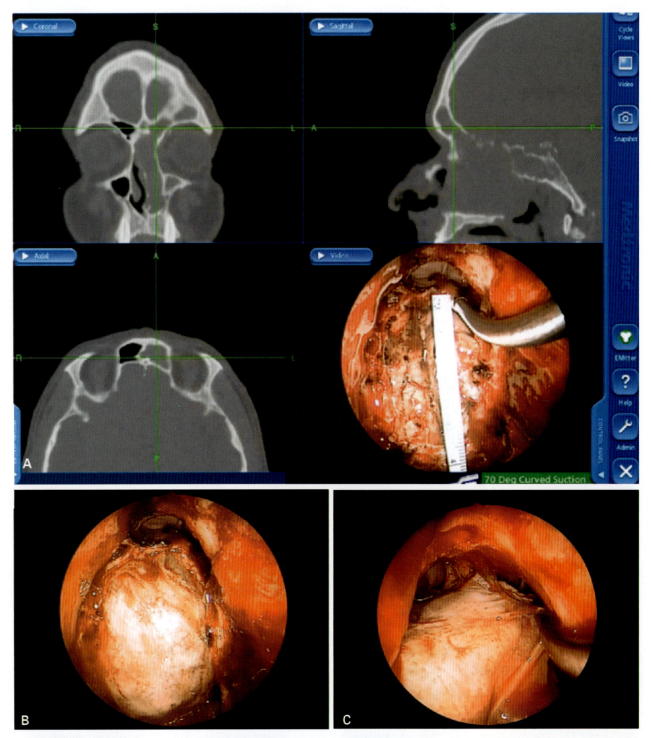

图20-8 三维影像及70°鼻内镜显示切除颅底肿瘤后大范围颅底缺损（A）。笔者一般采用多层技术修复颅底而不使用骨移植物，即硬脑膜外腔放置Biodesign外衬移植物（B），缺损表面覆盖鼻中隔黏膜瓣（C）

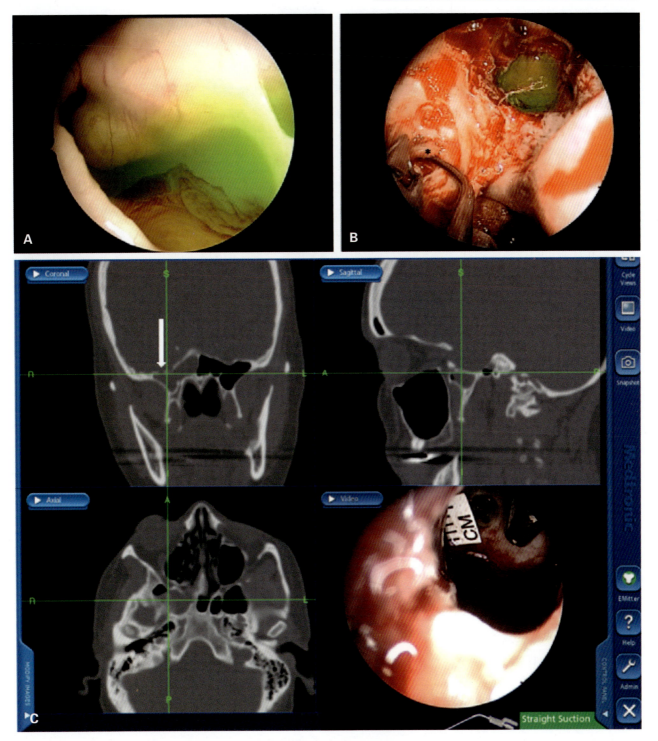

图20-9　70°鼻内镜下显示右侧蝶窦开放术后窦内荧光剂及外侧隐窝脑膨出（A）。由于缺损位于转角处并且手术通道过窄，笔者采用经翼突入路显露外侧隐窝。解剖翼腭窝后夹闭颌内动脉（*）（B）。注意颌内动脉位于右侧蝶窦的下方。翼突隐窝前壁骨质已经去除，气化的蝶窦外侧隐窝即显露于三维影像导航系统及内镜视野中（C）。当切除膨出的脑组织后，显露缺损位于三叉神经第二支（以吸引器标识）外侧

压显著升高者须行脑室腹腔分流术。应告知患者在活动中避免屏气及Valsalva动作。每位患者须服用通便药物，术后6周内从事轻体力活动。患者须在术后首次复诊取出鼻腔填塞物之前口服抗葡萄球菌抗生素。虽然大多数手术医生在术后1周取出鼻腔填塞物，但笔者更倾向于在术后9～13天进行第一次鼻腔清理时取出。这是因为笔者发现在此时间段取出填塞物时患者出血量更少，不适感更轻。根据患者手术范围及窦口通畅程度，嘱患者于首次复诊后1～4周再次复诊。

九、并发症

颅底重建手术的并发症包括严重的颅脑或眼眶损伤。在显露及切除膨出脑组织的过程中采用安全的手术技巧有助于规避颅底修补手术所带来的风险。手术开始时通过局部或渗透性血管收缩及避免损伤鼻腔前部黏膜以减少术中出血可提高手术视野。除非切除肿瘤所要求，否则笔者极少在蝶腭动脉区域进行操作，并且避免损伤筛前动脉。手术并发脑膜炎的情况极其少见，但围术期使用抗生素及充分封闭缺损可降低风险发生的概率。未能充分控制颅高压常可能导致脑脊液鼻漏复发，因此须给予乙酰唑胺或行脑室腹腔分流术。手术操作可能导致失嗅或嗅觉减退，因此在术前谈话时应向患者告知。

十、结果

大多数研究报道的颅底修复成功率超过90%。正如前文所提到的，伴有颅高压的患者其复发概率最高。治愈自发性脑脊液鼻漏的关键是通过乙酰唑胺或行脑室腹腔分流术控制颅压升高。患者应开始接受减肥治疗，包括适用于病态肥胖患者的减肥手术。但是只有显著减轻体重才能有效降低颅压。针对自发性脑脊液漏及颅高压患者采用这些治疗策略，可达到与其他病因引起的颅底缺损相近的修补成功率。

✓ 精要

- 通过详尽的术前病史采集及体格检查，调查患者有无头部外伤史，鼻窦及神经科手术史，先天性畸形（如中线颅面裂/牵牛花综合征），脑膜炎发作史及体重指数偏高，从而获得揭示潜在病因的重要线索。
- Beta-2转铁蛋白检测可证实脑脊液鼻漏，精细的CT或MRI检查可术前定位缺损。术中鞘内注射荧光剂虽然也可精确定位缺损，但在使用时应注意稀释浓度和缓慢注射。
- 局部或渗透性血管收缩有助于止血及扩大视野。
- 在使用双极电凝切除膨出脑组织之前，内镜下充分显露其周围结构有助于在切除过程中获得更大的操作空间应对出血。
- 虽然多层修补技术有助于完整封闭缺损，但对于小的缺损或裂缝来说没有必要尝试放置内贴移植物，因为此举可能扩大缺损范围。
- 缺损处填塞有助于承托术后大幅升高的颅压。
- 使用一切必要手段控制颅高压。

✓ 教训

- 在部分窦腔内（如蝶窦外侧隐窝）放置移植物封堵漏口而不切除膨出脑组织，会导致复发概率高，有黏液囊肿形成及鼻源性颅内感染的潜在可能。总是在颅底缺损层面上进行修补。
- 注射荧光剂时须留意避免不慎注入高浓度药物。

- 活动性感染可增加发生脑膜炎的风险。须在术前解决或在围术期经静脉注射抗生素治疗，如有可能咨询传染病专家。

（李　谱　译）

推荐阅读

Woodworth BA, Schlosser RJ, Faust RA, Bolger WE. Evolutions in the management of congenital intranasal skull base defects. Arch Otolaryngol Head Neck Surg 2004;130（11）:1283–1288.

Smith N, Riley KO, Woodworth BA. Endoscopic Coblator™–assisted management of encephaloceles. Laryngoscope 2010; 120（12）:2535–2539.

Jones V, Virgin F, Riley K, Woodworth BA. Changing paradigms in frontal sinus cerebrospinal fluid leak repair. Int Forum Allergy Rhinol 2012;2（3）:227–232. doi: 10.1002/alr.21019

Alexander NS, Chaaban MR, Riley KO, Woodworth BA. Treatment strategies for lateral sphenoid sinus recess cerebrospinal fluid leaks. Arch Otolaryngol Head Neck Surg 2012;138（5）:471–478.

Chaaban MR, Illing E, Riley KO, Woodworth BA. Spontaneous cerebrospinal fluid leak repair: a five-year prospective evaluation. Laryngoscope 2014;124（1）:70–75.

第21章　鼻孔闭合术治疗遗传性出血性毛细血管扩张症：Young术式的Lund改良

Nasal Closure for Hereditary Hemorrhagic Telangiectasia (HHT): (The Lund Modification of Young's Procedure)

Valerie J. Lund

一、引言

遗传性出血性毛细血管扩张症（hereditary hemorrhagic telangiectasia，HHT）是一种因内皮缺乏肌纤维或弹性组织，以毛细血管扩张为特征的遗传性疾病。19世纪60年代Sutton（1864）和Babington（1865）首次对该病进行了描述，但通常更习惯地称为Osler-Weber-Rendu综合征（1901，1896，1907）。该病多为常染色体显性遗传，且与性别无关，由于信号转换生长因子（TGF-β）在Cr9,12,5位点发生基因突变导致了血管发育异常。

HHT在世界各地均有发生，发病率为12.5‰~15.6‰，存在显著的地域差异。本病可影响身体的任何部位，在皮肤和黏膜表面会出现微小毛细血管扩张。然而在肝、肺、脑部等器官中，可能会出现较大的动静脉畸形，在肺部甚至会导致显著的血液分流。

二、病史

无论出现在身体何处，毛细血管扩张均会有潜在的危害，但最常见和棘手的问题是鼻出血，约80%以上的患者可能会出现此症状。出血可很轻微，也可能反复发生危及生命的出血。出血通常始于儿童或青少年期，随年龄增长不断进展，尽管其加重可能是由于其他与年龄相关的合并症所致。患者也可在年龄较大时才发病，如我们报道的344例患者发病年龄在2~70岁。

超过50%的患者几乎每天都会出现鼻出血，其中2/3的患者大多数时间每天出血超过3次。任何轻微的举动，如喝茶、穿套头外装或参加任何形式的体育活动均会诱发出血。极端的温度和湿度也与出血增多有关。许多患者认为精神压力也是其诱发因素。

三、体格检查

多数患者明显的毛细血管扩张主要位于面部皮肤、嘴唇、耳廓和双手，特别是指尖和甲床。在口腔内，一般出现在舌部及硬腭，常在切牙管前方。鼻腔检查容易诱发出血，因此必须非常小心，并使用"不接触"技术。通常可以发现血凝块及干痂，病变位于下鼻甲、中鼻甲的前面及鼻中隔前部。毛细血管扩张的外观并不一定与出血的严重程度相关，如果拟行鼻孔闭合术，应充分评估是否存在鼻中隔穿孔（通常由于之前烧灼所致）。

四、适应证

鼻孔闭合术应当是在其他方法治疗无效时选择的术式，如激光止血、鼻中隔皮肤移植术、激素治疗失败及由于严重出血需要反复输血的患者（图21-1）。

鼻孔闭合术的原理是阻止气流通过鼻腔。这是基于即使轻微损伤包括气流的干燥作用，毛细血管扩张也无法做出收缩反应。根据笔者的经验，为了保证手术的成功，鼻孔必须完全密闭。因此，该手术主要适合于出血非常严重、生活质量较差且鼻腔已经长期被血块堵塞的患者。

虽然可仅闭合最重的一侧，但通常应对两侧鼻孔同时进行手术。然而，如果存在鼻中隔穿孔，则必须闭合双侧鼻孔以达到鼻腔完全密闭。

五、禁忌证

在人出生的最初几个月之后，经鼻呼吸不再是必需的，因此除了患者本身恐惧外（见术前计划），闭合鼻腔并不存在特别的手术禁忌证。然而，对于病理性肥胖或患有睡眠呼吸暂停的患者，可能存在理论上的顾虑。

六、术前计划

除了确保患者适合全身麻醉外，术前通常无须特殊的准备。由于HHT患者实际上长期处于慢性贫血状态，术前是否需要输血应取决于麻醉医生的意见。此外，建议对所有HHT患者行一定形式的筛查，如有30%～40%的HHT患者存在严重的肺动静脉畸形及与之相关的分流、缺血性脑卒中和脑脓肿，术前应行胸部CT扫描来排除。

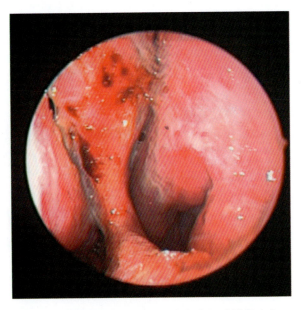

图21-1 鼻腔HHT的内镜观。患者有严重的鼻出血，因病变范围过大激光难以有效止血，同时在外院反复烧灼造成鼻中隔大穿孔，无法行鼻中隔移植，因此采取了双侧鼻孔闭合术，手术获得成功

应当告知患者鼻腔闭合是永久性的，虽然可以重新开放，但往往会引起再次出血，以及轻度的鼻前庭狭窄。对于永久性经口呼吸的顾虑可通过在术前填塞鼻腔一段时间来减轻，患者通常因为严重出血已经进行了鼻腔填塞。全国范围有很多病友互助团体，那些术后的病友与考虑准备手术的患者进行讨论常很有帮助。大部分病友都主动颂扬此手术的功效。

七、手术技术

该手术是在治疗萎缩性鼻炎的杨氏手术（20世纪60年代）基础上的改良术式，1993年由Jack Gluckman医生首次应用于3名HHT患者。鼻孔闭合术最初的手术方法是在鼻前庭掀起两个皮瓣，闭合皮瓣时会在鼻前庭上下各留一个小孔，这会导致气流通过并继续引起鼻出血。因此，笔者改良了手术，增

鼻外科学

加了下方的皮瓣，通过细致缝合，可以达到完全闭合鼻前庭的目的。

- 患者取仰卧位，经口插管全身麻醉。
- 不要试图清理鼻腔的血凝块和干痂，以免出血影响手术进行。
- 同样的原因应避免将减充血剂/血管收缩剂置入鼻腔。
- 全身麻醉完成后，鼻前庭处行少量浸润麻醉（2ml 1∶80 000利多卡因+1∶1000肾上腺素）。
- 环形切开鼻前庭皮肤黏膜交界处，然后做3个切口（图21-2）。
- 分别于12点，4点，8点处（图21-2）由切口至鼻翼边缘向鼻孔处翻起三个皮瓣，注意避免剥穿皮瓣，保留软骨。进行此步骤时应避免过度操作鼻部，防止出血造成术野模糊不清。翻转皮瓣务必充分，以确保无张力缝合，可在鼻腔前部放置浸有肾上腺素的小块明胶海绵进行支撑。
- 用4-0可吸收缝线，如聚对二氧环己酮或聚卡普隆25缝线（单乔），进行细致的间断缝合。皮瓣可适当修剪，特别注意三点对合处和上方切口处的缝合。缝合后的外观恰似某个著名汽车制造商的徽章（图21-2）。术后创面可以涂抹少量凡士林或氯霉素软膏，同时提醒所有的相关工作人员及患者，术后此区域应避免任何创伤。
- 患者麻醉复苏过程应尽可能地平稳。此时诸如咳嗽、用力等因素均会诱发鼻出血，将非常难以处理。必须小心告知相关护理人员避免触碰患者鼻部，特别是使用氧气面罩时，并且禁止使用鼻氧管！

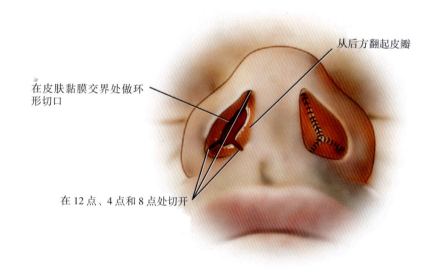

图21-2 示意图显示右侧鼻前庭切口和关闭左侧鼻前庭

八、术后处置

患者术后当日即可出院，使用1~2周的广谱抗生素，如阿莫西林克拉维酸375mg，每日3次。告知患者鼻部结痂可能看起来不太舒服，但必须待其2~3周后自然脱落，不可触动，缝线无须拆除。由于鼻腔内血块的溶解，口腔里可能会产生一些异味。

应告知患者闭合处在术后当时会比较明显，但在接下来的数周和数月内，闭合的皮瓣将会逐渐回缩至鼻前庭内，最终是不可见的。

如果达到完全闭合，则无须门诊随访。长期随访可通过电话或电子邮件来完成。

九、并发症

鼻前庭不能完全关闭是唯一的重要并发症,如果遵守操作步骤则罕见。任何来自鼻前庭的出血几乎都意味着存在小孔需要修补。通常行原位缝合,如果裂隙较大,可能须用鼻唇沟皮瓣修复。

偶尔患者会诉因干燥口腔的出血量轻微增加。可通过规律小口饮水、夜间使用舌部润滑剂来处理。必要时,可用激光凝固上腭或舌的出血病变。

十、结果

在65例施行手术的患者中(双侧58例,单侧7例),97% 出血完全停止;在7例单侧手术的患者中,3例要求对侧鼻孔继续手术治疗;7例术后出现小的裂隙,其中4例行原位缝合,3例采用鼻唇沟皮瓣修复。除1例因既往外鼻巨大基底细胞癌接受手术和放疗的84岁男性患者外,手术均获得成功。该例患者的愈合受到严重影响,即使接受鼻唇沟皮瓣也无法封闭。

仅有1例患者要求重新开放鼻孔,原因是他结婚了希望能够亲吻他的新娘!重新开放后患者不可避免地再次出现了鼻出血,6个月后他的妻子带他来要求再次封闭鼻腔!如果再次开放鼻腔,应提醒患者不仅鼻腔将再次出血,而且鼻前庭会留下轻度的狭窄。

鼻孔闭合术是治疗HHT严重鼻出血最有效的方法,不仅可以控制危及生命的出血,而且能够有效治疗贫血,从而显著地改善了患者的生存质量,并使患者可以正常活动。通过引证的诸多病例,医生可以真正让患者回归生活。

✓ 精要

- 鼻孔闭合术适用于那些最严重的HHT患者。简单来说包括由于鼻出血需要定期输血的患者(图21-3)。
- 鼻孔闭合术是治疗HHT鼻出血最有效的方法,如果能够完全闭合鼻孔,几乎所有患者的鼻出血均会停止。
- 该手术操作并不复杂,但必须细致操作,以保证鼻孔完全关闭。
- 此手术是迄今为止HHT所有治疗方式中提高患者生活质量效果最显著的。

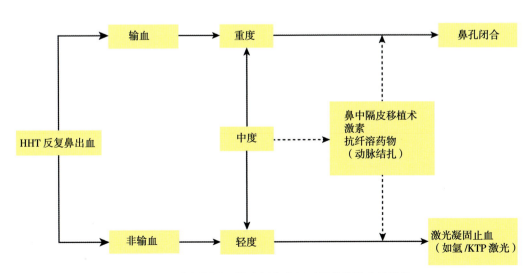

图21-3 流程图显示鼻孔闭合术相对于其他治疗的地位

鼻外科学

✅ 教训

- 对于存在鼻中隔穿孔的患者，不要尝试单侧闭合手术。

✅ 所需器械

- 4mm硬性鼻内镜
- 整形/鼻整形器械：手术刀、持针器、小弯动脉夹，Tilley敷料钳，精细齿镊和无齿镊，鼻翼拉钩，小弯剪刀

（杨大章　赵　宇　译）

推荐阅读

Young A. Closure of the nostrils in atrophic rhinitis. J Laryngol Otol 1967;81:515‒524.

Lund VJ, Howard DJ. Closure of the nasal cavities in the treatment of refractory hereditary haemorrhagic telangiectasia. J Laryngol Otol 1997;111:30‒33.

Lund VJ, Howard DJ. A treatment algorithm for the management of epistaxis and hereditary haemorrhagic telangiectasia. Am J Rhinol 1999;13:319‒322.

Hitchings A, Lennox P, Lund VJ, et al. The effect of treatment of epistaxis secondary to hereditary haemorrhagic telangiectasia. Am J Rhinol 2005;19:75‒78.

Shovlin C. Hereditary haemorrhagic telangiectasia: pathophysiology, diagnosis and treatment. Blood Rev 2010;24:203‒219.

PART II

第二部分

功能性鼻整形技术
FUNCTIONAL RHINOPLASTIC TECHNIQUES

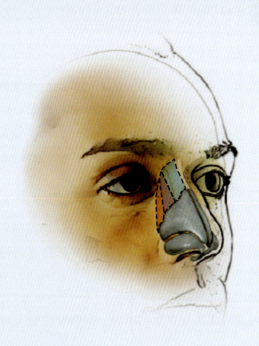

第22章　骨性鼻锥体的功能性手术
Functional Surgery of the Bony Pyramid

Gerhard Rettinger

一、引言

鼻功能包括气体调节（加温、加湿）、过滤和嗅觉。鼻腔通道的各个不同部位——从前鼻孔到鼻咽部都为完成整体功能而发挥着各自的作用。骨性锥体是外鼻的一部分，它与隔背软骨（鼻中隔软骨和鼻外侧软骨的上部）及筛骨垂直板关系密切。大部分鼻功能与鼻腔的基本结构尤其是鼻黏膜有关，而骨性锥体在呼气和吸气中承担着特殊的功用。吸入的气体以特定的方式进入鼻腔，气流约分成相等的两份进入两侧。其中鼻的重要的功能区是鼻前庭和包括下鼻甲头端的鼻瓣区。因为鼻外侧软骨的上部恰好是鼻骨的软骨性延伸，其构成了鼻瓣的横断面区域（骨和软骨交界区）。垂直板固定于鼻骨的下表面，决定着中隔软骨的方向。由于外鼻的骨和软骨之间复杂的关系，骨性锥体共同作用，保证气流的均匀分布。

鼻瓣区执行着吸气的分散器的作用和降低瓣后气流速度的作用，其亦负责加速呼气的作用。通过这种方式，富含CO_2的气体自鼻孔排出而不会在下一次呼吸运动中被吸入。

二、病史

如果患者的鼻背从外观看是偏斜的，则应详细询问其病史。在成人的外伤病例中，很可能会发生鼻骨骨折，并需要行鼻骨复位术以纠正鼻骨的畸形。如果因为出生时或幼年时的鼻外伤造成了不对称生长而出现歪鼻畸形，那么将存在两侧鼻腔外侧壁不等长。这种差别应被识别并可通过特殊的手术技术来矫正（见下文）。

三、体格检查

骨性锥体的评估首先基于视诊和触诊。影像学检查（X线平片、CT、超声）适用于某些特殊的情况（如复杂的面中部骨折或肿瘤）。通常，外鼻可通过三个平面进行分析：正面观（偏度、宽度、鼻背是否存在畸形）、侧面观（形状、投影、鼻背的凸凹不平及同其他面部结构的关系）和底面观（梨状孔的宽度主要决定鼻腔外侧壁的宽度）。

触诊可发现无法观察到的畸形、瘢痕及皮肤与骨之间的粘连。

四、适应证（表22-1）

在多数病例中，鼻锥体的手术适应证均建立在骨性和软骨性穹窿部（如鼻梁）畸形的基础上。鼻尖的位置（投影）规则而鼻背部突出，被称为"驼峰鼻"，可因审美原因而须矫正。但如果鼻背非常高，鼻尖突出，同时穹窿部狭窄，即为"张力鼻"（突出鼻综合征）的表现之一，其可引起鼻功能紊乱（吸气阻力增大和鼻翼塌陷）。外伤后或此前手术后的畸形亦为手术适应证。

鼻背可以是直的、歪曲的，或呈许多形态的弯曲（如"C"形、"S"形）。鼻骨、鼻外侧软骨的上部、鼻中隔的骨和软骨作为解剖单位存在，都延续于鼻骨，如果鼻骨是偏斜的，那么这些结构均会偏斜。较为典型的是鼻中隔偏曲成嵴，从颌骨前至犁骨形成鼻背对侧的偏曲。在大多数病例中，中隔尾侧末端固定于中线的前鼻棘，但其尾侧缘出现同鼻背相同方向的偏曲（半脱位）。如果患者存在显而易见的鼻骨歪斜，则只进行中隔偏曲的矫正是不够的。一些潜在的病因也应通过截骨加以矫正。

其他手术适应证包括宽鼻畸形等。在一些病例中，这可能是鼻裂或鼻瘘畸形的一部分。鼻瘘畸形可深至鼻骨，因此，临时的鼻骨移除可提供直达颅底的通路。部分经口的梨状孔切除可作为面中部掀翻入路的一部分。

五、禁忌证（表22-2）

骨切开术或切除术只有个别的禁忌证。其中一种为存在有显著的愈合问题，如有免疫缺陷的患者。对于正常生长期的鼻，鼻切开术可能会影响其正常的生长发育，但有关软骨性基本结构的手术更会造成鼻生长发育的问题。

有些此前有过鼻外伤或鼻整形术史的患者会主诉梨状孔区域疼痛。这常是因为外鼻的神经被累及或术中损伤。筛前神经的终支在鼻骨和鼻外侧软骨的上部之间离开鼻腔。神经有可能会包裹于瘢痕之中，再次的外科手术创伤可能会加重上述问题。因此，以减轻疼痛为目的的修复手术通常是禁忌的。

表22-1　骨性鼻锥体功能性手术的适应证

- 鼻背：驼峰鼻、骨锥体突出、不规则
- 偏曲：钩状畸形、不对称（成年或幼时外伤）
- 其他畸形：畸形（鼻裂、瘘管、囊肿、皮样囊肿）
- 经鼻锥体入路手术：颅底手术（鼻瘘管）、面中部掀翻手术

表22-2　骨性鼻锥体功能性手术的禁忌证

- 年龄（生长发育期的鼻）
- 显著愈合困难病史
- 神经痛（外伤后/既往鼻整形术病史）

六、术前计划

因为一旦皮肤被掀起并出现肿胀，则微小的畸形和鼻背的偏斜可能就无法观察到了，所以认真完善术前检查、做好计划是必要的。驼峰鼻或尖鼻需要切除的量首先取决于鼻尖的确切投影。不要切除过多的鼻背部的骨和软骨组织，笔者更倾向于增高鼻尖的投影或保留多一些鼻根部组织。最常见的情况是增大、垫高和切除联合应用，这也是最好的方法。电脑对提供计划非常有帮助，但手术医生应该知道比起设计这种数字化的图像，获得好的手术效果更困难。手术计划最至关重要的方面是预测愈合的动态

过程。预期鼻尖的投射在6个月内缩减2~3mm，相应地调整鼻背部切除的量是合理的（避免鹦鹉嘴鼻畸形）。

在张力鼻患者中，鼻背过高不得不予以矫正，可制订计划以楔形截骨的方式削低鼻的基底部，用以替代直接切除鼻背部。这类患者的皮肤极薄，以致微小的形态异常也可被观察到。在这些病例中，对鼻背的处理仅限于旁中线截骨术，而将其他光滑的骨面保留。

罕见的情况是骨性锥体和梨状孔较宽（如鼻正中裂），正中截骨甚或多重截骨的可能会应用到。术前应充分考虑到术中的组织水肿、空间狭窄等情况，制订最佳方案。

七、手术技术

（一）器械

对骨性鼻锥体的操作主要是骨质的切除和锉磨。锉磨适合用于处理不规则或小的突起。锉的运动方式是来回地往复运动，因此，在这两个方向上都可发挥作用。它们主要作用于骨头，少数情况用于软骨。是否平坦最好通过触诊进行评估，优于直接的视诊。在器械进入术腔之前，应将骨膜掀起来。

适合截骨术的器械包括截骨刀和凿子。截骨刀两侧均呈斜面，对骨骼可产生平直切除的效果。凿子亦具有斜面，用于曲线型的截骨术。"骨性切口"这个专业词汇是委婉的说法。它与使用外科手术刀去切开不同，却和使用斧头去砍断木材比较相像。这种操作的结果是不仅截骨的骨骼边缘锋利，而且器械前方的骨骼会出现小裂纹。为了尽可能避免这种情况失控，刀锋要求够薄够锋利。如果配置磨石，在每次使用前须将器械磨锋利。

（二）切口和入路

鼻背部的手术可通过鼻内或外切口得以暴露。如果鼻部不扭曲，最直接的视角是通过鼻小柱的皮肤切口行开放式鼻成形手术。鼻内入路通过半贯通的或全贯通的，伴或不伴软骨间切开的切口完成。在这两种情况下，解剖平面接近鼻外侧软骨上部的软骨膜，深至鼻骨的骨膜。因为额肌纤维在鼻根处嵌入骨膜，随骨膜的掀开而被分离，故骨膜下的分离是必不可少的非创伤性去除驼峰的步骤。这个路径亦是通过骨锉或截骨的方式来实施旁正中截骨术的先决条件。外侧截骨术和横向截骨术可经鼻或经皮完成。对于经鼻入路，须在下鼻甲前端外侧的鼻前庭皮肤处做切口。推荐用可控的骨切刀沿着计划截除的骨质上表面行骨膜下分离。这样可使手术器械能通过这个术腔，同时保证作为外层的骨膜完整。如果计划楔形截骨，则中线部分的骨膜也必须分离。可控的骨凿可以更好地控制截骨的位置，尤其是在骨质厚的情况下和行修正手术时。如果使用2mm或3mm的骨凿，它可直接穿过鼻前庭皮肤，而无须分离骨膜。这些骨凿也可从外面直接刺穿骨表面的皮肤直接到达骨质。这种方法不易获得连续的骨切线，但可通过对这些小孔连成的线进行人为的骨折。经皮截骨对横向截骨术有独特的优势，因为力直接作用于骨，而不像经鼻操作那样需要斜面曲线截骨。由于不需要分离皮肤和骨膜，直接经皮截骨术通常很少发生肿胀和血肿。小的皮肤切口不需要缝合，愈合的瘢痕也不易察觉。

（三）截骨术

典型的鼻骨截骨术的位置一般选择在旁正中、外侧、横向（图22-1）。旁正中截骨起自梨状孔，平行于中线向上截骨，最后到达内眦平面（图22-2）。为便于从外侧截骨，可向外侧稍微分离一些。从美学的角度看，骨性锥体由3个平面构成：鼻背部平面和两个外侧平面。通常情况下，它们相连处构成了柔和的线条（眉-鼻线），这样会使鼻背部的线条看起来更正常，与眼睛更匹配。为了达到这样的鼻背平面效果，两侧旁正中截骨的选择位置不能过于接近。

外侧截骨术沿着鼻翼-面颊交叉点至内眦这条线，但它的起点往往选择在梨状孔处稍高一点的地方（数毫米）。如果选择经鼻入路，外侧截骨术需要关注以下两个方面：

- 对器械尖端的触诊决定了截骨术的进度。
- 随时根据器械的手柄观察截骨的方向。

因为上颌骨额突的表面隆起，器械的手柄按照扇形方式移动：从中线的最高点开始到外侧的最下方终止。在这条轨迹上，刀锋经过厚骨质（发出低频音），薄骨质，然后又是内眦处厚骨质。外侧截骨术的平面应尽可能地靠近鼻翼-内眦连线，以避免产生可见的骨性台阶（图22-3）。

横向截骨术连接旁正中和外侧截骨术。如果斜外侧位截骨术直接与旁正中截骨术相连，这个术式就不是必需的。这种改良仅适用于某些情况，如在驼峰切除后避免开放性鼻背的畸形。然而，在歪鼻的情况下，需要松解整个骨性锥体，包括鼻根区域。这个区域由双侧鼻骨和额骨鼻棘紧密连接而成。只有通过截骨术分离了这个区域才能使歪鼻的骨性锥体回到中线位置（图22-4）。

去除驼峰意味着需要同时切除鼻背部的骨和软骨部分。切除的组织通常包含鼻外侧软骨上部和鼻中隔软骨的背部，

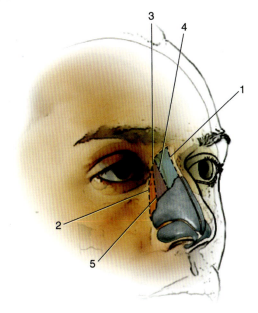

图22-1 截骨术概观

1.旁正中截骨术；2.外侧截骨术；3.横向截骨术；4.中间截骨术；5.楔形切除的补充截骨

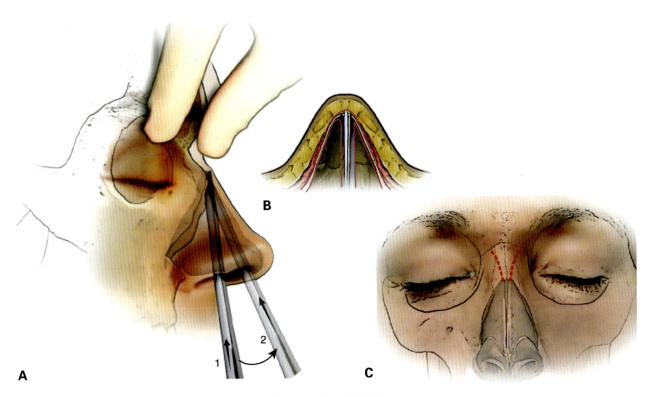

图22-2 旁中线截骨术

A.侧面观（1.起始时器械手柄处于低位；2.继而将手柄抬高）。B.分离鼻中隔黏软骨膜之后，在黏膜下贯穿鼻中隔截骨。C.额面观：向颅侧方向两侧分别截骨（虚线）

鼻外科学

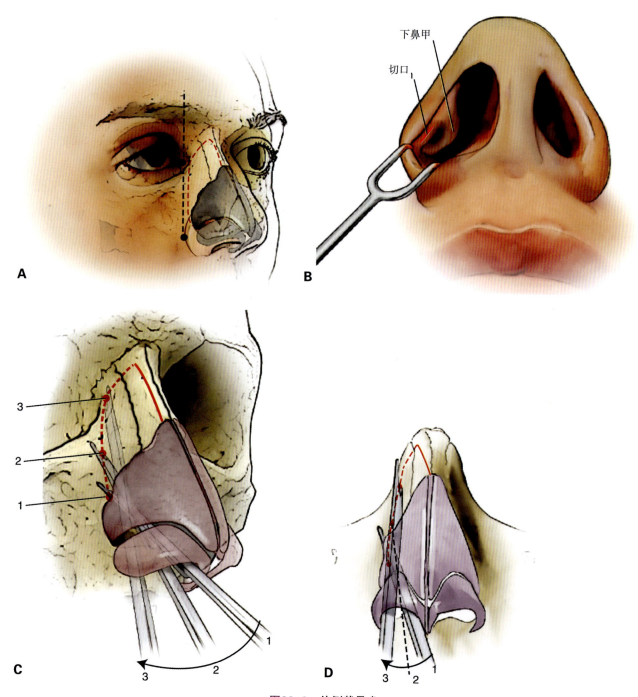

图22-3 外侧截骨术

A. 斜位观，靠近内眦与鼻翼-颊部连接处的连线（黑线）截骨（红线）。B. 在下鼻甲头端外侧的皮肤处做鼻前庭切口。C. 自上而下移动手柄的位置。器械尖端的位置（1、2、3）对应着手柄移动的位置。在推进中，自1（上）至3（下）移动手柄的位置。D. 正面观，手柄亦是自内侧（1）向外侧（3）移动。（C）和（D），以曲线移动的方式联合应用

以及鼻骨和筛骨垂直板。虽然软骨部分可用手术刀切开，但骨性部分必须用骨凿切除。骨凿应足够宽（12mm或14mm），用以整块切除驼峰。这个操作的关键点是对称性切除，同时不过多切除。为控制截骨过程中准确地处于水平位，要牢固地握住手柄，避免任何扭转的截骨动作。最好以从外侧面观察手柄位置的方法来控制切除驼峰的量。正常情况下，切除线的颅侧边界不在内眦的水平，因此需要加上旁正中斜位截骨术，由此产生的开放式鼻背必须通过调整两边的外侧骨壁加以关闭。

楔形切除适用于张力鼻（双侧切除）和歪鼻（单侧切除）。在张力鼻的情况，鼻背和尖端必须降低。通常这些患者的皮肤非常薄，如果直接处理鼻背部可导致明显的不规则。可通过切除鼻的基底部而不是鼻背部来避免这样的问题出现，但仅适用于鼻背部差不多是直的情况（从侧面观察）。另一种适用情况是儿童时期经受过创伤后形成的歪鼻。此时鼻骨的生长出现紊乱，导致一侧鼻侧壁长而另一侧短。如果想获得等长的鼻侧壁，需要对相对长的一侧施以楔形截骨术。在充分的中隔手术后，梨状孔可通过鼻前庭的外侧切口来得以暴露。将骨膜向两侧分离，直到可以容纳一个内镜。常规的外侧截骨术再加上前外侧截骨术才能楔形切除这些骨质（大部分是片状的骨质）（图22-5）。

八、术后处置

行骨性鼻锥体松解术后，需要用夹板来行外固定。夹板有不同的材料和形状，但都有一个主要的目标：在术后即刻（术后1~2周）保护鼻子，以免受外力影响。如果夹板和胶带不能使鼻背部保持在中线，依旧会导致鼻子偏向一侧。相应地，重要的是需要认识到：虽然夹板和胶带不能纠正手术不充分的效果，但不充分的夹板外固定会影响到获得好的手术效果。

为了减少血肿和水肿，用胶带将游离的皮肤贴附固定在其下方的手术调整后的结构上。为移除胶带，在鼻背部可用垫衬型的材料保护。术后24小时进行冰敷可减轻局部肿胀，也可考虑局部或全身使用激素。

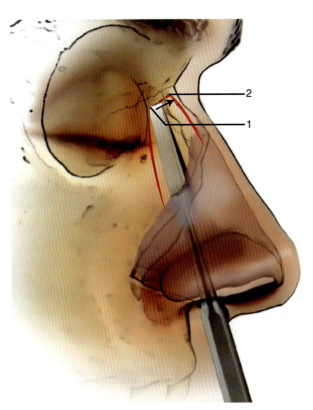

图22-4 横向截骨术（鼻内入路）。[1.使用弯形骨凿在内眦水平开始截骨，继而向前（箭头）；2.在鼻扭曲畸形病例中，一定要横断鼻根部的厚骨]

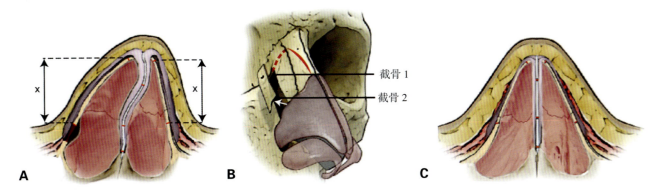

图22-5 对明显不对称的歪鼻进行楔形切除。A.必须矫正两侧不等长，获得对称的侧边x。从这个病例的右侧（较长侧）上颌骨突起的部分切除楔形的骨质（红色标记），本例病人的鼻背偏向左侧。B.在骨片可被松解（箭头）并能从鼻前庭切口处取出之前，首先将双侧骨膜掀开，然后必须先行截骨1，再行截骨2。C.所有的截骨操作完成后鼻背回至中线

九、并发症（表22-3）

虽然一些并发症与外科操作无关，可能与患者个体的反应相关，但有些并发症却与手术操作失误有关。外科医生需要从无论是何种原因导致的不良结果中总结经验。

并发症可分为皮肤和软组织的问题，以及周围结构的损伤（表22-3）。虽然血肿和水肿是由手术创伤引起的，但如果不注意手术操作的无菌原则也可导致局部感染。尽管如此，这种并发症非常罕见，如果感染灶位于骨性锥体表面，通常是由小的骨碎片继发的死骨形成所导致。当截骨术与鼻中隔成形术联合实施时，鼻出血更可能发生，中隔血肿或脓肿与鼻中隔手术操作有关。如果使用油状软膏包扎时，皮下异位组织可形成脂肪肉芽肿。局部囊肿则来源于异位的黏膜。

尽管由于截骨导致的邻近结构损伤非常罕见，但在相关文献报道中也可找到各种并发症的报道（表22-3）。新发生的畸形或残留的畸形是常见的并发症。在大部分病例中，出现并发症的原因是术前计划不足或操作不到位，具体情况见表22-4。

表22-3　截骨术的并发症

邻近结构的损伤
● 眶（泪器系统、失明）
● 颅底（脑脊液鼻漏、脑膜炎、气颅）
● 血管（破裂、动脉瘤、动静脉瘘）
皮肤和软组织并发症
● 感染（如脓肿形成、死骨、眶蜂窝织炎）
● 疼痛、麻木（外鼻神经损伤）
● 瘢痕（如鼻前庭网状瘢痕）
● 皮肤萎缩、潮红、脱色
● 皮下囊肿、气肿、脂肪肉芽肿

表22-4　骨性锥体手术的教训

● 不规则（可见的/可触及的骨阶、跷跷板畸形）
● 偏曲/不对称
● 鼻顶开放畸形
● 穹窿部塌陷（"倒V畸形"）
● 过度切除（鞍鼻）

十、结果

骨性锥体的外科手术应获得光滑表面，鼻背部拥有充分的高度和直度，同时骨性穹窿具有符合生理需要的宽度。在修正性手术中，最常见的问题是骨性锥体的不对称，其次是不规则和过度切除。鼻顶开放畸形和穹窿部狭窄都很罕见。骨性畸形往往是修正手术的原因，而鼻的基底部畸形则要少一些。一般来说，所有的初次鼻整形手术者的再手术率为5%～10%。因为并非所有持续存在的畸形都是通过手术矫正的，相应地，修正手术的数量并不能代表术后畸形的实际发生率。

✅ 精要

- 鼻骨决定了鼻外侧软骨上部和中隔尾部的方向。
- 不等长的鼻侧壁应通过不对称的骨切除来纠正。
- 截骨的过程最好通过触诊手术器械的尖端和手柄的位置来控制。
- 外夹板不能改善手术效果不理想的情况，但如果受力不当可能会导致不对称。
- 在驼峰切除术中，去除的骨和软骨的量应与精确的鼻尖的投射一致。

✅ 教训

- 如果在侧面观察时对截骨控制不充分，会导致鼻背的过度切除。
- 横向截骨术实施得不充分可导致歪鼻的松解不足。
- 如果外侧截骨的位置太高，则会形成骨阶。

✅ 所需器械

- 常规的鼻中隔-鼻成形术器械包
- 骨凿（不同型号）
- 骨锉（不同型号）

（张秋航　齐　岩　译）

推荐阅读

Vuyk HD, Watts SJ, Vindayak B. Revision rhinoplasty: review of deformities, etiology and treatment strategies. Clin Otolaryngol Allied Sci 2000;25（6）:476–481.

Foda HM. External rhinoplasty: a critical analysis of 500 cases. J Laryngol Otol 2003;117（6）:473–477.

Gryskiewicz JM, Gryskiewicz KM. Nasal osteotomies: a clinical comparison of the perforating methods versus the continuous technique. Plast Reconstr Surg 2004;113（5）:1445–1456.

Rettinger G. Risks and complications in rhinoplasty. In: Berghaus A, ed. Current Topics in Otorhinolaryngology Head and Neck Surgery. Möchengladbach: Rheinware Verlag; 2008:73–96.

Rettinger G. ENT–Head and Neck Surgery: Essential Procedures. Stuttgart, Germany: Thieme; 2011:9–109, 317–349.

第23章 鼻瓣手术

Surgery for the Nasal Valve

Oren Friedman

一、引言

鼻部气道阻塞可由各种病因造成，包括解剖结构原因和非解剖结构的生理原因。鼻中隔偏曲和下鼻甲肥大常导致鼻塞，因此是外科手术干预的最常见目标。在合适的临床状况下，仅行鼻中隔成形术和鼻甲缩小术就可恢复鼻腔气流。然而，有些患者尽管鼻中隔得到矫正、鼻甲缩小后，鼻腔通气仍不能改善。在这部分患者中，气道阻力的增加可能是由于鼻瓣角度狭窄或薄弱的鼻孔侧壁在吸气时因动力作用塌陷导致。详细的术前病史和体格检查通常能提示鼻瓣塌陷是鼻塞这一主诉最主要的病因。术前鼻瓣因素的识别有助于引导患者和外科医生在术前成功地交流，建立正确的手术预期和评价手术疗效。近年，鼻瓣手术已经成为外科处理鼻塞不可或缺的组成部分，经常是外科手术计划的最重要部分。"鼻瓣塌陷"这一术语并不特指单一类型，同样，鼻瓣的外科矫治也并不单指一种方法。每种类型的鼻瓣塌陷有多种外科手术入路可供选用。

概念

与鼻瓣区狭窄和鼻前庭狭窄相关的鼻阻塞疾病统称为鼻瓣塌陷。每侧鼻都有内鼻瓣和外鼻瓣。"内鼻瓣"是鼻部气道最狭窄的区域，因此它是鼻气流主要的调控者。"内鼻瓣"这一术语是指界于内侧的鼻中隔、外侧的上外侧软骨尾侧缘、下方的鼻底和下外侧的下鼻甲头端之间的区域（图23-1）。上外侧软骨和鼻中隔之间的角度正常为$10°\sim15°$，这个区域的横截面积为$55\sim64mm^2$。内鼻瓣横截面积的减小会增加气道阻力并与鼻部气道阻塞有关。

内鼻瓣塌陷分为静态和动态两类。静态内鼻瓣塌陷是指静息时鼻部中1/3的狭窄——即静息状态下，在没有引起上外侧软骨内移的负性吸力时，上外侧软骨与鼻中隔之间的角度狭窄。上外侧软骨向中线移位，接近鼻中隔，导致内鼻瓣区的缩小。静态塌陷经常发生于鼻外伤或鼻整形术后，失去上外侧软骨的支撑引起静息时外侧壁的内陷。内鼻瓣静态塌陷也可因为张力鼻畸形引起，在这种畸形中由于鼻中隔过度生长导致鼻瓣角度狭窄，鼻瓣形似高耸的帐篷，鼻瓣区变小和气流阻力增加。

动态内鼻瓣塌陷是指在仅在主动经鼻吸气时上外侧软骨和鼻部中1/3的鼻瓣区狭窄，而在静态时大小正常。动态鼻瓣狭窄通常是由于软骨、肌肉和鼻外侧壁皮肤的内在薄弱所致。上外侧软骨的薄弱、无力、脱位或缺如，鼻扩张肌麻痹或鼻部皮肤菲薄而不能为鼻外侧壁提供足够的力量对抗经鼻吸气时的负压——吸气性负压使鼻外侧壁向内侧塌陷。既往鼻整形术造成上外侧软骨薄弱或与鼻中隔分离可能也导致了鼻外侧壁组织薄弱，从而无力抵抗吸气时的负压。此时，患者在静息检查时可能没有明显的鼻瓣塌陷体征，如倒"V"形畸形或静息时鼻中1/3的缩窄，但当要求患者经鼻轻轻吸气时，检查者可发现鼻部中1/3的明显狭窄。

外鼻瓣位于鼻前庭，界于鼻翼侧缘和鼻小柱之间。与内鼻瓣一样，外鼻瓣可以是静态下狭窄，也可以是在吸气的负压影响下出现松软的鼻外侧壁塌陷（图23-2）。外鼻瓣由下外侧软骨及其被覆的皮肤和软组织所支撑。这个区域的静态狭窄（前庭狭窄，鼻翼缘塌陷）可出现在外伤后、软组织三角损伤、鼻部皮肤癌缺损重建、唇裂修补术或鼻翼底缩窄术后；有明显的鼻中隔尾侧变形；或继发于其他各种原因。在张力型鼻畸形病例中，鼻翼缘水平的鼻前庭孔径变窄，也可出现静态狭窄。外鼻瓣的动态塌陷是指在静态时鼻瓣正常，但经鼻吸气时，鼻翼缘出现塌陷。下外侧软骨的先天薄弱和头端错位经常伴随动态外鼻瓣塌陷——在这两种情况下，下外侧软骨及其表面覆盖的软组织均不能为鼻翼缘提供足够的支撑。

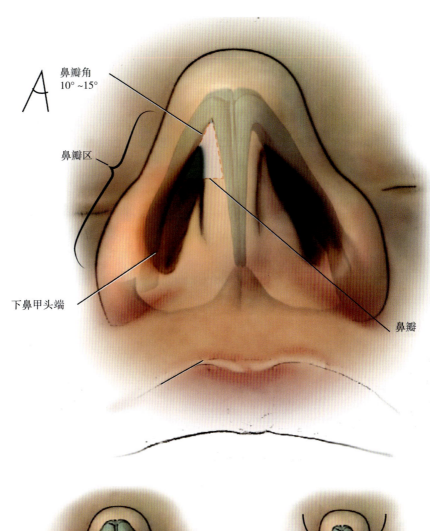

图23-1 内鼻瓣。界于上侧鼻软骨，鼻中隔和下鼻甲头端之间的区域

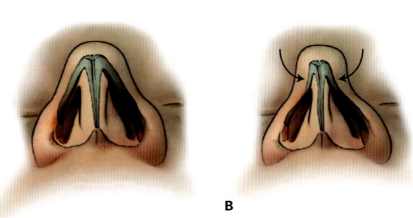

图23-2 动态外鼻瓣塌陷。静态时，鼻孔是开放的（A），但当吸气时鼻前庭在负压作用下关闭，阻止了气流进一步通过鼻孔（B）

二、病史

与大多数疾病一样，鼻瓣塌陷的诊断主要依靠患者的病史和体格检查。为了确定患者的身体状态良好并适合手术，须完成全面的病史采集和体格检查、系统回顾，以及用药史和过敏史。应注意患者是否正在进行抗凝治疗，以便进行合适的手术计划。与鼻瓣塌陷相关的鼻塞病例中，最突出的主诉包括鼻塞、张口呼吸、晨起口干、白天嗜睡、活动能力下降和打鼾。病史中的许多线索可引导医生在体格检查中去寻找鼻瓣塌陷的常见体征。患者可能会诉及曾行鼻中隔成形术和下鼻甲缩小术，仍持续鼻塞。其他患者可能会提到鼻外伤史或鼻整形手术史，随着时间的推移导致呼吸恶化。有些患者可能已经做过过敏测试和治疗，但仍存在鼻塞。医生需要分清患者的鼻塞实际上并不是与鼻窦炎或过敏性/非过敏性鼻炎相关的鼻充血所致。在许多病例中，当被问及他们如何减轻鼻塞的症状时，患者向医生演示通过向外侧牵拉脸颊或鼻侧壁，或抬高鼻尖，能够改善鼻腔气流。有些患者还报告在夜间或运动时使用鼻扩张装置可帮助改善鼻腔气流。

三、体格检查

从与患者见面开始就可以了解到一些有用的信息。简单的外鼻视诊可发现静态鼻中1/3狭窄。内鼻瓣静态塌陷的患者可能出现倒"V"形畸形、鼻中1/3紧缩、眉毛-鼻尖美学线断裂。类似地，采集病史时观察患者的呼吸，医生可能会注意到鼻外侧壁的动态狭窄，提示动态内鼻瓣塌陷。当观察鼻的下1/3时，下1/3的动态或静态塌陷也可能被观察到，提示外鼻瓣的异常。为了解动态鼻瓣塌陷及其对鼻呼吸的影响，通常将鼻旁的脸颊轻微向外侧牵拉（如Cottle动作）以评估经鼻呼吸的改善情况和吸气时鼻腔侧壁的硬度。为明确塌陷的准确位置，检查者可在可疑区域置入棉签或耳刮匙，并让患者辨别支撑于哪个部位时鼻塞症状获得了最大改善。这些部位就是手术干预的目标。鼻内镜检查有助于确定前鼻镜检查不可见的区域，如后方的鼻中隔偏曲、鼻息肉、泡状鼻甲，以及可能导致鼻塞症状的各种其他疾病。

完成视诊后进行鼻部的触诊。评估鼻外侧壁和鼻翼缘的强度、鼻骨的长度，以及上外侧软骨和下外侧软骨的完整性是很重要的。触诊可发现薄弱的软骨、软骨变形或缺如的区域、鼻中隔偏向鼻瓣区的区域，以上都有助于确定对鼻瓣区狭窄的怀疑。将Cottle动作或棉签应用于这些软骨缺陷区域可进一步确认鼻瓣塌陷的确切位置和严重程度。无论是否使用前鼻镜检查前部的鼻腔都可以显示与鼻瓣狭窄有关的解剖异常。Cottle 1区或2区的鼻中隔畸形、下鼻甲前端肥大、鼻瓣呈蹼状或瘢痕形成、上外侧软骨或下外侧软骨凹陷、下外侧软骨头部离开鼻孔边缘从而失去结构上的支撑，以及卷轴区（译者注：上外侧软骨与下外侧软骨交接处）突入鼻瓣区都可以被发现。过度隆起的张力型畸形患者由于鼻中隔过度生长导致上外侧软骨与鼻中隔之间的角度明显缩小，也常会伴有软骨结构的薄弱，导致静态和动态的内、外鼻瓣塌陷。

检查外鼻瓣塌陷的患者时，最好单纯观察平静呼吸时的鼻部，并观察鼻前庭在轻柔经鼻吸气时鼻翼是否狭窄。使用鼻窥器或内镜通常会隐藏鼻瓣塌陷，因为这些器械可能支撑鼻外侧壁或引导检查者越过阻塞部位。与内鼻瓣塌陷一样，检查者用手、棉签或耵聍匙或外鼻扩张器向外侧牵拉，可确定确切的薄弱区域，并有助于向患者展示如何通过手术矫正外鼻瓣塌陷。

注意老年患者鼻部经历的结构变化可导致鼻瓣塌陷和鼻塞。鼻支撑的显著丧失或许与老龄有关，可能是由于鼻骨变薄、上外侧软骨薄弱、上外侧软骨和下外侧软骨之间的支撑附着松弛、下外侧软骨变薄、下外侧软骨与鼻中隔和上颌骨之间的支持性纤维附着物松弛有关。此外，鼻部肌肉可能随年龄增大而萎缩，加重鼻外侧壁的塌陷。与衰老相关的结构改变导致鼻尖下垂（尖端下垂），内、外鼻瓣变窄变弱——所有这些都导致了功能性呼吸问题和美学改变，这是老龄鼻部的典型变化。

四、适应证

一旦确定患者的全身健康状态，没有禁忌证，就可以决定行外科手术。如果患者主观感觉鼻塞，影响生活质量，并且病史和体格检查提示鼻瓣与鼻塞症状密切相关，那么这些患者就非常适合进行鼻瓣手术。笔者通常嘱患者在家配戴鼻扩张装置来模拟鼻瓣术后可能达到的效果，以便患者对手术干预有更合理的预期。笔者发现这样能增进与患者的交流，帮助患者对手术建立合理的预期。依笔者的经验，那些认真配戴扩张器并持续获益的患者，对手术最为满意。

五、禁忌证

依据功能障碍的性质，外科干预的程度差异很大，包括从诊室的微创操作到严重时需要取耳或肋软骨重建的鼻部手术。患者存在合并症导致不适合麻醉或有出血的风险，都是手术的禁忌证。另外，患者必须心理稳定，能够接受鼻内移植物可能造成的外鼻扩大，这样的患者才适合行外科手术。

六、术前计划

近来随着对鼻瓣作为鼻气道阻塞原因之一的认识的增加，多种手术和非手术方法纠正鼻瓣阻塞的应用逐渐增多。鼻瓣塌陷已被视为鼻整形术最常见的并发症。因此，许多技术都集中在二次功能性鼻手术上。然而，通过充分的术前评估，尤其是对创伤患者、过度隆起的张力鼻和老年患者的评估，无手术史的患者往往也可以发现内和（或）外鼻瓣塌陷。这些患者通常可通过Cottle动作或使用外鼻扩张器来改善鼻呼吸，并且适合行鼻瓣塌陷矫正术。鼻塞患者术前发现鼻瓣塌陷，初次或二次鼻手术同时行鼻瓣功能障碍矫正能够显著地改善其生活质量。与患者沟通的可靠的方法是将鼻呼吸扩张器装置应用于患者——这能模拟患者可能感受到的手术效果。

七、手术技术

鼻内入路和外入路都可用于各种鼻瓣手术。选择合适的患者，几乎所有的鼻瓣手术都可以使用全身麻醉或镇静下局部麻醉。患者进入手术室后开始麻醉诱导。常规消毒铺巾。用眼膏保护双侧角膜。可贴眼膜加强保护，或不覆盖。按照常规，手术开始前确认患者信息、手术计划、用药计划（图23-3）。加1:100 000肾上腺素的利多卡与加1:200 000肾上腺素的0.25%布比卡因等量混合用于局部浸润麻醉。如果手术是在局部麻醉镇静下进行的，则每10ml利多卡因/布比卡因混合液中加入1ml碳酸氢钠作为缓冲液，以帮助减轻注射麻醉剂引起的不适。将约10ml的溶液注入中隔黏膜下，另外将5ml注入鼻部浅层肌肉腱膜系统下方（sub-SMAS）的平面中。

（一）扩张移植物

静态或动态内鼻瓣塌陷可用此种技术治疗。扩张移植物用于扩大狭窄的瓣膜角度，从而扩大静态和动态瓣膜塌陷时的鼻瓣面积（图23-4）。静态塌陷时，加宽鼻部的中1/3还能使眉弓-鼻尖美学线变得平滑。理想的扩张移植物是鼻中隔软骨，但对于曾行手术鼻中隔软骨不足的病例，也可以用耳廓软骨或肋软骨。或者，对鼻背明显隆起的患者行鼻背缩窄术时，可将过多的上外侧软骨折叠置于鼻中隔与上外侧软骨之间充当"自体扩张移植物"（图23-5）。使用标准的左侧中隔半贯通切口到达中隔软骨。根据鼻中隔的形态可从中隔的一侧或双侧向上分离黏软骨膜瓣。以标准方式进行鼻中隔成形术，并取中隔软骨用作扩张移植物。从中隔背部分离上外侧软骨，为扩张移植物创造空间。扩张移植物应该足够长，须

鼻外科学

从鼻骨下方延伸到上外侧软骨的尾缘。其高度为3~5mm，为鼻中隔软骨的厚度。偶尔可能需要更宽的移植物，在这种情况下，可以将多片中隔软骨层叠在一起以提供足够的厚度。将扩张移植物用4-0普通肠线或5-0聚二恶烷酮（PDS）缝线多针间断缝合固定至鼻中隔背部。然后用4-0普通肠线或5-0 PDS线将上外侧软骨再缝至中隔背部与撑开移植物复合体上。黏软骨膜瓣用4-0铬制羊肠线绗针法缝合，随后应用4-0聚丙烯缝线连续缝合，将硅树脂支架固定于中隔软骨上。

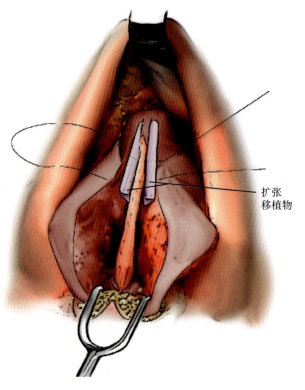

扩张移植物

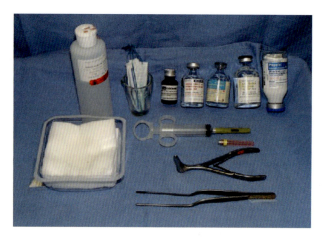

图23-3 麻醉准备台。表面麻醉和局部浸润麻醉是手术控制出血和患者耐受的关键。由丙泊酚镇静，利多卡因、布比卡因和碳酸氢盐局部浸润。表面麻醉应用可卡因

图23-4 理想的扩张移植物是鼻中隔软骨，但某些情况下也可以用耳廓软骨或肋软骨。将扩张物固定在鼻部中1/3的背侧鼻中隔上，并缝合至鼻中隔和一侧或双侧上外侧软骨。扩张移植物有助于稳定和扩大中部的穹窿，通常经外入路来放置

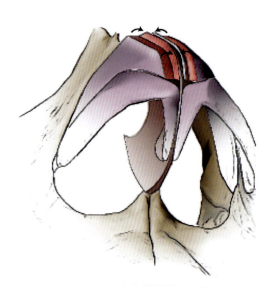
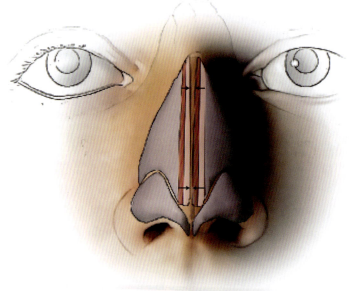

图23-5 自体扩张移植物（扩张瓣）。在鼻背缩窄术中，可将过高的上外侧软骨制成扩张移植物

（二）鼻翼铺板移植物

鼻翼铺板移植物是一种通用移植物，根据所放的位置可用于内、外鼻瓣塌陷（图23-6）。首先确认塌陷的部位。如果塌陷位于外鼻瓣、沿鼻翼缘延续，则可将移植物沿鼻的边缘放置以加强鼻翼的支撑力，并保证鼻翼边缘向外弯曲。皮肤拉钩拉开鼻翼皮肤后，用15号刀片沿着下外侧软骨的下缘做切口。用尖剪刀沿着鼻翼缘至鼻翼-面部沟之间仔细解剖出囊袋，从鼻中隔软骨或耳廓软骨取宽3~10mm，长7~10mm的软骨移植物，放入囊袋。移植物应从鼻翼-面部沟延伸至穹顶或软组织三角外侧的区域，以免从软组织三角处的皮肤看到锐利边缘。可以在上方与侧脚重叠。如果仅需很少的支撑，可以用更小的移植物，也被称为鼻翼缘移植物。然后用5-0铬制羊肠线间断缝合边缘切口。

如果塌陷发生在鼻中1/3，则将鼻翼铺板移植物放置于鼻部中1/3处。用15号刀片行软骨间切口，在上外侧软骨浅面，向下至梨状孔仔细地解剖出一个囊袋。将移植物放入囊袋，直接位于上外侧软骨上方。皮肤随着时间推移会变得越来越薄，移植物可能变得可见。一种替代技术是将移植物放在上外侧软骨深面，大多数情况下是在卷轴区（上外侧软骨和下外侧软骨的连接处），这里常是塌陷最明显的区域。然后用5-0铬制羊肠线或PDS缝线将移植物缝合2~3针至表面的软骨上以防止移植物移动。这些衬于下方的移植物（类似于侧脚移植物）通常比鼻翼铺板移植物隐藏得更好。最后用5-0铬制羊肠线间断缝合关闭软骨间切口。

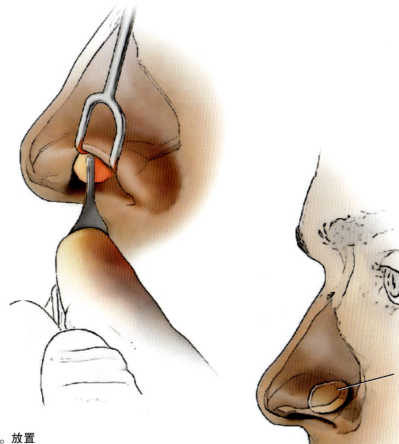

图23-6 鼻翼铺板移植物。放置在鼻外侧壁塌陷最明显处，根据放置的位置不同，对内、外鼻瓣塌陷都有效

鼻外科学

(三) 蝶形移植物

蝶形移植物是纠正鼻瓣堵塞的一种非常有效的方法。它依靠耳廓软骨本身的弹性来开放内鼻瓣（图23-7）。

可经耳轮前缘切口或耳后切口来取得耳廓软骨。做皮肤切口后，通过钝性和锐性分离游离耳廓软骨。切取宽1cm、长2cm的软骨移植物。软骨切取处用电凝止血。用6-0快吸收肠线缝合皮肤切口，并且加压包扎防止供区血肿形成。术后1天去除加压包扎。

在双侧鼻部做软骨间切口，并连接成为完全贯通的切口。做标准的SMAS下平面分离，沿鼻背掀起皮肤-软组织至鼻缝点，再在骨膜下层面从鼻缝点分离至鼻根，以使皮肤能合适地复位。如果出现非常明显或严重的鼻尖上区塌陷，可简单地将移植物放置在鼻尖上区塌陷处，并且将其末端固定到上外侧软骨的最尾侧，用5-0 PDS缝线在两侧各缝1针。一旦移植物固定在位，将皮肤复位，视诊及触诊鼻背，检查其是否规则。如果鼻背不规则，那么鼻背要进一步缩小以塑造一个光滑的轮廓。通常，特别是在皮肤薄的患者中，可将压碎的软骨移植物放置在鼻背，位于蝶形移植物上缘的头侧，以隐藏移植物的边缘并形成平滑的鼻背轮廓。用5-0铬制羊肠线缝合黏膜切口。

(四) 鼻瓣扩张缝合

如前所述，从鼻的骨软骨结构上掀起皮肤和软组织瓣（图23-8）。一旦切口完成并且掀起组织，将拉钩置于皮瓣下以暴露上外侧软骨。笔者倾向于用5-0 PDS缝线通过水平褥式在鼻背表面将一侧上外侧软骨与另一侧紧密缝合。当缝合线被扎紧时，可以看到上外侧软骨向外抬起，从而扩大了鼻瓣的角度和面积。鼻瓣扩张缝合可单独使用或与各种其他技术联合使用，以最大化扩大鼻瓣气道。如前所述关闭切口。

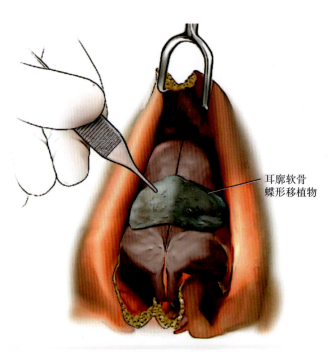

图23-7 蝶形移植物。经鼻内入路放置蝶形移植物更常用，但是为了方便显示，这里我们通过外入路放置。如果应用有弹性的耳廓软骨，就会获得最好的结果。将移植软骨覆盖在上外侧软骨表面，由于耳廓软骨的弹性，鼻中1/3呈喇叭样张开

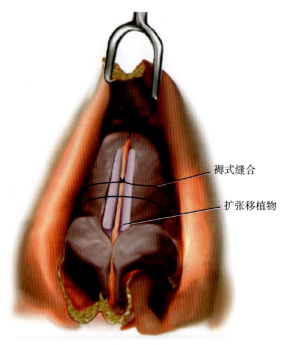

图23-8 显示扩张移植物放置后的鼻瓣扩张缝合。用PSD缝线将一侧上外侧软骨与对侧缝合。以水平褥式缝合将缝线缝于鼻背，以提供对上外侧软骨的支架作用，从而扩大鼻中1/3

八、术后处置

视外科干预的情况,可使用塑形敷料、内部硅胶夹板固定,以促进正确的愈合,并在愈合过程中保持被处理区域位于良好位置。所有外部切口涂擦莫匹罗星(百多邦)软膏,鼻内使用鼻腔盐水喷雾(每个鼻孔6喷,每天6次),并且要求患者在术后5~7天返院复诊。敷料和夹板在术后1周复诊时拆除,随后再次向患者进行指导。药膏应再继续涂擦6周,每天增加2~3次鼻腔冲洗。由于在术后早期鼻黏膜是无功能的,鼻腔的机械清洁对于良好的愈合必不可少。嘱患者在术后1~2周睡觉时头部抬高30°~45°以减轻水肿,术后6周不能戴眼镜以减少对鼻外侧壁的压迫,术后6周内避免剧烈活动。术后6周愈合完成,此时可恢复正常活动。

九、并发症

同所有的外科手术一样,必须告知患者麻醉和药物相关并发症、出血和感染的可能性。与鼻瓣手术相关的特定并发症主要涉及美学改变,可能伴随着鼻外侧壁支撑结构的构建。患者必须意识到,在鼻部周围的不同区域增加大体积的软骨可能导致鼻子的外观变化。要选择那些不关心鼻子外观扩大,只是迫切想要改善鼻腔呼吸的患者,有助于确保取得令人满意的结果。

十、结果

意识到鼻瓣是鼻阻塞的一个主要成因,促进了处理这一临床问题的多种新技术的发展。当患者主诉鼻塞时,也不再只是简单地行鼻中隔手术和下鼻甲缩小术。事实上,下鼻甲的黏膜或骨的部分切除可能会给患者带来更主要的长期麻烦(空鼻综合征),而且下鼻甲部分切除是否包含在解决鼻塞的外科手术治疗方案中仍旧有争议。鼻瓣塌陷的修复通过在鼻腔外侧壁的操作提供了扩大鼻腔气道的一种方法,而且是一种通过扩张而不是靠切除鼻腔内组织来改善呼吸的一种方法。狭窄鼻瓣的手术治疗是鼻塞手术不可或缺的组成部分,在许多情况下,它是最重要的一部分。世界各地越来越多的外科医生认识到这一事实,这将促进更多新颖的、精致的手术技术的发展,更好地改善患者的预后。

✓ 精要

- 每侧鼻都有内鼻瓣和外鼻瓣。
- 认识到鼻瓣是评估鼻塞的主要部分。
- 尽管鼻中隔可能偏曲,但不一定引起鼻塞,因此不是功能性鼻手术纠正的一个重要组成部分。
- 保留鼻甲并且扩大鼻瓣,可以达到最佳的呼吸结果和最小的并发症发生机会。
- 鼻瓣功能障碍的修复能改善生活质量。

✓ 教训

- 认识到为了强化鼻外侧壁和边缘所植入的软骨可能会影响美观。
- 注意患者不现实的预期,以及在功能性主诉掩饰下的寻求美容手术的患者。
- 为了确保更好的呼吸结果,不要害怕应用多种技术和移植物。
- 不要忽视鼻中隔是鼻呼吸的一个中心组成部分。
- 不要忽视鼻瓣,因为许多病例中鼻中隔偏曲不会导致鼻阻塞,而鼻瓣是阻塞的主要原因。

鼻外科学

✓ 所需器械

- 反向牵开器
- 宽的双齿皮钩
- Castroviejo持针器

（吕海丽　译）

推荐阅读

Kern EB. Surgical approaches to abnormalities of the nasal valve.Rhinology 1978;16:165–189.

Sheen JH. Spreader Graft: a method of reconstructing the roof of the middle nasal vault following rhinoplasty. Plast Reconstr Surg 1984;73:230–239.

Constantian M. The incompetent external nasal valve: pathophysiology and treatment in primary and secondary rhinoplasty.Plast Reconstr Surg 1994; 93（5）:919–931.

Stucker FJ, Hoasjoe DK. Nasal reconstruction with conchal cartilage: correcting valve and lateral nasal collapse. Arch Otolaryngol Head Neck Surg 1994;120（6）:653–658.

Constantian M, Clardy RB. The relative importance of septal and nasal valvular surgery in correcting airway obstruction in primary and secondary rhinoplasty. Plast Reconstr Surg 1996;98（1）:38–54.

Rhee J, Poetker D, Smith T, et al. Nasal valve surgery improves disease specific quality of life. Laryngoscope 2005;115:437–440.

PART III

第三部分

肿瘤切除技术

TECHNIQUES FOR REMOVAL OF NEOPLASMS

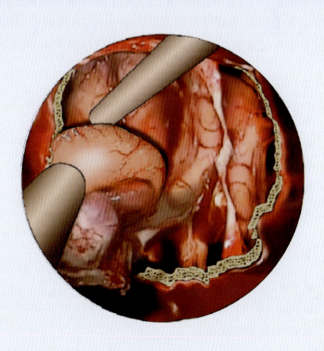

第24章 内镜下上颌窦内侧壁切除术
Endoscopic Medial Maxillectomy

Noam A. Cohen

一、引言

将术中导航引入内镜鼻窦手术技术为鼻腔鼻窦疾病的诊疗带来了革命性的改变。在鼻内镜手术出现之前,鼻腔外侧壁和上颌窦肿物的手术主要通过鼻侧切开或柯-陆式径路进行。若手术适应证选择恰当,内镜下上颌窦内侧壁切除术可取代传统手术方式并获得与传统开放式手术相近的治愈率,同时可保留患者的鼻泪管。此外,内镜下上颌窦内侧壁切除术也适用于需要鼻腔盥洗引流的上颌窦黏膜纤毛清除功能障碍的患者。内镜手术明显降低了开放式手术的比例。

二、病史

上颌窦内侧壁切除术一词最早于1977年由Sessions和Larson用于描述整块切除鼻腔筛窦区域肿瘤。20世纪80年代中期,随着在鼻窦手术中鼻内镜的出现,内镜开始用于治疗鼻腔鼻窦的非炎性疾病。1990年内镜下上颌窦内侧壁切除术第一次由Waitz和Wigand描述用于切除鼻腔外侧壁和上颌窦内侧的病变。这项新技术与既有的外部进路相比具有更好的术中视野和美容效果,且复发率相当。

三、体格检查

- 单侧鼻塞
- 头痛
- 鼻出血/鼻溢
- 眶周肿胀
- 嗅觉障碍

四、适应证

- 鼻腔外侧壁肿物
- 基底位于上颌窦内侧的肿物
- 难治性上颌窦炎

- 由眶减压术后眶脂肪脱垂导致的慢性上颌窦炎

五、禁忌证

- 肿瘤侵犯超出鼻腔鼻窦
- 上颌窦前外侧或额窦病变

六、术前计划

- CT影像学检查可显示肿瘤的根蒂。
  - MRI检查有助于区别分泌物和软组织。
- CT三维成像可用于手术导航。

七、手术技术

为减少术中出血应选择静脉全身麻醉。患者取仰卧位，气管插管后手术床旋转180°固定，常规消毒铺巾。手术床头抬高15°～30°可减少术中出血。对于右利手的术者，气管插管应固定在左侧口角（对于左利手的术者，气管插管应固定在右侧口角），与手术的侧别无关。

鼻腔黏膜由浸有1∶1000浓度肾上腺素的脑棉片收敛，收敛时间至少10分钟。经腭大孔以1%利多卡因和1∶100 000肾上腺素行经口翼腭神经注射有助于减少术中出血。腭大孔大致位于上颌第二磨牙内侧1cm处，注射时将25号针头前端20mm弯曲90°以免注射过深。注射前必须进行回抽，以防止将药物直接注入腭大动脉。

首先使用0°内镜进行术野观察。于中鼻甲腋的黏膜下注射1%利多卡因（加有1∶100 000肾上腺素）可进一步收缩鼻腔外侧壁和中鼻甲的血管及分支，以减少出血。将中鼻甲内移暴露中鼻道并加宽术野。在这一阶段乃至整个手术过程中，充分的暴露对于内翻性乳头状瘤切除术中检查并分离肿瘤的根蒂都是极其重要的。

上颌窦口是开始上颌窦内侧壁切除的重要解剖标志。通过球形头探针或镰状刀等器械切除钩突，暴露上颌窦自然开口。然后使用反张器械由上颌窦口向前下方向进行上颌窦开窗术。注意在此操作过程中确保不要损伤泪骨。由于钩突顶端的残留会影响额窦引流，故完全切除钩突十分重要。

使用咬切钳将上颌窦开口的后部扩大开放至与翼突内侧板齐平。一旦切开黏膜，可以使用浸有1∶1000肾上腺素和1000U凝血酶的脑棉片来止血。

如果要切除肿瘤，鼻腔外侧壁显露完全后必须要检查鼻腔和上颌窦，以辨认肿瘤根蒂。经典的内镜下上颌窦内侧壁切除术的手术边界需要向后到达上颌窦后壁、向上到达眶底壁、向下到达下鼻道或鼻底、向前到达鼻泪管。

此时，手术侧的下鼻甲全长也需要以1%利多卡因加1∶100 000肾上腺素进行局部浸润。下鼻甲切除可分为两步，分别是切除下鼻甲的中间1/3和切除上颌窦内侧壁至鼻底水平。切除下鼻甲中间部分前须先用弯的血管钳钳夹要切除的部分至少30秒以减少其血供。然后，用鼻甲剪切除下鼻甲中间1/3（图24-1）。前方切口应于鼻泪管远端（鼻泪管襞）的后方斜行向后切开（图24-2）。下鼻甲的前侧1/3应保留以预防萎缩性鼻炎，下鼻甲的后1/3应保留，可避免术后术腔清理时出血。如果需要整块切除肿瘤，切断的下鼻甲中间1/3可以继续附于鼻腔外侧壁。然而，如果手术的目的是治疗炎性疾病，应沿下鼻甲在鼻腔外侧壁的水平附着处切除。使用弯头电刀切开所暴露的鼻腔外侧壁前方和后方的黏膜（图24-3），然后将下鼻道的黏膜向内下方剥离至鼻底水平，暴露深面骨质（图24-4）。黏膜瓣剥离至鼻底后，联合使用切割钻、Kerrison咬骨钳和侧开口咬切钳切除鼻腔外侧壁的骨质到达鼻底水平（图24-5）。这为手术到达上颌窦底壁提供了良好的视野和通道，并减少了术后鼻窦术腔内灌洗液的潴留。将黏膜瓣贴敷于裸露的骨质（图24-6）。如果手术需要向前方进一步暴露，须行鼻腔泪囊吻合术。

八、术后处置

- 用含有莫匹罗星的生理盐水进行鼻腔冲洗（22.5g制剂的1/3用1L生理盐水稀释），有助于促进黏液纤毛运输、预防骨炎。

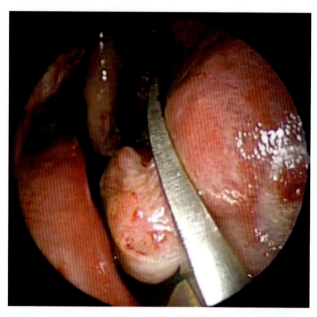

图24-1 切除下鼻甲中1/3部分。先用弯头止血钳钳夹后再用弯头内镜用剪刀切除下鼻甲中1/3部分

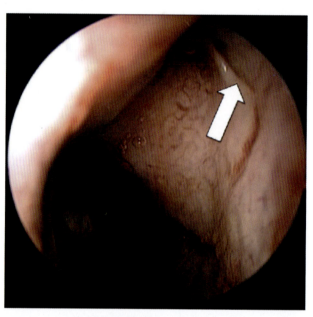

图24-2 下鼻道的鼻泪管襞。除非牺牲泪道系统，鼻泪管襞（箭头所示）是下鼻甲切除的前界标志

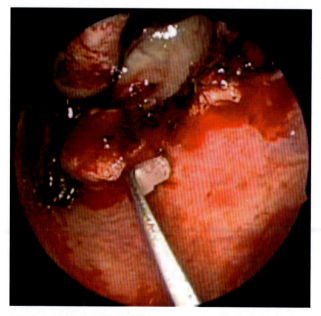

图24-3 鼻腔外侧壁黏膜切口。切除下鼻甲中1/3后，用弯头电刀制作一个蒂在内侧的黏膜瓣

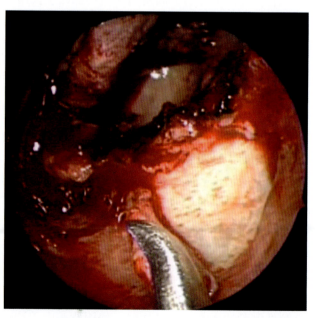

图24-4 剥离黏膜瓣。用Cottle剥离子将黏膜瓣由鼻腔外侧壁向鼻底剥离，并向内翻转

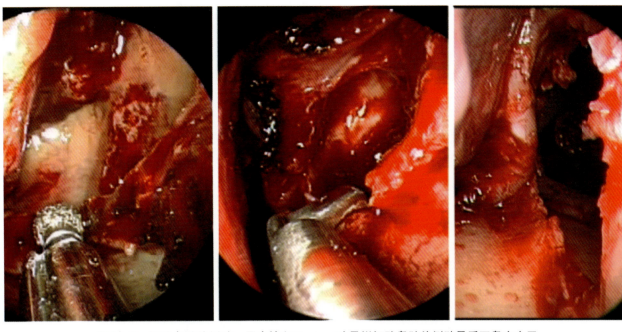

图24-5 切除鼻腔外侧壁。用磨钻和Kerrison咬骨钳切除鼻腔外侧壁骨质至鼻底水平

- 使用能覆盖鼻窦菌群的抗生素治疗7～10天。
- 术后在门诊进行仔细的清理和随访。不要过分清理覆盖在残留的下鼻甲后端表面的痂皮。

九、并发症

- 出血
- 脑脊液漏
- 溢泪,需要后期行鼻腔泪囊吻合术
- 相关鼻窦区域的持续性感染/炎症

十、结果

内镜下上颌窦内侧壁切除术与开放式手术相比,在良性肿瘤切除术后的复发率上其差异无统计学意义。内镜手术还可以避免面部瘢痕、保留睑内侧韧带、保持鼻腔鼻窦框架结构、最大限度减少鼻窦黏膜的损伤。此外,与开放式手术相比,内镜手术后患者的住院时间明显缩短。

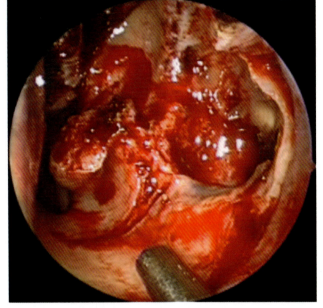

图24-6 用黏膜瓣覆盖暴露的骨质。用磨钻打磨宽大的鼻窦开窗口,将黏膜瓣向下贴敷于上颌窦内

✓ 精要

扩大范围的切除取决于疾病是否累及以下结构:
- 额窦:可能需要额窦钻孔切除窦内占位。
- 筛窦和蝶窦:可能需要扩大的上颌窦内侧壁切除,包括切除中鼻甲。

鼻外科学

- 鼻泪管：需要牺牲鼻泪管并进行鼻腔泪囊吻合。此手术须确保斜行切开鼻泪管，以防止其狭窄。
- 在铺放黏膜瓣前，用磨钻将上颌窦造口的下部打磨光滑。

✓ 教训

- 大范围的上颌窦黏膜剥脱可导致炎症迁延、骨炎和窦腔的闭塞/缩小。
- 残余的下鼻甲需要彻底的烧灼来预防术后出血。
  - 术后清理时，不要清除下鼻甲切缘的痂皮；可将其作为一种生物敷料，让其自行吸收/脱落。

✓ 所需器械

- 鼻内镜（0°，30°，70°）
- 吸切器和高速电钻
- Kerrison咬骨钳

（姜 彦 译）

推荐阅读

Waitz G, Wigand ME. Endoscopic, endonasal removal of inverted papillomas of the nose and paranasal sinuses. HNO 1990;28:242–246.

Sessions RB, Larson DL. En bloc ethmoidectomy and medial maxillectomy. Arch Otolaryngol 1997;103:195–202.

Wormald PJ, Ooi E, van Hasselt CA, et al. Endoscopic removal of sinonasal inverted papilloma including endoscopic medial maxillectomy. Laryngoscope 2003;113:867–973.

Tanna N, Edwards JD, Aqhdam H, et al. Transnasal endoscopic medial maxillectomy as the initial oncologic approach to sinonasal neoplasms: the anatomic basis. Arch Otolaryngol Head Neck Surg 2007;133:1139–1142.

Woodworth BA, Bhargave GA, Palmer JN, et al. Clinical outcomes of endoscopic and endoscopic-assisted resection of inverted papillomas: a 15-year experience. Am J Rhinol 2007;21:591–600.

Parida P, Gupta A. Medial maxillectomy: a comparative study as a surgical procedure. Otolaryngol Head Neck Surg 2008;138:192–199.

Lim SC, Lee JK, Yoon TM. Extended endoscopic medial maxillectomy for sinonasal neoplasms. Otolaryngol Head Neck Surg 2008;139:310–312.

第25章　内镜经上颌窦入路至翼腭窝

Endoscopic Transmaxillary Approach to the Pterygopalatine Fossa

Paolo Castelnuovo

一、引言

翼腭窝（pterygopalatine fossa，PPF）是位于上颌窦后壁后方的一个重要结构，其后方为翼板，内侧为腭骨，上方为颅中窝。翼腭窝向外侧介翼上颌裂通颞下窝，向内侧介蝶腭孔（sphenopalatine foramen，SPF）通鼻腔，向前上介眶下裂通眼眶，向下经腭大管通口腔。因此，翼腭窝成为了炎性或肿瘤性疾病由头颈部扩散至颅底的主要途径。

对原发于或累及翼腭窝的病变处理中存在的解剖与手术问题与翼腭窝难于到达相关。为了能够直接到达翼腭窝，既往采取了大量的传统开放性入路（外侧和前方入路），造成了许多不可忽视的并发症，如面部水肿及疼痛、眶下神经（infraorbital nerve，ION）损伤、口腔上颌窦瘘、慢性上颌窦炎。近年来，随着鼻内镜技术的广泛应用，使得部分累及翼腭窝的病变能够通过内镜入路这种相对微创的方式进行切除，有可能减少上述术后并发症的发生。

原发于翼腭窝的肿瘤不常见，其中最常见的为神经鞘膜瘤。而累及翼腭窝最常见的肿瘤为鼻腔鼻窦良恶性肿瘤。由于多种类型的肿瘤均可累及翼腭窝，术前常难以作出精准的诊断。因此，详细的病史询问、体格检查及影像学检查对于术前判断肿瘤的类型及范围非常必要。

二、病史

绝大多数翼腭窝肿瘤患者在早期无临床症状，以至于疾病常得不到及时的诊断。当患者出现不适症状时，常与鼻腔鼻窦症状相关，如单侧鼻塞、流涕、鼻出血及面部疼痛。流行病学数据在这些病例的诊断中有重要作用：年轻男性患者应考虑鼻咽纤维血管瘤（juvenile nasopharyngeal angiofibroma，JNA）的可能，而对于曾在林场或皮革制造厂工作的老年患者则常应考虑鼻腔鼻窦恶性肿瘤，如腺癌。此外，始发于上唇或硬腭的单侧面部麻木，应考虑来源于上颌神经（V2）的良性肿瘤压迫或恶性肿瘤浸润。

三、体格检查

对患者进行详细的体格检查非常必要，检查部位包括鼻、眼睛、口腔及面部。鼻内镜被认为是目前评估和诊断鼻腔鼻窦或颅底病变的最好方式。对鼻前庭、鼻咽部及颅底进行内镜检查能够发现这些部位的组织异常或病变。对于颅底肿瘤应常规行颅神经体格检查，尤其要注意上颌神经的功能（翼腭窝病变可累及上颌神经）。为了排除经眶下裂侵犯至眶内的翼腭窝肿瘤所引起的眼球凸出和眼肌麻痹，亦须检查眼球的运动及形态，眼科医生对这种病例进行体格检查非常必要。此外，为了排除经腭大孔侵犯至口腔的翼腭窝肿瘤所引起的硬腭侵蚀及畸形，口腔的体格检查非常重要。某些情况下，尤其是肿瘤体积巨大已侵犯周围组织如眼及上颌骨，面部畸形可反映出肿瘤的存在。最后，颈部的体格检查可判断肿瘤是否存在颈部淋巴结转移，尤其是颅底恶性肿瘤。

四、适应证

手术适用于所有累及翼腭窝的肿瘤。内镜经上颌窦入路的使用取决于肿瘤的范围及术者的经验。手术的目的是为了取样活检或对肿瘤进行根治性切除。如果考虑为淋巴组织增生性疾病、间质肿瘤（如肉瘤）或低分化癌，手术仅仅是为了取活检明确诊断，以期进行更合适的治疗（不同的放化疗方案）。而对于起源于或累及翼腭窝的纤维–骨性病变、鼻咽纤维血管瘤、神经鞘膜瘤、内翻性乳头状瘤、海绵窦血管瘤及部分恶性肿瘤（如鳞癌、腺癌、腺样囊性癌），手术可以根治性切除为目的。

五、禁忌证

内镜经鼻入路的禁忌证与肿瘤的范围有关。由于肿瘤范围的缘故，翼腭窝周围的部分解剖结构无法通过经鼻入路切除，需要经外侧入路。若肿瘤累及到重要结构，也不宜进行肿瘤的根治性切除。

内镜经鼻入路难以到达的重要区域包括含有颈内动脉的咽旁间隙、硬/软腭、海绵窦及肿瘤广泛侵犯的眼眶。

显而易见，选择内镜经鼻入路最重要的禁忌证是术者对术区内镜下解剖结构不熟悉，不能熟练地处理可能的并发症。此外，患有合并症如严重的心血管疾病、身体虚弱或痴呆、患有终末期肾脏或肺部疾病的患者可能无法从肿瘤切除中获益。

六、术前计划

鼻内镜及影像学检查能够准确地评估肿瘤的部位、大小及范围，甚至能为某些病例提供术前诊断。影像学资料能够提供影响手术的解剖细节（如鼻中隔棘突、泡状鼻甲、蝶嘴气化、上鼻甲气化等）。此外，确定影像学标志如翼管神经、上颌神经（及其终末分支眶下神经）、蝶腭孔及气化的翼突对于术中确保充分的手术通道及降低手术风险具有重要作用。同时，多层扫描对于描述整个骨质的情况非常重要。对骨质重塑及侵犯的判断需要在MRI上认真评估附着于骨质的软组织。MRI增强扫描在T1和T2加权序列中尤其重要，其能够反映肿瘤的生物学行为及一致性，从而区分肿瘤的良恶性。总体来说，CT和MRI对于术前评估翼腭窝病变非常必要。我们必须将CT和MRI提供的互补信息整合起来，用以判断双侧翼上颌裂是否扩大及不对称。此外，PET-CT或其他的全身影像学检查对于判断恶性肿瘤是否存在远处转移是必要的。

掌握肿瘤的病理结果对于制订合理的手术计划并完成足够的手术操作非常重要。绝大多数病变只能通过临床症状和影像学检查评估来诊断，活检及根治性切除是在同次手术中完成的。因此，对血供丰富的病变如鼻咽纤维血管瘤进行活检是绝对禁忌，推荐行术前动脉血管造影及动脉栓塞。对于术前评估尚未确诊的病例，尤其是考虑为恶性肿瘤但组织分型未明确时，组织活检测非常必要。

患者应在术前停用抗凝药物及非甾体抗炎药，以免术中大量出血。

七、手术技术

收缩患者的鼻腔后，所有的手术操作均在全身麻醉下实施。术前预防性静脉使用抗生素。手术步骤根据肿瘤的范围及组织学类型逐步进行，具体如下：

1. **暴露鼻腔鼻窦通道** 如果原发于鼻腔鼻窦的肿瘤累及翼腭窝，须对鼻腔内的巨大瘤体进行定向的分块切除，以获得更大的操作空间。对某些病例，可实施鼻中隔后段切除术，以允许2名术者可以同时分别从双侧鼻腔进行2人四手操作。

2. **术中辨认解剖学标志** 修剪中鼻甲及上鼻甲下端，保护嗅区黏膜。进行前后筛开放、上颌窦扩大造口及蝶窦开放术。于腭骨筛嵴的后方可见蝶腭动脉（sphenopalatine artery，SPA），电凝蝶腭动脉后，分离、暴露蝶腭孔。于上颌窦顶壁可见蝶腭孔及眶下神经突起，这可作为定位翼腭窝内主要神经结构恒定的解剖标志（图25-1）。蝶腭神经节、翼管神经、上颌神经位于翼腭窝水平面的上部，腭大神经及腭小神经则位于其下部。翼腭窝内的所有神经都位于沿眶下神经所做的假想矢状面的内侧。

3. **翼腭窝开窗** 根据翼腭窝病变的位置和范围来调整手术入路。当病变位于翼腭窝水平面以上时，须磨除腭骨的眶突及蝶突。此时，上颌窦扩大造口术（保护下鼻甲的完整性）足以能确保去除上颌窦后壁的上部分（眶下神经内侧）。相反，当病变位于翼腭窝水平面以下时，须磨除腭骨垂直板、下鼻甲后端及上颌窦内壁的后部，以得到宽阔的术窗（图25-2）。这种情况下，可采用Kerrison咬骨钳尽可能地咬除上颌窦后壁，由内向外直至经眶下神经的矢状面。在手术过程中，仔细保护上颌窦后方的骨膜。去除翼腭窝的内容物后，其内侧的翼管神经和上外侧的上颌神经被包绕在外上方的"骨膜袋"中，术中很容易确认。这些操作能够很好地暴露翼突根。

4. **分离进入翼腭窝的肿瘤** 切开包绕翼腭窝的骨膜，暴露包绕颌内动脉及其分支的纤维脂肪组织。如有必要，确认并电凝腭大动脉、翼管动脉、腭鞘动脉。于颌内动脉的外侧放置一个中等尺寸的血管夹，以防术野中出血。在血管网的后方即是神经结构。将肿瘤组织与翼腭窝内的神经网（包括翼管神经、上颌神经及其分支眶下神经、腭大神经、腭小神经）进行钝性分离。若术中肉眼判断这些神经未被肿瘤侵犯，则须保护神经，以减少神经损伤引起的术后并发症。去除脂肪垫，可见附着于翼外板的翼外肌的两头。如有必要，可将翼外肌从内侧附着缘进行分离，以确保肿瘤的切除。在该步骤，可使用美敦力核磁导航系统来确认神经血管结构及肿瘤的边界。常使用多普勒超声仪

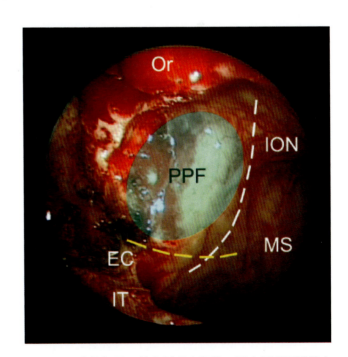

图25-1 内镜视野下的左侧咽旁间隙。图中经眶下裂的白色垂直虚线及经翼腭窝的黄色水平虚线是定位翼腭窝（浅蓝色的椭圆形区域）内重要神经结构的手术标志（EC. 筛嵴；ION. 眶下神经；IT. 下鼻甲；MS. 上颌窦；Or. 眼眶；PPF. 翼腭窝）

鼻外科学

来定位和保护重要的血管结构。所有的患者术中均采用冰冻切片来仔细确认手术边界，直到边缘组织确认无肿瘤侵犯或由于肿瘤侵犯重要结构导致无法进行进一步切除时结束手术。

5.切除骨性边界　在某些病例中，需要切除骨性边界，才能实现肿瘤的根治性切除。从这点来说，防止鼻咽纤维血管瘤术后复发的关键措施是去除翼突根和蝶骨底部的松质骨，尤其是围绕翼管的松质骨，以达到切除所有隐匿残余病灶的目的（图25-3）。这种技术要点同样适用于恶性肿瘤，去除翼管、翼突根和（或）翼板的骨质，直至颈内动脉的内膝。

图25-4通过内镜下解剖图片展示了上述提及的手术步骤。

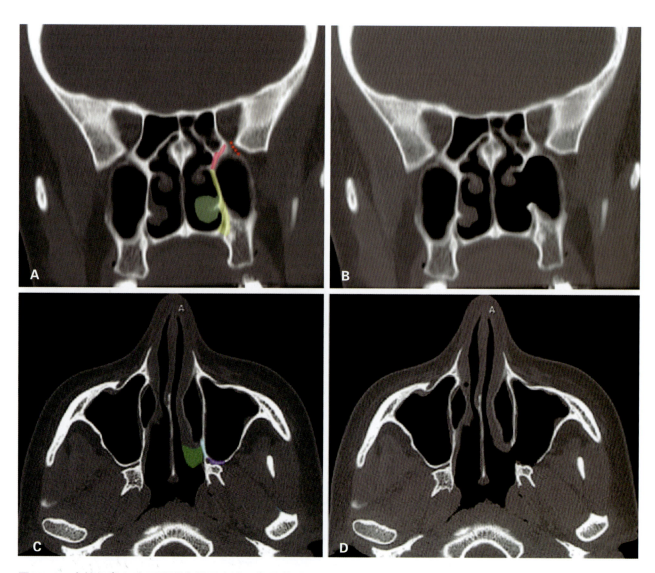

图25-2　内镜经鼻入路至翼腭窝需要去除下鼻甲的后端（A图及C图中的绿色区域）、腭骨垂直板（A图中的黄色区域）、腭骨眶突（A图中的粉色区域）、上颌窦后壁内侧（C图中的紫色区域）、上颌窦内侧壁后端（C图中的淡蓝色区域）。A图中的红色虚线显示了上颌神经。图B和图C模拟了内镜下进入翼腭窝所必需的手术通道

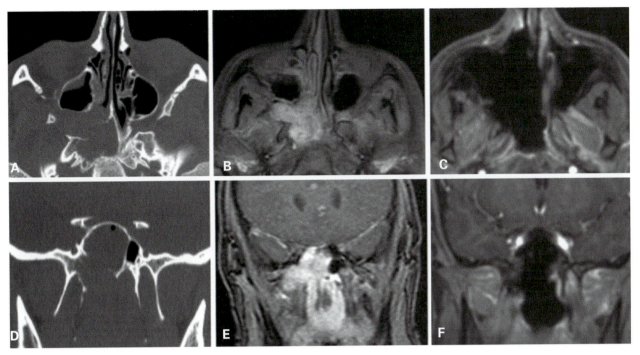

图25-3 1例16岁Ⅱ期鼻咽纤维血管瘤男性患者的术前CT扫描（图A及图D）和MRI扫描（图B及图E）。内镜经鼻入路切除病变的术后MRI扫描（图C及图F）

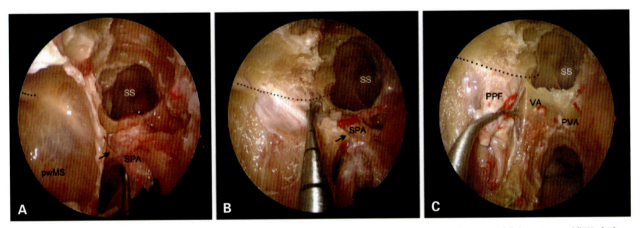

图25-4 图A-C的解剖图片显示了内镜经鼻入路至翼腭窝的步骤（pwMS. 上颌窦后壁；SS. 蝶窦；SPA. 蝶腭动脉；PPF. 翼腭窝；VA. 翼管动脉；PVA. 腭鞘动脉。黑色的虚线显示了眶下神经的走行及上颌神经；黑色箭头显示了骨性筛嵴）

八、术后处置

鼻腔填塞物常于术后第1天或第2天在鼻内镜下取出。住院期间，当怀疑出现术后并发症时，须行CT和MRI检查。对于某些病例如鼻咽纤维血管瘤，须常规在术后24小时行MRI检查来判断是否存在残留病灶。术后早期影像学检查不会显示任何炎症改变，待3~4个月后，影像学检查才能用于区分难以鉴别的微小的肿瘤残灶和活动性的瘢痕组织。术后早期，建议使用黏液溶解盐溶液来盥洗鼻腔，可保持鼻腔清洁并促进伤口愈合。根据肿瘤的病理类型，需要对患者进行常规随访。恶性肿瘤患者术后须严格进行临床及影像学检查，术后第1年内每月行1次鼻内镜检查，每4个月行1次MRI检查，术后第2年每2个月行

1次鼻内镜检查，每6个月行1次MRI检查。从术后第3年起，每6个月行1次鼻内镜和MRI检查。

九、并发症

防止并发症发生的关键之一是熟练掌握三维立体解剖知识，以确保术者整合了肿瘤的肉眼观、影像学及触觉后能在术中准确定位。从这个意义上来说，神经导航系统能够避免并发症的发生，但是它的应用绝不能代替解剖及手术知识。因此，术中必须保留主要的解剖学标志，以保证能安全到达深部组织结构。此外，充分暴露术野并精细分离翼腭窝内的神经血管结构也能减少并发症的发生。蝶腭动脉出血并不可怕，将之分离、烧灼并切除，可轻易地控制出血。在某些病例中，须对翼管动脉及腭鞘动脉进行确认及烧灼，以减少术野的出血，从而确保肿瘤的分离及切除。不过，由于出血量大，且手术难以到达翼肌之间，术中处理颌内动脉出血仍充满挑战。因此，在进行肿瘤的分离及切除前，仔细分离血管并放置血管夹十分必要。

此外，直接损伤或供血动脉的损伤，可导致神经功能受到暂时性或永久性的损害。上颌神经或其终末分支眶下神经及腭大神经的损伤可导致病变同侧的面部及硬腭麻木。翼管神经被切断时可能会出现干眼症状。其他罕见的并发症包括逆行性细菌性脑膜炎、鼻窦感染、眶内感染、鼻塞。值得注意的是，内镜经上颌窦入路处理的肿瘤大部分位于硬膜外，因此，脑脊液鼻漏并不是该术式的一个常见并发症。

十、结果

尽管临床及影像学检查提供了有效信息，但切除肿瘤并行病理检查是确诊的唯一依据。因此，无论是为了诊断还是治疗，手术是处理翼腭窝病变的主要手段。内镜经鼻入路能够避免外侧入路及经口入路的切口，因此减少了对鼻腔鼻窦和面部结构的损伤。此外，内镜能够获得外侧入路难以到达的区域（如翼腭窝）的更好的视野，从而减少了对神经血管的损伤。

目前仅有少量文献报道了采用内镜经鼻入路处理翼腭窝的病变。既往报道证实，采用内镜经鼻入路对翼腭窝病变进行活检是一种安全易行的方式。近年来，一些病例系列报道提出，内镜经鼻上颌窦入路是根治性切除某些特定病理类型的翼腭窝肿瘤（如神经鞘膜瘤）的微创路径。另一种常累及翼腭窝的肿瘤是鼻咽纤维血管瘤，根据Onerci和Andrews分期系统，鼻咽纤维血管瘤在早期即可累及翼腭窝。近期研究报道了大量生发中心位于翼腭窝平面的鼻咽纤维血管瘤，经过术前血管栓塞及内镜下切除均得到了治愈。

在撰写本文时，由于近10年来手术器械的不断改进及手术经验的不断获取，内镜手术的适应证已经得到大大拓展，并取得了满意的疗效，包括对起源于或累及翼腭窝的恶性肿瘤的处理。总体来说，近期的文献对于该种手术入路未见严重并发症的报道。位于翼腭窝的神经结构在内镜下能得到准确确认并保护，避免了不必要的损伤。

✓ 精要

- 术前进行严格的影像学检查对于确定病变的性质及其与周边神经血管的关系非常重要。
- 根据手术的需要，上颌窦后壁应尽可能地被去除，由内向外直至经眶下神经的矢状面。在这个平面上，翼腭窝表面的骨膜层能够得到很好的保护。
- 去除翼腭窝的内容物后，其内侧的翼管神经和上外侧的上颌神经被包绕在上外方的"骨膜袋"中，术中很容易确认，且翼突根能得到很好的暴露。

- 根据肿瘤的性质及范围，可以烧灼并切断腭鞘动脉、腭降动脉和翼管动脉，以减少肿瘤分离时的出血。
- 团队合作非常重要。需要由多学科团队讨论以制订治疗计划，使患者能够从中获得最大的益处。

教训

- 术野暴露不充分使得内镜经上颌窦入路的实施变得十分困难。术前未设计合适的术窗也会影响手术的实施。
- 肿瘤分离过程中颌内动脉的损伤会导致大出血，鼻内镜下对之进行止血具有挑战性。
- 术中应避免对眶下神经和（或）上颌神经的损伤，肿瘤分离前应对之进行精确的定位及保护。
- 某些病例中，若腭大神经及翼管神经被肿瘤包绕，或是阻碍了手术入路，则应将之切断。而在其他病例中，这些神经的切断则是不必要的。因此，术前制订术窗时应仔细考虑是否需要切除这些神经。

所需器械

- 直径4mm的0°及45°硬质内镜对该类手术非常重要。
- 直头及弯头的金刚石磨钻对于磨除翼腭窝的骨壁十分有用。
- 直头及弯头的鼻用双极电凝钳可用于止血，优化术野的可视度。
- 中等尺寸的血管夹及合适的夹钳用于颌内动脉的结扎。
- 带角度的和（或）双弯的切割、抓持及分离器械对于到达病变外侧结构十分必要。
- CT/MRI融合的或CT单独的神经核磁导航系统能够更好地确认病变的周边结构。
- 术中多普勒超声能够精准定位主要的血管。

致谢

感谢Dr. Paolo Battaglia, MD、Dr. Andrea Pistochini, MD及Dr. Mario Turri-Zanoni, MD对本文的支持及提供的宝贵临床和科研经验。

（蒋卫红　谢淑敏　译）

推荐阅读

Isaacs SJ, Goyal P. Endoscopic anatomy of the pterygopalatine fossa. Am J Rhinol 2007; 21（5）: 644-647.

Solari D, Magro F, Cappabianca P, et al. Anatomical study of the pterygopalatine fossa using an endoscopic endonasal approach: spatial relations and distances between surgical landmarks. J Neurosurg 2007; 106（1）: 157-163.

Abuzayed B, Tanriover N, Gazioglu N, et al. Extended endoscopic endonasal approach to the pterygopalatine fossa: anatomic study. J Neurosurg Sci 2009; 53（2）: 37-44.

Castelnuovo P, Turri-Zanoni M, Battaglia P, et al. Endoscopic endonasal approaches for malignant tumors involving the skull base. Curr Otorhinolaryngol Rep 2013; 1（4）: 197-205.

Battaglia P, Turri-Zanoni M, Dallan I, et al. Endoscopic endonasal transpterygoid transmaxillary approach to the infratemporal and upper parapharyngeal tumors. Otolaryngol Head Neck Surg 2014; 150（4）: 696-702.

第26章 内镜经上颌入路至颞下窝（内镜下 Denker 手术）

Endoscopic Transmaxillary Approach to the Infratemporal Fossa (Endoscopic Denker Procedure)

Piero Nicolai

一、引言

颞下窝（infratemporal fossa，ITF）是一个位于下颌骨升支深部、颧弓以下的复杂的解剖区域：其前界由上颌骨后侧面构成，外界为下颌骨升支，后界为颞骨的关节结节及茎突，内界为翼外板及咽上缩肌。颞下窝借由上颌骨后壁及翼突围成的翼上颌裂与翼腭窝（pterygopalatine fossa，PPF）相通，并向更深部经蝶腭孔与鼻腔相通；颞下窝向上受限于蝶骨大翼的颞下窝面及颞骨鳞部，向上外与颞窝相通；尽管颞下窝在翼内肌后方仍与颈部软组织间隙相通，但通常认为其范围向下只达翼内肌。

如果将ITF想象成一个不规则形状的盒子，内部容纳了肌肉（翼肌、颞肌末端）、动脉（颌内动脉及其分支）、静脉（翼丛）和神经（三叉神经的第二、三支及其分支、耳颞神经）并与周围数个解剖区域相通，那么一系列炎性病变及肿瘤均可以原发于此区域，或继发于邻近的区域如鼻腔鼻窦、鼻咽、下颌、腮腺及颅腔等。向此区域的血行转移尽管极罕见，但也并非不可能。

对头颈外科医生来说，处理ITF的病变较为棘手。为此他们提出了许多手术入路，包括单独入路（经上颌、经下颌、面部移位、上颌骨外旋眶颧或颞下入路）及联合入路等。但这些入路都会导致明显的外观及功能损害，因此在处理ITF的良性肿瘤时，显得尤为不合理。

近几十年，内镜鼻窦手术的快速发展、形态影像技术的提高、手术器械与设备（如导航系统、术中CT及MRI）的进步及对相关疾病认识的加深，使得手术适应证已远远超过了单纯的鼻窦复合体的范围。

Brors与Draf最早报道应用了显微内镜技术进行所谓"扩大鼻内上颌窦手术"或此后被称为"鼻内Denker手术"，并在一些内翻性乳头状瘤病例中实现了整个上颌窦的完全开放。但他们明确表示在Sturmann和Canfield于1908年提出内镜手术之前，就已有该技术的介绍了。

该种手术的早期术式须行前内侧上颌骨切开并切除上颌骨内侧。其适应证目前已经放宽，以达到上颌窦后方的解剖结构、切除ITF内膨胀性的病变或翼突后方的一些鼻咽部的恶性病变。

同时，一些替代术式也被用于扩大ITE的暴露、减小手术造成的损伤。这些术式包括辅以经口

Caldwell-Luc入路的单侧经鼻内镜入路；切除鼻中隔后段或鼻中隔开窗以联合双侧鼻孔的入路，术后鼻中隔开窗可通过预先准备的双侧鼻中隔黏膜瓣修复；辅以将同侧鼻中隔移位的经颞下窝入路。

最后需要提及的是最近一项在俄亥俄州立大学进行的比较研究，它从容积上分析颞下窝手术的内镜下Denker术式与耳前入路，证明两种方式暴露的术区容积非常相近，提示两者手术器械的操作空间与暴露程度也应该是相当的。

二、病史

大多数ITF的占位病变是良性的，生长缓慢。因此在出现足以引起患者或医生注意的症状前，病变可以生长到相当大的体积，甚至偶尔因其他原因行影像学检查时才被发现。最常见的继发侵入ITF的病变是青少年鼻咽纤维血管瘤（juvenile nasopharyngeal angiofibroma，JNA），其经典症状是鼻塞和鼻出血。患者面颊部的肿胀提示病变可能向外侧生长并累及ITF；眼球向上移位提示病变可能同时向上生长，并经眶下裂进入眼眶。单侧咽鼓管功能障碍时，患者出现耳闷及中耳积液提示咽鼓管软骨部可能受肿瘤挤压。三叉神经V1、V2及V3区域的麻木或感觉异常、咀嚼功能障碍、轻微头痛或面部疼痛提示病变可能为神经鞘瘤，但临床医生最需要考虑的是能否排除沿神经侵袭的恶性病变，如腺样囊性癌。牙关紧闭及疼痛更多见于上颌窦的恶性肿瘤累及颞下窝，尤其是咀嚼肌时。

三、体格检查

如之前所提到的，医生可能会遇到两种患者：一种患者毫无症状，仅无意中发现并确诊ITF内的膨胀性病变；另一种是可能有多种轻微而模糊的症状，但又难以忽视它们的患者。医生可先检查患者的面部及颈部，可能会发现面颊肿胀、眼球移位、眼外肌功能障碍或不同程度的张口受限。颈部触诊可发现可疑肿大的淋巴结。此外，还须特别仔细地评价三叉神经分支支配区域的感觉异常。

为了找到可能的病理改变，可行鼻腔及鼻咽部的内镜检查。这些改变可表现为鼻腔或鼻咽部占位（图26-1）（如果在青年男性中发现这种占位常高度提示JNA），或鼻黏膜尚完整的鼻腔外侧壁后段的向内移位（提示翼腭窝至颞下窝的占位性病变）。对于张口受限的患者，鼻内镜可能在鼻腔中找到病变组织，进而确认是否存在晚期的上颌窦癌。

对有耳部症状的患者应行耳内镜检查、纯音测听及声导抗检查。

四、适应证

据笔者经验，经鼻内镜Denker手术最常用于广泛累及上颌窦的内翻性乳头状瘤。在笔者团队报道的92例患有来源于上颌窦的内翻性乳头状瘤的患者中，没有1例需要额外的外部入路来显露上颌窦各壁，或须用磨钻（直钻或带角度钻）去除病变黏膜下的骨质。当然，本节的重点在于阐述鼻内镜下Denker手术切除ITF肿瘤的适应证。

考虑JNA倾向于通过颅底的缝隙及孔道生长，JNA自其生发中心向内可经翼腭窝向鼻腔及

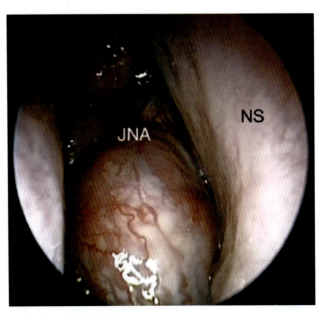

图26-1 鼻内镜下观察完全堵塞右侧鼻腔的JNA（NS. 鼻中隔；JNA. 青少年鼻咽纤维血管瘤）

鼻咽部生长，向外可经翼上颌裂进入ITF。肿瘤向前压迫上颌窦后壁并不少见，它可使骨壁吸收变薄甚至突破后壁、充满整个上颌窦腔。如果JNA分叶向ITF突出不多，经过标准的上颌骨内侧切除并移除部分上颌窦后壁即可切除；如果巨大的JNA过于向外侧生长，甚至充满了整个ITF、挤压下颌骨和（或）侵入颅中窝的底部，则更适用于内镜下的Denker手术。

近年来的许多研究都尝试能否仅通过内镜手术切除ITF中的神经鞘瘤。这种鞘瘤多起源于上颌神经，向后可延伸至Meckel腔水平，甚至占据颅中窝。按照区块化入路的理念，在一些明显向外突出的脑膜脑膨出病例中，鼻内镜下的Denker术式亦可为翼后区域、咽鼓管周围及蝶窦手术提供良好的手术通道。

五、禁忌证

即使目前内镜下鼻颅底手术的适应证在不断放宽，仍有部分病变由于其性质（良性或恶性）或其与特定解剖结构［如颈内动脉（ICA）、海绵窦、视神经］的关系，使医生在决定是否仅用内镜完成手术时慎重思考：是否采用开放入路或开放联合内镜入路可更彻底或更少风险地切除病变。

内镜下Denker手术是一种用于切除延伸、累及ITF的JNA的优秀术式。事实上据笔者经验，累及ITF的JNA手术中从未需要另行辅助入路。当然，如果病变包绕了ICA，或有来源于ICA的丰富血供，或病变已累及硬膜下，切除这些病变可能需要计划开放入路或分期手术。当术中可能大量出血、危及患者生命时，尤其需要考虑分期手术。

如匹兹堡团队所演示的：当三叉神经鞘瘤从其颞下窝或颅中窝的生发部位向后累及颅后窝时，需要联合内镜与乙状窦后入路进行手术。

目前治疗ITF内恶性肿瘤的报道还比较零散，因此除非只能行姑息手术，否则不应将其作为常规的适应证。

六、术前计划

对于症状和体格检查提示颞下窝可疑占位的患者，一般推荐先行影像学检查。通常这已经可以为诊断提供足够细节。同时需要多层CT、MR及增强检查以分别提供更好的骨质形态和软组织累及情况。据笔者经验，钆剂增强后获得如下MR序列（快速自旋回波T2加权，增强前后的自旋回波T1加权，增强后梯度回波T1加权）即可获得用于制订手术计划的足够信息。这些信息包括：

- 尺寸、性质和血管化程度
- ITF内的原发或继发累及
- 膨胀或侵袭性生长性质
- 病变与咀嚼肌、上颌窦和颅底的关系
- 沿神经侵犯的征象

根据肿瘤的特点，MR结果可充分提示肿瘤的性质。比如，JNA一般表现为生发中心位于翼腭窝水平的占位，给予顺磁性增强剂后明显增强，并常在T1及T2序列上出现许多信号流空影，提示病变内粗大的血管。JNA的另一个特点是当其累及骨质时，尤其是在翼突根部及邻近的颅中窝底壁处（图26-2），可表现出骨质吸收和（或）骨质重塑。根据这些特点，可避免活检。

神经鞘瘤表现为边界清楚的膨胀性病变，在T2序列中呈混杂高信号，有不同程度的强化，并可能有囊性变区域（图26-3）。其在三叉神经上的生发部位不定，较多发于三叉神经的周围分支，但可能向后生长至Meckel腔，甚至突入硬脑膜下到达颅后窝。鞘瘤可沿着神经分支生长，扩大途径的孔道和缝隙（如圆孔、卵圆孔，眶上裂及眶下裂），并造成邻近骨质的吸收重塑。这些特点都高度提示来源于三叉

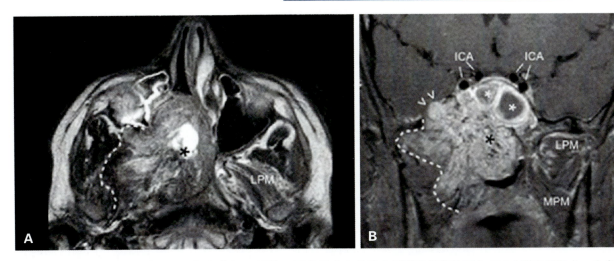

图26-2　图A、B分别为轴位和冠状位增强MR图像，图像示中心位于右侧翼突根部的巨大JNA（黑色星号）。白色虚线所示为在咬肌间隙中的肿瘤外缘。在冠状位上，病变似乎已经破坏右侧蝶骨大翼，并突入颅中窝（白色箭头）。右侧海绵窦受压变形，同侧颈内动脉受推挤向颅内移位（ICA. 颈内动脉；LPM. 翼外肌；MPM. 翼内肌；白色星号. 蝶窦内囊肿）

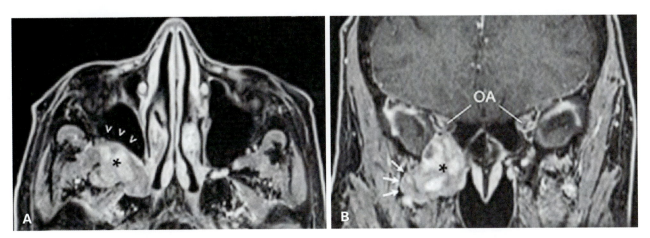

图26-3　右上颌神经鞘瘤，图A、B分别为轴位和冠状位增强MR图像。图像显示位于右侧蝶骨基底及翼腭窝的不均质、富含血管的膨胀性病变（黑色星号）。上颌窦后壁受压变形、向前移位（白色箭头）。白色箭指示在咬肌间隙中的肿瘤外缘。病变侵入眶下裂并使之变宽，但未累及眶尖（OA. 眶尖）

神经的神经鞘瘤。

因此当影像学结果提示JNA或鞘瘤时可省去术前活检；反之，如果病变的影像学特点不特殊，或提示恶性，则建议在CT引导下对病变中心进行活检。

七、手术技术

任何扩大鼻内镜术式的目的都是为了更好地从多个角度显露肿瘤、在人体工学许可的情况下获得更大的操作器械的空间（争取如四手操作等）、获得更准确的解剖定位、尽可能减少出血并从邻近组织中切除病变。在计划内镜下Denker手术时应尽可能满足这些金标准。例如，当影像学和冷冻切片可以确诊鞘瘤时，术者可以对病变行囊内切除以减少对鞘瘤来源神经的功能损伤。

气管内插管后，最好经静脉给药（丙泊酚及瑞芬太尼）行全身麻醉。消毒铺单时最好露出双眼以便观察。如果病变与硬脑膜关系紧密，如累及颅中窝的神经鞘瘤，术中估计可能出现脑脊液漏，可以将1ml的5%荧光素溶液与9ml的脑脊液混合后注入蛛网膜下腔以便更好地确认脑脊液漏的部位及硬膜重建的效果。用蘸有1∶10 000稀释肾上腺素的棉片收缩鼻腔。在前鼻镜下确认病变侧的梨状孔后，沿尖牙窝水平在鼻腔外侧壁的骨膜下注射利多卡因及1∶100 000稀释的肾上腺素。

手术计划行上颌骨内份切除。按肿瘤外缘的手术要求延伸切除部分上颌窦前壁（图26-4A~C）。可在内镜下用电刀、激光（如diode激光）或联合使用镰刀及Beaver刀切开黏膜。笔者倾向于第一步切除下鼻甲，从而更好地暴露下鼻道，更快捷地解剖上颌窦内侧壁。触诊确认梨状孔，在其前缘做纵行切口，上达中鼻甲腋部水平，下至鼻腔底（图26-5A、B）。自骨膜下层面掀起上颌骨前方的软组织及鼻腔外侧壁的黏膜。此时使用自动撑开器可获得更好的术野。暴露上颌骨前内侧角后，0°镜下以磨钻或骨凿进入上颌窦腔。确认并游离泪道，在避免损伤眶下神经的同时，切除部分上颌窦前壁直至完全显露窦腔的后外侧壁。于鼻腔外侧壁与鼻底交界处向后做切口，直至包绕下鼻甲的残余筛突，切除内部的骨

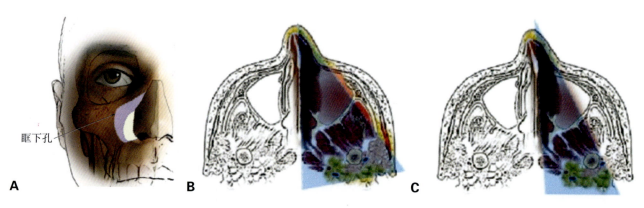

图26-4　Denker入路可以根据肿瘤的外缘调整其手术视野。A. 前面观，白色和紫色区域分别示局限和扩大的Denker手术入路。B、C. 水平面观，示意局限或扩大切除上颌窦前壁可以提供的术野

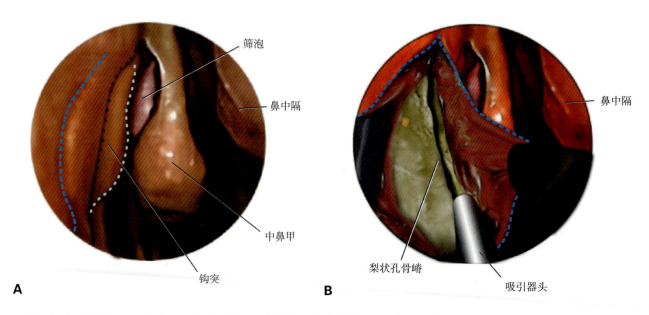

图26-5　A. 示意Denker手术的内镜下视野。白色及黑色虚线分别示钩突的游离缘及附着缘。以钝器确认梨状孔的游离边缘（蓝色虚线），在此处切开鼻腔外侧壁的黏膜。B. 切开黏膜后，沿骨膜下层面解剖上颌窦前壁及鼻腔外侧壁。蓝色虚线标出了切开黏膜时的切缘

质。再于泪囊与鼻泪管相接处剪断泪道（图26-6），自此处向后沿眼眶内下角向后做平行切口，顺着腭骨筛嵴确认蝶腭孔，凝断蝶腭动脉及其分支。再切除整个上颌窦内壁，完全显露窦腔（图26-7A）。最后切除上颌窦后壁，去除翼腭窝及颞下窝内的脂肪即可完全显露咬肌、颞肌、翼外肌、上颌动脉内侧部分及其分支（图26-7B）。

之后的手术步骤视肿瘤性质及范围有所区别。累及颞下窝的JNA通常也累及了鼻腔、鼻咽、翼腭窝、蝶窦。病变不同程度地浸润蝶骨体者也不少见。内镜下显露JNA的主要步骤包括：切除中鼻甲；切除前、后组筛窦并开放蝶窦以获得在肿瘤上方操作的空间；由于肿瘤受鼻后中隔动脉供血的情况并不少见，且手术需要经双侧鼻孔进入鼻咽部，因此还需要切除鼻中隔后段。据笔者经验，采取分块切除的方法可以更好地切除较大的肿瘤。一般按首先处理鼻腔-鼻咽-蝶窦区域，之后颞下窝区域，最后翼突后区域的顺序处理。当肿瘤与ICA、视神经或硬脑膜关系密切时，尤其需要谨慎地分块处理。可用激光、等离子刀或剪刀来分离切除不同区域的瘤体。

ITF内的病变可不向前推挤上颌窦后壁。但某些病例中肿瘤膨胀、推挤上颌窦后壁向前形成极为纤薄的骨壳，甚至压闭上颌窦腔。这两种情况中，上颌窦内黏膜都需要从骨壁上剥离并完全切除。从蝶腭孔开始，用各种角度的咬骨钳及弯的剥离子切除上颌窦整个骨性后壁，显露骨膜。此骨膜相当于从前方包绕着翼腭窝-颞下窝内的组织。切开骨膜以暴露颞下窝内的病变及其他解剖结构（图26-8）。此时，快速切除肿瘤的关键是应用两人四手技术：一名术者握持内镜并尽可能轻柔地牵拉肿瘤，另一名术者用双手分离肿瘤及邻近的软组织、脂肪和咬肌。由于JNA在颞下

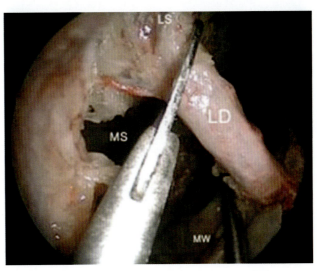

图26-6 鼻泪管已经游离，准备在鼻泪管与泪囊相接处斜行切断（LD. 泪道；LS. 泪囊；MW. 上颌窦内侧壁；MS. 上颌窦）

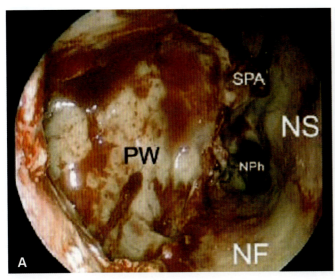 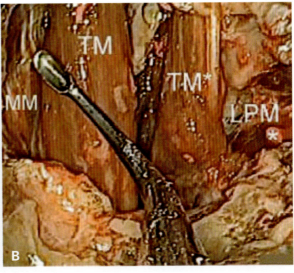

图26-7 A. Denker手术后内镜下观察鼻腔和上颌窦。上颌窦外侧壁及后壁已完全显露。B. 去除上颌窦后壁及脂肪组织后显露颞下窝的肌肉组织及咬肌间隙。刮匙是指示颧弓内侧面（NS. 鼻中隔；NF. 鼻底；NPh. 鼻咽部；PW. 上颌窦后壁；SPA. 蝶腭动脉主干；MM. 咬肌；TM. 颞肌颞腹；TM*. 颞肌颞下腹；LPM. 翼外肌；白色星号. 上颌动脉主干）

窝内不会出现重要的骨质侵犯，所以即使瘤体很大，甚至向上突入颞窝或向前下进入面颊，术者也能通过向内牵拉瘤体将其从颞下窝中松解。

术者应仔细辨认血管和神经组织，因为它们的行程已经被肿瘤影响。将肿瘤及其最外侧部分完全拉向鼻腔，即可显露扩张的颌内动脉。这时可用血管夹夹闭两端后离断血管。上颌神经通常被肿瘤向前上推挤，因此应尽全力辨认、避免损伤。手术较少考虑保留翼管神经是由于翼管本就是肿瘤向外生长的主要通道之一，因此还建议在此区域扩大磨除相应骨质。

根据生长模式的不同，暴露神经鞘瘤的步骤略有不同。有时需要保留翼管神经以做ICA内膝段的解剖标志，将翼腭窝内容物游离并向下牵开，磨除翼突根部，再沿病变的下部追溯到三叉神经半月节。由于鞘瘤的血供通常较JNA差，切开肿瘤包膜，自内向外使用刨削器使肿瘤解体、坍缩可提供更好的术野及对周围组织的控制。如果计划包膜外切除，当肿瘤有颅内部分时，术者必须计划沿病变磨除颅中窝的骨质以便更好地显露包膜与硬膜之间的间隙。建议用剥离子进行无损伤的剥离。

但是如果瘤体与颅中窝的硬膜广泛接触，术中就有可能出现脑脊液漏。因此较为明智的做法是在手术早期就在术腔对侧准备好鼻中隔黏膜瓣，该黏膜瓣血供较好，可用以修补硬膜。

如前所述，目前推荐对头颈部的神经鞘瘤行包膜内切除，可减少可能的严重并发症（如脑脊液漏）并保护神经的残余功能。这种技术同样适用于三叉神经鞘瘤（图26-9A、B）。

最后，建议用温盐水冲洗术腔后再仔细检查

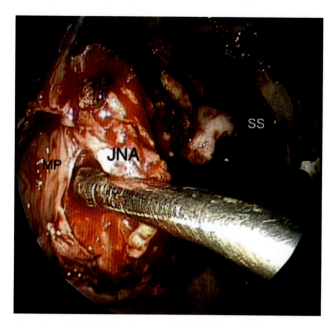

图26-8 内镜下切除JNA（术前影像学检查见图26-2）。肿瘤的鼻腔-鼻咽部分已被切除。翼腭窝及颞下窝已显露。切开骨膜后即可开始切除JNA的外侧部分（MP. 上颌窦后壁骨膜；SS. 蝶窦）

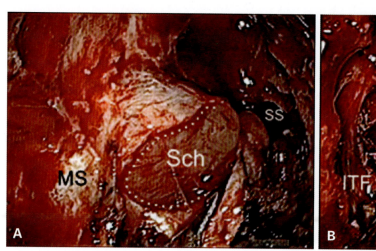
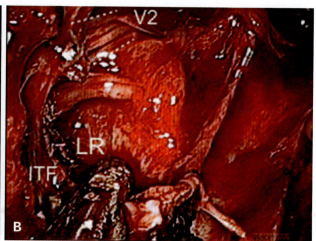

图26-9 内镜下切除右侧上颌神经鞘瘤（术前影像学检查见图26-3）。术中内镜视野（A）显示翼突根已完全被肿瘤取代，之后以包膜内法切除肿瘤（虚线提示病变包膜上的开口）。病变爬行于上颌神经的纤维之间，切除时将保留该神经（B）（V2. 白色虚线所示）（ITF. 颞下窝；LR. 蝶窦外侧隐窝；MS. 上颌窦后壁；Sch. 鞘瘤。SS. 蝶窦）

是否有可能的出血点。静脉渗血可以用Oxycel或Surgiflo控制；动脉出血通常为上颌动脉的分支，建议辨认后钳夹血管以止血。

八、术后处置

惯例上术中会用一次第三代头孢。术后第1天即移除鼻腔填塞物，清理术腔内血凝块并检查是否有出血。如果术中出现脑脊液漏并行硬膜修补，术后24小时还应复查脑部CT以排除可能的颅内并发症（轻微的气颅是正常的）。如果出现并发症，患者应头部抬高15°卧床48小时，并给予止咳止呕药以避免颅压升高和可能的脑脊液漏。在拔除鼻腔填塞物后一天才能停用广谱抗生素（一般是术后2天）。此时可用硬性内镜清理鼻腔血凝块、检查鼻腔，排除脑脊液漏。之后恢复经口进食，患者可以下床活动。患者血红素如已达正常下限，术后2～3天即可出院。应尽快复查有钆剂增强的MR检查以排除可能的病变残留。

九、并发症

术中的主要并发症包括来自上颌动脉或其分支的出血。术前通常会行血管栓塞以减少动脉出血。第二种出血的来源可能是翼静脉丛的静脉出血。这点常被术者忽视，因此整个手术团队术中都需要不断仔细评估出血量。手术室应常备血管夹和Oxycel、Floseal和Surgiflo等止血材料。这些对于控制出血有极大帮助。如果JNA与ICA关系紧密，术者应该确保医院内有放射介入医生值班，以备ICA损伤时行血管闭塞。

JNA手术中极少出现脑脊液漏，但在切除累及颅中窝的神经鞘瘤时可能发生。可以行常用的包含自体组织（比如脂肪、大腿阔筋膜、对侧鼻中隔黏膜瓣等）的多层硬膜重建技术。

几乎在所有的扩大鼻内镜手术后都会出现反复鼻腔结痂，在术后6～12个月可逐渐缓解。偶尔可见因泪道阻塞出现溢泪，可在鼻内镜下行泪囊减压。

干眼症及角膜病可能是由于切断翼管神经和（或）V1神经病变所致。但是切断翼管神经的患者很少出现眼部症状，仅有Schirmer试验可提示无症状的泪液分泌减少。而角膜病变更多见于出现V1病变并合并干眼症状的患者。

上颌神经麻痹或离断可能造成暂时或永久的面颊麻木。除非术中暴力操作或者切断咀嚼肌，导致术后纤维化，否则内镜下切除良性肿瘤后很少出现张口受限。

十、结果

由于内镜下Denker手术是一种适用于多种疾病的手术技巧，因此讨论其治疗效果应结合具体疾病。但是，根据采用不同内镜手术方式切除病变的患者来推测Denker手术的效果较为困难。如前所述，累及ITF的JNA毫无疑问是该术式最常见的适应证，但还没有专门分析经鼻内镜Denker手术治疗效果的系列病例报道。据笔者经验，使用这种术式的9例患者队列的术后MR均未提示ITF内的肿瘤残留。这与JNA较多累及蝶骨体而不是ITF的一般经验相符。

经鼻内镜切除三叉神经鞘瘤的报道更加零散。匹兹堡大学和威尔康奈尔医学院——纽约长老会医院的小组似乎认为如果病变向后局限在Meckel腔隙则尚有机会完整切除；如果病变已经向后累及颅后窝，完整切除的可能性就变小了，术后并发症的风险也会增加。

鼻外科学

✅ 精要

- 内镜下经上颌入路（内镜下Denker手术）可提供极佳的翼腭窝/颞下窝和颅中窝底的术野。
- 移除翼突后，还可暴露咽鼓管软骨部及腭帆张肌与腭帆提肌。
- 容积对比研究证实，内镜下经上颌入路与耳前入路所暴露的颞下窝术区容积尤其相似。
- 突入颞下窝的青少年鼻咽纤维血管瘤和向后未超越Meckel腔隙的三叉神经鞘瘤是内镜下经上颌入路的理想适应证。
- 术前影像学检查应包括CT和MR。
- 为了减少出血和神经损伤，强烈建议术中仔细辨认翼腭窝/颞下窝内的血管和神经。

✅ 教训

- 考虑到内镜下经上颌入路处理颞下窝内恶性病变的经验较少，相关适应证应控制为恶性病变较小或病患条件只适于姑息治疗者。
- 尽管少见，但仍应提醒患者切除翼管神经后可能出现的并发症如泪道狭窄或干眼综合征等。
- 鼻腔结痂通常可持续长达12个月。

✅ 所需器械

- 鼻内镜（0°，45°，70°）
- 完成标准鼻内镜鼻窦手术的全套器械，包括双关节咬骨钳。
- Beaver刀
- 枪式咬骨钳
- 直头和弯头硬膜显微剪
- 鼻内镜手术专用电刀
- 双极钳
- 直头和弯头刨削器
- 直头和弯头颅底磨钻及不同大小的切割钻头与金刚钻头
- 内镜冲洗系统
- 导航系统
- 血管彩超

致谢

笔者感谢Andrea Bolzoni Villaret医学博士和Alberto Schreiber医学博士在正文和图例写作中的帮助。同样感谢Marco Ravanelli医学博士为本文挑选MR和CT图片。

（蒋卫红 译）

推荐阅读

Brors D, Draf W. The treatment of inverted papilloma. Curr Opin Otolaryngol Head Neck Surg 1999;7:33-38.

Herzallah IR, Germani R, Casiano RR. Endoscopic transnasal study of the infratemporal fossa: a new orientation. Otolaryngol Head

Neck Surg 2009;140:861–865.

Hosseini SMS, Razfar A, Carrau RL, et al. Endonasal transpterygoid approach to the infratemporal fossa: correlation of endoscopic and multiplanar CT anatomy. Head Neck 2012;34:313–320.

Raza SM, Donaldson AM, Mehta A, et al. Surgical management of trigeminal schwannomas: defining the role for endoscopic endonasal approaches. Neurosurg Focus 2014;37:E17.

Fahmy CE, Carrau R, Kirsch C, et al. Volumetric analysis of endoscopic and traditional surgical approaches to the infratemporal fossa. Laryngoscope 2014;124:1091–1096.

Battaglia P, Turri-Zanoni M, Dallan I, et al. Endoscopic endonasal transpterygoid transmaxillary approach to the infratemporal and upper parapharyngeal tumors. Otolaryngol Head Neck Surg 2014;150:696–702.

第27章　内镜下垂体及鞍上手术

Endoscopic Pituitary and Suprasellar Surgery

Aldo C. Stamm and Eduardo Vellutini

一、引言

Victor Horsley于1889年成功地完成了第一例经颅垂体瘤切除术。1907年Schloffer首次报道了经蝶入路切除。紧接着在1910年，Cushing开创了唇下经鼻中隔-经蝶技术，该项技术在20多年的时间里的应用已超过400例患者，死亡率为5.2%。同样在1910年，耳鼻喉科医生Oskar Hirsh介绍了经鼻中隔-经蝶入路到达垂体。Kanavel和Halstead先前曾建议将经鼻入路作为初始步骤，而后用唇下径路到达鞍区。1965年Hardy将显微镜和X线透视检查引入手术。

1951—1956年，Hopkins对内镜的发展和改进作出了诸多贡献；然而，直到1969年Messerklinger和后来Draf、Stammberger及Kennedy等的研究发表后，内镜技术才在世界范围内被熟知。今天它已经被广泛应用于处理前颅底、鞍区及鞍旁区域的病变。

Jankowski等于1992年率先描述了内镜下经鼻切除垂体腺瘤，随后Sethi等在1995年阐述了应用内镜经鼻外科技术治疗垂体腺瘤。1997年Jho和Carrau的文章标志着现代内镜垂体外科翻开了崭新的一页。

鞍区和鞍旁肿瘤的手术在最近几十年经历了长足的进步，显微镜和新的内镜技术的引入起到了决定性的推动作用。当前处理鞍区和鞍旁区域病变的理念有赖于多学科合作（耳鼻喉科、神经外科、内分泌科、麻醉科和重症监护专家），进行术中及围术期的治疗。

内镜提供了较好的移动性能、角度视野、影像分辨率，并且便于记录、学习和教学，使得鞍区及鞍旁手术更加安全和灵活。这是一项极有裨益的进步，尤其对于蝶窦手术，其结构深在，外侧与许多重要结构如视神经、颈内动脉等相关，角度视野在此就显得尤为重要。相当多的研究表明，与传统的显微入路手术相比，内镜辅助手术可降低患者术后不适并缩短住院时间，加速恢复。应用内镜同时可减少术中出血，并缩短手术时间。基于上述原因，许多学者相信在处理垂体腺瘤和其他鞍区病变时，内镜已经取代了手术显微镜。另一项鞍区和颅底手术的巨大贡献，是使用带血管蒂的鼻中隔黏膜瓣来修复颅底硬膜缺损，这项技术显著降低了术后脑脊液鼻漏的发生率。

二、病史

垂体腺瘤的患者有两种典型的主诉，即因内分泌失调引起的症状和因视野缺损而导致的视觉主诉。大多数肿瘤不具有内分泌功能，视野变窄是主要症状，尤其是外侧（颞侧）视野缺失。部分无功能垂体腺瘤患者可能出现垂体功能低下或继发性泌乳素水平增高，这是因为垂体柄受到压迫。女性患者主诉泌乳和月经失调，男性患者可能主诉性欲减退。

最常见的分泌性垂体瘤是泌乳素瘤，其症状与非分泌性腺瘤压迫垂体柄导致的泌乳症状相同，唯一的区别是前者的泌乳素水平更高。生长激素（GH）腺瘤和促肾上腺皮质激素腺瘤的患者常伴有糖尿病和血压升高。前者具有肢端肥大的表现，而后者具有典型的肥胖，尤其表现于脸部和躯干。

此外，应向患者询问相关的急慢性鼻窦炎、鼻和鼻窦症状及既往鼻和鼻窦手术病史。虽然慢性鼻窦炎的存在并非经鼻手术干预的禁忌证，但对于准备进行手术的患者，一旦出现慢性鼻窦炎急性加重，通常需要推迟手术安排，直到急性症状缓解。

所有垂体瘤患者都应经过神经内分泌专家的评估，以为其确定最适当的治疗方案。肿瘤累及鞍上的患者，除了应接受神经内分泌评估外，还应接受神经眼科学的视力、眼内肌和眼外肌活动度及视野检查。

三、体格检查

体格检查应包括鼻腔的内镜检查，以利于观察到任何鼻腔病变，并记录鼻中隔的完整性、鼻中隔偏曲和其他解剖异常。患者半坐位接受检查。鼻腔先用含血管收缩剂的表面麻醉液准备。采用4.0mm的0°、30°和70°内镜检查。对于儿童，3.2mm的纤维内镜更为合适，有时还要用2.7mm的内镜。

对鞍区及鞍旁病变，体格检查包括大体的神经系统评估，重点关注脑神经功能。如果视神经或眶的完整性受损，建议请眼科专家进行检查。同时建议行视野检查。

四、适应证

外科手术切除是无功能的垂体大腺瘤和库欣病（对于微腺瘤和大腺瘤）的一线治疗方法。生长激素分泌性垂体瘤一旦导致视觉损害也是手术的适应证。对于侵袭性肿瘤药物治疗是一线治疗。

肿瘤减容手术，即使不是治愈性的，也可以提高原本对生长抑素类似物治疗抵抗的患者的反应，药物抵抗或药物不耐受的泌乳素瘤患者，垂体卒中、囊性肿瘤和药物治疗后出现的脑脊液漏也是手术指征。

五、禁忌证

- 无分泌功能的小腺瘤。
- 泌乳素腺瘤，即便是体积较大引起视觉受损的患者，也应接受药物治疗，除非药物抵抗。

六、术前计划

MRI影像不仅可以确定垂体瘤的诊断，还可以为手术提供极有价值的信息，因为它能显示肿瘤与正常腺体、垂体柄、视神经结构和颈内动脉的关系。最近已有报道在弥散相MRI上预测垂体瘤的质地。CT图像提供的信息包括蝶窦的大小，窦间、窦内间隔的位置，以及鼻腔和鼻窦的解剖。围术期常规预防性使用抗生素。

七、手术技术

手术在气管插管全身麻醉下进行。将血压和心率控制在较低水平，以帮助术中止血，全静脉麻醉倾向于应用异丙酚和芬太尼。

患者平卧于手术台,背部抬高30°,头部轻度后仰并转向术者。除非应用无头部跟踪的神经导航,否则无须固定头部。

大腿外侧备皮、消毒铺巾并保持无菌状态。当硬膜缺损需要修补重建时,可作为供区提供脂肪组织和阔筋膜移植物。

(一)联合内镜经鼻/经鼻中隔双鼻孔径路

目前这已成为垂体瘤患者的手术入路选择。相比直接双侧经鼻技术,它使手术可以双人四手同时进行,避免引起鼻中隔穿孔,并可减轻鼻腔黏膜损伤。

经鼻/经鼻中隔径路的第一步是在中隔尾侧切口,然后在软骨膜下解剖并去除软骨及骨性中隔,要保持鼻中隔软骨呈"L"形以免引起畸形。第二步,在切口的对侧鼻腔制作带蒂的鼻中隔瓣并保存于鼻咽部(图27-1)。然后暴露蝶嘴,完成宽大的蝶窦开放术以获得良好的视野来暴露蝶窦后壁的骨性标志,如视交叉、颈内动脉、蝶鞍和斜坡。

(二)鞍区阶段

去除鞍底的骨质,暴露鞍区硬膜,从蝶骨平台到斜坡,外侧到双侧颈内动脉隆突(图27-2A)。

在辨认颈内动脉(ICAs)、海绵窦(CSs)、海绵上下海绵窦间窦的位置后,矩形切开硬膜(图27-2B)。

切除大腺瘤时,先在肿瘤下部行减容术。接着在45°镜视野下用弯头吸引器行包膜外解剖肿瘤的外侧部分,首先要辨认颈内动脉和蛛网膜之间的交角(图27-2C)。

蛛网膜限定了解剖的上界和后界(我们所熟知的鞍膈)。当肿瘤被完全切除时,蛛网膜通常都会下降到原先肿瘤占据的位置(图27-2D)。如果这没有发生,则可能提示肿瘤切除不彻底。

相对于刮擦技术,解剖肿瘤的包膜更好。在肿瘤和正常组织之间的平面进行解剖有助于肿瘤全切并最大限度保留正常组织,尤其是残存的垂体腺。

吸引器可用于保持术野的清晰并吸除肿瘤,因为大部分垂体腺瘤都质软。

角度镜,尤其是45°镜,非常有助于观察每一步的切除,并用于检查海绵窦及上方鞍膈区域有无肿瘤残留。

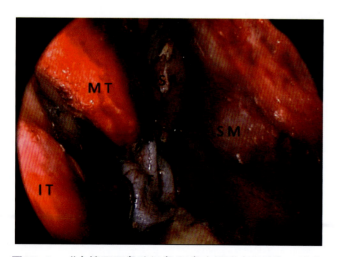

图27-1 "内镜下双鼻孔经鼻/经鼻中隔联合径路"。注意保持右侧的鼻中隔黏膜瓣(F)和左侧鼻中隔(SM)黏膜完整(SR.蝶嘴;IT.下鼻甲;MT.中鼻甲)

(三)重建

当术中没有脑脊液鼻漏时,可以直接用蝶窦的黏膜覆盖鞍底,并将鼻中隔黏膜瓣回复原位。当术中出现脑脊液漏时,应用多层封闭技术——脂肪组织、筋膜和组织瓣,在鞍区填塞脂肪组织,表面覆盖阔筋膜,再置以鼻中隔瓣(图27-2F)。在早期愈合过程中用可吸收的明胶海绵粉保持鼻中隔瓣固定,可同时用抗生素浸润的纱条加固。腰大池引流无须常规放置。采用鼻夹板和填塞以防粘连并可帮助黏膜愈合。

(四)扩大入路到鞍结节和蝶骨平台

经蝶鞍入路向前上扩大即为经蝶骨平台入

路。当肿瘤明显向鞍上侵犯，或经蝶鞍入路被双侧向内突起的颈内动脉限制时，可使用该入路。这一入路较传统开颅手术具有一些优势：暴露得更好、降低并发症风险、防止神经损伤及避免对脑实质过度牵拉（图27-3）。

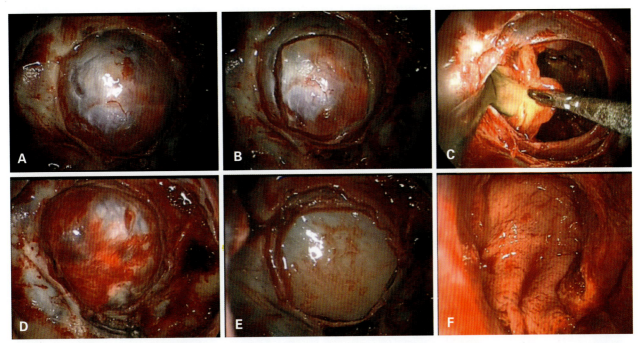

图27-2 内镜视野下的经蝶垂体手术。A. 广泛开放鞍底，暴露硬膜。B. 长方形硬膜切口。C. 减容后囊外切除肿瘤。D. 肿瘤大体全部切除后鞍膈占据蝶鞍区。E. 用中隔软骨重建鞍底。F. 鼻中隔黏膜瓣覆盖鞍区和蝶窦

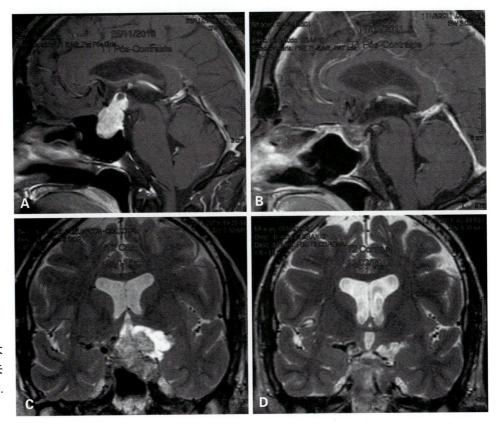

图27-3 向鞍上扩展的大垂体腺瘤。A、C. 术前矢状位和冠状位MRI。B、D. 术后矢状位和冠状位MRI

鼻外科学

磨除厚实的鞍结节及蝶鞍的骨质。将双侧颈内动脉间的所有骨质用高速电钻磨薄呈蛋壳样后去除。可能还须使用Kerrison咬骨钳进一步去除骨质。这一区域要远高于并宽于标准垂体手术所暴露的范围。沿着蝶骨平台去除骨质。用双极电凝凝固海绵窦上间窦。在海绵窦上间窦的上方和下方切开硬膜，暴露鞍区和鞍上区域。

对于向上（脑室内）和向外扩展的肿瘤，术中应用CT/MRI联合导航对于识别重要结构很有帮助，可以让手术更加安全（图27-4）。

作为手术全部设备中的一部分，另一项重要的技术是术中MRI。一些学者已经证实在20%～30%的病例中，术中影像有助于额外地切除肿瘤，但变异很大（5%～66%）（图27-5）。

这一径路将产生大的颅底缺损，所以必须制作一个足够大的瓣。此外，我们通常用鼻软骨和阔筋膜实施"密封垫片"技术进行关闭。

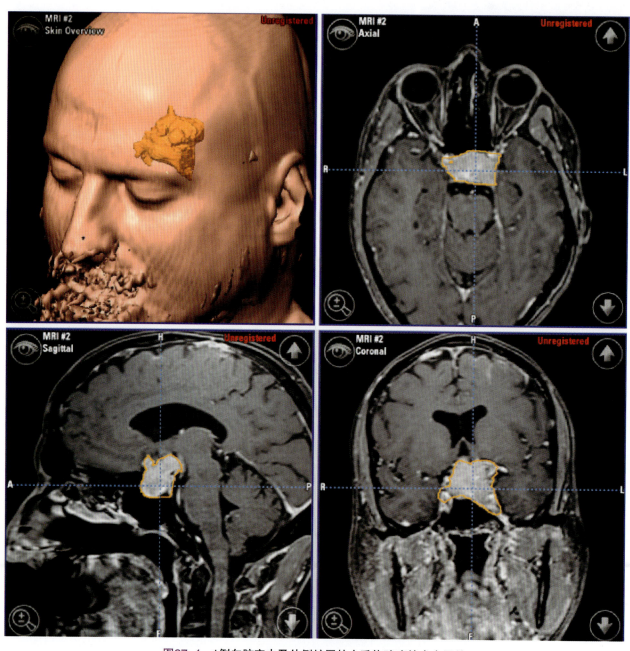

图27-4　1例向脑室内及外侧扩展的大垂体腺瘤的术中导航

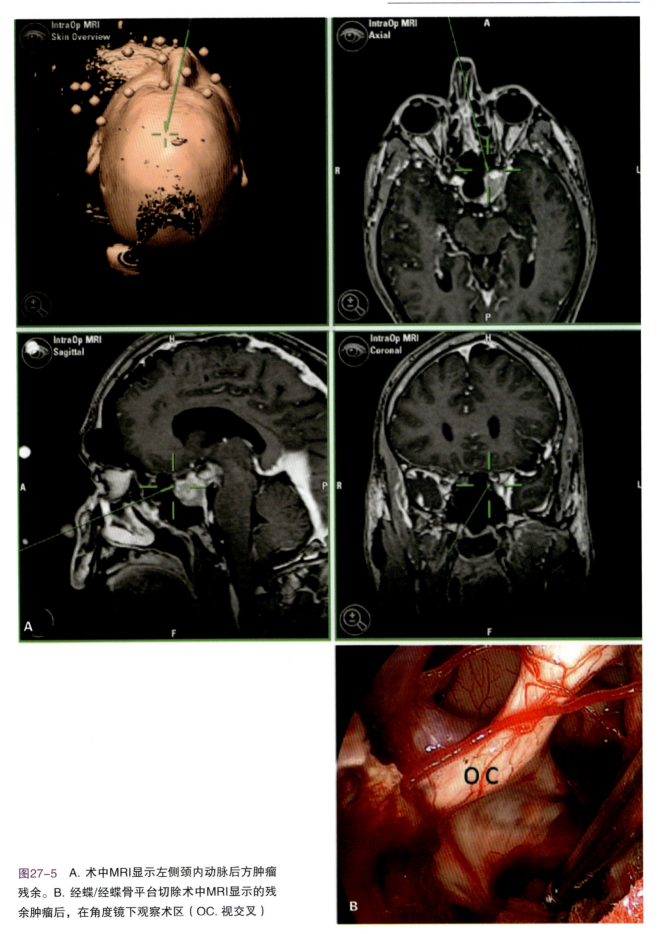

图27-5 A. 术中MRI显示左侧颈内动脉后方肿瘤残余。B. 经蝶/经蝶骨平台切除术中MRI显示的残余肿瘤后,在角度镜下观察术区(OC. 视交叉)

八、术后处置

患者在术后24小时内应在重症监护室或在神经外科二级病房内。

围术期及术后鼻腔填塞物未取出时应使用抗生素。根据缺损的大小，填塞物留置3~7天。一旦取出填塞物，就应告知患者避免做Valsalva动作以预防颅内积气和脑脊液鼻漏的发生。

术后7~10天进行鼻内镜检查清理痂皮。

九、并发症

并发症可发生于手术中的任何步骤，这取决于手术入路及肿瘤的范围。内镜鞍区及鞍旁区域手术的并发症如下。

（一）内分泌并发症

内分泌并发症从暂时性的尿崩症到完全、永久性的腺垂体功能丧失（全垂体功能减退症）均可发生。仔细解剖以保护垂体柄和血管束对于维持抗利尿激素和腺垂体功能至关重要。

（二）血管并发症

血管并发症包括出血和卒中。出血的剧烈程度因病因而异：术中器械操作创伤导致的鼻黏膜出血，肿瘤的弥漫出血，海绵窦的严重静脉性出血，颅内穿支血管的搏动性动脉出血，鼻腔内蝶腭动脉分支引起的出血，或损伤颈内动脉引起的出血。

这些不同种类的出血可通过不同的方式进行处理。细致的术中止血对于暴露、切除及颅底重建都至关重要，从而可避免这些并发症的发生。

（三）脑脊液漏

长久以来，脑脊液漏是内镜颅底手术术后的主要并发症。首次报道扩大入路脑脊液漏的发生率高达40%。带血管蒂的鼻中隔瓣的应用将发生率降至10%左右。

（四）感染

脑膜炎并不是内镜经蝶手术的常见并发症，但却是可以致命的。术后脑脊液鼻漏的出现会增加这一并发症的发生率。

十、结果

外科治疗垂体腺瘤的目的是减少肿块对神经结构的压迫，缓解功能性腺瘤引起的垂体功能亢进，恢复之前已有的垂体功能异常。肿瘤减容术可以改善由于视神经受压所引发的视力下降和视野缺损（图27-6）；改善由于海绵窦段第Ⅲ、Ⅳ和Ⅵ对脑神经受压导致的眼球活动障碍；改善由于第Ⅴ对脑神经受累引起的面部疼痛；改善垂体功能减退症患者的垂体功能。只有在肿瘤被彻底切除后，功能性垂体瘤患者才可能获得内分泌治愈；然而对于有些病例，肿瘤减容术对使用药物控制患者病情有所助益。

为了达到这个目标，任何可以增加外科暴露视野以扩大切除范围的技术都应该列入外科医生的装备库。曾有报道内镜辅助垂体手术可更有效地切除肿瘤。一些学者认为在显微镜切除肿瘤之后，再用角度镜检查鞍区，高达40%的病例可在鞍区术腔中发现残余肿瘤，这些残余病变只有应用角度镜才能被发现（图27-7）。

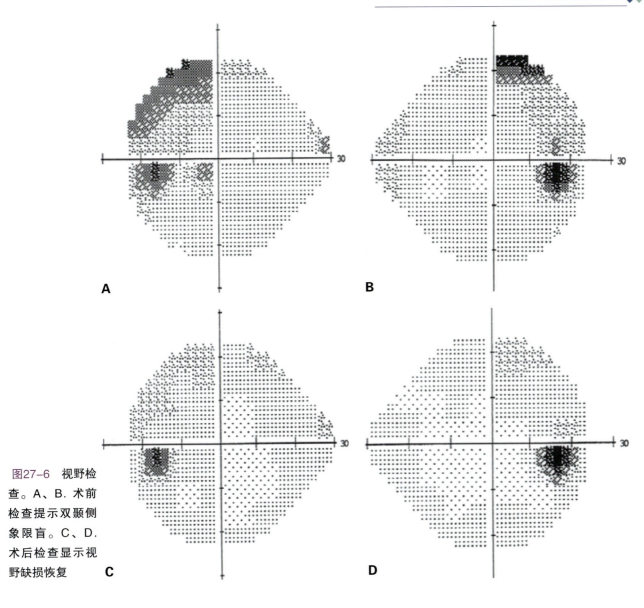

图27-6 视野检查。A、B. 术前检查提示双颞侧象限盲。C、D. 术后检查显示视野缺损恢复

图27-7 A. 垂体腺瘤术前矢状位钆增强T1像MRI图像。B. 术后影像显示肿瘤全切

鼻外科学

Dehdashti等报道了200例内镜切除微小和巨大垂体腺瘤的病例，应用术后影像学检查发现90%的鞍区内肿瘤和96%向鞍上扩展的肿瘤得以全切。

D'Haens等通过内分泌指标评价120位功能性腺瘤的患者得出结论，内镜组较显微镜组的缓解率显著升高（63%比50%）。Dehdashti报道了一病例，其肢端肥大症的内分泌治愈率达到71%，库欣病达到81%，泌乳素瘤的缓解率达到88%。

其他学者得到了同样的结论。Kabil等的研究纳入了300名采用内镜切除的患者，结果表明对生长激素瘤的治愈率达到87%，ACTH瘤的治愈率达到86%，泌乳素瘤的治愈率达到80%。Tabaee等报道21例内镜下功能性腺瘤切除的患者缓解率达到90%。

笔者所治疗的178例功能性垂体腺瘤患者，肢端肥大症患者的缓解率达到87.5%，非侵袭性大垂体腺瘤患者的缓解率为74%，侵袭性大垂体腺瘤的缓解率为38%。82%的库欣病患者得到缓解。对于泌乳素瘤的患者，小腺瘤的治愈率达到100%，大腺瘤的治愈率为42%。

✓ 精要

- 非常大的蝶窦开放术需要同时将黏膜向外推移。鞍底骨质去除的边界是：上方到达蝶骨平台、下方到达斜坡、两侧到达颈内动脉隆突。
- 在垂体瘤的手术入路中有效止血至关重要，矩形的硬膜切口有助于解剖，但向外侧要小心，避免损伤海绵窦或颈内动脉。先去除肿瘤的下部，再向外侧扩展切除，最后去除鞍上肿瘤。多解剖，少刮除。解剖的界限为鞍膈、双侧海绵窦和鞍底。应用角度镜（30°或45°）观察蝶鞍术腔和鞍上池以确保没有肿瘤残留。
- 小心去除暴露的鼻中隔的骨质，因其会造成干痂形成并延迟愈合。

✓ 教训

- 没有在术前对解剖结构和肿瘤与重要结构的关系进行充分的评估。
- 蝶窦开放不充分从而导致到达鞍区的入路受限。
- 在关闭术腔前对手术入路或鞍区内的出血止血不充分。
- 发生脑脊液漏后没有进行精细的重建修补。

✓ 所需器械

- 高清摄录系统
- 长柄解剖器
- 长手柄的钻和金刚砂钻头
- 0°和45°内镜
- 小号Kerrison钳
- 微型双极电凝
- 工作时尖端移动最小的颅底器械
- 两个强力的吸引器
- 止血材料

致谢

因其出色地将我们组织起来共同完成了这一章的撰写工作，而对来自巴西圣保罗Edmundo Vasconcelos 医院圣保罗耳鼻喉科中心和圣保罗联邦大学耳鼻咽喉科的Leonardo Balsalobre 教授致以深深的谢意。

（刘剑锋　赵　宇　译）

推荐阅读

Dehdashti AR, Ganna A, Karabatsou K, et al. Pure endoscopic endonasal approach for pituitary adenomas: early surgical results in 200 patients and comparison with previous microsurgical series. Neurosurgery 2008;62:1006–1015.

Kassam AB, Thomas A, Carrau RL, et al. Endoscopic reconstruction of the cranial base using a pedicled nasoseptal flop. Neurosurgery 2008;63:ONS44–ONS52; discussion ONS52–43.

Stamm AC, Pignatari SSN, Vellutini E, et al. A novel approach allowing binostril work to the sphenoid sinus. Otolaryngol Head Neck Surg 2008;138:531–532.

D'Haens J, Rompaey KV, Stadnik T, et al. Fully endoscopic transsphenoidal surgery for functioning pituitary adenomas: a retrospective comparison with traditional transsphenoidal microsurgery in the same institution. Surg Neurol 2009;72:336–340.

Tabaee A, Anand VK, Barron Y, et al. Predictors of short-term outcomes following endoscopic pituitary surgery. Clin Neurol Neurosurg 2009;111:119–122.

第28章 内镜经鼻前颅底切除术

Endoscopic Endonasal Resection of the Anterior Skull Base

Ricardo L. Carrau and Daniel M. Prevedello

一、引言

自从20世纪60年代Ketcham等对前颅底肿瘤的描述以来，对其所行的外科手术就已经包括前颅面切除术。起初的手术入路包括先后完成的经面和经颅两部分。此后，颅底外科医生采用了Tessier和Derome率先描述的颅底面入路，降低了对脑组织的牵拉，并因此取代了经颅入路。颅底面入路包含经过头皮（如冠状切口）和面部切口（如Weber-Ferguson、鼻侧切开或面中部掀翻切口）的双额部颅骨切开术和眶上和（或）面部截骨术（一个或多个节段）。尽管经颅底面入路改善了手术显露和降低了颅脑并发症的发生率，但其仍存在一些对额叶脑组织的牵拉和扰动，导致额叶挫伤、水肿和最终的脑软化及认知功能障碍。此外，面部和头皮的切口，尽管是必要的，但与术后的疼痛和可见的瘢痕有关。颅面切除手术通常需要持续数周的恢复期。而且，伤口感染和愈合不良会导致骨移植物畸形愈合、颅眶骨移植物坏死、潜在的畸形、进一步必要的干预及其他延迟并发症。

鼻窦手术的演化与此类似，内镜鼻窦手术因其提供了更优的视觉效果、精确的解剖和更小的固有创伤而取代了开放式的鼻窦手术。但最初，颅底被认为是内镜经鼻手术的禁区。经验最终推动了其适应证的扩大，包括如脑膜脑膨出和脑脊液（CSF）漏等的颅底病变，并最终进展为用于良性肿瘤和此后的恶性肿瘤的外科处理。

扩大的经鼻入路（expanded endonasal approaches，EEA）随着硬质内镜的进步、数码摄像/监视器清晰度的改善、专业化的手术器械和电生理监护的改良及影像导航外科设备的加入而不断发展。内镜经鼻入路利用了天然的鼻腔、鼻窦通道从尾侧至头侧的角度（颅底下方途径）达到前颅底肿瘤。这一条途径完全不需要牵拉额叶，但由于肿瘤的扩展，仍有可能需要涉及脑组织的操作。因为不再需要面部的切口和截骨术，因此减少了术后的疼痛并消除了创伤的并发症和醒目的瘢痕。

无论采用何种入路，都不应违背肿瘤学的基本原则和肿瘤切除的目标。经术中组织病理学检查（若具备的话）证实的彻底切除是最为重要的。因此，如将经鼻切除和开放式颅面切除所产生的颅底缺损放在一起比较的话，一般不会有明显差异（图28-1）。通常，两种类型的手术切除都会导致自额窦后壁至蝶骨平台（前后）和自一侧眶骨膜至对侧眶骨膜（侧向）的穿透硬膜的缺损。在硬膜内，嗅球和嗅束亦可切除（亦可根据需要切除脑组织，尽管在这些情况下手术的适应证存在争议）。就术后CSF漏来说，新近采用的重建黏膜瓣极大地改善了效果。此前，CSF漏是并发症的主要来源。类似地，保存（或提高）功能、美容和生活质量等目标亦是考虑的关键因素。但是，这些在很大程度上受到每一个入路固有的并发症发病率的影响，在这一点上，对于恰当选择的患者，内镜经鼻入路能够提供巨大的优势。

二、病史

前颅底肿瘤的症状与其起源（颅内或鼻腔、鼻窦），组织学，血管分布、范围和生长有关。典型的鼻腔鼻窦肿瘤患者会表现出鼻阻塞和嗅觉障碍。随着肿瘤生长，肿瘤会阻塞鼻窦，移位眼眶，影响视力，甚或导致面部畸

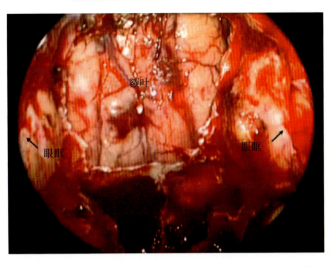

图28-1 传统的开放式入路和内镜前颅面切除术都能完成对包含筛凹、筛板、筛窦气房和鼻中隔上部在内的颅底的充分切除。若需要，眶内侧壁亦会在切除范围内。典型的硬膜切除在两侧方向上始自一侧眼眶止于对侧眼眶，在前后方向上自额窦至蝶骨平台。与此区域有关的嗅球和嗅束亦被切除

形。沿神经周围蔓延会导致运动或感觉脑神经的功能障碍（感觉减退、麻木、疼痛、麻痹）。起源于颅内的肿瘤常没有症状，但可导致失嗅、头痛、额叶症状（社交脱抑制、短期失忆、人格改变）和视觉障碍。

三、体格检查

体格检查应重点关注鼻-鼻窦通道、眶和脑神经的解剖和神经状况。鼻内镜检查是基本的检查方式，可以提供对鼻-鼻窦通道和肿瘤特征的详细评估，评估内容包括解剖变异、排除活动性感染和肿瘤的血管分布及其起源。但是，无论多么详尽，单靠体格检查仍不足以准确勾画肿瘤的范围（见术前计划）。

四、适应证

内镜经鼻前颅底切除术的适应证为拟行彻底切除、减容或减压（视其组织学和临床表现决定）的良性和恶性肿瘤。从解剖上讲，肿瘤必须位于额窦后壁的下份和蝶骨平台之间，以及双侧眶顶中线之间和视神经的内侧。此外，患者应能完全满足全身麻醉手术的条件。

五、禁忌证

内镜经鼻入路的局限性是经常受限于肿瘤的扩展范围及其与神经血管结构的关系。血管耐受移位和压迫的能力较脑神经强，因此，外侧的切除界限通常由肿瘤周围的脑神经（如视神经）的位置及其毗邻关系决定。此外，以根治为目的的内镜经鼻切除手术还有其他重要的区域限制，包括肿瘤累及面部皮肤、眼眶软组织、额窦前壁和额窦顶及外侧隐窝（内镜经鼻切除手术并非是适用的唯一进路）。在前颅底的前1/3，扩展至眶中线外侧的肿瘤不能经鼻被彻底切除。在后方的蝶骨平台水平，只有在视神经内侧的180°范围和（或）其下方的肿瘤可能会通过经鼻的通道安全地切除。病变延展至这些边界之外的患者则需要采用经面部和（或）经颅的入路，这样可能优于采用内镜技术。

相对禁忌证包括严重侵犯脑实质和向外侧蔓延至上颌窦外侧壁及颞下窝。此外，颅底面入路提供了切除延伸至额骨凸面肿瘤的方式和明显的较内镜经鼻切除手术更为可靠的重建方法，因此，在这些情况下更加合适。

其他的禁忌证包括大多数非常适合非手术治疗的淋巴肿瘤和具有远隔脏器转移的患者。对于后者，内镜经鼻切除手术可承担着开放鼻-鼻窦气道、提供鼻旁窦引流、控制出血或对眼眶及其他神经结构减压的姑息性作用。

六、术前计划

对将要考虑进行内镜经鼻切除手术的患者的术前评估与其他手术技术之间没有区别。笔者依赖CT和MRI等影像学检查来评价肿瘤对骨和软组织的侵犯范围，包括在眶和颅内的蔓延、沿神经周围及血管的侵犯，用以判断肿瘤血管供应的程度。对于与重要的神经、血管结构关系密切的肿瘤患者，笔者一般通过CT血管造影进行检查。

在确认可行手术前，明确肿瘤的病理学诊断较为关键。但有些例外情况亦存在，如肿瘤具有特异性的影像学特征，患者的合并症增加了第二次手术的风险及一些历来已久的惯例情况。在这些情况下，可考虑在确定切除方案之前使用术中组织病理学检查。除此之外，位于鼻腔前部、易于观察到的大肿瘤可在诊室进行活检。其他肿瘤则最好在手术室活检，方能获取足够量的组织和更有效地控制出血。此外，它亦能提供确认肿瘤来源和侵犯范围的机会。

融合PET和CT扫描对于晚期疾病患者和患有已知能血行播散的肿瘤患者是最好的识别转移的方法。具有硬膜受侵的肉瘤和其他高级别恶性肿瘤亦须行CSF细胞学检查和脊柱的MRI检查来排除"脱落转移"。

七、手术技术

笔者当前所用的内镜前颅底切除手术的技术遵循着EEA的基本原则，包括由1位耳鼻咽喉头颈外科医生和1位神经外科医生（同时参与手术，贯穿着大部分手术时间）构成的交叉学科团队，使用鼻中隔后部切除术以融合双侧鼻腔，扩大鼻-鼻窦通道的范围，充分显露肿瘤和满足双手切除术的需要。

在经气管插管全身麻醉下，患者置于仰卧位，手术台的头侧抬高15°~30°，患者头部偏向左侧，略向右侧转，用三钉头架固定。以安全带和（或）带子进一步保护患者，保证手术期间手术台侧转时的安全。通常笔者使用光学跟踪影像导航系统（Stryker Navigation, Kalamazoo, 密歇根州），其在摆好患者体位后即能注册。此后，接着放置电生理监测的电极。笔者通过同时刺激上肢和下肢分别经正中神经和胫神经（躯体感觉诱发电位或SSEPs）来监测皮质反应。脑缺血或水肿引起的皮质反应变化能较其他生理参数的变化更早被探及。SSEPs为缺血、颅内出血或脑实质水肿等进展的并发症提供早期预警。肌电图有助于通过直接刺激来识别特定的脑神经（如海绵窦或眶上裂内的第Ⅱ，Ⅳ，Ⅵ对脑神经），从而给予警示，避免损伤。

鼻腔的准备包括使用羟甲唑啉进行鼻腔喷雾或药液浸泡的纱布填塞鼻腔，在中鼻道和鼻中隔前部注射1%利多卡因和1/100 000肾上腺素。术前预防性使用能透过CSF的广谱抗生素，并在手术开始前使用皮质醇。

首先，用0°和45°内镜对鼻腔进行仔细检查，探查肿瘤的范围并勾画解剖结构。接着进行瘤内减压和中鼻甲切除术（从而获取足够的工作空间和视野）。是否行筛窦切除术决定于肿瘤的起源和瘤内减压的情况。类似地，肿瘤的起源和范围亦决定了需要进行单侧显露和切除还是须在双侧进行。

在中鼻甲切除术和钩突切除术之后，扩大开放上颌窦内侧开口有助于识别眶内侧壁和下壁。笔者偏爱使用筛泡前技术在此处辨别额隐窝。采用类似内镜鼻窦手术的方式从前向后切除筛窦内容物和（或）瘤内减压。但是，常常由于肿瘤的原因，颅底的水平辨别不清，并因此产生筛窦向颅侧延伸的错觉。扩大的蝶窦切除术能起到在蝶窦内（通常未被新生物所累及）辨别颅底水平的作用。辨认清楚颅底有助于切除颅侧筛窦内的任何残留的筛窦气房并最终辨别筛前和筛后动脉。对于手术的安全性和有效性而言，看清楚手术标志非常关键，因此，笔者只使用影像导航作为辅助手术定位的方法。

将前后筛窦切除术、中鼻甲切除术和扩大鼻额隐窝联合使用能界定和显露包括筛凹、筛骨水平板和垂直板，以及筛前和筛后动脉管在内的旁中线前颅底。宽敞地开放双侧蝶窦，使鼻窦顶壁和鼻腔顶在同一平面，并使其侧壁与纸样板在同一平面，即提供了达到蝶骨平台的径路并界定了切除的后界。Draf Ⅲ额窦开放术（内镜下的Lothrop手术）有利于达到筛板最前端、鸡冠和额窦后壁，并界定了前界。

当出于肿瘤学考虑不必牺牲整个高度的鼻中隔时，笔者会获取鼻中隔黏膜瓣（Hadad–Bassagaisteguy瓣或HBF）。其后部切口应满足彻底切除的边界（约2cm）。在术中，笔者对肿瘤切除和HBF的边缘进行病理学检查（"冷冻切片"）以证实无瘤（"安全边界"）。大多数肿瘤需要切除最靠近头侧的鼻中隔作为边界，因此，鼻底的黏膜会纳入到黏膜瓣以增加HBF的宽度。侵犯超过1/3高度的鼻中隔或侵犯黏膜瓣的血管蒂（如蝶嘴下部或后鼻孔）的肿瘤需要改变重建技术，如使用游离移植材料、经额的颅骨骨膜瓣或前方的鼻腔外侧瓣。

类似地，如果肿瘤的切除边界允许，则可获取Caicedo逆行皮瓣，将其旋转覆盖HBF供区，对其上部和后部边缘（同HBF的描述）强制要求进行病理学检查。如果需要牺牲鼻中隔，则在前方的鼻额隐窝水平做两个垂直切口，贯穿整个鼻中隔的高度，并从后方的蝶嘴开始分离。用一个纵向切口将这两个垂直切口的最下端连接，由此界定切除边界的下部（保证足够的边缘）（图28-2A～E）。

通过以上步骤可以完整地显露肿瘤起源处和前后方向上的从额窦至蝶骨平台，两侧方向上的从一侧眼眶至对侧眼眶的腹侧颅底。切除纸样板可以获得更向外侧的边界并有助于显露筛动脉。深层的眶骨膜应被保留，以免眶脂肪疝出遮挡视野和可能引起的术后眼球内陷。轻轻地刮除或磨除筛前和筛后血管神经束骨管的尾侧部分，显露动脉，继之，其可被分离和电凝（使用双极电凝）并横断（图28-3），从而获得对肿瘤的颅外血供的控制。因为在切除肿瘤时血管夹通常会脱落，因此不建议仅用血管夹止血的方法控制动脉。筛动脉被控制后，剩下的供应肿瘤的血管还有镰前动脉和寄生于额叶皮质的血管。

笔者使用了逐层序贯切除颅底和整块切除受累的硬膜及嗅球、嗅束（图28-4）。在颅底切除组织的层次是自下而上地序贯进行的，即切除黏膜和肿瘤，接着切除骨质（筛凹、鸡冠和筛板），最后切除硬膜、嗅球和嗅束，以及任何的颅内部分肿瘤（逐层序贯切除）。每一层次的软组织被切掉后，其边界都要送病理检查。这样做能获得对重要结构（如蛛网膜下血管和脑血管、额叶皮层）的理想视野，早期控制肿瘤的血供和有效清除肿瘤的边缘。

4mm延长头的粗金刚砂高速电钻（Stryker TPS, Kalamazoo, 密歇根州）能为切除骨质提供便利，并便于显露硬脑膜（也可能是肿瘤）。接着，在最外侧部分切开硬膜，避开中线的硬膜内的脉管系统（大脑镰、额极和额眶动脉）。电凝镰前动脉的分支，横断大脑镰，即可自额叶将硬膜/肿瘤标本切除（图28-5）。在完全可视的情况下，在前外侧和后方切开硬膜，则有条件对硬膜、嗅球、嗅束和任何可能的硬膜内肿瘤进行整块切除（图28-6）。因为在经鼻入路中，只能够达到额叶的最下部分，所以笔者所施行的技术能够避免牵拉脑实质。此外，外科医生应能够控制硬膜内的脉管系统。

如笔者此前描述，术中对边界的病理学检查能够证实硬膜切除是否足够。如果边界为阳性，即使需要转换为开放式入路也必须再次切除。切除的标本自鼻孔拉出后要在行病理检查前明确其前、后、左、右方向。

鼻外科学

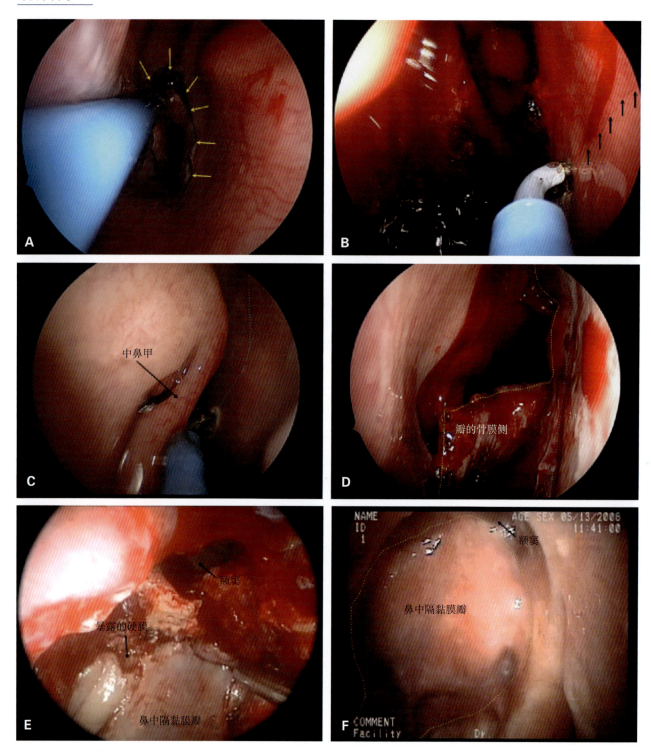

图28-2 根据肿瘤的扩展范围，当不需要彻底切除鼻中隔时，可在经过选择的患者中获取鼻中隔黏膜瓣。笔者首先做一个后鼻孔切口（A），接着是上部切口（B），上部切口要低于嗅上皮（箭头）。在切口越过中鼻甲头侧前方时转向上方（C）。完成了下部和前部切口（蓝色虚线），在骨膜下平面掀瓣（D）。理想情况下，黏膜瓣要覆盖全部的软组织缺损并遮盖骨性缺损（E）。但有限的硬膜暴露似乎并不影响效果。鼻中隔黏膜瓣为耐受术后的放疗提供了可靠的愈合保障（F）

第 28 章　内镜经鼻前颅底切除术

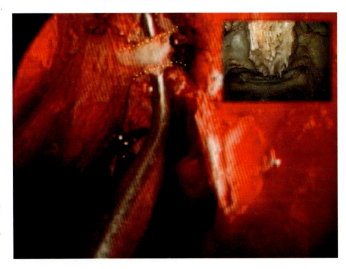

图28-3　右侧颅底内镜观，展示的是使用球形探针分离筛前动脉。插入图展示了切除了筛窦、鼻甲和鼻中隔之后的前颅底。虚线显示的筛前动脉的走行

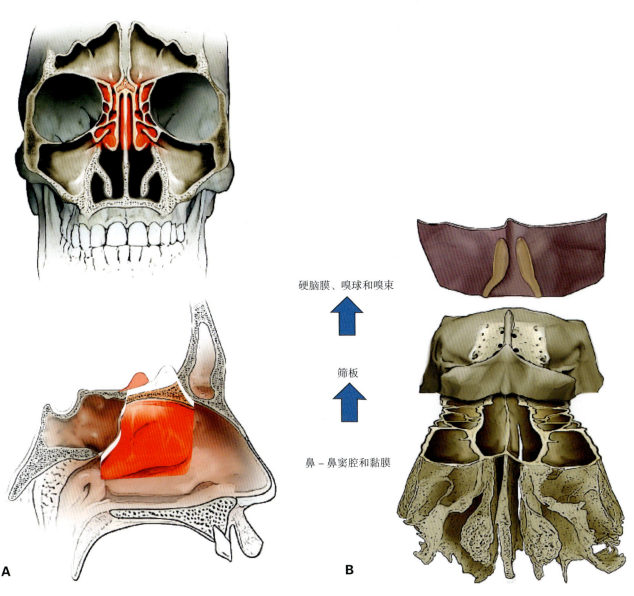

图28-4　A. 示意图显示了典型的内镜下切除累及前颅底的恶性肿瘤的范围。其与外部径路的颅面切除术相同，都须切除筛窦复合体、纸样板、筛板、鸡冠和筛凹，接着切除硬膜和嗅球、嗅束。B. 示意图显示的是逐层序贯切除的概念（自尾侧向头侧）

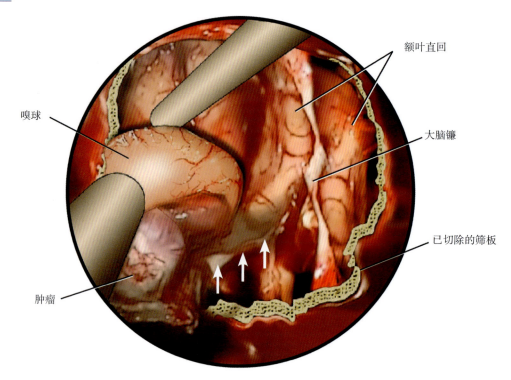

图28-5 在肿瘤周围完成了硬膜切口。用吸引器头轻柔地牵拉开肿瘤,将嗅球自额叶直回表面切除。大脑镰已部分被横断。在肿瘤的上界明确之后,自前向后切除肿瘤,最后再锐性切除大脑镰

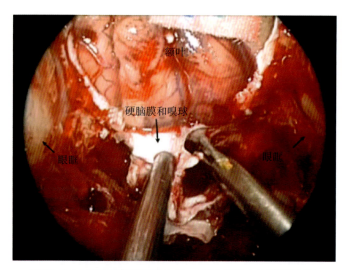

图28-6 切除硬膜和嗅球之后,内镜术野中的遗留缺损

审慎地使用双极电凝和温水冲洗可实现止血。手术缺损须重建,用胶原基质或游离的自体阔筋膜组织作为硬膜内的内衬移植物,然后以血管化组织瓣(鼻中隔黏膜瓣、蒂在前方的外侧壁瓣或颅骨骨膜头皮瓣)作为外衬,覆盖整个缺损。笔者使用膨胀海绵作为临时支撑物,并在其与瓣之间用非黏性可吸收材料(如 Nasopore, Stryker Corp., Kalamazoo, 密歇根州)将两者隔开。

八、术后处置

将患者转至监护室,密切观察其神经功能状况。为确认是否存在如张力性气颅、脑挫伤和血肿等早期颅内并发症,笔者即刻行脑部非强化的CT扫描。对于行恶性肿瘤切除术的患者,笔者亦进行强化MRI检查以确认切除是否足够。为避免水肿和炎症导致的伪影,最好在术后24小时内完成上述检查。行MRI检查的另一益处是笔者能够评价重建的状况(如血供、瓣的位置、支撑物的位置)。

术后5~7天后撤出鼻腔填塞物。通常情况下,患者住院2~3晚,因此须在门诊撤出填塞物。因为部分鼻-鼻窦腔留待二次处理以期愈合,所以所有的患者在内镜颅底手术之后都会立即出现一定程度的鼻-鼻窦干燥和结痂。这种情况尤其在裸露区域广泛的肿瘤切除术后更为明显。如此前提到的,对于开放式肿瘤切除入路来说,亦是如此。而且,许多恶性肿瘤患者接受了辅助放疗和化疗,导致了延迟愈合

和纤毛上皮进一步的功能异常，并继发更多的生物膜和结痂形成。不过，频繁的鼻腔冲洗和清创有助于鼻-鼻窦黏膜的功能恢复。

笔者一般在术后立即给患者以羟甲唑啉和鼻用盐水溶液喷鼻，并在撤出鼻腔填塞物之后立即以等渗溶液鼻腔冲洗（每天3~4次）。类似地，笔者在撤出鼻腔填塞物时开始清理鼻腔的下部。对鼻腔的清洁护理方案因患者而异，要根据重建方法和术前或术后是否使用放射治疗决定。使用带蒂鼻中隔瓣和旋转逆向瓣重建的患者通常会在术后4~8周后停止结痂。那些需要颅骨骨膜瓣或供区需要留待二次处理者则需3~6个月才能愈合。慢性、延迟和严重结痂的情况只在少数患者中发生。

九、并发症

与内镜经鼻切除术有关的并发症可出现在手术的任何阶段，如入路（手术通道）、切除或重建，并可发生于鼻-鼻窦、颅底或颅内区域。术后CSF漏是最常见的严重并发症。但是，以血管化的组织瓣重建颅底缺损技术的应用将术后CSF漏的发生率降至5%以下。如果患者出现了术后CSF漏，内镜下修补术能在几乎所有的患者中获得成功。包括张力性气颅、脑膜炎、脓肿、蛛网膜下腔出血和卒中在内的神经系统并发症并不常见。严重的鼻出血是另一个不常见的并发症，为了避免进行鼻腔填塞，所以在重建结束时要进行详细的检查，确保能发现潜在的和活动性出血点。

十、结果

因为在开放式入路和经鼻颅底外科手术中，肿瘤学的原则和目标均适用，所以内镜经鼻前颅底切除术可安全地用于良性和恶性肿瘤的外科治疗。提高对经鼻视角的颅底解剖的理解和开发更好的器械、更好的止血材料及更可靠的重建技术有助于改善内镜经鼻切除术的效果。其保持了肿瘤学的原则，且早期的肿瘤学结果与传统入路相似，都获得了较低的并发症发生率。当前，内镜经鼻切除术是治疗鼻-鼻窦和颅底恶性肿瘤的外科手段中的一个重要部分。

彻底地根除肿瘤（以显微镜下病理检查确认）在手术治疗恶性肿瘤中尤为重要。多项研究已显示阳性切缘是预示局部复发的最重要因素，因此，获得阴性切缘是基本的优先事项。美容、术后疼痛、住院时间、医疗费用和生活质量亦是重要的考虑因素。在比较不同技术时，只有这些技术具有相似的肿瘤学结果，以上相关因素才能直接比较。

不过，患者的知情状况改善许多，他们在治疗和手术技术方面可能有个人独特的关注和（或）诉求。他们对舒适、康复和重返病前社会和职业生活的愿望持续地推动了微创外科的进步。但需要注意，内镜经鼻切除术未必是微创，因为要遵循与开放式入路相同的肿瘤学原则，则须切除相似的组织量。内镜经鼻切除术通过使用已存在的通道，遵循了"微创进路手术"的原则，因此在入路过程中对健康组织产生的损伤更小，避免了与截骨有关的美容缺陷和可见的瘢痕。

EEA提供了到达前颅底的直接通道，而没有违背切除的目标。通过自腹侧中线通道到达前颅底的入路，对脑的牵拉和操作得以避免或降低到极低水平。不存在颜面的瘢痕和颅面骨骼畸形，创伤愈合相关的并发症亦减少。结果是患者经受了较少的痛苦和需要较短的住院时间。当讨论肿瘤学切除时，关于内镜经鼻切除颅底良性肿瘤术后结痂的发生率的争议就显得无关紧要了。因为有必要扩大切除范围，牺牲呼吸上皮和产生裸露骨质的情况在开放式或内镜入路中是类似的。

EEA可能需要瘤内减压以获取操作器械的空间，接着要分块或分层切除肿瘤，但肿瘤基底和邻近组织的切除范围与外入路是相同的。一些开放式颅底入路支持者认为没有做到整块切除是内镜技术的主要缺陷。但是，为确保彻底切除而提出的整块切除的概念已在皮肤和其他头颈领域受到了挑战。当采用传统入路时，逐步分块、分节段或分层切除的方法在达到肿瘤深部或在保护神经、血管结构中常常是必要的。在诸如眶尖和蝶窦外侧壁等接近关键结构的区域，分块切除也常用于清理边界。如此前所提到的，似乎只要肿瘤被彻底切除，分块切除未必影响疗效。并且，Patel等的研究显示即使在传统的开放式入路手术中，手术切除的边界在31.6%的患者中是阳性的或是近切缘。因此，尽管局部复发和生存率下降与阳性切缘有关，但是整块切除似乎在这方面并不比分块切除更好。

Cohen等比较了23例采用开放式颅面切除术治疗的患者和18例采用内镜经鼻颅底手术的患者。在18例采用内镜切除术的患者中，17%（3/18）的切缘是阳性/近切缘。另一方面，采用颅面切除术的患者中其切缘为阳性/近切缘的比例是17%（4/23）。由此，这一研究提示内镜切除术并没有增加阳性切缘率。

将内镜经鼻切除术同传统的颅面切除术进行详尽的比较很困难；内镜经鼻切除术相对较新一些，绝大多数报道的患者量很小。而且，即使是最大的病例总结也会包含不同的组织学类型和分期，因此，难以做有意义的比较。

随访时间的长短是一个重要的限制，尤其在处理嗅神经母细胞瘤和腺样囊性癌时，这些肿瘤通常在传统上认为已获得治愈的5年生存期之后复发。但是，许多报道提示在中短期随访中，内镜切除术的结果至少与传统入路获得的结果相当。

Eloy等比较了18例采用内镜经鼻切除术和48例采用颅面切除术治疗前颅底恶性肿瘤的患者。结果显示在围术期并发症发生率方面两组间未见明显差异，但内镜经鼻切除术组的住院时间明显减少。颅面切除术表现出复发率较高的趋势，但这能用组织学类型和肿瘤分期分布的不一致来解释。

最近文献报道的一个重要进展是其纳入了已存在对颅底、硬膜和脑组织侵犯的晚期恶性肿瘤。Carrau等报道了一组20例累及颅底的鼻-鼻窦恶性肿瘤，在22个月（11~46个月）的中位数随访期间，无瘤存活者有19例。Lund等报道了一组49例患有鼻-鼻窦肿瘤的患者，14例患者存在颅底受累及。在60个月的随访期，整组的总生存率为88%，无瘤生存率为68%。

Nicolai等报道了样本量最大的一组采用单纯内镜（$n=134$）或杂交颅内镜（$n=50$）技术治疗的邻近颅底的鼻-鼻窦腔恶性肿瘤。内镜组的肿瘤分期分别是T1期49例（36.6%），T2期25例（18.6%），T3期20例（14.9%），T4a期9例（6.7%）和T4b期12例（8.9%）。其中有19例嗅神经母细胞瘤，Kadish A期3例（2.2%），Kadish B期11例（8.2%）和Kadish C期5例（3.7%）。在平均36.6个月的随访当中，90%嗅神经母细胞瘤患者未再发现肿瘤。整个队列的复发率为18.7%（25/134），局部复发率为14.9%（20）。腺癌的5年疾病相关生存率为（94.4±5.4）%，鳞状细胞癌为（60.7±12.4）%，腺样囊性癌为100%。内镜组整体的5年无病生存率是91%，颅内镜组为58.8%。即使大部分T4b期肿瘤患者都在颅面组，这个结果也并不意外。他们的结论认为患有轻微硬膜受累和未侵犯眼眶、鼻泪管或上颌窦前壁或无广泛颅内扩展及未向外侧扩展至眼眶的肿瘤患者适宜采用经鼻切除术。这些研究，提示单纯内镜经鼻前颅底切除术能有效地完成这些目标。但有些学者也承认由于肿瘤的异质性，难以做到任何有意义的分析。

大多数分析某一组织病理类型的刊出论文都集中在嗅神经母细胞瘤上。Folbe等报道了一组在两个大型三级医院采用内镜经鼻切除术治疗的中等大小样本量的嗅神经母细胞瘤患者。他们的23例患者包括Kadish A期（10.5%），Kadish B期（58.9%），Kadish C期（26.3%）和D期（5.3%）。首次治疗的患者的平均随访时间是45.2个月（11~152个月），并且在研究期间所有的患者均无瘤生存。3/4因复发肿瘤而行手术治疗的患者在此后的随访中无瘤生存。笔者得到的结论认为，即使是Kadish C期肿瘤仍能通过内镜经鼻技术进行有效的治疗（辅以放疗），而不会对局部控制产生负面作用。

Devaiah和Andreoli的荟萃分析显示，即便按出版年代分层（$P=0.0018$），内镜手术亦较开放式手术获得了更好的生存率（$P=0.0019$）。笔者承认这些明显的更优结果只能够谨慎地用多个混杂因素的影响来解释。尽管两组的中位随访时间相当，但在开放式手术组中，长期随访的病例更多。如此前所提示，因为肿瘤的复发发生在平均6年的时间，所以要考虑较长期的随访则必须要选择像嗅神经母细胞瘤这样的肿瘤。另一个混杂因素是明显有更高比例的晚期病例采用了开放式入路治疗。绝大多数采用开放式手术的肿瘤属于Kadish B期、C期，然而，用内镜和内镜辅助技术治疗的肿瘤主要是Kadish A期、B期。尽管这些数据提示内镜和内镜辅助手术与开放式手术在侵袭范围较小的肿瘤中有效性相当，仍需要更进一步的研究来支持在更晚期肿瘤中是否存在类似的结果。似乎即使缺乏长期的数据，就肿瘤的控制和生存率来讲，内镜入路和传统入路的短期结果相似。

另一因素为在经过选择的单侧肿瘤患者中保存嗅觉的可能性。Ong等报道了在9例呈单侧前颅底扩展的多种恶性肿瘤患者中开展了内镜嗅觉保留切除手术。6例患者接受了辅助放疗。术后有7例患者的嗅觉被记录下来（3例嗅觉正常，4例嗅觉迟钝）。全部患者在平均55.7个月的随访期间（21～101个月）未见原发部位的复发。笔者认为，在经选择的患者中保存其嗅觉功能且不明显影响肿瘤学结果是可行的。

✅ 精要

- CT和MRI为制订手术计划提供帮助（并为局部和区域肿瘤分级）。
- 病理学确诊和转移灶的检查是基本的。
- 内镜提供了优异的全景术野和对"拐角处"的观察。
- 减少对脑的操作。
- 减少局部创伤的并发症。
- 在经选择的单侧肿瘤中有可能保留嗅觉。

✅ 教训

- 进行有限的区域控制（仅适用中线肿瘤）。对晚期肿瘤，必须做好中转为开放式手术的准备。
- 为克服陡峭的学习曲线需要掌握多样技术。
- 需要两位外科医生（很难找到配合默契的手术伙伴）。
- 二维术野（对神经外科医生影响最大）。
- 难以确保重建（黏膜瓣比移植物更可靠）。
- 需要特殊器械。

✅ 所需器械

- 硬质内镜，0°和45°
- 内镜用抓钳和咬切钳（直头和45°）
- 反张咬骨钳
- Cottle骨膜剥离子和Freer骨膜剥离子
- 精细的解剖器械（剪刀和钝头剥离子）
- Kerrison咬骨钳，2mm
- 吸引器头，10mm和12mm
- 端口可控的吸引器头，6，8，10mm

鼻外科学

- 配有4mm切割头和粗金刚砂圆形磨头的高速电钻
- 带吸引的单极电凝
- 内镜用双极电凝

非常可取但非关键的器械
- 延长的绝缘针状电凝
- 高分辨率相机和监视器
- 微型切割吸引器
- 影像导航设备

（王振霖　译）

推荐阅读

Kassam A, Thomas A, Carrau R, et al. Endoscopic reconstruction of the cranial base using a pedicled nasoseptal flap. Neurosurgery 2008;63（1 Suppl）:44-52.

Nicolai P, Battaglia P, Bignami M, et al. Endoscopic surgery for malignant tumors of the sinonasal tract and adjacent skull base: a 10-year experience. Am J Rhinol 2008;22:308-316.

Bhatki AM, Carrau RL, Snyderman CH, et al. Endonasal surgery of the ventral skull base—endoscopic trans-cranial surgery. Oral Maxillofac Surg Clin North Am 2010;22（1）:157-168.

Kassam AB, Prevedello DM, Carrau RL, et al. Endoscopic endonasal skull base surgery: analysis of complications in the authors' initial 800 patients. J Neurosurg 2011;114（6）:1544-1568.

Ong YK, Solares CA, Carrau RL, et al. Endoscopic preservation of olfactory function following endoscopic resection of select malignancies of the nasal vault. Surg Tech Dev 2012;2（1）:14-18.

第29章　颅颈交界的内镜手术

Endoscopic Surgery of the Craniocervical Junction

Adam M. Zanation

一、引言

随着扩大的内镜入路的出现，耳鼻咽喉头颈外科医生和神经外科医生已能够处理从鸡冠下至颅颈交界的各种颅底疾病。经口和经颈入路是到达位于颅颈交界区病变的金标准方法。自从2002年Alfieri等证实了使用内镜经鼻入路的可行性以来，有经验的外科医生已开始采用这些微创入路。虽然3种入路都能到达C1/齿状突复合体，但每一入路都有自身的优势，或可更向上或可更向下延伸至斜坡或脊柱（图29-1）。

经鼻途径较经典的经口途径具有许多优点。经鼻操作不需要将软腭和硬腭劈开，从而避免了与劈开有关的腭咽关闭不全和吞咽困难。经鼻途径亦避免了术后的舌水肿及因此可能发生的鼻音过重和缺血性坏死。降低了需要进行气管切开和通过鼻饲管进食的概率。笔者发现这些患者能较快地恢复正常饮食，并能在术后康复期较早地拔出鼻饲管。

因为不接触口腔的正常菌群，故理论上经鼻手术可获得更低的感染并发症发生率（如脑膜炎、咽部蜂窝织炎、脑脊液漏）和伤口裂开。从解剖上讲，经鼻入路亦可为位于C2椎体上方的病变提供更容易的手术通道（图29-1和图29-2）。患者的体质是经鼻手术的较次要因素，因为患者在术中需要一直佩戴halo牵引器。

内镜经鼻入路的缺点包括当使用2D监视器和内镜时会失去3D开放式入路的视野。经鼻入路较开放式的经口途径可能提供更局限的暴露，尤其是在喙尾（纵轴）方向和侧方。理论上，内镜与开放式显微手术相比在手术修补硬膜缺损时会更加困难。掌握内镜修补技术并不容易，对于耳鼻咽喉头颈外科医生来说其学习曲线也是比较高的。从解剖方面看，经鼻入路的尾侧界限决定了不能够处理C2吻侧端的病变，而经口入路可以用于下至C3的病变（图29-2）。但是，经鼻入路易于达到斜坡和更向上方向上的扩展（图29-3）。尽管可以采用中鼻甲切除术来获得更大的进路通道，但是鼻腔的解剖缺陷可能会妨碍内镜下的探查。在达到位于远离鼻孔的那些病变时，需要用到特殊器械。

最近的研究已描述了在颅颈交界区联合使用经口和经鼻入路的手术。因为对这一入路缺少文献和经验，本章聚焦于经鼻入路。不过，因为需要对每名患者的病变和解剖进行逐个的个案分析，所以没有哪个入路适用于每名患者。表29-1突出显示了颅颈交界的主要手术入路间的优点和局限性。

鼻外科学

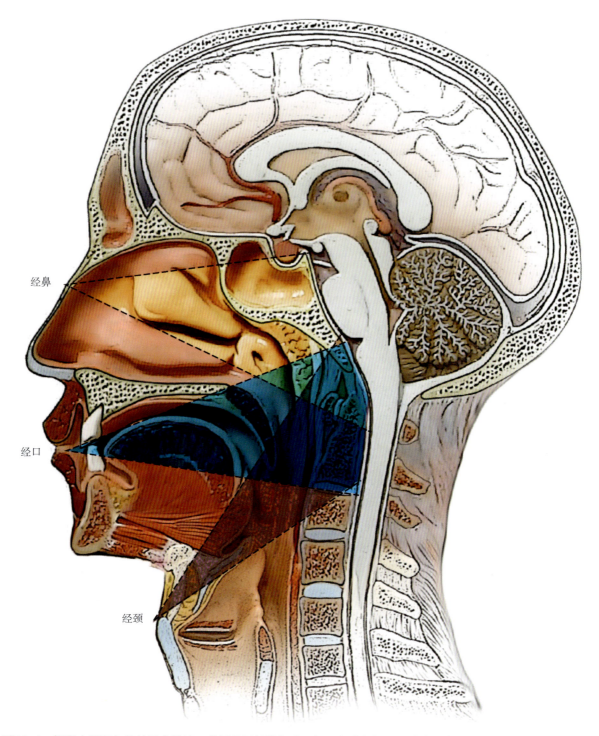

图29-1 颅颈交界区入路的手术轨迹。其展示了经鼻入路、经口入路和经颈入路的手术轨迹和角度。3种入路通常的手术区域以部分重叠的投射颜色来代表。需要注意的是如果有需要，经鼻入路有利于向最上方扩展至前颅窝水平。如果不将软腭劈开，经口入路不能扩展到这样靠上方的区域。经鼻入路的下界大概在C2椎体并可用鼻腭线来衡量

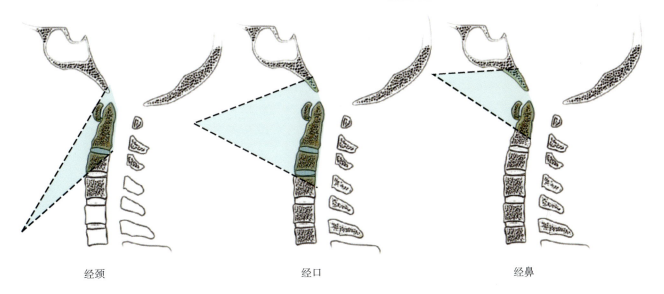

图29-2 示意图显示的是经颈、经口和经鼻进行齿状突切除手术的不同轨道和范围。经口入路提供了从正面减压的最开阔的术野。而经鼻和经颈途径提供了在更高和更低的入路角度的减压。入路角度的选取要由须达到的目标病变决定

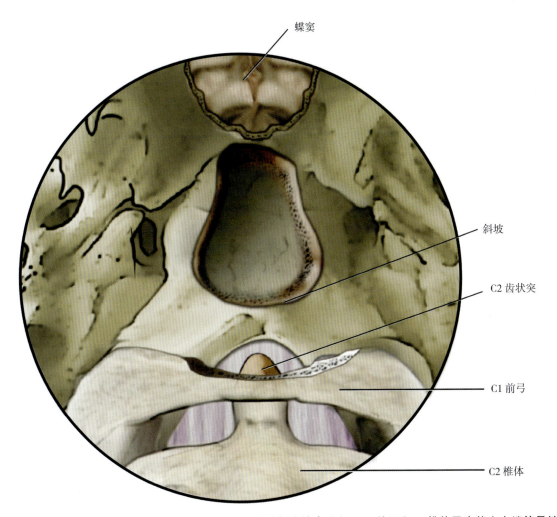

图29-3 展示了经鼻入路显露蝶窦下份、斜坡（部分被磨除）、C1前弓和C2椎体及齿状突尖端等骨性解剖结构的内镜观

表29-1 颅颈交界手术入路的比较

入路	优点	局限性
经颈	● 细菌污染的风险较低 ● 外科医生熟悉入路 ● 宽敞的暴露	● C2椎体和齿状突必须被切除 ● 自下而上的入路（硬膜损伤的风险更高） ● 用于中线结构的外侧通道 ● 周围结构的并发症（如食管、颈内动脉） ● 狭窄的工作角度 ● 吻侧唯一的限制是斜坡 ● 皮肤存在切口
经口	● 最宽敞的工作区域 ● 外科医生熟悉入路 ● 3D显微镜的应用 ● 自上而下的入路	● 伤口污染伴脑膜炎及慢性脑脊液漏的高风险 ● 吞咽困难 ● 发音困难 ● 很高的气管切开的可能性 ● 可能不适用于口腔狭窄或牙关紧闭者 ● 术后舌体水肿伴可能的缺血性坏死 ● 软腭和（或）硬腭劈开 ● 腭咽关闭不全
经鼻	● 能直接到达斜坡 ● 即使患者在进行halo牵引亦可施术 ● 能保留C1前弓 ● 侵袭最小的入路 ● 口腔细菌污染的风险较低 ● 最直接的入路 ● 恢复经口进食更快 ● 自上而下的入路 ● 更开阔的内镜下视野	● 尾侧的界限只能到达C2 ● 关闭可能的硬膜缺损很困难 ● 止血难 ● 手术时间长 ● 鼻腔结痂 ● 需要完整的颅底手术团队 ● 感受到有限的视野 ● 可能需要鼻中隔黏膜瓣来修补脑脊液漏 ● 需要专门的器械
经鼻和经口联合	● 较单纯经鼻入路有能力处理更靠尾侧的病变 ● 不需要在鼻腔解剖 ● 不需要劈开腭部	● 学习曲线较高 ● 手术时间长 ● 伤口污染伴脑膜炎及慢性脑脊液漏的高风险

二、病史

有寰枢椎不稳和功能障碍的患者可表现出各种症状和体征。近期有外伤的患者可出现相关的头部和颈部撕裂伤与颈部挥鞭伤。具有广泛的颈髓交界区压迫的患者会出现颈部、上颈椎、颜面和枕部区域的疼痛与感觉异常。诸如乏力、头痛和眩晕等一般症状亦会出现，伴有如肌阵挛、强直、反射亢进、脊髓型颈椎病和吞咽困难等更特异性的上运动神经元损伤症状。压迫可能来自原发或转移肿瘤，如是后者，则肿瘤原发部位的症状亦会出现。先天性异常的患者可能直到30岁都没有出现症状，或伴有相关的小下颌畸形、巨舌症、斜颈或其他特异性表现。患有风湿性疾病的患者会出现该种疾病的全身表现。自身免疫性疾病可能仅存在既往的感染病史。代谢性因素引起者可能会表现出全身的体征，如心脏缺陷和身材矮小等。亦必须仔细地询问既往的手术史以除外医源性因素。对寰枢椎不稳和功能障碍的鉴别诊断见表29-2。

表29-2 寰枢椎不稳和功能障碍的鉴别诊断

外伤	先天性	类风湿	代谢性	肿瘤
● 颅底凹陷	● Ⅰ型小脑扁桃体下疝畸形	● 强直性脊柱炎	● 点状软骨发育不良	● 软骨肉瘤
			● Morquio 综合征	● 脊索瘤
			● 成骨不全症	● 舌下神经肿瘤
				● 脑膜瘤
				● 转移瘤
● 臂丛损伤	● 唐氏综合征	● 幼年型类风湿关节炎		
● 颈神经根损伤	● 游离齿状突	● 类风湿血管翳		● 骨肉瘤
● 医源性损伤			● 先天性脊柱骨骺发育不良	● 神经鞘膜瘤

三、体格检查

对患者应进行完整的头颈部和神经科检查。除非禁忌，须明确颈部向各个方向的运动范围。除此之外，在同患者讨论风险和益处之后，须行鼻-鼻窦的内镜检查，以明确直到咽隐窝的任何解剖异常。应关注颈内动脉的搏动以标记其行程；检测并记录全部颅神经尤其是后组脑神经的功能。

四、适应证

- 伴有相关症状和体征的颈髓压迫
- 颅底凹陷症
- 小脑扁桃体下疝畸形Ⅰ型
- 游离齿状突
- 任何原因导致的寰枢椎不稳
- 对于经鼻入路来说，具有狭窄的口腔或张口受限而无法采用经典的经口入路者（如儿童患者及小下颌畸形、巨舌症和其他综合征患者）

五、禁忌证

- 妨碍手术的全身疾病
- 颈动脉向中线侧扩张
- 对于经鼻入路来讲——病变位于鼻腭线尾侧
- 对于经口入路来讲——狭窄的口腔，小于25mm
- 对于经颈入路来讲——病变位于斜坡

六、术前计划

- 颈椎动态成像检查，包括CT和MRI
  - 将用于术前规划和术中立体影像导航。
  - 图29-4是一份术前CT，显示了颅底凹陷及由于齿状突的位置而导致的枕大孔严重狭窄。注意：由于齿状突高位而须切除斜坡。
- 测量鼻腭线
  - 鼻腭线是一条在正中矢状面上自鼻骨最下端到硬腭最后端的投射线，其勾画了器械能够达到C2

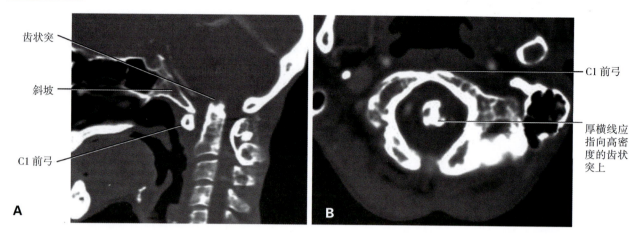

图29-4 术前CT显示一位患者的齿状突尖端位于枕骨大孔之上，引起了严重的椎管和枕大孔狭窄伴有继发的颅底凹陷。注意齿状突向上方延伸到斜坡后方。这种病情需要切除斜坡下部才能实现充分减压（A.矢状位观；B.轴位观）

的最尾侧界限并有助于确认经鼻入路是否适用。
- 术前由神经外科团队对脊柱进行评估。

七、手术技术

麻醉团队和患者都必须要理解潜在的颈椎不稳问题的存在。常规进行不需要明显颈部过伸的标准的经口气管插管。但有些患者存在解剖困难或张口受限，此时可考虑行清醒气下管切开。笔者亦期望术后佩戴halo牵引器颈托和此后通过枕颈融合术来保证颈部的稳定性。

放置好体感诱发电位监测，获取基准电位。头部于居中位放入Mayfield头颅夹（Integra，Plainsboro，新泽西）。患者的影像资料载入立体定向CT导航系统并注册。

将浸泡Afrin（译者注：一种盐酸羟甲唑啉）的纱条放入双侧鼻腔以收缩黏膜。常规铺无菌巾。取出浸有Afrin的纱条，在鼻中隔和双侧鼻腔外侧壁中鼻甲附着处注射1%利多卡因和1：100 000肾上腺素，用于局部麻醉。用Freer剥离子轻轻向外侧骨折双侧下鼻甲，其亦被用于非常轻柔地外移双侧中鼻甲，但不要切除。用0° Hopkins硬质内镜进行观察。首先切除鼻中隔的后下部，保留双侧后部的鼻中隔黏膜瓣的蒂部。用金刚砂钻头切除鼻上颌棘水平的骨性鼻中隔，有利于获取对鼻咽部足够的显露和在两侧鼻腔操作器械。注意：笔者认为没有必要开放蝶窦以观察位于更靠下方的齿状突。

用带吸引的Bovie电刀自斜坡水平下至C1下部在鼻咽部黏膜做垂直切口，保留咽鼓管的完整性。用带吸引的Bovie电刀沿中缝将椎旁肌肉的中线筋膜分开，肌肉被翻向外侧（图29-5）。使用影像导航确认斜坡和C1前弓的位置，若有大量的血管翳和纤维组织存在，则用Kerrison咬骨钳、刮匙和带吸引的Bovie电刀彻底切除，从而显露斜坡和C1前弓（图29-5）。

使用金刚砂磨钻切除斜坡下份骨质和C1前弓，注意保护外侧的椎动脉和颈内动脉。一旦C1前弓被切除，若此时可见大量的软组织或肥厚增生的血管翳取代了已破坏的韧带，则须小心解剖直至辨别清楚齿状突。用Cottle剥离子分辨齿状突的侧方和最上部分，接着以金刚钻抠出齿状突的中央部分。使用包括Cottle剥离子、Kerrison咬骨钳、刮匙和显微器械等各种器械将残留的骨皮质外壳分块切除。分块切除之后，小心地磨除陷进硬膜中的残存的最上部分。切除齿状突后，确认脑组织的动态搏动和充分减压，并关注硬膜的完整性及有无脑脊液漏（图29-6）。如果存在脑脊液漏，可采用移植修复，或者更倾向用鼻中隔黏膜瓣修补。腰大池引流并不常规使用。

不用关闭鼻咽部黏膜和椎旁肌肉组织。用Tisseel（（Baxter Healthcare Corp., Deerfield, 伊利诺伊州）

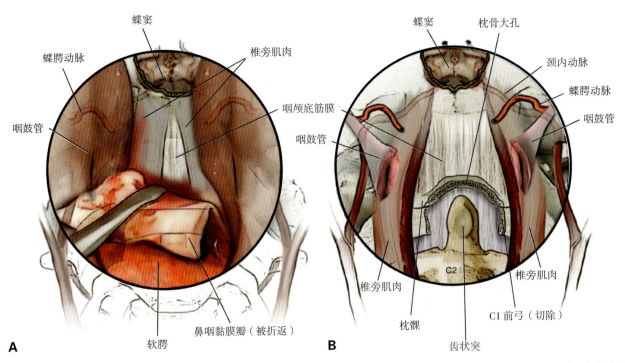

图29-5 示意图显示的是分离鼻咽黏膜瓣，并切除咽颅底筋膜，显露C1、C2及颈髓交界之前（A）和之后（B）的术野与确切界限

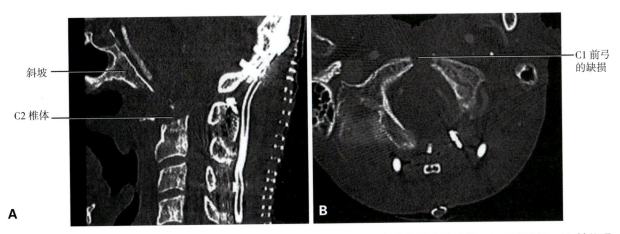

图29-6 术后CT显示了通过齿状突切除，斜坡部分切除和C1前弓切除进行的枕骨大孔减压。A. 矢状位观；B. 轴位观

或纤维蛋白胶置于缺损处，接着将FloSeal（Baxter International Inc., Deerfield, 伊利诺伊州）喷在表面。体感诱发电位监测可持续监测到与基线相似的恢复电位。

八、术后处置

术后的医嘱包括使用等渗盐水每日冲洗鼻腔2～4次。术后第2周和第4周复诊。第4周复诊时，手术区域通常已愈合得很好了。

由于切除了C1前弓并破坏了韧带的附着处，寰枢椎不稳在所有的患者中都会存在，患者需要佩戴halo牵引装置并在此后须行颈枕后融合。饮食的恢复应顺其自然。为评价上下肢的力量，须进行一系列的神经科检查。应在治疗的早期及时请物理治疗、职业训练和言语训练及疼痛管理等团队会诊。

笔者倾向于在经鼻前入路齿状突切除术之后分期做后融合，尽管其他人也曾在术中做后融合甚或在术前就做了。

九、并发症

研究显示，经鼻颅颈交界手术的各种并发症都可能会在术中、术后即刻和术后30天内发生（表29-3）。

表29-3 经鼻颅颈交界区手术可能的并发症

术中	术后即刻	术后迟发
● CSF漏	● 须放置鼻饲管	● CSF漏
	● 气管切开	
● 咽鼓管损伤		● 鼻腔结痂
● 出血		
● 大血管损伤		
● 神经损伤		

十、结果

采用内镜经鼻入路颅颈交界区手术的患者其早期结果令人满意。笔者发现已行颈髓交界区减压术的患者，其症状减轻了，生活质量提高了。而且上下肢运动的力量也有所提高。

尽管笔者所做的手术并没有出现并发症，但内镜经鼻手术并非没有风险。有学者曾报道了诸如术中CSF漏、术后腭咽关闭不全及吞咽困难等并发症。有些患者需要在术后给予超过24小时的鼻饲饮食，进行气管切开或经皮放置胃管。

✓ 精要

- 应有内镜颅底手术经验的外科团队。
- 需要长手柄的/可延伸的动力器械。
- 需要做局限的鼻中隔后下部切除术以保证双手解剖。
- 术中监测神经生理状态很有帮助。
- 在术前计划中评估斜坡累及程度。

✓ 教训

- 始终都要坚持对颈椎的预防保护措施。
- 警惕走行异常的椎段颈内动脉。
- 准备内镜用双极电凝/局部止血制剂用于止血。
- 术前测量鼻腭线对于确保内镜进路是必要的。

✓ 所需器械

- 鼻用双极电凝钳

- 高速纤细的电钻
- 纤细的超声吸引器
- 影像导航
- 超声刀（Stryker Corporate, Kalamazoo,密歇根州）

致谢

Rounak B. Rawal, BA对本文做出了巨大贡献。

（王振霖　译）

推荐阅读

Alfieri A, Jho HD, Tschabitscher M. Endoscopic endonasal approach to the ventral cranio-cervical junction: anatomical study. Acta Neurochir（Wien）2002;144（3）:219–225; discussion 225.

Kassam AB, Snyderman C, Gardner P, et al. The expanded endonasal approach: a fully endoscopic transnasal approach and resection of the odontoid process: technical case report. Neurosurgery 2005;57（1 Suppl）:E213; discussion E213.

Nayak JV, Gardner PA, Vescan AD, et al. Experience with the expanded endonasal approach for resection of the odontoid process in rheumatoid disease. Am J Rhinol 2007;21（5）:601–606.

de Almeida JR, Zanation AM, Snyderman CH, et al. Defining the nasopalatine line: the limit for endonasal surgery of the spine. Laryngoscope 2009;119（2）:239–244.

El-Sayed IH, Wu JC, Ames CP, et al. Combined transnasal and transoral endoscopic approaches to the craniovertebral junction. J Craniovertebr Junction Spine 2010;1（1）:44–48.

El-Sayed IH, Wu JC, Dhillon N, et al. The importance of platybasia and the palatine line in patient selection for endonasal surgery of the craniocervical junction: a radiographic study of 12 patients. World Neurosurg 2011;76（1–2）:183–188; discussion 74–78.

PART IV

第四部分

经鼻眼眶手术技术

TRANSNASAL ORBITAL SURGICAL TECHNIQUE

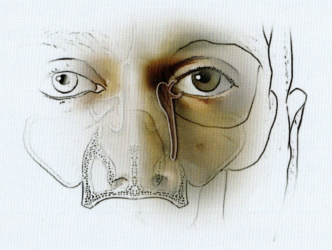

第30章 内镜下泪囊鼻腔吻合手术（DCR）

Technique for Endoscopic Dacryocystorhinostomy (DCR)

Todd T. Kingdom and Vikram D. Durairaj

一、引言

以前的鼻泪管阻塞手术大部分是从鼻外入路完成，手术效果较好。鼻内入路泪囊鼻腔吻合手术（DCR）最早出现是在20世纪早期，而现代的鼻内镜下DCR手术则最早于20世纪80年代出现。由于成功率不高，鼻内入路开始并未被接受，造成这种局面的主要原因包括：视野不清、解剖不熟、手术器械不理想。随着技术的进步、临床经验的积累，这些问题都得到了解决。

眼科和耳鼻喉科的文献报道均证实了鼻内镜下DCR手术的成功率同传统的外入路DCR相当，甚至更高。鼻内镜下DCR手术的优点包括没有皮肤切口和瘢痕，保护了眼轮匝肌的泪道泵功能，减少了对内眦韧带的干扰和术中出血，缩短了手术时间，同时也可以处理鼻腔和鼻窦的病变。

二、病史

须行DCR手术的患者最常见的临床症状为眼泪过多，有时还伴有急性泪囊炎的病史。后天获得性的流泪过多，包括眼泪分泌过多（流泪）或泪道引流受阻（溢泪）。后天的鼻泪管阻塞表现为溢泪和（或）感染，可表现为单侧或双侧、间断或持续性溢泪，与面部外伤、鼻炎、鼻窦炎、既往鼻部手术史、全身系统性炎症、泪小点或泪小管挛缩、既往泪囊发炎有关。

与鼻泪管阻塞有关的因素：
- 泪囊炎
- 面中部外伤
- 前期碘放疗史
- 鼻炎及鼻窦炎
- 结节病
- 韦格纳肉芽肿

三、体格检查

最理想的情况是由一个团队来完成鼻泪管阻塞手术；耳鼻喉科和眼科专家在术前应对患者行相关检查。

（一）鼻科评估

有鼻泪管阻塞症状的患者术前需行完备的鼻内镜检查，鼻炎、鼻-鼻窦炎、鼻息肉、鼻肿物、严重的鼻中隔畸形、前期鼻窦手术病史均可能是引起鼻泪管阻塞的重要因素。术者也需要在术前评估手术入路，对鼻中隔偏曲和中鼻甲畸形矫正可充分显露并到达手术区域，最好能够清晰地辨认出中鼻甲上缘附着处（中鼻甲腋）、中鼻道、钩突和上颌线。

- 评估鼻内镜手术入路
- 评估中鼻甲的解剖结构
- 评估鼻中隔偏曲的情况
- 评估鼻窦病变
- 识别中鼻甲上缘附着处及上颌线

（二）眼科评估

鼻泪管阻塞可通过多种泪道检查试验明确，如染料消失试验、泪道冲洗和探通、核素检查、泪囊造影。图30-1显示了泪道系统的重要解剖结构，2%的荧光素注入结膜囊内5分钟后染料持续存在，或双侧染料清除不对称提示引流受阻（一侧残留的染料较多），23号钝针头泪道冲洗泪小管反流或对流（上冲下反、下冲上反）提示鼻泪管部分或完全阻塞（图30-2）。使用伽马射线同位素造影可评估生理引流功能，泪囊造影则可以明确泪囊解剖结构，这些方法很少使用。

常用的检查：
- 荧光素消失试验
- 泪道冲洗
- 泪道探通

不常用的检查：

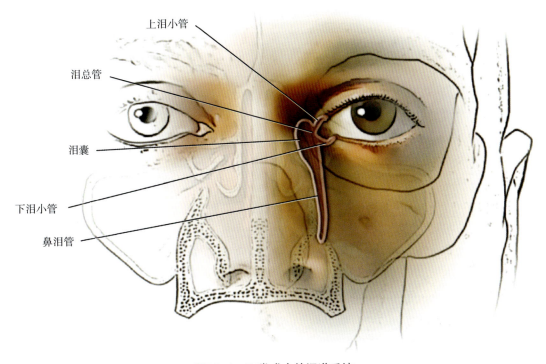

图30-1　正常成人的泪道系统

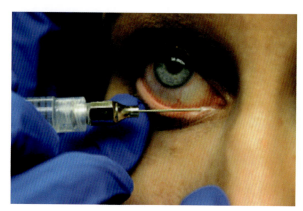

图30-2 泪道冲洗

- 泪囊造影
- 核素显影

四、适应证

- 溢泪
- 鼻泪管阻塞
- 反复发作的急慢性泪囊炎
- 除外泪道肿瘤

五、禁忌证

- 无绝对禁忌证
- 相对禁忌证——围术期的一般禁忌证

六、术前计划

（一）查体

- 鼻内镜检查
- 评估泪道系统

（二）影像

- 无特征性
- 例外：面中部和（或）鼻-鼻窦的骨性解剖异常

七、手术技术

内镜下DCR手术一般在全身麻醉下进行，程序与常规鼻内镜手术类似。术前以羟甲唑啉收缩局部鼻黏膜，进入手术室后再以1∶1000的肾上腺素棉片置入鼻内继续收缩。术中导航并不常规使用，第一步是辨认鼻内镜的重要解剖标志：上颌线、钩突和中鼻甲上缘附着处。上颌线对应着上颌骨额突和泪骨之间的骨缝，垂直穿过泪囊窝，是定位泪囊的一个恒定的解剖标志（图30-3和图30-4）。

用上颌线和中甲附着处作为标志（图30-5），以镰状刀切开覆盖在上颌骨额突表面的黏膜，切口起自中鼻甲上缘附着处的上方3~5mm，大致沿着上颌线向下，止于钩突的中部水平。用带或不带吸引的剥离子分离黏膜，暴露上颌骨额突，分离的黏膜瓣用精细的吸切钻或咬切钳去除，这样就可暴露下方的上颌骨额突（图30-6）。接着识别钩突的上1/3，内移并锐性切除，这样可暴露菲薄的泪骨，用带吸引的剥离子或刮匙去除泪骨暴露泪囊的后部。有些鼻丘气房气化很好的患者可以鼻丘气房界定泪囊的上界和后界。如果存在这种情况，需要在钩突切除后开放该区域，从而达到良好暴露泪囊后部的目的，接着需要去除上颌骨额突厚实的骨质。使用美敦力动力系统，用转速12 000r/min的带角度（20°，2.5mm）的金刚砂钻（Medtronic-Xomed, Jacksonville, Florida）去除这部分骨质（图30-7）。这部分骨质要广泛去除，以暴露泪囊内侧壁的软组织，泪囊上端要高于中鼻甲上缘附着处，因而彻底去除这部分骨质是手术过程中最重要的一步（图30-8和图30-9），此步骤保证了整个泪囊的理想暴露。

泪囊内侧壁暴露后，眼科团队完成下面的手术。术者用泪道探针从泪小点和泪小管通过撑起泪囊

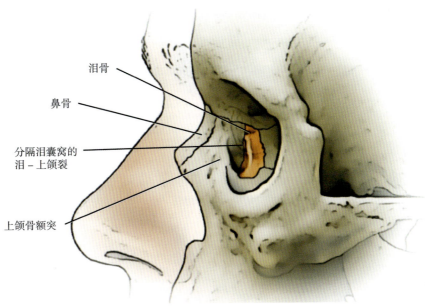

图30-3 泪囊窝的骨性解剖结构及各结构之间的关系（泪骨、鼻骨、分隔泪囊窝的泪-上颌裂、上颌骨额突）

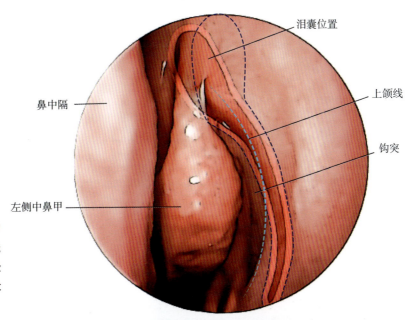

图30-4 对内镜DCR非常重要的鼻内解剖标志。注意上颌线（浅蓝色虚线）、钩突和中鼻甲上缘附着处。这些重要结构可帮助术者准确定位泪囊（黑蓝色虚线）

（标注：鼻中隔、左侧中鼻甲、泪囊位置、上颌线、钩突）

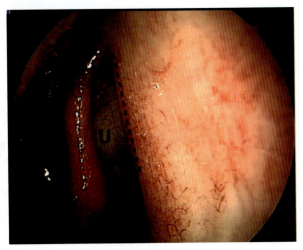

图30-5 内镜下清晰可见左侧鼻腔和中鼻道、上颌线（虚线）、钩突（U）和中鼻甲上端附着缘（星号）

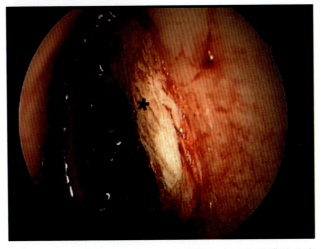

图30-6 上颌线作为标志，上颌骨额突表面的黏膜被分离并锐性去除，显露下方的骨质（星号）

内侧壁，证实骨质是否去除得彻底（图30-10）。一些相关问题如泪小点挛缩、泪小管狭窄等可同时处理，当用泪囊探针撑起泪囊，泪囊内侧壁可用显微镰状刀、显微剪刀或带角度的细的吸切钻头开放（图30-11），于泪囊黏膜瓣的上、下、前、后切开并充分暴露泪总管开口，暴露泪总管开口上方至少有几毫米很关键。使用显微剪刀、小的咬切钳或带角度的吸切钻头切除泪囊切口边缘多余的组织，最后暴露的范围为高度10~20mm，宽度10~15mm（图30-12）。硅胶管可植入泪囊（图30-13和图30-14）。并不常规需要做鼻腔填塞。

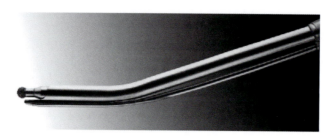

图30-7　用来去除骨质的金刚砂DCR磨钻

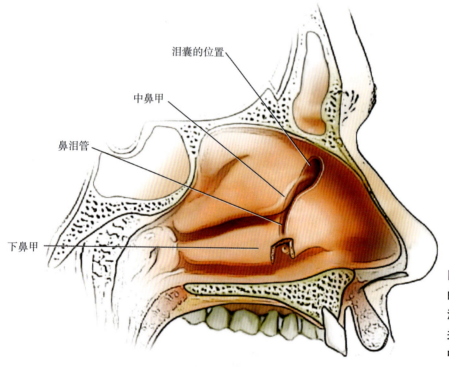

图30-8　左侧鼻腔外侧壁的示意图显示了泪囊、鼻泪管与中鼻甲之间的相互关系，注意泪囊的上端同中鼻甲上缘附着处的关系

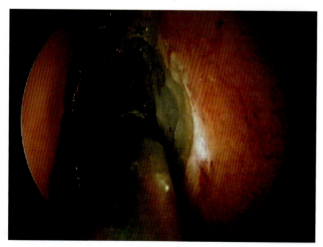

图30-9　用高速钻去除骨质暴露泪囊。注意需要磨除超过中甲上端附着缘的骨质暴露泪囊上端的部分（星号）

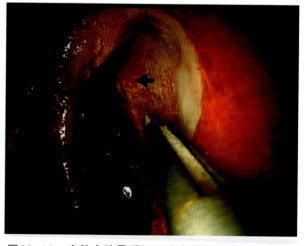

图30-10　完整去除骨质可以完全暴露泪囊的内侧壁。泪道探针从上/下泪小管通过撑起泪囊内侧壁（箭头），可以帮助判断骨质去除得是否彻底，泪囊切口是否可行，注意用显微刀切开泪囊

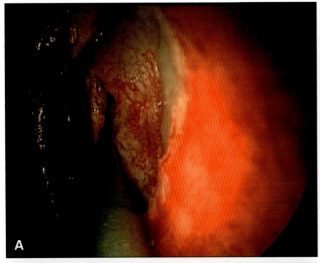
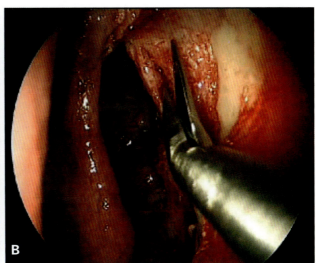
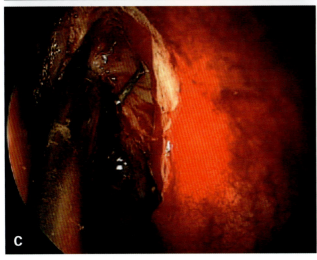

图30-11 A. 以显微刀切开泪囊并向上下延伸切口。B. 用直的和弯的显微剪刀进一步向各个方向剪开至泪囊边缘。C. 用精细的咬切钳/剪/吸切钻头（如图示）将泪囊边缘锐性去除，充分将泪囊造袋化。注意泪道探针通过泪总管

八、术后处置

- 眼部的预防护理。
- 鼻科/眼科门诊随访评估4周。
- 1周后鼻科门诊随访清理鼻腔。
- 术后第2天鼻腔冲洗。
- 口服激素/抗生素非必需，除非术腔严重水肿或泪囊严重感染。
- 一般在术后4~6个月取出置管。
- 用抗生素/激素合剂滴眼。

九、并发症

（一）短期并发症

- 鼻出血
- 泪道置管移位

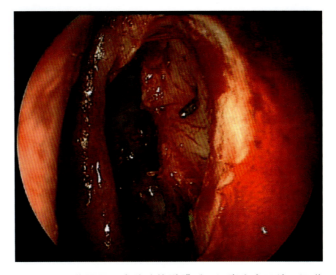

图30-12 此图显示去除边缘黏膜后，泪囊完全开放。泪道探针尖端通过泪总管开口，注意泪囊上端高于泪总管开口处

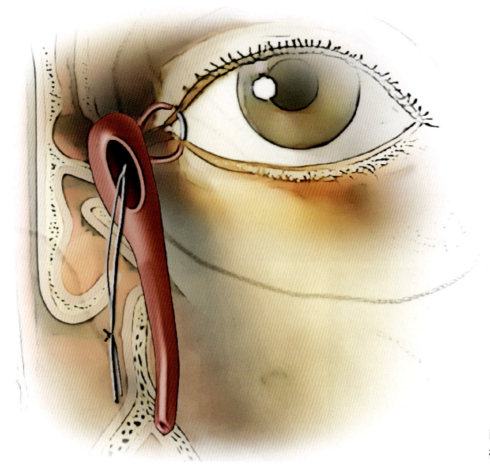

图30-13 示意图显示置入硅胶泪道扩张管

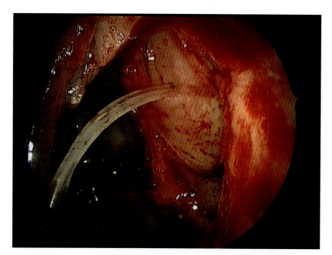

图30-14 手术结束时内镜下可见泪道置管的位置

- 疼痛
- 眶周淤血/气肿

(二)迟发并发症

- 置管/吻合口周围出现肉芽组织
- 中鼻甲外移
- 溢泪复发
- 吻合口狭窄

十、结果

内镜下DCR手术治疗鼻泪管阻塞的成功率可以媲美外入路DCR。据报道,多种内镜手术技术及其改良术式获得的手术成功率从80%到超过95%不等。手术器械设计的进步和对泪囊解剖的理解更为透彻,为使用动力系统完成内镜下DCR手术技术铺平了道路。在本章描述的方法中,没有使用保留黏膜瓣的技术。笔者在手术开始阶段就修剪、去除了分离开的黏膜瓣,并在手术结束时去除多余的泪囊黏膜。笔者在2007年报道了使用本手术的最初结果。结果显示,20名患者行27侧手术,平均随访时间16个月。主观溢泪症状100%获得了改善,93%完全消失(25/27)。本组中100%获得了解剖通畅。术后是否放置硅胶管一直有争议,而在眼科和耳鼻喉科的文献中都推荐使用(图30-15)。

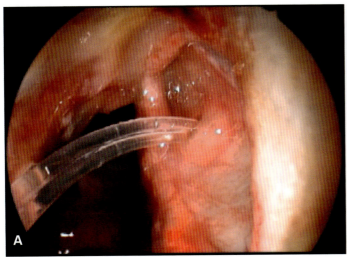
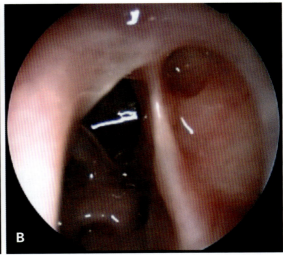

图30-15 内镜下检查，术后1周（A）和术后3周（B）

✓ 精要

- 最好由耳鼻喉科/眼科合作完成。
- 术前完善鼻泪道系统的评估，准确定位阻塞的部位。
- 术前充分评估鼻腔，了解鼻部问题（鼻中隔偏曲、鼻息肉和既往手术的结构变化）。
- 必须充分了解内镜下解剖、标志之间的关系，泪囊的定位。
- 泪囊高于中鼻甲上缘附着缘的平均高度8.8mm，高于泪总管开口上方5.3mm。
- 完全去除上颌骨额突对暴露泪囊内侧壁很重要。
- 完全、仔细地切开泪囊，彻底暴露泪总管开口。

✓ 教训

- 错误判断泪道系统近端的阻塞部位。
- 上颌骨额突去除不完全。
- 泪囊开放不完全、泪总管开口没有充分暴露。
- 鼻中隔及中鼻甲没有很好地处理。

✓ 所需器械

（一）鼻科

- 0°，30°和45°内镜
- 标准的内镜鼻窦手术器械
- 吸切器和0°和40°刀头
- DCR磨钻，最好使用20°金刚砂钻头
- 直的和弯的显微剪刀
- 镰状刀，最好使用显微镰刀

鼻外科学

（二）眼科

- 泪小点扩张器
- 泪道探针
- 硅胶置管

（王　旻　译）

推荐阅读

Wormald PJ, Kew J, Van Hasselt A. Intranasal anatomy of the nasolacrimal sac in endoscopic dacryocystorhinosotomy. Otolaryngol Head Neck Surg 2000;123:307–310.

Tsirbas A, Davis G, Wormald PJ. Mechanical endonasal dacryocystorhinosotomy versus external dacryocystorhinosotomy. Ophthal Plast Reconstr Surg 2004;20:50–56.

Kingdom TT, Durairaj VD. Endoscopic dacryocystorhinostomy. Oper Tech Otolaryngol-Head Neck Surg 2006;17（1）:43–48.
  Ramakrishnan VR, Hink EM, Durairaj VD, et al. Outcomes after endoscopic dacryocystorhinosotomy without mucosal flap preservation. Am J Rhinol 2007;21:753–757.

Smirnov G, Tuomilehto H, Terasvirta M, et al. Silicone tubing is not necessary after primary dacryocystorhinosotomy: a prospective randomized study. Am J Rhinol 2008;22:214–217.

第31章 视神经减压术
Optic Nerve Decompression

Ralph Metson

一、引言

视神经减压术是内镜经鼻眶减压术治疗Graves眼病的一项自然延伸。对于因视神经受压而导致视力下降的患者而言，去除视神经管的骨片和解除沿着视神经鞘膜的压迫是挽救视力一种有效的方法。

二、病史

患者通常会出现单侧进行性视力下降，此时经眼科评估证实压迫性视神经病变的存在。这种视神经病变可能出现于颅面骨异常增殖、鼻窦肿瘤或Graves眼病的患者。或是CT或MRI检查发现的沿视神经走行的其他病变，最常见的是位于眶尖或蝶窦侧壁的病变。虽然过去对外伤性视神经病变的患者进行视神经减压术，但现在，大剂量的类固醇激素是治疗这些患者的选择之一。

三、体格检查

视神经病变的早期症状是色盲（色觉障碍）和周边视野缺损；然而，随着时间的推移，当大多数患者就诊眼科时，通常会出现视力下降，甚至出现瞳孔传入阻滞（直接对光反射消失），眼底镜检查亦可发现视盘苍白；也可能同时存在患侧眼球突出，特别是在涉及眶尖病变的患者中。

四、适应证

视神经病一般分为两大类，即外伤性和非外伤性。对外伤性视神经病变行视神经减压术的作用最近受到质疑。目前的证据表明，对外伤性视神经损伤引起视力下降的患者应推荐使用大剂量全身性类固醇激素治疗，而不是手术减压。

然而，对于非外伤性视神经病变患者，视神经减压可能会阻止视神经病变进一步恶化，甚至逆转已经发生的视力下降。视神经减压术最常见的适应证包括：

- 纤维骨性病变（如涉及视神经管的骨纤维异常增殖）
- 肿瘤（如视神经脑膜瘤）
- 非肿瘤性占位（如蝶窦外侧壁淋巴管瘤）

鼻外科学

- 炎性疾病（如Graves眼病或眼眶炎性假瘤）

对于大多数因Graves眼病导致视神经病变的患者，行眶尖减压术即能达到治疗目的，无须行常规的视神经管减压术。然而一些眼科医生认为，对于出现视神经病变的严重Graves眼病患者，大剂量类固醇激素治疗无效时，在行眶减压术的同时应行视神经减压术。

五、禁忌证

- 外伤性视神经病变（见上文）
- 急性蝶窦炎（减压前需要抗生素治疗）
- 蝶窦气化不良（可能需要采用神经外科手术入路）

六、术前计划

施行视神经减压术之前，应当做好如下准备：

- 手术前1个月内的眼眶和鼻窦CT检查
- 手术前1周内完善的眼科检查
- 手术前1小时内静脉使用类固醇激素（如地塞米松12mg）

七、手术技术

患者仰卧于手术台上。眼睛行贴膜保护并盖于铺巾之内。沿鼻腔外侧壁，中鼻甲和鼻中隔后部用含肾上腺素（1：100 000）的利多卡因（1%）行局部浸润麻醉。

常规行经鼻筛窦蝶窦开放术。充分开放蝶窦前壁，辨认走行于蝶窦外侧壁的视神经管隆凸，此隆起位于视神经-颈内动脉隐窝的上方（图31-1）。在一些患者中，视神经管位于后筛的一个气房或Onodi气房内，可在术前CT检查中确定。在这种情况下，充分开放Onodi气房对于手术术野的暴露非常重要。术者可酌情使用影像导航系统来辅助识别和验证视神经管的位置。

去除所有附于纸样板上的筛窦气房及其附着骨质，并在距蝶窦前壁约1cm处用刮匙将纸样板骨折。

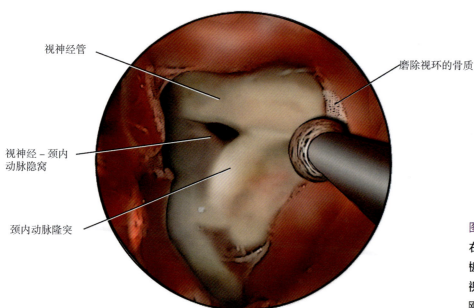

图31-1　扩大蝶窦开放术后的右侧鼻腔内镜视野。切除眶纸板后可见位于纸样板下方、与视神经鞘膜相连的眶骨膜。金刚钻用于磨薄视神经管骨质

将骨折处后方的纸样板移除，暴露眶骨膜。注意小心剥除纸样板，避免眶骨膜破损，因为眶脂肪组织疝出可能会影响手术视野。继续向后方剥除骨质，眶骨膜向后移行形成一个厚的白色筋膜总腱环，总腱环是眼外肌的起始处且视神经从这里通过。

随着逐渐接近视神经管，菲薄的纸样板被视神经管入口处视环的厚骨所取代。使用长柄的金刚钻头来磨薄这块骨，并用刮匙或咬骨钳将其取出。继续用金刚钻头沿着视神经管表面从前向后逐步磨薄骨质（图31-2）。在使用金刚钻时，注意防止钻头触及位于视神经管正下方和后方的颈内动脉隆凸。在骨质磨薄后，用小剥离子或刮匙小心地将其从视神经表面向内侧剥离并去除。用Blakesley钳取出骨碎片（图31-3）。在大多数患者中，去除蝶窦前壁后方10 mm的视神经管骨质足以实现充分的视神经减压（图31-4）。但对于由解剖因素压迫视神经管全长的患者（如骨纤维发育不良或肿瘤），必须去除更多的骨质，直到压迫解除。

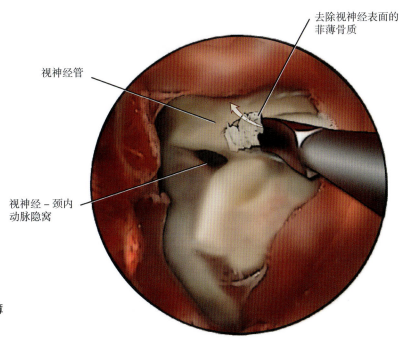

图31-2　用剥离子沿着视神经表面将磨薄的视神经管骨质去除

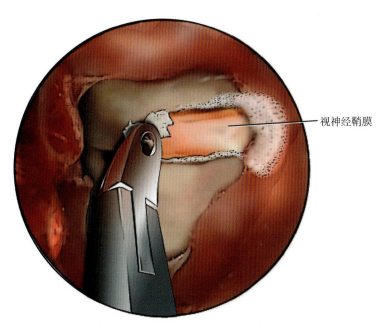

图31-3　用Blakesley钳去除碎骨片以暴露视神经鞘膜

鼻外科学

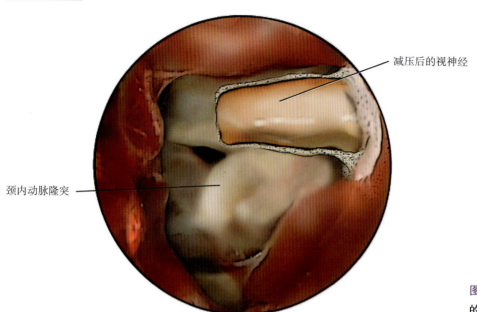

图31-4 图示减压手术完成后的视神经

笔者通常不建议切开视神经鞘膜，因为骨性减压通常足以解除神经的压迫，并达到理想的临床效果。而且，切开鞘膜会增加神经纤维和眼动脉损伤的风险，以及术中脑脊液漏的可能。尽管如此，在某些怀疑有鞘内血肿或明显的视盘水肿的患者，视神经鞘的切开可起到有益的作用。在这种情况下，笔者使用镰状刀从总腱环的前面切开，沿着暴露的神经全长向后用镰状刀或微型剪刀全程切开鞘膜。

八、术后处置

- 由于视神经暴露，手术结束时不宜填塞。
- 护理人员每小时对患者进行一次视力检查，如果病情稳定，则在第2天出院。
- 出院带药包括口服抗葡萄球菌抗生素和类固醇激素。
- 鼻腔盐水冲洗每天2次，直到手术后1周第一次复查。
- 在手术后第1天，1周和1个月行眼科检查。

九、并发症

术中和术后并发症与常规内镜鼻窦手术相似，包括出血、感染和脑脊液漏。视神经减压术特有的并发症包括：

- 复视，尤其是同时行眶减压术时。
- 视力下降，包括全盲。

十、结果

在一项针对非外伤性视神经病变进行的10例视神经减压术的研究中，Pletcher报道没有发生术中并发症。视神经减压后患者平均视力从20/300提高到20/30，相当于在Snellen视力表上提高了四行。其中1例侵袭性脑膜瘤患者术前无光感，在减压后视力无提高。

精要

- 为了更好地暴露手术视野,术中可以考虑先行鼻中隔成形术和(或)中鼻甲切除。
- 如果同时进行眶减压术,须在视神经减压完成后再切开眶骨膜,因为眶骨膜切开后疝入的脂肪组织可能会影响蝶窦的暴露。
- 在大多数患者中,视神经管减压长度为10mm通常足以达到预期的临床效果。
- 视神经减压术中鞘膜切开不是有效的视神经减压所必需的。

教训

- 如果在视神经管后段靠近视交叉的位置切开视神经鞘膜,可能会发生脑脊液漏。这样的脑脊液漏通常会自止,但也可以用一块腹部脂肪组织轻轻盖在神经鞘膜切开处。
- 应避免在蝶窦外侧壁使用利多卡因,因为如果它与视神经接触会导致暂时性视力下降。

所需器械

- 内镜鼻窦手术包
- 影像导航系统
- 用于耳科和颅底手术的长柄金刚钻头(转速至少为40 000转)。
- 显微剥离子或显微刮匙用于分离视神经管壁骨片(耳科鼓膜剥离子或神经外科Penfield剥离子就足够使用)

(史剑波 译)

推荐阅读

Levin LA, Beck RW, Joseph MP, et al. The treatment of traumatic optic neuropathy: the International Optic Nerve Trauma Study. Ophthalmology 1999;106(7):1268-1277.

Metson R, Pletcher SD. Endoscopic orbital and optic nerve decompression. Otolaryngol Clin North Am 2000;39:551-561.

Pletcher SD, Metson R. Endoscopic optic nerve decompression for nontraumatic optic neuropathy. Arch Otolaryngol Head Neck Surg 2007;133:780-783.

第32章 鼻内镜下眶减压技术
Technique for Endoscopic Orbital Decompression

Andrew P. Lane

一、引言

Graves病是一种自身免疫性甲状腺疾病，常伴随有眼眶炎症进展。虽然大多数甲状腺功能障碍性眶病可通过药物治愈，但当眼眶病变无法控制时，则须行手术减压。经上颌窦移除眶内侧和眶下壁，在半个多世纪前就有首次报道，直到20世纪90年代初引入内镜技术之前，一直是首选的耳鼻喉科治疗方法。近年来，鼻内镜鼻窦手术及相关技术的进步使内镜眶减压术成为最广为接受并采用的术式。鼻内镜提供的光源和放大功能可以十分清晰地显示重要的解剖结构，而且当前的手术器械允许精准和完整地去除眼眶骨质，并同时保留鼻旁窦的功能。

甲状腺功能障碍性眶病患者的最佳治疗需要眼科医生和耳鼻喉科医生协作。对于眼球突出非常严重的病例，需要联合采用眼眶外侧壁切开术及眶内脂肪去除术的三壁减压手术去。即使已经采用了内镜技术，可能仍需要二期眼科手术纠正斜视或解决眼睑退缩，从而达到最佳的矫正效果。内镜外科医生必须认真细致地了解患者鼻窦的解剖结构，以避免继发于窦道阻塞或邻近结构损伤的迟发性并发症的发生。

二、病史

Graves眼病最常见于中年女性，是成人单侧或双侧眼球突出的最常见病因。患者可于疾病的不同阶段就诊，并可能表现出甲状腺功能亢进症状，如体重下降、多汗、心悸和怕热。一般情况下，需要行眶减压的患者在甲状腺疾病已经治愈或控制后会从眼科医生处转至耳鼻喉科医生处进行手术。甲状腺功能障碍性眼眶病史的临床表现在类别和严重程度上差别很大，最轻微的眼部病变包括结膜充血或球结膜水肿、眼干和流泪。在眶骨有限的空间内，眶内软组织的炎症可导致眼球突出，就是典型的甲状腺眼病。眼球突出不仅影响美观，也可能直接导致进一步的并发症，如暴露性角膜病、复视及继发于视神经病变的视力丧失。在许多病例中，眶尖部视神经受压可不伴有明显的眼球突出，尤其是当炎症在眼外肌比在眶内脂肪组织中更显著时。轻微的症状无须手术，可使用眼部润滑剂或用医用胶带或贴片闭合眼睛加以改善。对于包括视力减退在内的更为显著的症状，患者可因使用全身糖皮质激素而获益，但这种效果通常较为短暂。当疾病处活动期并伴有急剧视力下降时，眼眶的放疗可能会有所帮助。

三、体格检查

在全身查体视诊中眼球外观特征明显。耳鼻喉科检查侧重于鼻内镜检查，必须注意可能影响眶内侧壁暴露的解剖变异，应该记录鼻中隔偏曲、泡状中鼻甲和反向中鼻甲；另外，鼻腔或中鼻道内存在炎性疾病外科医生应警惕有必要进行积极的术前药物治疗，以利于术后康复。术前应记录视力参数和测量眼球突出度。

四、适应证

内镜下眼眶减压的适应证包括：
（1）可能造成眼球突出而影响外观或并发角膜暴露性角膜病变。
（2）伴有视觉障碍的压迫性视神经病变。
（3）因眼眶压迫或疼痛引起的不适。
（4）眼部充血。由于内镜创伤小，因此在某些患者中可考虑将眼眶减压作为美容手术。

当压迫性视神经病变并伴有视力丧失的可能时，可考虑行紧急眶后段内镜减压手术。然而，联合全身糖皮质激素治疗往往可以缓解或延缓视力减退的进展，降低手术的紧迫性。患者一般状况差，不适合外科治疗是内镜下眶减压术的相对禁忌证，可联合行放射治疗和免疫抑制剂治疗。

五、禁忌证

内镜眶减压手术没有绝对的禁忌证；然而，任何增加全身麻醉风险的合并症必须与手术的受益相权衡。在考虑进行全身麻醉手术之前，应先确保患者甲状腺功能正常，但在视神经压迫导致进行性视力减退的情况下，这不大可能做到。使用抗凝药物和保健品是内镜手术的相对禁忌证，因为出血会阻碍视野并可能导致术后出血。慢性鼻窦炎应在手术前控制在最佳状态。另外，也应告知患者手术的潜在风险，包括视力丧失、流泪或复视。

六、术前计划

影像学检查

高分辨率的鼻窦CT对于扩大内镜经鼻入路到达邻近解剖结构如眼眶等是必不可少的。与鼻内镜手术一样，外科医生应仔细审阅CT以熟悉解剖结构并进行术前规划。应注意鼻中隔的形状及解剖变异的存在，包括眶下气房（Haller气房）、蝶上筛房（Onodi气房）和额气房。辨认出筛窦腔高度和颅底坡度的不对称，将有助于术中安全定位筛凹。要特别关注眶底与下鼻甲上缘之间的关系。对于下鼻甲骨附着处与眶底相距较窄的患者，眶内脂肪组织膨出和瘢痕形成导致上颌窦开口闭合的风险增加。此外，狭窄的窗口可限制进入上颌窦的顶部，从而影响了下壁的完全减压。在轴位CT图像上，评估眶尖及其与蝶骨前壁的关系非常重要。在大多数患者中，蝶骨前壁对应总腱环，因此蝶窦内仅包含视神经，但在某些情况下，蝶窦前方气化会导致后方眶尖一部分超出蝶窦前壁。当存在视神经病变时，这可能是至关重要的。MRI对Graves病术前计划而言并不是必需的，但对眶内肿瘤或其他炎性病变进行眶减压术时，可能有助于清晰显示软组织解剖结构。

七、手术技术

根据手术适应证和所需的减压程度，内镜眶减压手术术式包括仅处理内侧壁或同时处理内侧壁和下壁的方式。不论何种术式，手术起始方式均与鼻内镜手术相同。用蘸有血管收缩剂（如0.05%羟甲唑啉）的棉片局部收缩鼻腔黏膜。评估鼻中隔，必要时进行内镜鼻中隔矫形术以扩大中鼻前径路。接下来，使用1%利多卡因和1∶100 000单位肾上腺素对鼻腔外侧壁进行注射。腰穿针或扁桃体针可以到达蝶腭孔的区域，在此区域应进行充分的注射至观察到中鼻甲的外侧壁和下方变得苍白。或可以经口通过腭大孔进行注射，以减少经蝶腭血管进入鼻腔的血流量。在中鼻甲的前端附着处进行额外的注射，如果观察到黏膜没有变得足够苍白，则在中鼻甲稍下的位置进行第二次注射。然后再进一步使用蘸有羟甲唑啉或4%可卡因溶液的棉片收缩中鼻道至少5分钟。如果要使用计算机辅助手术导航系统，可以在此期间完成登记注册。

手术开始时笔者会先行钩突切除和前组筛窦开放。如果存在泡状中鼻甲，须在切钩突前切除泡状中鼻甲外侧部分。通过去除上颌窦内侧壁后壁和充分扩大上颌窦口。在这样做时，关键是要找到上颌窦的自然开口，并小心地将其连接到大的上颌窦造口。笔者通过识别眶下神经孔以最大程度显露眶底。完整去除钩突的下端有助于将上颌窦开口高度最大化，并为膨出的眶内容物提供充足的空间。随后行后组筛窦开放术，尤其注意去除附着于纸样板的骨性间隔，这样便能清晰地显示眶内侧壁的整个轮廓。在后组筛窦开放术中应该准确地辨别颅底，使用角度内镜向前探查。额窦不需要充分开放，但应充分探查额隐窝以确保其在眶内脂肪组织疝入后仍然通畅。所需手术的程度取决于额窦引流通道的复杂性。在大多数情况下没有必要进行蝶窦开放术，因为蝶窦前壁通常处于总腱环的水平。然而，当手术指征是视神经受压时，必须研读CT图像以确定眶尖是否超出蝶窦前壁层面。如果是这样，笔者将行扩大蝶窦开放术以暴露视神经前方剩余的的眶内侧壁。

一旦整个眶内侧壁轮廓化，可将其表面覆盖的黏膜小心剥离，暴露下面的骨质部分。注意将黏膜剥离范围限制于筛窦腔的内侧壁，并且不延长至筛顶、额隐窝或中鼻甲。可以用咬切钳锐性切除或动力切割器修剪黏膜。然后按压暴露的纸样板寻找合适的进入位置。通常情况下，骨质菲薄且松动的区域易于用J型刮匙或Cottle剥离子进行骨折（图32-1）。如果找不到容易进入的区域，笔者一般用J型刮匙用压力使骨头骨折或用钝镰刀将其打开。然后根据需要使用剥离子和J型刮匙将骨片从眶骨膜上轻轻剥离（图32-2）。在去除骨片的过程中注意避免损伤眶骨膜，因为该破口将导致眶脂肪组织的早期疝出，进而影响手术视野。使用直角刮匙或反咬钳将骨质逐步向前去除。骨去除的前限是泪囊和鼻泪管的水平。沿着眶壁的长轴，应该朝着筛顶向上切除骨质，留下一个小的边缘以避免在颅底暴露硬脑膜。当存在筛前动脉时，在这个位置应特别注意避免血管损伤。在额隐窝内应保持眶骨和黏膜完整，以避免疝出的脂肪组织阻塞额窦引流通道。笔者去除眼眶下壁是通过在眶筋膜和眶底壁之间放置直角刮匙，将骨向下骨折掉入上颌窦（图32-3）。然后可以用上翘的Blakesley钳或外旋的咬钳将骨碎片移除。在整个过程中可使用角度内镜观察眶下管。

当手术的主要适应证是视神经受压时，有必要暴露整个眶尖的眶筋膜。在绝大多数患者中，总腱环即是该解剖区域的后界，相当于蝶窦前壁的水平。然而，在少数情况下，眶尖的一部分可能位于蝶窦前壁面的后方。在这种情况下，务必去除位于蝶窦内的骨质。应首先检查蝶窦外侧壁以确定视神经和颈内动脉的解剖标志。如果蝶窦内的这部分眶尖表面骨质较厚，则可能需要使用磨钻。影像导航对于完整并安全地切除该区域的骨质非常有帮助。

手术的最后阶段，是在彻底去除骨质后，释放眶内容物。笔者使用标准的镰状刀或专为此而设计的改进刀片，自后向前作数条平行切口开放已经显露的眶骨膜。开始的切口在眶内侧壁的最上方进行，随

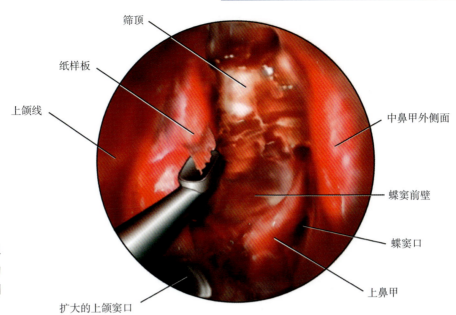

图32-1　内镜下见右侧鼻腔，彻底的筛窦开放及扩大的上颌窦开放后，用钝镰刀或刮匙骨折纸样板，暴露眶骨膜

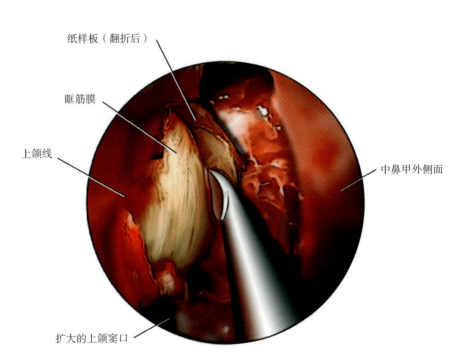

图32-2　用Cottle剥离子将纸样板从眶骨膜上剥离，并用Blakesley钳取出

后在下方继续行数条平行切口（图32-4）。如果眶下壁也需要减压，最好从外侧开始作数条由后向前的平行眶骨膜切口。一旦眶骨膜开放，眶内容物将迅速可见，最重要的是识别脂肪组织和眼外肌的外观差异以避免损伤。用镰状刀分离眶内脂肪组织，松解眶骨膜纤维隔膜和条带，以使眶内容物更充分地释放（图32-5）。可以对眼球间歇地施以轻微压力将眶脂肪进一步疝入鼻腔，这有助于进一步松解纤维隔膜。

已有文献描述了用于限制内镜眶减压术后眼球内下方移位的方法。如图32-3所示，保留介于内侧与下方减压区域的骨质或眶骨膜作为水平支柱，以提供支撑。

为了降低眶内容物和中鼻甲之间粘连的发生率，在早期愈合期间可以放置一片明胶海绵用于分隔。避免使用不可吸收的鼻腔填塞物，因为其容易黏附在暴露的眶内容物上而难以取出。此外，鼻腔填塞物迫使眶内容物从窦腔回到眶中，而降低减压的效果。

鼻外科学

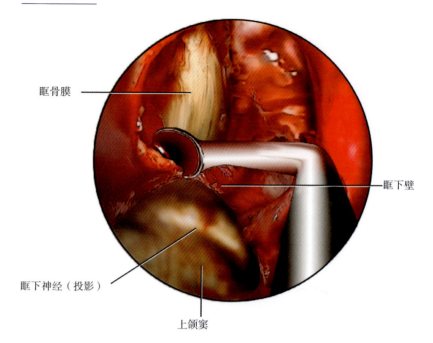

图32-3 以直角刮匙向下骨折眶下壁，使用向下开口的筛钳去除骨质达眶下管水平

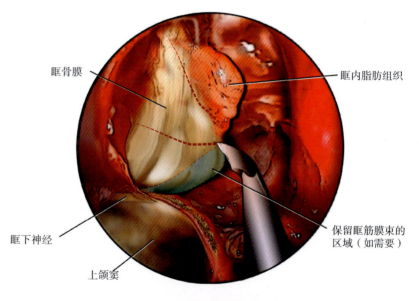

图32-4 以镰状刀行水平的横行切口，切开眶骨膜，由前到后，由上到下。如果眶底壁已被切除，可保留眶骨膜作为悬带于内下方支撑眶内容物

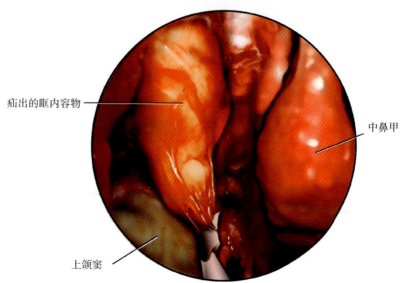

图32-5 在手术结束时，眶内脂肪自上颌窦开口至蝶前壁完全疝入筛窦内。以镰状刀松解眶骨膜的纤维条索，充分释放眶内容物进入鼻腔鼻窦内

麻醉医生应意识到在拔管后通过面罩给氧会将空气挤入眶壁和眶周软组织。鉴于此原因，在手术结束取出气管插管之前，患者应能保持清醒并能自主呼吸。

八、术后处置

患者术后应维持口服抗生素及剂量逐步减少的全身糖皮质激素治疗，并使用盐水喷雾剂保持鼻腔湿润。应避免擤鼻，并根据需要定期复诊行鼻内镜清创，对于手术的成功和避免迟发性并发症至关重要。中鼻甲和鼻腔外侧壁之间的结痂和碎骨片可能导致粘连，从而可能阻塞筛窦上部和额隐窝。必须特别注意上颌窦开口，经眶底减压膨出的眶内容物，可能与钩突底部粗糙的表面形成瘢痕。局部麻醉下，每周清理堵塞前组鼻窦的分泌物，直至达到窦口通畅（通常2~3周）。在此之后，患者在接下来的4~6周复诊并再次进行内镜检查，以确保愈合进展良好，无感染或阻塞性瘢痕形成。那时，除非出现鼻窦炎的体征或症状，否则不需要进一步的随访观察。

九、并发症

内镜眼眶减压术的并发症可能是速发或迟发的。15%~64%的患者可能出现新发复视或术前复视恶化。由于术后早期常伴有眼眶肿胀及眼球逐步移位，眼外肌运动方向常暂性时改变。斜视矫正手术的决定通常延迟至少3个月，直到该区域完全愈合并且眼球的位置稳定。内镜眶减压术后严重的术后出血并不多见，但凝血功能障碍患者或蝶腭动脉分支被切断时可能会发生出血。当手术中发现持续性出血点时，应在患者麻醉苏醒前进行电凝处理。给予覆盖常见鼻窦病原体的口服抗生素，术后感染的风险可大为降低。如果术后发现感染，应立即根据培养结果选用抗生素，并密切随访患者眼部情况。如果在手术时和手术后没有注意保护引流通道，可能会造成上颌窦或额窦的延迟性阻塞。如果发生阻塞，可行修正手术以去除上颌壁内侧壁或额窦的底壁，以制作新开口。向前切除眶骨过多或上颌窦口开放过大，会损伤泪囊及鼻泪管。在许多情况下，只要在手术后预防感染和瘢痕形成，泪道系统将形成瘘管并继续正常发挥功能。如果由于梗阻而发生溢泪，可行内镜泪囊鼻腔吻合术以重建泪引流通道。主要的并发症包括视力丧失和脑脊液虽有报道，但都非常罕见。

十、结果

眶减压术的预后取决于手术指征。对于急性压迫性视神经病变，所有患者均通过眶后内侧减压技术恢复视力。而对于长期视力丧失患者，成功率可能会降低，尤其是在之前的药物和外科治疗失败后。当主要适应证是突眼，伴或不伴暴露性角膜炎时，目标是降低眼球突出度。文献报道单纯内镜减压术使眼球突出度平均下降2~4mm。当增加侧壁入路进行三壁减压时，眼球突出度可平均下降7mm。图32-6显示了接受双壁内镜眶减压术患者的术前和术后CT。

鼻外科学

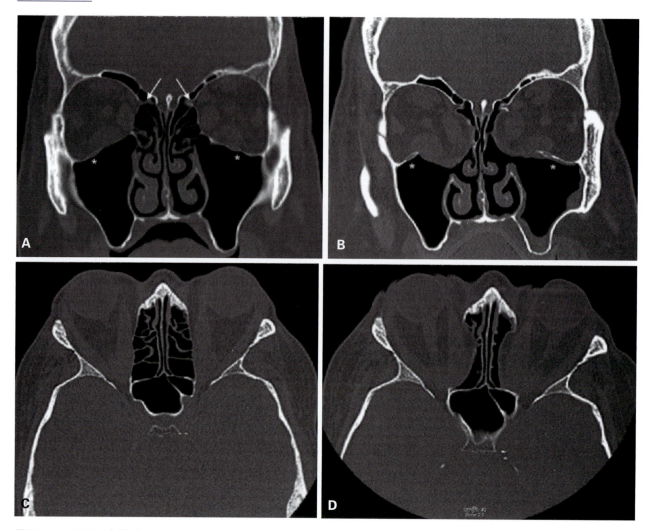

图32-6 CT显示内镜减压术前（A和C）及术后（B和D）影像。位于眶下神经（*）内侧的眶底壁被去除，上达至筛前动脉水平的纸样板被切除，注意：眼外肌及眶脂肪膨入鼻窦腔，而眼球回缩入眶内

✓ 精要

- 术前仔细研究CT的解剖细节，如鼻中隔的形状，鼻窦解剖变异的存在，眶底与下鼻甲之间的距离，眶尖与蝶骨面，额隐窝解剖结构及眶下神经的位置。
- 尽量避免过早打开眶骨膜，因为膨出的眶脂肪组织会使视野模糊。切开眶筋膜时，从最后点开始。
- 将上颌窦开口最大化。尤其应注意造口的高度。
- 在不存在甲状腺功能障碍性视神经病的时候，不必开放蝶窦进行完全眼眶减压。
- 甲状腺功能障碍性视神经病通常没有明显的眼球突出，可通过眶尖有限减压处理，以降低复视或眼球内陷的风险。
- 从上到下做水平切口切开内侧眶骨膜。下方眶骨膜切口应尽可能从外侧开始。
- 对于严重的眼球突出，可通过包括眶外侧壁切开术及眶内脂肪组织去除右侧三壁减压术实现最大程度的减压。

教训

- 过早切开眶筋膜会引起眶脂肪组织膨出及妨碍内镜视野。
- 如果不能最大限度地扩大上颌窦开口,可能会导致眶内容物和下鼻甲之间形成瘢痕,导致阻塞窦口或形成鼻窦囊肿。
- 避免损伤蝶腭动脉或前筛动脉否则会导致出血。
- 解剖过于靠前,可能会损伤鼻泪管系统。
- 切除眶纸板上部时可能发生脑脊液漏。
- 黏膜撕脱及眶内脂肪脱垂至额隐窝内,可导致迟发性额窦阻塞和黏液囊肿形成。
- 刀埋入眶骨膜过深可能会损伤内直肌或下直肌并导致复视。
- 在甲状腺功能障碍性视神经病中,眶尖骨质去除不完全可能会导致视神经减压失败。

所需器械

- 90°刮匙
- 镰状刀
- Cottle剥离子
- 蛛网膜刀

(史剑波 译)

推荐阅读

Kennedy DW, Goodstein ML, Miller NR, et al. Endoscopic transnasal orbital decompression. Arch Otolaryngol Head Neck Surg 1990;116:275-282.

Shepard KG, Levin PS, Terris DJ. Balanced orbital decompression for Graves' ophthalmopathy. Laryngoscope 1998;108:1648-1653.

Graham SM, Brown CL, Carter KD, et al. Medial and lateral orbital wall surgery for balanced decompression in thyroid eye disease. Laryngoscope 2003;113:1206-1209.

Nadeau S, Pouliot D, Molgat Y. Orbital decompression in Graves' orbitopathy: a combined endoscopic and external lateral approach. J Otolaryngol 2005;43:109-115.

Chu E, Miller NR, Grant MP, et al. Surgical treatment of dysthyroid orbitopathy. Otolaryngol Head Neck Surg 2009;141(1):39-45.

第33章　儿童眶骨膜下脓肿引流术

Drainage of Subperiosteal Orbital Abscess in Children

David E. Tunkel

一、引言

病毒性上呼吸道感染常见于幼儿，约有10%发生急性鼻窦炎。急性鼻窦炎的并发症并不常见，但一旦发生，便可能是严重的并发症。对于鼻窦炎引起的眶内并发症，如果漏诊或治疗不充分，可导致上睑下垂、复视，甚至失明。

40多年前，Chandler对鼻窦炎引起的眶内感染进行了分类并沿用至今，用以描述在严重程度上的进展，从眶隔前蜂窝织炎至眶内脓肿、再到累及海绵窦的眶后感染（表33-1）。虽然眶隔前蜂窝织炎更常见，但眼骨膜下脓肿是最常见的与鼻窦炎相关并经手术治疗的眶内感染（subperiosteal orbital abscess，SPOA）（Chandler Ⅲ级）。筛窦感染最常扩散至内侧的眶骨膜下间隙（介于纸样板和眶骨膜之间），从而形成脓肿（图33-1A和B）。这些感染可通过逆行性血栓静脉炎、预先存在的通道如筛动脉孔、纸样板的先天性/创伤后裂隙、或因感染破坏的菲薄骨质来进行扩散。

详尽讨论鼻窦炎引起的眼眶并发症超出了本章范围，而儿童SPOA的处理要点包括：①基于临床怀疑，CT影像证实迅速诊断；②选择合适的患者进行早期药物治疗或急诊手术；③密切随访，为药物治疗失败或即将失明的患者实施手术引流。SPOA手术难点在于面对急性炎症，能够不通过外入路手术而是在幼儿狭小的鼻腔鼻窦空间内通过现代鼻内镜外科技术经鼻引流脓肿。治疗儿童SPOA的外科医生必须清楚外入路开放眼眶的适应证，并且熟悉已被内镜鼻窦手术广泛取代的开放手术技术。

二、病史

应当记录患儿眼眶水肿的持续时间及感知到的任何视觉改变，如视力下降或色觉改变。对于还不能自我表述的年幼患儿此病史往往难以获得。如存在上呼吸道感染的前驱症状如发热、咳嗽和鼻塞，则提示鼻源性眼眶水肿。

SPOA患儿既往通常没有鼻窦炎的明确病史。然而，如果有明确的慢性鼻窦炎病史，或已发现有鼻息肉，则需要考虑鼻窦以外并发症如黏液囊肿。免疫功能受到抑制（如由血液系统恶性肿瘤化疗导致）的眼眶水肿患儿，可存在侵袭性鼻窦-眼眶真菌感染。一旦发现真菌感染，应尽快行影像学检查和用于培养/病理学诊断的活组织检查，并立即给予积极的药物治疗及手术干预。

表33-1 眼眶并发症Chandler分级

Chandler 分级	Chandler 描述	临床特征
Ⅰ	炎性水肿	"眶隔前蜂窝织炎"——眼睑肿胀，眶内容物未受累
Ⅱ	眶蜂窝织炎	眶内容物的弥漫水肿和炎症，无脓肿形成
Ⅲ	骨膜下脓肿	眶骨膜和眶骨壁之间有脓性分泌物积聚。早期可不影响凝视，但脓肿增大可致凝视受限
Ⅳ	眶内脓肿	眼眶和眶骨膜内有脓性分泌物积聚，常伴凝视受限，可有视力降低
Ⅴ	海绵窦血栓形成	眼肌麻痹，视觉丧失，对侧眼受累，中枢神经系统表现

引自：Chandler JR, Langenbrunner DJ, Stevens ER. The pathogenesis of orbital complications in acute sinusitis[J]. *Laryngoscope*, 1970;1414-1428.

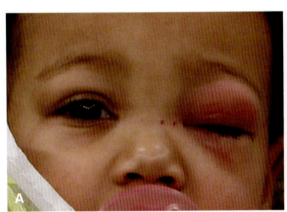
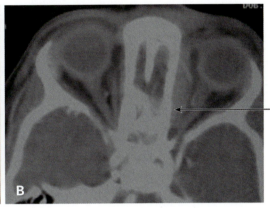

图33-1　A. 患有左侧SPOA的幼儿，左侧眼睑红肿。B. 轴位CT示左侧SPOA（箭头）

眼眶水肿的婴幼儿经常患有非鼻窦炎所导致的眶隔前感染/水肿，病因包括昆虫叮咬、过敏、泪囊炎及经血源播散的细菌感染。这并不意味着排除了鼻窦炎作为幼儿眼眶肿胀的病因，因为SPOA甚至可见于小婴儿。患儿年龄也是一个重要考虑因素，因为年龄较大的患儿更有可能需要行手术引流来治愈。

近期的抗生素治疗史有助于抗生素的选择，并评估是否需要肠外抗生素治疗的必要性。鼻窦炎引起的反复眶内感染较罕见，疾病复发的患儿，应行免疫学检验，以及影像学检查寻找可能使患儿易患眶内感染的解剖学因素（图33-2）。

三、体格检查

对于疑似患有急性鼻窦炎并发症的眼睑红肿患儿，其一般体格检查应从评估全身感染的体征如发热和嗜睡开始。之后着重检查鼻腔和眼

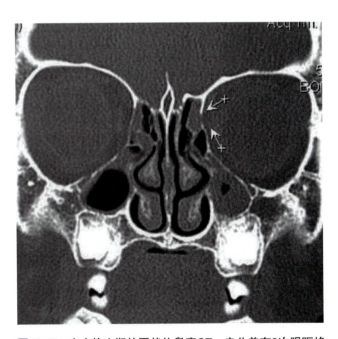

图33-2　疾病静止期的冠状位鼻窦CT，患儿曾有3次眼眶蜂窝织炎发作。注意左侧纸样板的缺损（箭头），毗邻一个不透光的筛房

眶，评估有无急性鼻-鼻窦炎和眶部受累的严重程度。鼻腔可能存在黏膜水肿或红肿及脓性分泌物。须行前鼻镜检查判断鼻腔的通畅程度，以评估如有必要是否能行鼻内镜下引流。

必须评估眼和受累的眶部，通常需眼科医师协助和会诊。急性筛窦炎症常导致上眼睑红肿更明显，故应评估眼睑水肿的程度和性质（图33-3）。如果出现严重的水肿及眼睑皱褶的消失和（或）皮肤颜色的改变（发红）提示眼眶受累较重。对于年幼的患儿进行视力测试可能较为困难，仍应进行尝试。瞳孔对光反射可正常，出现瞳孔传入障碍则提示预后不良。如果出现严重的突眼和（或）凝视功能受限则提示隔后眼眶受累，并可能有脓肿形成。由于严重的眼眶感染可能伴随眼睑间隙的感染，因此应评估眼睑的张力、位置及上抬情况。

需要评估神经系统状态，因为伴有眶部并发症的急性鼻窦炎患儿也可出现颅内并发症。任何

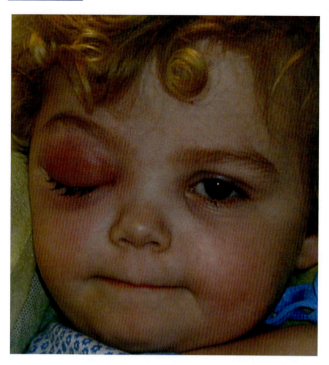

图33-3　患右侧筛窦炎和SPOA的幼儿。注意上睑的红肿比下睑严重

局灶性神经系统体征甚至广泛的神经系统异常如极度昏睡、严重头痛等，均须行头部影像学检查（增强CT或磁共振）。如果怀疑有颅内并发症，必须请神经外科医生会诊。

四、适应证

对于影像学证实的SPOA患儿，其手术适应证的争论一直不断。近20年，强调早期药物治疗的作用，而不立即行手术，甚至对以往认为须行紧急手术的患儿也可先行药物治疗。如果患儿的眼部症状轻微仅限于红肿，没有突眼或凝视功能障碍，经过全身抗生素，（通常使用肠外广谱抗生素）和局部鼻减充血剂可治愈。笔者的经验性抗生素使用方案一般包括克林霉素和头孢曲松钠或氨苄西林-舒巴坦。如果病史中存在耐甲氧西林金黄色葡萄球菌或高度耐药的肺炎链球菌感染这样明显的危险因素时，可使用万古霉素作为经验治疗方案的一部分。

轻度突眼和（或）轻微凝视功能受限的患儿是否需要手术争论最大。通常CT可显示在眶骨膜和纸样板之间有一个小的骨膜下病灶，这些患儿大多对单纯药物治疗反应较好，但需要严密观察、反复进行视觉检查，耳鼻喉科和眼科积极随访。尽管视力丧失的情况罕见，但这种可能性依然存在。抗生素治疗期间症状或体征的加重、视力下降，均提示至少需要复查影像学，并且更有可能需要行紧急外科处理。另外，在疾病进展早期通常可行鼻内镜下手术，而当晚期炎症进展则必须行开放式手术。

年龄较大（>9岁）、大量SPOA脓肿、脓肿位置不位于内侧、有视觉功能障碍以及临床检查和随访困难的患儿，均不应考虑进行药物治疗。这些患儿应行手术引流脓肿，必要时行眶减压，并提供细菌培养以指导药物治疗。SPOA治疗标准由Garcia和Harris于2000年提出并总结在表33-2中。

表33-2　SPOA的药物及手术治疗标准

药物治疗 SPOA	手术治疗 SPOA
● 患儿年龄较小（< 9 岁）	● 复发性 SPOA
● 骨膜下脓肿较小（< 10mm）	● 患儿年龄较大（≥ 9 岁）
● 眶骨膜下脓肿位置偏内侧	● 同时存在其他并发症或相邻鼻窦疾病，如额窦炎、额骨骨膜下脓肿（Pott 肿块）、颅内感染
● 轻微或没有突眼	● 全身中毒症状
● 视觉正常（视力，色觉）	● 免疫功能低下的患儿
● 没有或轻微的凝视功能受限	● CT 证实的慢性鼻窦炎或解剖异常
	● 骨膜下脓肿较大（≥ 10mm）
	● 眶周骨膜下脓肿位置不位于内侧（位于上侧或上外侧）
	● 视觉受累（视力下降，色觉改变，视神经检查结果异常）
	● 无法准确评估视觉
	● 怀疑少见病原体感染（厌氧菌、耐甲氧西林金黄色葡萄球菌、真菌）
	● 药物治疗失败（肠外抗生素治疗 24 ~ 36 小时后症状无改善或加重）

五、禁忌证

SPOA手术的禁忌证极少，尤其是对药物治疗失败或即将失明的患儿。虽然许多SPOA患者随着病症进展而须紧急手术，但经药物治疗病情稳定或进展缓慢者可待准备充分之后再行手术，包括术前禁食和对伴有潜在内科疾病的患儿所存在的的代谢或血液问题进行处理。

六、术前计划

全血细胞计数有助于发现与急性感染相关联的白细胞升高，C反应蛋白或红细胞沉降率升高提示炎症。但这些血液检查几乎不影响收治患儿或对鼻窦炎引起眶内感染进行手术，体格检查和影像学证据才是最为重要的决定因素。

应选择增强CT作为怀疑鼻窦炎眶并发症患儿的影像检查（图33-4A和B）。扫描范围应包含完整的鼻旁窦和眼眶，包括轴位和冠状位。CT可以显示：①鼻窦炎的范围和位置；②眼眶水肿的细节，包括脓肿左右、大小、位置等；③纸样板骨质破坏。新一代的扫描仪可以迅速完成CT检查，免除幼儿镇静的必要。

一旦已经决定需要手术引流，应告知家属手术的风险，包括可能无法找到可引流的脓肿；初次手术后可能还需要额外的引流操作；可能需要行开放式手术导致肉眼可见的切口/瘢痕；存在少见的手术风险如视觉丧失、复视或脑脊液漏。如果解剖上可行，所有患者均应考虑行内镜经鼻入路眶内脓肿引流术，如证实确有必要，应做好开放入路的准备。须准备眼眶手术和鼻窦手术的器械。

由于内镜下切除纸样板无法引流上侧和上外侧脓肿，因此是否采用外入路治疗SPOA取决于脓肿位置和大小（表33-3）。伴发眼睑脓肿或真性肌锥内眶脓肿也需要外入路来引流。经鼻内镜引流术后无改善的SPOA患儿可能须行开放式手术。最后，若因患儿年龄较小或鼻腔偏小、出血或急性感染黏膜肿胀使内镜下视野较差，行外入路手术可能更为合适。

鼻外科学

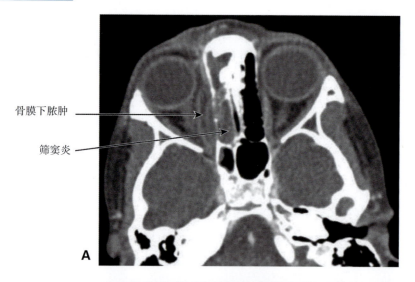

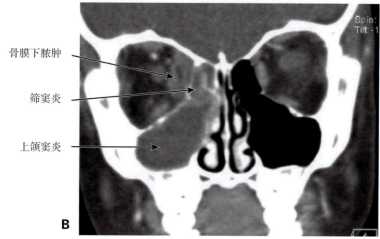

图33-4 轴位（A）和冠状位（B）CT显示一名5岁患儿右侧上颌窦炎和筛窦炎及SPOA（箭头）

表33-3 内镜手术和开放式手术治疗SPOA的适应证

内镜入路	开放入路（鼻外开筛术）
● 单个脓腔	● 非内侧位置的SOPA（上内侧，上部或外侧）
● 内侧的SPOA，与筛窦相邻	● 多个脓肿（眶、眶部骨膜下脓肿，眼睑）
● 足够的内镜视野（炎症、患者大小、出血）	● 内镜下视野较差（黏膜水肿、筛窦狭小、出血）
● 有合适的手术器械	● 有合适的手术器械
● 术者的经验	● 术者的经验

如果存在大面积眼睑受累，或考虑经泪阜或经结膜入路进入内侧眶壁，通常需要请眼整形医生参与手术。

正如儿童SPOA的手术指征存在争论一样，手术所需切除的范围也存在争论。一般而言，SPOA患儿有急性鼻窦炎的并发症，则无须扩大切除筛窦。类似地，纸样板的切除范围也有争论，通过小范围的开口进入内侧眼眶可能就足够引流脓肿了。此外，即使CT上提示双侧鼻窦病变，也仅在有眶内并发症侧行鼻窦手术。

七、手术技术

患者鼻窦炎眶内并发症的儿童须在全身麻醉下行内镜下和（或）开放式引流及减压术。除非存在广泛眶内肿胀有导致失明的风险，大部分患儿手术可推迟数小时后进行，允许适当禁食确保麻醉安全。在视觉受损紧急情况下，即使患儿未禁食，也应进行手术并做好适当防范。

笔者偏好使用带套囊的气管内导管进行插管，以防管周漏出的气体连同咽部分泌物污染内镜视野。对于只能使用无气囊导管进行插管的小儿，可用1~2个带标记的扁桃体海绵填塞鼻咽部，最大程度地减少这些潜在问题的发生。

总体来说，谨慎且耐心地做好鼻腔黏膜血管收缩是内镜鼻窦手术的关键，而当面对鼻部和鼻窦急性炎症尝试通过鼻内镜手术引流眶内脓肿时，这一点则更为重要。羟甲唑啉浸润棉片和（或）脑棉片，然后再补以少量4%可卡因收缩血管和表面麻醉。用少量1%利多卡因和1∶100 000肾上腺素的溶液（一般少于2ml），在钩突局部注射。准备过程大概需要10分钟。在行双侧手术的罕见情况下，手术开始时两侧均使用羟甲唑啉，而当一侧手术临近结束时再在另一侧使用卡因和注射。

年龄再小的患儿也可以使用4mm内镜进行手术，只有罕见的婴幼儿病例才会在必要时使用2.7mm内镜。较大直径内镜出色的照明和视野值得在狭小的术野内使用内镜而付出额外的耐心。使用3种内镜：0°镜用于最初的钩突切除术和之后的筛窦切除术，30°和45°镜用于辨认上颌窦口，开放窦口术，解剖并切除纸样板减压眼眶和引流SPOA。

内移中鼻甲，用Freer剥离子或镰状刀恰在中鼻甲前缘后方切开钩突，用咬切钳在钩突上下部各做一切口（若患儿年龄非常小，可使用Bellucci剪）（图33-5）。如果炎症不严重，可用侧咬钳从后向前切除钩突。用球形探针探入上颌窦窦口，用直的咬切钳或Parsons上颌窦解剖器直接向后开放上颌窦。从上颌窦和筛窦取标本送细菌培养和药敏试验。确定上颌窦顶壁后，以标准的筛窦切除术式切除筛泡、筛窦气房，向后切开基板，一般用刮匙和Blakesley钳切除组织和薄骨片，也可以用微型吸切器进行切除。术中可间断塞入浸润有羟甲唑啉的脑棉片辅助止血。

确认纸样板后，有时会发现一明显的缺损，或轻按眼眶时能见到少量的脓性分泌物溢出。SPOA的大小和位置决定了是否需要切除纸样板并行眶减压术，以及眶壁造口的大小。用刮匙分离并去除纸样板，用Freezer剥离子轻轻向内骨折眶壁，分块移除碎骨片（图33-6）。用侧咬钳小心移除眶壁开口处前方的骨片，轻轻压迫眼眶可使脓液从缺损处流出。在完全理解上方的眶顶（颅前窝底）与后方视神经的关系和距离的前提下，可以用球头探针小心地探及眶骨壁与手术骨缺损周围的纤维性眶骨膜之间的空隙（图33-7）。眶骨膜并不常规切开或抽吸，但在罕见的疑似真性眶内脓肿病例中可以这样做。

对于经内镜手术已充分引流的内侧小范围SPOA，手术就完成了。较大的脓肿、经鼻手术后脓肿引流不充分、脓肿位置靠上或复发性脓肿，可能需要经外入路进入眶内及筛窦。外入路包括传统Lynch术式，即经泪器后方眶内侧结膜的经泪阜入路，或经眼睑皱褶入路。

Lynch切口是以内眦为中心的弧形切口，位于鼻背中点与内眦之间（图33-8）。此入路至眶内侧壁更为直接，但会因瘢痕愈合不利于美观。锐性切开皮肤，用针状单极解剖分离，向深方切至泪嵴前方的骨面。如遇到内眦静脉，可能需要使用双极电凝处理。用Cottle或Free剥离子切开并剥离骨膜。术中可通过悬吊骨膜切开的边缘、窄的可弯折拉钩或在眶内侧壁和骨膜之间分离出的空间内置入中型鼻窥器以进行牵拉。

过去一直强调筛动脉/筛孔及视神经到泪前嵴的关系，从泪嵴到筛前动脉为24mm，继续经12mm至筛后动脉，再经6mm至视神经。然而这些位置关系并不恒定，而且由于幼儿眶部大小和眶壁曲度的不同，这些数据也不可靠。可以用双极电凝烧灼、离断筛前动脉来向后分离。但事实上通常不需要这么做，因为骨膜下间隙的感染经常闭塞了该动脉。在到达筛后动脉区域之前，往往就能发现骨膜下间隙的脓肿，因此筛后动脉很少需要离断。

鼻外科学

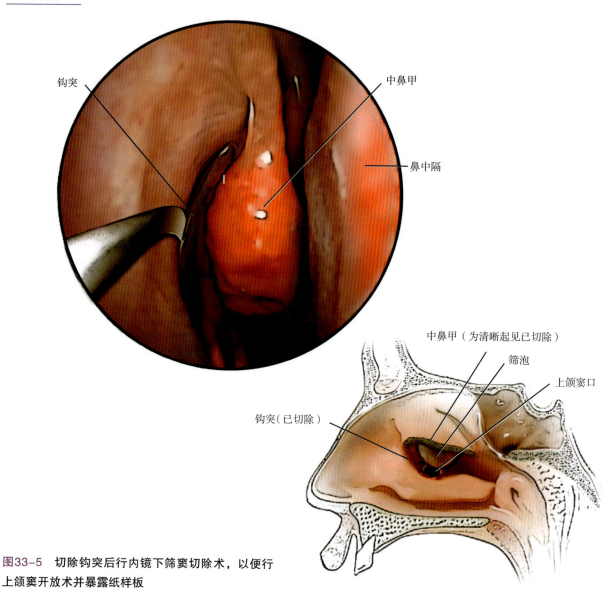

图33-5 切除钩突后行内镜下筛窦切除术，以便行上颌窦开放术并暴露纸样板

一旦找到脓肿，用剥离子将眶骨膜从骨面分离，直到引流所有脓性分泌物。当脓肿累及眼眶上内侧时，可向上延伸骨膜切口，但骨膜切口应在眶骨表面向前延展，以免损伤滑车。在直视下去除纸样板，并经鼻与经眶可视下操作器械完成筛窦切除术。由于患者往往没有慢性鼻窦炎或复发性症状，在SPOA治疗中极少需要行完全的筛窦切除术。在眶内侧间隙放置小型引流，装置如1/4英寸的Penrose引流管，引出鼻腔并缝在鼻翼上（图33-8）。彻底冲洗，仔细缝合骨膜和皮肤，关闭Lynch切口。不经皮肤切口放置引流。一般不填塞鼻腔。术后第1或第2天即可移除引流管。

如果合并急性鼻窦炎的并发症，如眼睑脓肿、真性眶内脓肿、急性额窦炎伴骨膜下脓肿（Pott肿块）或颅内并发症，可能还须行其他手术。

八、术后处置

静脉注射抗生素持续使用数日，并根据培养结果及细菌敏感性进行用药调整。当临床改善明显，包括眼外肌运动和睁眼改善、眼睑肿胀和突眼减轻，患者即可按细菌培养结果带口服抗生素出院。通常口服抗生素至14天的疗程。仅在少见菌或耐药菌感染，或严重病例同时伴有其他并发症如颅内脓肿时，才

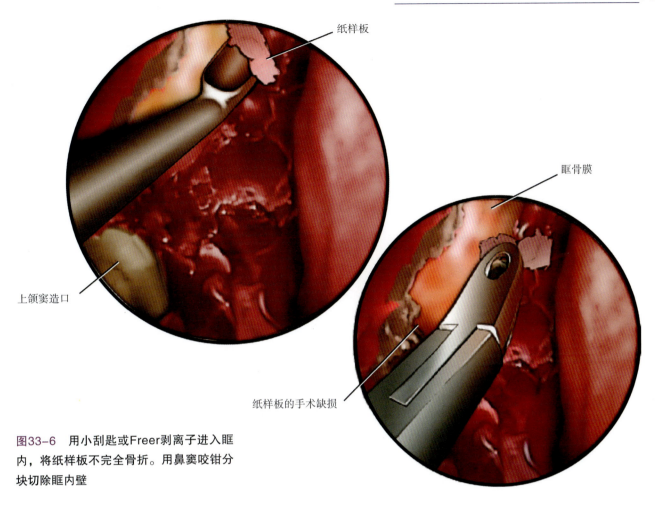

图33-6 用小刮匙或Freer剥离子进入眶内,将纸样板不完全骨折。用鼻窦咬钳分块切除眶内壁

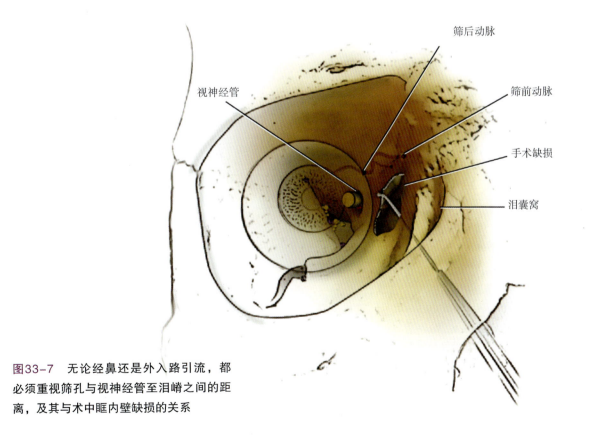

图33-7 无论经鼻还是外入路引流,都必须重视筛孔与视神经管至泪嵴之间的距离,及其与术中眶内壁缺损的关系

需要长期使用静脉抗生素。

鼻部盐水喷雾剂与鼻部减充血喷剂联合使用。如果采用外入路手术，鼻引流管（如果有）在术后36~48小时去除，并且立即开始使用眼科抗生素软膏护理缝合处。

术后立即开始持续检查眼眶和视力。内镜手术通常可加快症状改善，表现为24小时内眶内肿胀及突眼缓解、眼睑水肿减轻和睁眼。术后改善的第一个体征是发现眼睑眼肤皱褶。由于避免了开放手术引起的肿胀并且手术时眶内感染范围可能更小，接受鼻内镜手术的SPOA患儿较接受外入路手术者恢复得更快。即便引流成功，经外入路手术的患儿也可能需要数天症状才会恢复。

如果眼眶肿胀没有改善、事实上加重或在术后任何时间出现视力下降，均须复查CT以探查感染扩散。部分患儿可能需要再次手术以引流重新积聚或形成于眼眶其他区域的脓肿。

九、并发症

SPOA手术引流的并发症一般而言包括鼻窦手术的并发症，主要是症状无改善、鼻出血、眼眶损伤和脑脊液漏。虽然这些并发症较为少见，但症状未能迅速改善应当探查脓肿内或周围尚未引流的脓液，因手术而丧失视力的风险很低，但不加以控制的眶内感染必然会导致失明。进入眼眶和切除纸样板会增加损伤内直肌而导致复视的风险，但随着良好的手术视野和对眶骨膜的保存，该风险已大为减小。如果鼻内镜入路视野很差，则需要考虑简化手术或改为开放式术式。

Lynch切口瘢痕化或蹼状化见于部分经外侧引流的患儿（图33-9）。有报道可将初始切口改为"Z"形或"W"形切口，但手术时充血水肿的程度使得这些操作不切实际或外观上收效甚微。

十、结果

大多数SPOA患儿通过药物治疗或有指征时行手术引流改善。治疗的原则是保留视力并改善任何存在的凝视受限。部分患儿，尤其是眼睑脓肿累及提上睑肌者，突眼将持续，但最终会缓解。

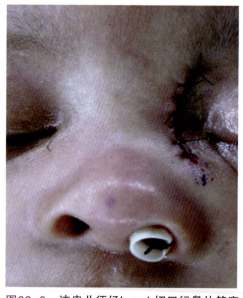

图33-8 该患儿须经Lynch切口行鼻外筛窦切除术以治疗SPOA。注意皮肤切口的位置及固定于鼻孔的眶内侧间隙引流

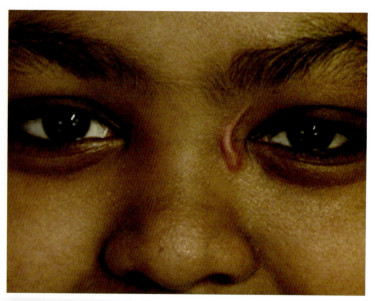

图33-9 经lynch切口行外入路筛窦切除治疗SPOA术后8个月，可见增生的瘢痕及蹼状改变

精要

- 决定实施手术在很大程度上基于临床因素，如出现突眼和（或）凝视功能受限，或任何程度的视力下降。
- 治疗鼻窦炎眶并发症最重要的问题是决定哪些患儿确实需要行手术引流和减压，以及哪些患儿可通过单纯药物治疗来获得改善。这一决策可避免感染导致的长期后遗症，如视觉丧失、复视、眼睑下垂甚至颅内播散。
- 在疾病早期实施手术较为简单，疾病晚期手术困难。手术要求熟悉在幼儿狭小的鼻腔鼻窦内进行内镜手术，尤其是在面临炎症、出血和黏膜肿胀时。实施开放式眼眶/鼻窦手术或术中获得额外专业知识的能力也是SPOA手术的重要部分。
- 决策包括对查体结果及其在短时期内进展或改善作出关键评估。与儿科（传染病方向）、耳鼻喉和眼科专家进行会诊讨论很关键，忽略早期协同决策可能导致预后不良。
- 影像学检查的时机和质量十分重要，因为早期CT影像学检查可以显示微小SPOA，通常可经过药物治疗痊愈。CT扫描应包括整个眼眶和鼻旁窦，并静脉注射增强剂。
- 诊断SPOA的同时应注意是否合并其他化脓性并发症：眼睑脓肿、肌锥内脓肿及颅内并发症如硬膜外脓肿或脑脓肿。

教训

- 临床评估一定要结合影像学表现，以选择需要手术引流的患者以及最好通过经鼻内镜引流的SPOA患者。
- 耳鼻喉科医生应该熟悉经鼻内镜及开放入路引流SPOA。有些SPOA最好通过联合入路进行引流。在过去30年中，鼻内镜下鼻窦手术的发展导致年轻耳鼻喉医生相对缺乏开放式鼻窦和眼眶手术的经验，如鼻外筛窦切除术。
- 为避免严重的SPOA并发症，需耳鼻喉和眼科专家协作，并且及时评估病情。
- 儿科医生治疗多种原因引起的儿童眼部肿胀，其中一些药物治疗反应很好。鼻窦炎所致的眶内感染相对罕见，导致第一反应常考虑其他诊断/病因如原发性眼部感染、创伤或过敏。因此，需要强调复杂鼻窦炎引起眼眶肿胀的特征，以利于及时会诊、影像学检查和治疗。

所需器械

- 儿童鼻内镜手术器械
- 小型鼻窦器械，包括侧咬钳、Blakesley和咬切钳，刮匙，球形探针。
- 2.7mm和4.0mm鼻内镜及0°，30°，45°角度镜
- 2.9mm直径刀头的微型吸切器
- 眼眶拉钩（薄且可弯曲）
- 微型双极电凝
- 厌氧和需氧菌培养瓶
- 手术显微镜（300mm镜头）或手术放大镜，有助于经外入路解剖眶内壁时提供良好的视野。

（杨钦泰　孔维封　王玮豪　译）

鼻外科学

推荐阅读

Froehlich P, Pransky SM, Fontaine P, et al. Minimal endoscopic approach to subperiosteal orbital abscess. Arch Otolaryngol Head Neck Surg 1997;123:280–282.

Garcia GH, Harris GJ. Criteria for non-surgical management of subperiosteal abscess of the orbit; analysis of outcomes 1988–1998. Ophthalmology 2000;107:1454–1458.

Rahbar R, Robson CD, Peterson RA, et al. Management of orbital subperiosteal abscess in children. Arch Otolaryngol Head Neck Surg 2001;127:281–286.

Eze N, Lo S, Daya H. Audit of the multidisciplinary management of orbital infection secondary to sinusitis. J Eval Clin Pract 2005;11:522–524.

Fakhri S, Pereira K. Endoscopic management of orbital abscesses. Otolaryngol Clin North Am 2006;39:1037–1047.

Khalifa BC. Extent of the resection of the lamina papyracea in medial subperiosteal orbital abscess. Otolaryngol Head Neck Surg 2010;145:161–164.

Bedwell J, Baumann NM. Management of pediatric orbital cellulitis and abscess. Curr Opin Otolaryngol Head Neck Surg 2011;19:467–473

第34章　眼眶爆裂性骨折的内镜复位手术
Endoscopic Reduction of Orbital Blow-out Fracture

Hiroshi Moriyama

一、引言

众所周知，眶底壁骨折较眶内壁骨折更为常见。然而，眶内壁骨折并不少见，目前借助CT很容易诊断。以往治疗眶内壁骨折有3种手术入路：①通过外切口的经眶入路；②经上颌窦筛窦入路；③鼻内入路。在20世纪70年代，很多文献总结了经眶入路的术式，如经内眦切口、内侧眉弓切口和结膜入路。有时经眶和上颌窦筛窦入路联用。而如今，在眶内侧壁骨折的修复术中，经鼻内镜术式具有明显优势，如入路直接、视野清晰、操作精细等。

眼科医生或整形科医生治疗眶底骨折的传统术式为显微镜下通过下睑或结膜切口的经眶复位术。而硬性鼻内镜的出现，允许通过创伤性更小的经鼻或上颌窦入路行内镜鼻窦手术治疗眶部骨折。

眶内侧壁或眶底骨折可导致眼球运动受限及眼球内陷。通过CT或MRI等影像学检查可轻易发现眶壁的骨折。

依笔者的经验，内镜经鼻入路治疗眶内壁骨折有入路直接、术野清晰和操作精准的优点。此外，伴或不伴经上颌窦修复的鼻内镜手术是治疗眶底骨折的一种有效且创伤性更小的方法。

眶底骨折分为两种类型。一种是称为爆裂性骨折（blow-out fracture，BOF）的广泛性骨折。另一种是称为活门骨折的线性骨折，此种骨折中骨片并未移位。然而在活门骨折中，由于下直肌嵌顿，临床常见严重的眼球运动障碍。所以当活门骨折发生时，有必要早期进行手术，以解除骨片对疝出眶内组织的嵌顿，使眼球运动功能完全恢复。当怀疑活门骨折时，在伤后1周内即须进行手术以防眶内组织形成瘢痕。

依笔者的经验，鼻内镜修复术是一种治疗眼眶骨折有用、安全、有效的手术技术。然而术后预后往往并不明确，因此术前必须充分告知患者可能出现的结果。

眼眶骨折的类型

眼眶骨折分为3类：①眶底骨折，这最常见；②眶内壁骨折（纸样板）；③眶底骨折合并眶内壁骨折。1990年，笔者所在的科室使用鼻内镜手术治疗了229例眼眶骨折患者，其中108例为眶底骨折（47%），64例为眶内壁骨折（28%），57例为眶底骨折合并眶内壁骨折（25%）。

眶底骨折中BOF最为常见，约占70%（图34-1），活门骨折较少，约占30%（图34-2）。BOF中，眶内组织可移位至上颌窦，但不会嵌顿在骨片之间。与此相反，在活门骨折中尽管CT表现不明显，但由于疝出的眼外肌、脂肪组织、纤维组织等嵌顿于骨片间，常发生严重的眼球运动受限。

229例患者年龄为4~74岁。年轻患者更易发生眶底骨折，而成年患者可发生任何类型的眼眶骨折。而且在眶底骨折患者中，年轻患者更易发生活门骨折（图34-3）。

二、病史

眼眶骨折的症状包括复视、眼球运动受限、眼球运动疼痛、眼疲劳和眼睑肿胀。如果根据眶部外伤史和临床特征怀疑眼眶骨折，须行诊断性影像学及眼科检查（图34-2）。

三、体格检查

眼部常见明显的软组织瘀斑。应完善视力及视野检查。行牵引试验（被动牵拉试验）确认眼外肌是

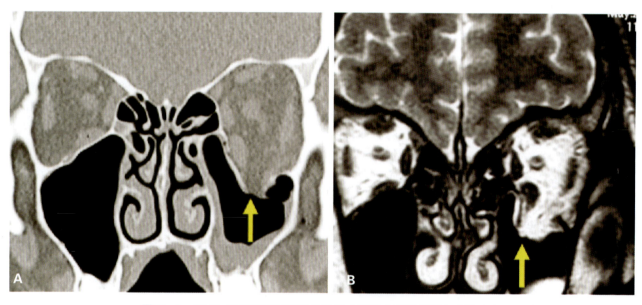

图34-1　A和B. CT和MRI示爆裂性骨折（眶底广泛性骨折）（箭头）

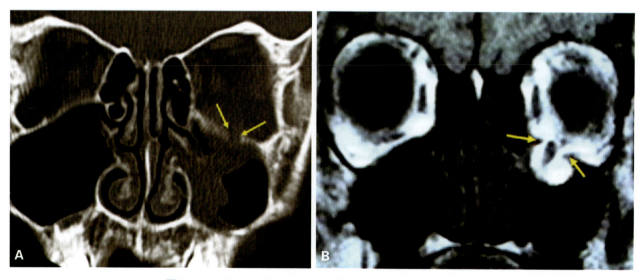

图34-2　A和B. CT和MRI示活门骨折（线性骨折）（箭头）

否嵌顿于骨片。检查眼球运动范围。行Hess试验以评估眼球运动功能。

四、适应证

眼眶骨折的手术适应证和手术时机尚存争议。一般而言，符合如下3项条件提示应进行手术治疗：①眼科检查发现复视；②CT或MRI确认眼眶骨折；③非手术治疗1周后症状无改善。

Smith和Regan注意到早期手术治疗可预防之后的永久残疾。如果外伤和手术间隔4周以上，可发生创伤性病理改变如纤维化或粘连，远期预后不佳。

对导致复视的活门骨折，须早期行手术治疗以松解骨片对眶组织的嵌顿，恢复眼球运动功能。

眶内壁骨折不伴眼球运动受限患者，仅当疝出的眶内容物阻塞额鼻引流通道引起继发性额窦炎时，才行手术。

近期的临床研究建议伴有大面积骨折（眶底骨折＞50%）、伤后7~10天内复视或眼球内陷＞2mm的患者早期行手术治疗。

对于眶底骨折，选择内镜经鼻入路或内镜经鼻联合上颌窦入路取决于骨折的位置和眶内组织有无向内或向外移位。骨折中心位于眶下神经内侧或眼眶组织向内侧疝出时，应使用内镜经鼻入路。存在其他情况或广泛的复合性骨折应使用联合入路。

眶组织向外侧疝出是内镜经上颌窦入路的适应证，原因在于碎骨片（箭头）会阻碍鼻内分离骨膜和骨之间的粘连（图34-4A和B）。

五、禁忌证

保守治疗适用于：眶内血肿造成的复视、眼球运动受限、眼球突出、眶部肿胀。此外，患者伤后当即擤鼻造成的眶内气肿、导致明显的眼球突出伴复视时，应当继续非手术治疗。

六、术前计划

术前应通过CT或MRI仔细评估骨折情况和

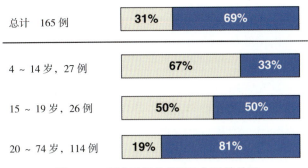

图34-3 眶底骨折的类型和年龄的关系
（译者注：蓝色：爆裂性骨折 灰色：活门骨折）

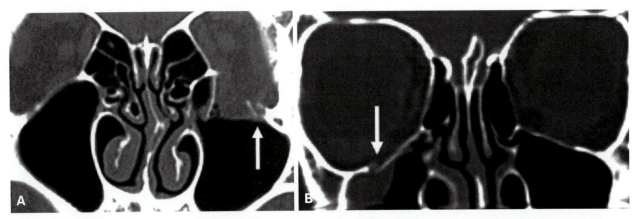

图34-4 A. 内镜经鼻联合经上颌窦入路的适应证。注意眶底移位的骨片（箭头）。B. 内镜经鼻入路的适应证。患儿，女，5岁，右侧眶底活门骨折（箭头）。尽管采用内镜经上颌窦入路可以很容易修复骨折，但笔者采用了内镜经鼻入路，以免损伤牙根

骨片与眶内容物的空间关系。MRI可清晰地显示移位的眼肌，因此有助于将术中损伤眼外肌的风险降至最低。

由于CT可以清楚地显示骨折的范围，因此是最重要的影像学检查。然而，在一些病例中，需要行MRI观察眼外肌和眶脂肪的移位。与CT联用时，MRI将更加有意义。矢状位的CT和MRI对于评估眶底骨折十分有价值，可以清晰地显示骨折的界限（从前到后）。MRI还可以区分水肿的鼻窦黏膜和血肿及识别眼外肌与其他眶内容物的疝出或嵌顿。

最佳手术方式的选择基于骨折的类型、范围和区域；复视的程度；眼外肌的疝出和嵌顿。

导致复视的活门骨折须尽早行手术治疗。但活门骨折术后的改善通常并不令人满意，因此须告知患者术后可能出现的结果。

采用鼻内入路手术时，须评估是否存在鼻中隔偏曲。在修复眼眶骨折的手术中，可同时矫正鼻中隔偏曲。另外，应注意评估眶底骨折患儿的上颌窦气化程度和牙根情况。

七、手术技术

眼眶骨折的手术目标是完全松解嵌入骨折片中的组织，恢复正常的眼球运动。

如果是在局部麻醉下进行手术，通常在术中即可确认症状的改善情况。然而，在全身麻醉手术中，应按需要尽可能地去除骨折片，并在术中行被动牵拉试验。

在局部麻醉和全身麻醉手术中，均可用肾上腺素（1:5000稀释）进行表面麻醉以减少术中出血。

（一）眶内壁骨折

内镜经鼻入路适用于眶内壁BOF的重建。通过内镜可以清楚地看到眶内壁上部，轻松建立其与额窦之间的交通。眶内壁BOF的内镜经鼻入路手术技术总结如下：

首先，内移中鼻甲以扩大中鼻道并确保宽敞的术野。切除钩突，小心分块切除筛窦的骨性间隔。然后只去除筛泡前壁。如果于筛泡中见到软组织，须按压眼球以确认其是否为眶内容物。去除纸样板上的炎性黏膜，使其与眶内容物分离。十分小心地移除骨折的纸样板的骨片，以防损伤眶骨膜。在广泛BOF的病例中，眶内容物须与中鼻甲分离。从疝出眶内容物的前面和下面去除受损的黏膜和骨片之后，用扁平剥离子或小片纱布将眶内容物推向外侧以复位。这时可清楚地观察骨折的后缘和上缘。此外，当骨折累及中鼻甲基板或更靠后时，须打开后组筛窦。切除骨性间隔以开放后筛。

为了保持眶内壁的形状，可插入一个倒置的0.3mm厚的"U"形硅胶板（二甲聚硅氧烷）。然后在硅胶板内表面之间自上而下填塞浸有非油基的抗生素软膏的纱条或海绵予以固定眶内壁（图34-5）。

（二）眶底骨折

眶底骨折的手术修补可采用内镜经鼻入路联合或不联合内镜经上颌窦（经窦腔）入路手术。

1. 经鼻入路 当眶底骨折中心位于眶下神经内侧，或眶组织向内侧疝出时，可选择经鼻入路。可通过上颌窦或下鼻道入路，或联合两种入路行经鼻手术。

对于眶底骨折，先行全组筛窦开放术，按慢性鼻窦炎的内镜鼻窦手术操作。然后扩大上颌窦口，开放鼻囟以充分暴露眶底。用70°镜观察眶底骨折，用特殊的弯型剥离子分离上颌窦顶部黏膜，显露骨折部位和眶组织，并确认骨折边缘。

接着，用弯钳或剥离子将嵌顿眶内容物的骨片分离、移除，直至术中被动牵拉试验的结果得以改善。如果无法通过囟门操作，则可通过下鼻道开窗置入器械。如果所有的骨片移除后，还纳眶组织过程中未感到阻力，则用鼻窦黏膜覆盖眶内容物。

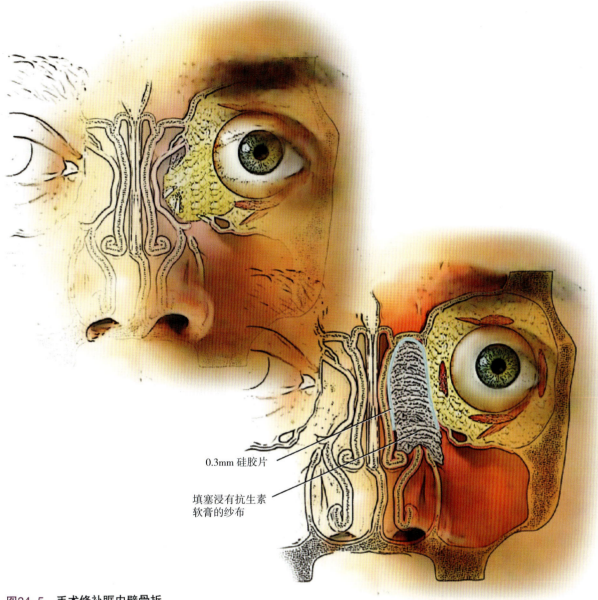

图34-5 手术修补眶内壁骨折

将16F或18F Foley导尿管置入鼻囟门或下鼻道开窗处。然后向尿管球囊注入生理盐水（成人一般需10～15ml），眶组织被推向上方并固定于原位（图34-6）。术后保持球囊充盈约10天。

2.经鼻联合经上颌窦入路　内镜下经鼻手术是单手操作手术，因此，当眶内容物疝出时，操作可能较为困难。同时，在经鼻入路手术中，手术器械可能无法到达眶底前部的骨折。

内镜经鼻内联合经上颌窦入路的术野开阔，相比于单独经鼻入路器械的操作更加方便，尤其是在眶底前部和外侧。如果骨片移除不全，可导致术后长期复视，而经鼻联合上颌窦入路处理这些区域的骨折则非常方便。通过硬式内镜可从多个方向和角度获得广阔、清晰的视野。

首先，开放前组筛窦，扩大鼻囟，在下鼻道开窗。然后按照Caldwell-Luc术式在牙龈处做一小切口，于尖牙窝开窗（上颌窦前壁）。将上颌窦黏膜与眶内疝出物表面的骨折片分离。接着分离眶内容物与骨折片，将眶内容物复位还纳入眶。眶内容物复位后，处理后部的骨折。因眶内容物容易嵌顿于骨折处前后部之间，因此需要仔细检查及处理。较小的骨片去除之后，将较大骨片爆位至骨折处。并用之前

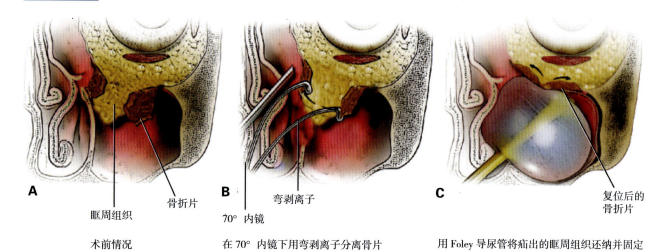

A 眶周组织 骨折片	B 弯剥离子 70° 内镜	C 复位后的骨折片
术前情况	在70°内镜下用弯剥离子分离骨片	用Foley导尿管将疝出的眶周组织还纳并固定

图34-6 手术修补眶底部骨折

剥离的上颌窦黏膜覆盖骨折区域。

将16或18Fr Foley导尿管通过扩大的鼻囟开口或下鼻道开窗口置入上颌窦，然后在导尿管末端往球囊注入10～15ml生理盐水，从而将眶内容物上抬并脱离下陷的骨折区域（图34-6）。

联合入路的优势之一是能通过宽敞的操作空间、清晰无盲区术野来评估骨片和眶内容物的关系。即便是广泛性骨折或骨折伴少量眶内容物嵌顿的骨折，修复过程也并不复杂。眶内容物需还纳入眶。

眶组织从鼻窦内还纳至眶内后，用硅胶板和Foley导尿管临时固定，直至新生黏膜或结缔组织覆盖伤口。

术后上唇麻木比标准的Caldwell-Luc术式要轻，而且切口更局限。

八、术后处置

为了预防术后感染，使用抗生素并进行鼻腔清理；应用糖皮质激素预防术后暂时性肿胀。

对于眶内壁骨折，浸有抗生素软膏的纱条在筛窦内保留1周；对于眶底部骨折，Foley导尿管保留7～10天。

九、并发症

如果眶骨膜撕裂（破裂），还纳大量疝出的眶内容物可能较为困难。因此，在还纳过程中必须特别注意不要损伤眼外肌。

长期眼球内陷可发生于罕见的大范围BOF病例，大部分眶底并切除，眶内容物仅依靠纤维结缔组织支持。

如果有小骨片未被移除，术后眼球运动时可因其压迫眶组织出现疼痛。

十、结果

笔者回顾了1990年在其所在单位接受内镜手术的229例眼眶骨折患者的资料，基于眼科检查和症状的改变来评估术后改善情况。约88%的患者获得了良好的疗效（图34-7）。

按手术入路划分，83%接受内镜经鼻修复手术的患者及78%接受内镜下经上颌窦修复手术的患者术后症状缓解。

本研究还发现骨折类型会影响预后，内侧壁骨折的治愈率为100%；复合性骨折治愈率为77%，改善率为19%，无改善率为4%；眶底骨折治愈率为89%，5%没有改善；眶底活门骨折治愈率为65%，改善率为24%，14%的没有改善。当眶内容物嵌顿于骨片之间时，术后通常无法获得完全改善。

因此，笔者的结论是：术后结果取决于骨折的类型和程度、眶内容物损伤的严重程度及从骨折到手术所间隔的时间长度。

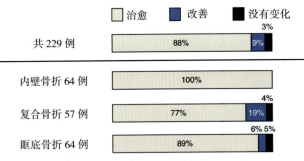

图34-7　眼眶骨折术后的结果

✓ 精要

- 黏膜的处理，包括上颌窦黏膜
  - 确认骨折区域内黏膜的情况，以明确疝出的眶组织表面是否有黏膜覆盖。
  - 当疝出的眶内容物无黏膜覆盖时，从骨折区域周围掀起鼻窦黏膜。
  - 当鼻窦黏膜完好、没有破裂时，寻找最大的骨片，然后切开其表面的黏膜，将黏膜从疝出的眶内容物表面掀起。
- 骨折片的处理
  - 当眶内容物嵌顿于骨片时，手术的主要目标是解除嵌顿，完全恢复眼部运动。
  - 对爆裂性骨折，应尽可能将大块骨片复位至骨折区域，但小块骨片应去除。
- 处理突出的眶内容物
  - 如果骨折处眶骨膜保留完好，术中应注意避免损伤。把大量疝出的脂肪组织回纳入眶会十分困难。
  - 用一小块纱布来回纳眶内容物很有帮助，即使眶脂肪大量疝出。

✓ 教训

- 眶内壁爆裂性骨折时，依手术操作的方法，损伤眶内容物的可能性很高。因此，笔者尽可能从内侧切除中鼻甲基板，从内到外、由浅入深地进行手术。
- 有时，在修复眶底骨折后眼球运动障碍可能继续加重。

✓ 所需器械（图34-8）

- 标准内镜手术包
- 粗的锐剥离子
- 粗的咬切钳
- 粗弯钳
- 粗的弯咬骨钳
- 可弯曲吸引器
- 内镜（0°，30°，70°）

器械

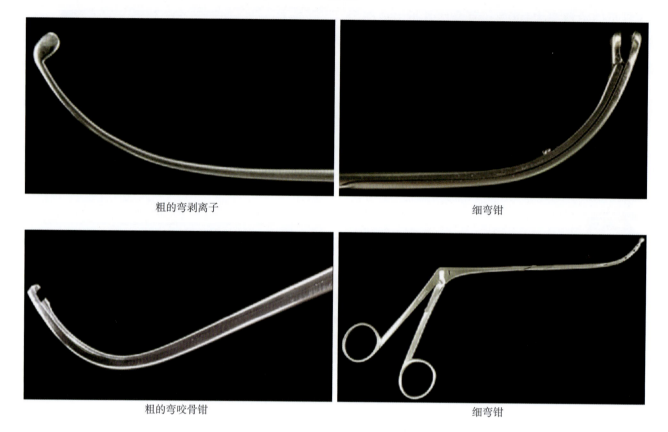

粗的弯剥离子　　　　　　　　　　　细弯钳

粗的弯咬骨钳　　　　　　　　　　　细弯钳

图34-8　眶底骨折修复术中使用的弯钳和弯剥离子

（杨钦泰　孔维封　王玮豪　译）

推荐阅读

Converse JM, et al. Enophthalmos and diplopia in fracture of the orbital floor. Br J Plast Surg 1957;9:265－274.

Smith B, Regan WF. Blowout fracture of the orbit; Mechanism and correction of internal orbital fracture. Am J Ophthalmol 1957;44:733－739.

Hawes JM, Dortzach PK. Surgery of orbital floor fractures. Ophthalmology 1983;90:1066－1070.

Yamaguchi N, Arai S, Mitani H. Endoscopic endonasal technique of the blowout fracture of the medial orbital wall. Oper Tech Otolaryngol Head Neck Surg 1992;2:269－274.

Jin HR, Shin SO, Choo MJ, et al. Endonasal endoscopic reduction of blowout fracture of the medial orbital wall. J Oral Maxillofac Surg 2000;58:847－851.

Burm JS, Oh SJ. Direct local approach through a W-shaped incision in moderate or severe blowout fractures of the medial orbital wall. Plast Reconstr Surg 2001;107:920－928.

Otori N, Haruna S, Moriyama H. Endoscopic endonasal or transmaxillary repair of orbital floor fracture: a study of 88 patients treated in our department. Acta Otolaryngol 2003;123:718－723.

PART V

第五部分

开放性鼻窦手术技术
OPEN SINUS SURGERY TECHNIQUES

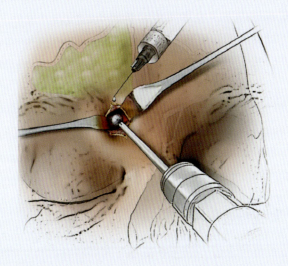

第35章 额窦环钻术
Frontal Sinus Trephine

A. Simon Carney

一、引言

由于额窦位置表浅，因此额窦可能是鼻内镜手术最难到达的部位，但对于开放性手术来说则相反，额窦是最易到达的部位。数十年来，尤其是在抗生素被发现之前，额窦环钻术一直是危及生命的严重额窦感染的主要治疗措施。随着鼻内镜手术技术的出现，特别是影像导航、可塑性器械、多角度内镜及球囊导管等技术的发展，额窦环钻术在临床应用中明显减少。然而，有些情况下，额窦环钻术不但必需，而且还是稳定患者病情最为简单的方法。在鼻内镜手术中，产品化的成套微型环钻器械也常作为一种辅助手段。本章将系统地探讨目前如何选择传统额窦环钻术和微型环钻术及其各自的适应证，着重讨论术者将这两种环钻术与其他内镜技术联合应用于疑难手术的情况。

二、病史

所有拟行额窦环钻术的患者均应详细询问其鼻病史。典型的病史包括前额痛、触痛甚至脑膜刺激征。在某些情况下，患者可能因鼻窦炎的颅内并发症、免疫缺陷性疾病的药物并发症或因外伤而意识丧失，此时只能依靠患者家属或目击者提供的病史。对未缓解的急性额窦炎患者，询问外伤史、既往鼻窦手术史、其他疾病的外进路手术史尤为重要，特别是黏液囊肿、恶性病变、内翻性乳头状瘤等疾病的治疗史。

应询问患者糖尿病、免疫缺陷性疾病及因其他恶性疾病正在进行化疗的病史。同时应注意患者是否有凝血功能障碍及使用阿司匹林、氯吡格雷、低分子肝素、华法林及非甾体抗炎药等药物史。如患者有鼻窦外并发症如前额部肿胀、复视、视野缺损或Glasgow昏迷量表评分下降，应详细询问并记录上述症状的持续时间及既往发生情况。

三、体格检查

在检查鼻腔之前，应先对患者头面部进行检查。检查时站在患者后方，让患者头后仰，将更易发现眼眶的轻微肿胀和不对称。任何眶上水肿或肿胀都要评估是否有波动感。触诊眶缘以明确是否有额骨骨裂。恰在眉毛内侧端之上可触诊到眶上孔——这是额窦环钻术的重要解剖标志。眼睛的检查包括复视、色觉及视力。如果没有任何眼部症状和体征，则无须请眼科会诊；但若患者有眼眶受累，则应请眼科急会诊。在收缩鼻黏膜后，前鼻镜及鼻内镜检查亦是检查的重要部分，前次手术造成的任何粘连和解剖改变都应记录。触诊眼球以确定眶纸板是否有缺损。记录任何黏脓性分泌物的存在与来源，并在内镜下取样行微生物培养。

四、适应证

- 急性额窦炎保守治疗无效且存在不宜采取内镜入路的因素（如缺乏手术经验、凝血障碍、全身状况差等）。
- 免疫缺陷患者行内镜手术可能存在禁忌但须取微生物标本培养。
- 内镜术中须显露额窦外侧部（如评估有无肿瘤复发）。
- 内镜下无法完成的额窦中-外侧病灶活检。
- 内镜手术时须注入荧光素作为引导（微型环钻术）。
- 内镜联合外入路手术中暴露额隐窝。
- 行额隐窝逆行球囊扩张。
- 术后常规额窦冲洗以避免额隐窝操作。

五、禁忌证

- 额窦未发育或额窦严重发育不良。
- 额窦后壁骨裂（相对禁忌）。
- 额窦后壁骨折伴持续脑脊液漏。
- 大部分额窦被巨大的Kuhn Ⅳ型气房占据。
- 额窦表面的皮肤异常（如海绵状血管瘤）。

六、术前计划

CT扫描：在行额窦环钻术前应行高质量三维CT扫描。CT DICOM图像可下载至影像导航设备以便额窦环钻的定位。仔细阅览CT片以确定额窦的气化程度及环钻处附近是否有Kuhn气房存在。注意额窦骨壁是否有骨折或骨裂，以确定额窦的完整性。

MRI扫描：对疑有额窦内良性或恶性肿瘤的病例应行钆增强MRI扫描。对于肾移植患者，禁止使用造影剂。同样，体内有磁性异物或严重幽闭恐惧症的患者不宜行MRI检查。大多数情况下，MRI扫描可用于鉴别脓性渗出物、黏液和肿瘤。如果额窦内同时存在积液和肿瘤，则应选择不会造成肿瘤播散的位置行额窦环钻术（如选择钻入液腔而不是肿瘤占据的部分）。

血液检查：尽管并非常规，某些情况下需要检查凝血功能。在病情较重的患者，应行血常规、电解质及血糖等检查。

七、手术技术

（一）标准额窦环钻术

额窦环钻术可在局部麻醉或全身麻醉下进行。应用局部浸润麻醉应麻醉至骨膜层。推荐使用1%利多卡因+1:80 000的肾上腺素进行浸润麻醉。通常麻醉所需剂量为2~4ml。在眼眶上内侧、恰在眉毛内侧的下方、距中线约1cm处做一个1cm小切口。切口直达眶缘的骨膜，用双极电凝电凝滑车上动、静脉

鼻外科学

的出血。可用小号眼科自动牵开器保持切口撑开，或助手用小号兰式手术牵开器撑开术口。到达骨膜后，应再次确认环钻钻孔位置以确保易于穿刺进入额窦。在有些病例中，骨质可能很薄，无须磨钻，仅用分离器械便可进入额窦。然而，大多数情况下，须用2～3mm的小切割钻钻孔进入额窦底。注意用冷的生理盐水冲洗钻头以避免其对切口周围皮肤的热损伤。额窦开放后，应取标本留做微生物培养。依操作的要求，可能仅须引流脓性渗出物即可达到治疗要求。若额窦壁存在裂口，冲洗时应注意不要施加过高压力，否则可能导致眼眶或颅内并发症。如果额窦壁完整，则应充分冲洗额窦。建议使用硬性、可弯曲的冲洗导管以确保冲洗至额窦外界及任何内侧的其他隐窝。如果需要，可经钻孔处留置小号硅胶引流管，为避免移位可用不吸收线缝合固定，术后数日均可通过导管用生理盐水或加入类固醇激素和（或）抗生素的生理盐水冲洗额窦。

如须直视额窦，额窦钻孔处可能须扩大。可用2.7mm或4mm内镜经扩大的额窦钻孔处置入，或使用可弯曲的纤维鼻咽镜，后者可更好地显露额窦外侧面。通过扩大的额窦钻孔还可置入标准鼻窦器械以进行额隐窝的联合手术（如切除外侧的Kuhn Ⅲ型或Ⅳ型气房）。对于额隐窝狭窄的复杂病例，也可经额窦钻孔处行逆行球囊扩张术。

基于解剖的考虑，额窦环钻术的切口位置可能须做变化。如额窦严重发育不全，切口可能需要更靠近中线。如存在大的Kuhn Ⅲ型或Ⅳ型气房，则切口需更靠外侧以确保钻孔在额窦内而不是额筛气房中。在这些情况下，推荐使用影像导航以确保钻孔位于理想位置。

（二）微型环钻术

目前市面上有数种成套的微型环钻术手术器械可用于辅助鼻内镜手术，并可用于微生物取样和急性额窦炎的冲洗。标准的微型环钻术是在距眉弓中线1cm处做一切口，如有需要切口可向外移。局部浸润麻醉后，在皮肤上用小号手术刀做长3～4mm垂直切口（图35-1），垂直切口可最大限度地避免损伤滑车上神经。如遇动脉或静脉，直接压迫一般可避免血肿形成，有时须扩大切口探查以烧灼血管止血。切口深达骨面后，用小解剖镊（图35-2）分开软组织以便将齿状导引器平稳地置于骨膜表面。微型环钻术中应注意不要移动导引器。将精细微型环钻钻头连于微吸切动力系统，经软组织导引器放置于骨面。必须用冷生理盐水持续冲洗钻头和导引器（图35-3），也可以取下吸切动力系统配套的盐水管，让助手用盐水冲洗导引器。导引器过热可致切口皮缘灼伤。持续冲洗也可以清除环钻时磨下的细骨粉。当钻头进入额窦后，可经导引器置入金属导丝并移除导引器。沿导丝放入微型环钻术冲洗套管（图35-4）。通常冲洗套管与额窦前壁能很好契合，此时即可移除导丝。将装有盐水的注射器连接套管，缓慢回抽以确认导管不是在颅内。对于有急性额窦感染或慢性额窦炎分泌物淤积的患者，此时可见到脓性分泌物或黏液进入注射器，可将其送微生物学检验。若用微型环钻术辅助内镜手术，可将两滴结膜荧光素加入100ml盐水，经微型环钻套管冲洗，在鼻内镜下可观察到冲洗液经额隐窝进入鼻腔。术后可将冲洗套管留置，进行皮质激素和抗生素给药，或单纯冲洗以避免狭窄。

八、术后处置

可按治疗需要留置钻孔冲洗导管（微型环钻术）或细引流管（传统环钻术）。经导管每天冲洗数次直至冲洗液可顺畅地进入鼻腔。导管留置期间建议使用广谱抗生素预防感染。尽管微型环钻术通常无须缝合切口，但在拔除引流管或微型环钻导管后，可细微缝合伤口以达到更好的美观效果。

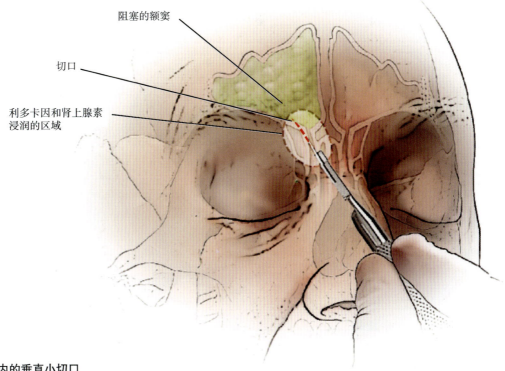

图35-1 眉毛内的垂直小切口

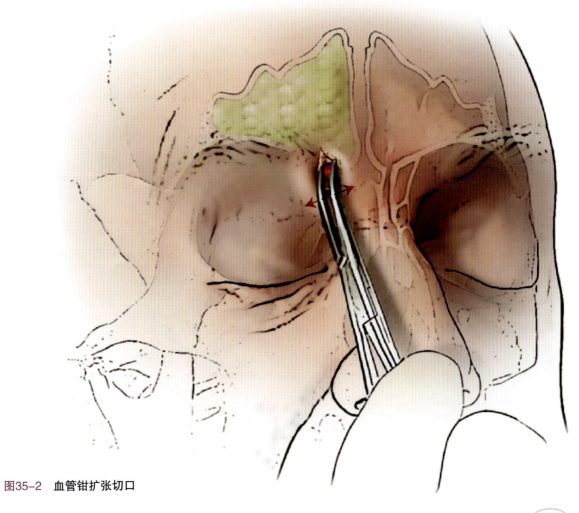

图35-2 血管钳扩张切口

鼻外科学

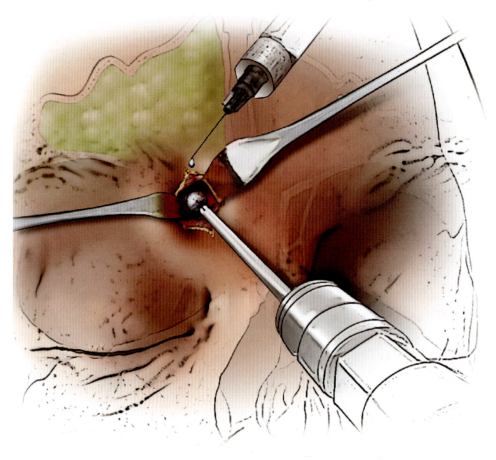

图35-3 钻孔并冲洗环钻

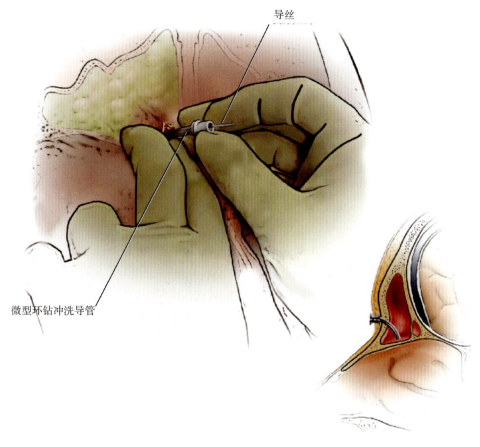

图35-4 经导丝置入微型环钻冲洗导管

九、并发症

额窦环钻术的并发症列于表35-1。细致的手术技术可以避免灼伤、置入位置不当或神经损伤。若出现术后瘘管，则须行进一步的额窦手术，通常为更广泛的额窦手术如改良Lothrop手术或骨瓣成形术。如果进入颅内，应立即请神经外科会诊。脑脊液漏可经鼻内镜修补，也可能须行开放手术并使用双冠状皮瓣。在完全确认额窦骨性结构完整前不要暴力冲洗额窦，可最大限度地避免损伤眼眶及颅内结构。黏液囊肿、广泛息肉及肿瘤的患者可能存在额窦壁的骨裂，对于此类患者应格外谨慎。

表35-1 术后并发症

- 滑车上血管出血
- 脑脊液漏
- 滑车上神经损伤（麻木感或术后神经瘤形成）
- 未能进入额窦（Kuhn气房或额窦发育不良）
- 额窦皮肤瘘
- 环钻进入颅内
- 环钻或冲洗引起的眶内损伤
- 切口皮缘烧灼伤
- 伤口感染/裂开

十、结果

额窦环钻术可迅速降低额窦压力、减轻疼痛。虽然患者之后可能须行更广泛的手术，但从治疗的角度来看，额窦环钻术可解决和改善患者症状。随着术区炎症消退，后续的内镜手术的并发症发生率将随之减少。

✓ 精要

- 核对CT影像以确保注意额窦及额筛（Kuhn）气房的解剖。
- 辨别潜在的或已存在骨裂的区域。
- 用冰冻盐水持续冲洗电钻以避免切口附近皮肤热损伤。
- 如果有解剖学上的指征，可考虑更外侧的额窦环钻位点。
- 使用额窦环钻术通常能成功地为内镜手术带来极大便利。可避免更广泛的内镜手术如改良Lothrop术或开放手术如骨瓣成形术。

✓ 教训

- 避免损伤滑车上血管和神经。严禁将环钻插入离中线小于1cm内区域。
- 穿入颅内。
- 眶内血肿。
- 额窦皮肤瘘。

鼻外科学

✓ 所需器械

- 微型环钻术套装
- 耳科钻和2~3mm切割钻头
- 双极电凝
- 眼科自动牵开器
- 小号兰式牵开器或猫爪型牵开器
- 冲洗用冰冻生理盐水
- 其他所需的鼻窦器械（包括球囊）
- 细硅胶冲洗引流管

（张革化　赖晓萍　译）

推荐阅读

Cohen AN, Wang MB. Minitrephination as an adjunctive measure in the endoscopic management of complex frontal sinus disease. Am J Rhinol 2007;21（5）:629–636.

Seiberling K, Jardeleza C, Wormald PJ. Minitrephination of the frontal sinus: indications and uses in today's era of sinus surgery. Am J Rhinol Allergy 2009;23（2）:229–231.

Maeso PA, Deal RT, Kountakis SE. Combined endoscopic and minitrephination techniques in the surgical management of frontal sinus type IV cell disease. Am J Otolaryngol 2009;30（5）:337–339.

Hahn S, Palmer JN, Purkey MT, et al. Indications for external frontal sinus procedures for inflammatory sinus disease. Am J Rhinol Allergy 2009;23（3）:342–347.

Lee AS, Schaitkin BM, Gillman GS. Evaluating the safety of frontal sinus trephination. Laryngoscope 2010;120（3）:639–642.

第36章 额窦骨成形术联合 Draf Ⅲ 手术

Osteoplastic Frontal Sinus Osteoplasty Combined with DRAF 3

Peter John Wormald

一、引言

内镜下改良的Lothrop/Draf Ⅲ/额窦钻孔术是目前最为常用的扩大额窦的手术技术。当需要广泛的额窦显露时，上述术式已取代骨瓣成形术（osteoplastic flap, OPF）成为处理慢性额窦炎和额窦良性肿瘤最常用的术式。然而，OPF仍有其适应证，常见的适应证包括占据额窦的巨大骨瘤（图36-1）、额窦肿瘤伴颅内扩展、外侧的局灶性骨炎、基底位于外侧的脑脊液漏（CSF）、通过Draf Ⅲ难以完成的黏液囊肿及额窦骨折。越过眶中线的病变很难达到，尤其是在气化特别好的大额窦。虽然额窦后壁，甚至在某些情况下气化良好的额窦侧壁可以通过Draf Ⅲ达到，但Draf Ⅲ充分达到瞳孔中线以外的额窦底（或眶顶壁）是非常困难的。位于瞳孔中线外侧的肿瘤可以通过OPF和Draf Ⅲ联合使用得到更好的处理。一旦OPF完成，做一个Draf Ⅲ的中线引流可为术后提供通道并便于观察。额窦进入鼻腔的宽大开口为额窦提供了足够的通气和引流，以确保良好的愈合和一个稳定的窦腔，便于术后用内镜进行肿瘤观察。在额窦闭塞术后，MRI扫描是术后监测发现肿瘤复发和骨或鼻窦慢性感染的唯一方式。术后有严重的额窦症状，MRI扫描不能确定病因时，通常只能通过再探查来确定。这是一个困难的决定和艰难的手术，瘢痕组织增加了并发症的风险。

二、病史

额窦疾病的患者通常存在着典型的局限性前额部头痛，表现于病变侧（黏液囊肿、骨炎、肿瘤）。如果额窦病变局限，可能没有鼻塞、流涕、鼻后滴漏、嗅觉减退等相关症状。当额窦疾病是慢性鼻窦炎的一部分时，这些症状则会出现。应询问反复前额肿胀或眼球突出的病史。对于骨性疾病，成像技术选择薄层CT扫描，并可用于术中导航（避免重复CT检查）。如果怀疑肿瘤，MRI成像是必需的，以评估肿瘤的范围和对周围结构的侵袭。

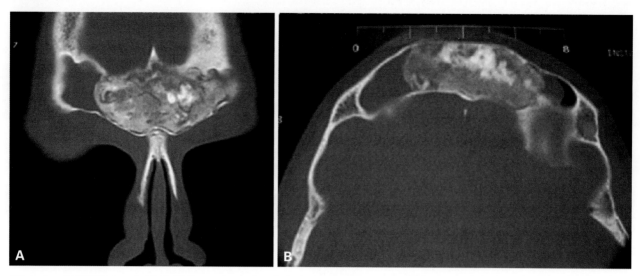

图36-1 在冠状位CT（A）和轴位CT（B）中，额部骨瘤完全填充左额窦并阻碍右侧引流通道。注意骨瘤如同是被压入鼻窦的胶泥一样，与鼻窦界限一致

三、体格检查

黏液囊肿和肿瘤侵蚀额窦前壁可能出现前额局部水肿或眼球突出。对于局限在额窦范围内的肿瘤来说，通常很少有体征。鼻内镜检查通常是正常的，除非有鼻窦慢性疾病，如慢性鼻窦炎。在手术时须注意并处理鼻中隔偏曲。如果患者是秃顶，应与患者讨论头皮切口的位置。因不喜欢用眉弓切口，笔者认为即使在秃顶的患者中，冠状切口也有长期的美容效果。

四、适应证

- 充满额窦的巨大肿瘤（尤其是骨瘤）
- 局灶性骨炎,尤其是基底位于外侧者
- 外侧的黏液囊肿
- 外侧的脑脊液漏
- 额窦骨折

五、禁忌证

- OPF作为额窦的手术入路几乎没有特定的禁忌证。
- 气化不良的额窦由于鼻窦相对较小，截骨困难。这些患者通常更适于Draf Ⅲ/改良的Lothrop而不是OPF。
- 如果肿瘤涉及额窦口，额窦口前后径狭窄，肿瘤切除需要切除新窦口的所有黏膜，可以考虑使用额窦闭塞术而不是Draf Ⅲ。

六、术前计划

影像学检查

影像学检查应该作为诊断评估的一部分。如果使用计算机影像导航方案，那么这些影像学资料则可用于手术中。如果是肿瘤，CT和MRI扫描都要进行，而且两者经常融合使用，以便研究肿瘤的软组织结构及其与额窦骨质之间的关系。这将决定切除肿瘤的最佳入路。进行额窦截骨术前，影像导航是首选方法，能将额窦的轮廓勾画到额窦前壁上。标准的充气约束带或面罩式参考电极/光学支架不能用于OPF，因为这些设备位于前额的手术区域内。笔者的首选是将头部放置在三钉头架上。将电极/光学支架连接到头架上，避免了遮挡影像导航对前额区的参照。

七、手术技术

一旦患者的头部被固定于三钉Mayfield头架，且在计算机影像导航系统中完成注册后，鼻腔用浸有2ml 10%可卡因、1ml 1:1000肾上腺素和5ml盐水混合溶液的脑棉片浸润麻醉。为OPF设计头皮切口，剃除或分开头发并用松紧带绑住。如果需要剃头，可剃一窄条即可。切口恰于耳屏前的颧骨上方开始（图36-2）。如果切口向前过远或低于颧弓，则有可能损伤面神经颞支。最开始，切口切透皮肤和皮下组织到达皮下层次表面。切口于冠状面越过颞肌继续经头部到对侧耳廓。然后向前分离3~4mm，并切开至骨膜下层。使用Raney夹止血。沿骨膜下层与颅骨之间的平面向前分离，随着解剖向前方至眶上缘方向推进，头皮和前额的皮肤被掀开。若颅前窝缺陷在计划之中，则在骨膜上平面分离获得骨膜瓣。骨膜此时游离开，保存以备颅底重建。辨认双侧眶上神经（SON）并解剖出来，直至可以清晰观察到神经血管束自眶上孔走出（图36-3）。使用影像导航系统，将额窦的轮廓用标记笔勾勒出来（图36-3）。接下来，使用3mm的磨钻钻出导引孔进入额窦，并使用带保护的摆动锯以45°角切开骨质进入额窦。与SON直接相邻的骨仅被部分切割以保护神经血管束，该处骨是额窦前壁最后切开处。在骨瓣游离前，将4个微型钛板拧入骨瓣中，以便手术结束时将骨瓣重新固定住。当骨瓣被撬起时，如果存在窦间隔则须用骨刀从前壁离断。向上撬起骨瓣，下面的附着物随着对附着骨质的可控骨折而被移除，或可以经鼻根切开骨质而充分游离骨瓣。骨瓣可留下方蒂部或移除，暴露整个额窦。在直视下切除肿瘤。用高速钻（600 000rpm）可在相对较短的时间内切除骨瘤。眶顶和外侧病变很容易被处理和清除（图36-4）。一旦肿瘤/病变/脑脊液漏已得到处理，双侧额窦口之间及前方的骨则可去除，使额窦开放于鼻腔。一旦从上方进入双侧筛房，OPF终止，经鼻内镜手术开始。首先，在鼻中隔上开窗，该窗位于中鼻甲前方，位于鼻的顶部，直到能够通过对侧清楚地直视中鼻甲前方的上颌骨额突（图36-5）。接下来，将中隔开窗的下缘降低，直到器械可以通过中隔窗从鼻腔的一侧到达对侧中鼻甲腋（图36-6）。双侧中鼻道开窗，将鼻丘气房和额隐窝内的全部前筛气房打开。此时应该可以观察到开放的额窦。如果需要的话，新额窦口可从下方进一步扩大，直至额嘴完全去除，鼻根下方仅留下一层薄薄的骨板。辨认双侧的嗅觉神经，T形额窦开口（frontal T，由两侧中鼻甲根部连线与鼻中隔构成）可以磨低到嗅神经水平，从而使新额窦开口的前后径最大化（图36-6）。外侧骨也可以去除，直至暴露少许皮肤，从而使新的造口的横径最大化。如果需要骨膜瓣修补前壁硬脑膜缺损，可将其转入额窦将颅底缺损修复，如果不需要则不必掀起骨膜瓣。如果存在脑脊液漏，则使用脂肪栓子和纤维蛋白胶修复。脂肪组织浴缸塞技术可以将脑脊液漏牢固地修复，而不需要填塞鼻窦。将骨瓣复位，用微型钛板与颅骨固定，从而将骨瓣精确地重新置于原位。皮瓣复位，骨膜下组织用2-0 Vicryl缝线缝合加固。Portovac引流管插入伤口并用2-0丝线缝合固定。最后，以皮钉缝合皮肤，敷料覆盖伤口。从下方重新检查鼻窦，并用双极电凝钳止血。通常不填塞鼻腔。

鼻外科学

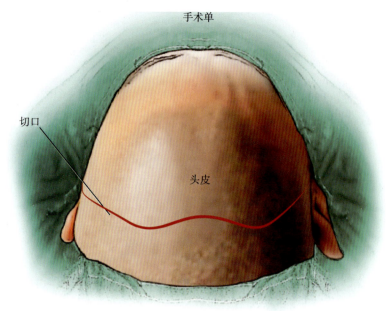

图36-2 头部已经备皮,切口恰位于双侧耳屏前面

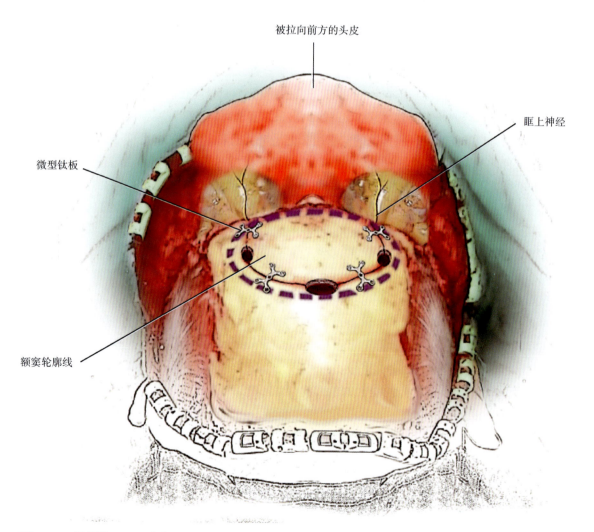

图36-3 沿骨膜下平面分离,将头皮向前牵拉至眶上嵴,眶上神经清晰可见。额窦的轮廓被勾勒在额窦前壁上。一旦截骨完成,在移开骨瓣前将微型钛板(MP)拧在骨瓣上

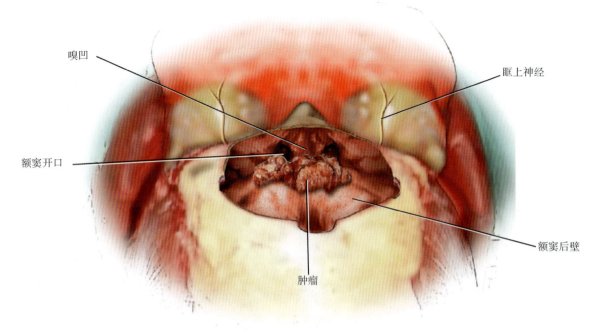

图36-4 额窦前壁移走并切除肿瘤后,辨认出额窦自然开口。确定两侧额窦开口之间的嗅凹,去除额窦开口和嗅凹前方的骨质,建立一个单一的大的新额窦口

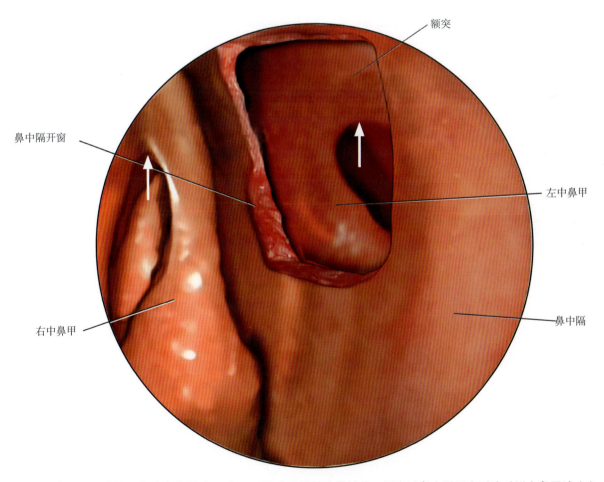

图36-5 鼻中隔开窗的后缘达中鼻甲(MT),下缘应该能够让器械从一侧穿过鼻中隔开窗到达对侧中鼻甲腋(白色箭头),前界须保证对侧上颌骨额突(FP)的清晰视野,开窗向上达鼻顶

鼻外科学

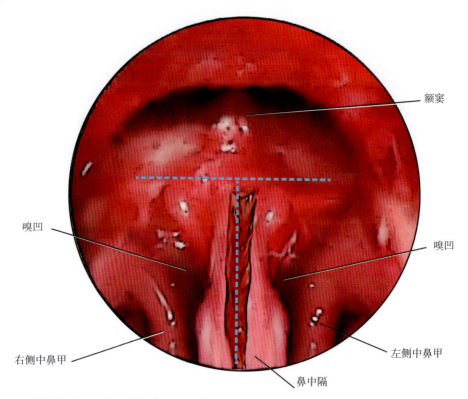

图36-6 观察通过OPF建立的新窦口,已最大化由双侧中鼻甲根部连线和鼻中隔构成的T形额窦口(虚线),用影像导航定位至嗅凹,并以第一嗅觉神经作为后界。侧壁和前壁进一步开放,直至一小部分皮下组织可见。这样能最大限度地扩大窦口

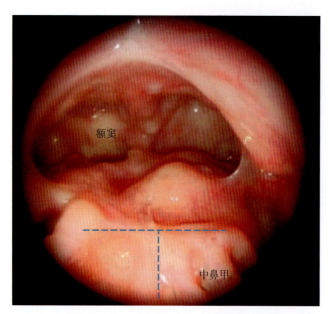

图36-7 新的额窦口的术后图片。T形额窦口(虚线)被尽量磨低,去除部分外侧壁和前壁,因此额窦的前壁可以被看到,从而顺畅地沟通鼻腔

八、术后处置

术后持续口服广谱抗生素2周,镇痛药在10天后逐渐减量。第2天开始用盐水冲洗鼻腔,每天冲洗4~6次,持续2周,然后每天3次持续6周,或直到鼻腔和新的额叶开口完全愈合。由护理人员观察Portovac引流管,24~48小时后一旦引流液消失则拔除引流管。患者于第2~3天出院。第7~10天拆除皮钉。2周时行内镜下清理换药,此后规律进行,直到新的鼻窦开口痊愈为止。一旦愈合,典型的新额窦口应满足从鼻腔清楚地看到所有额窦壁的需要(图36-7)。

九、并发症

OPF的主要并发症包括意外撕裂硬脑膜后的脑脊液漏。发生此种情况时，应立即用脂肪组织浴缸塞法修复，接着以游离黏膜和组织胶加固。替代技术包括多层阔筋膜移植和纤维蛋白胶修复。如果有大的颅底缺损，可使用骨膜瓣作为主要修复层进行关闭。

术后鼻窦感染发生率通常较低，此时骨瓣通常出现相关的炎症和肿胀。骨瓣复位和固定不当可能会导致前额轮廓不正常地隆起，或颅骨和错位骨瓣之间的骨阶。骨瓣的慢性骨髓炎罕见，但急性感染没有得到恰当处理或行放射治疗后，可能影响骨瓣的血液供应，导致慢性骨髓炎。眶上神经血管束的损伤可导致额部和头皮的麻木、疼痛。

十、结果

笔者使用此技术的大多数患者为巨大的骨瘤充满额窦、肿瘤侵犯至鼻窦的外侧或通过额窦后壁进入颅前窝。所有的患者都成功地暴露并彻底切除骨瘤，额窦口仍保持开放便于术后检查。

✓ 精要

- 额窦肿瘤延伸至瞳孔中线以外的患者应考虑行OPF入路与Draf Ⅲ/额窦钻孔联合手术。
- 肿瘤患者都须行CT和MRI检查，可运用程序将两种检查的影像融合，且允许在CT和MRI之间切换，这在确定手术入路和切除时很有用。
- 使用影像导航时，使用三钉头架进行头部固定。
- 在显露的鼻窦骨质上通过影像导航用标记笔勾勒出额窦轮廓。45°角切开骨质。移开骨瓣之前，将微型钛板固定在骨瓣上。
- 肿瘤切除后，两个额窦口之间的骨质应被磨除，形成一个共同的额窦通道。
- 最终获得的共同的额窦开口须满足额窦开口最大化，从下方能清晰地观察嗅神经的要求。
- 复位骨瓣并用微型钛板固定。

✓ 教训

- 眶上神经和血管损伤导致术后并发症。
- 注意嗅凹向前和向内突入自然口。前界可以通过辨认暴露的第一嗅觉神经亦可通过影像导航来确认。这确保了额窦开口的最大化开放，因此得到最大成功的可能性。不了解这种解剖结构常会导致脑脊液漏。

✓ 所需器械

- 标准的ESS器械包
- 直刃微型切割吸引器
- 内镜镜头清洁器（防止钻头喷射污染手术视野）
- Freer带吸引的剥离子
- 选定合适的骨凿
- 高速电钻
- 直的和带角度的切割和金刚石钻头

鼻外科学

- 电动骨锯

（王向东 译）

推荐阅读

Wormald PJ. Salvage frontal sinus surgery: the Modified Lothrop Procedure. Laryngoscope 2003;113（2）:276-283.

Wormald PJ. Endoscopic Sinus Surgery: Anatomy, 3D Reconstruction and Surgical Techniques. New York: Thieme; 2008.

Timperley DG, Banks C, Robinson D, et al. Lateral frontal sinus access in endoscopic skull-base surgery. Int Forum AllergyRhinol 2011;1（4）:290-295.

第37章　骨成形额窦开放术
Osteoplastic Frontal Sinusotomy

Kevin C. Welch

一、引言

骨成形入路额窦手术仍然是治疗额窦慢性炎症或肿瘤性疾病的一种重要术式。但如今正在接受训练的外科医生很少甚至没有遇见过这个曾经是治疗慢性额窦炎金标准的术式。对这种方法的陌生可能是由于鼻内镜技术的成功，使得骨成形额窦切开术已经不再是治疗慢性鼻窦炎的首选方法。然而，在某些情况下，这种径路仍然要优于内镜手术。其适应证取决于患者的病史特点和影像学评估，本章将对此进行描述。

二、病史

慢性额窦炎患者常使外科医生进退两难，因为很多慢性额窦炎可通过充分的前筛和漏斗切除进行治疗。一般来说，这些患者没有广泛的额窦炎症和息肉，或解剖上的阻塞因素而导致其容易发生慢性额窦炎。事实上，除非常规治疗不能缓解症状（治疗疾病），很多情况下都可以避免额窦手术。剩下的大多数人，也可以通过内镜下的额隐窝开放取得满意的疗效。

有过鼻窦手术史的患者，特别是之前经历过鼻外径路鼻窦手术（如Lynch额筛切除术或额窦环钻术），可能会形成顽固的炎症或明显的术后瘢痕，使得内镜手术相当困难甚至无法施行。有前额疼痛、水肿、皮肤红斑、麻木或外观改变等病史，提示有明显的慢性额窦炎症。最后，应记录头部外伤史，标记面部骨折修复处，因为这些骨折可能影响额窦特别是额隐窝区域的正常解剖结构。

三、体格检查

建议进行头颈部全面的查体，重点关注前额和眶周区域。检查头皮有无既往的手术或外伤痕迹，包括裂伤、双额/冠状切口、眉弓切口、翼状切口或Lynch切口。皮肤检查包括水肿、红斑、触感、弹性或感觉减退。查体还包括要注意有无眼球突出、眼睑迟滞、瞳孔不等大或眼球运动受限。

还要做全面的鼻内镜检查。内镜检查要注意感染的范围、鼻-鼻窦黏膜的水肿、是否有息肉及是否存在既往的手术瘢痕及其范围。术者需要寻找额窦阻塞的征象，如中鼻甲外移、钩突残留、没有切除的鼻丘气房和肿瘤。如果额隐窝已经在之前开放了，则要用70°或45°镜检查额隐窝，观察疾病的表现。

四、适应证

骨成形额窦开放术适合所有的额窦疾病，包括额窦周边的疾病，如纤维性骨占位（骨纤维发育不良，骨化纤维瘤），良性肿瘤（如骨瘤），额窦后壁缺损导致的脑脊液鼻漏，额窦骨折累及额隐窝，黏液囊肿及额隐窝气房阻塞。以往发作过的波特肿块会遗留额窦炎症或瘢痕，通过内镜技术难以到达。通过影像学回顾可以发现大量的骨炎或骨髓炎，需要钻孔来消除复发的感染源。骨成形额窦开放术还可以联合内镜径路，用于治疗上述疾病及需要"上下同时"入路的手术。

五、禁忌证

骨成形额窦切开术的禁忌证相对较少。如果良性或恶性肿瘤累及额骨并向外侵犯超过额窦边界，那么该术式是不适用的。因为在这种情况下骨成形入路不能进行肿瘤学切除，而需要考虑更加彻底的术式（如前颅骨切除术）。除此之外没有其他的绝对禁忌证。其他的禁忌证可认为是相对的。如前所述，该入路一般不作为首选的额窦术式。另外，局部因素如放疗史，严重的额窦创伤，尤其是后壁损伤，以及病变（如内翻性乳头状瘤、变应性真菌性额窦炎、脑脊液鼻漏）的范围和程度决定了是否联合额窦封闭或需要附加内镜手术。全身的禁忌证如严重的心肺疾病及出血倾向者也应视为相对禁忌。

尽管骨瓣成形手术的绝对禁忌证相对较少，但是如果要联合额窦封闭，在某些窦内黏膜难以完全去除的情况下还是比较困难的。合并较大的眶上气房的额窦，其前后径狭窄时则较难通过器械切除全部黏膜。如不能完全去除窦内黏膜，会增加术后黏液囊肿形成的风险。另外一个例子是额窦疾病导致眶上壁存在骨质缺损。在这种情况下，窦内的黏膜常与眶筋膜相粘连，若完整去除黏膜可能会伤及其下的眶筋膜。

六、术前计划

多种切口可用于额窦开放，如双额/冠状、额中部、眉弓或翼状切口。切口的选择取决于暴露的需要和患者的情况（如年龄、性别、额纹、男性脱发及既往的手术瘢痕），以及术者的经验和偏好。在大多数病例，双额/冠状切口可以使整个额窦获得更好的暴露，对外观的影响最小，适用于男性和女性患者。但这种术式操作比较烦琐，而且可能不适用于男性秃顶患者。其他切口可以提供充分的暴露但可能遗留面部瘢痕。因此，在术前要与患者充分沟通。由于双额/冠状切口暴露最佳，因此本章将对该入路进行阐述。

作为诊断评估的一部分，所有的患者均应进行影像学检查。CT在对额窦及额隐窝骨质形态学评估方面是最好的。注意观察骨质增生、黏液囊肿形成和局部缺损等征象，并依此判断骨成形额窦开放术是否优于鼻内镜径路手术。如果怀疑肿瘤则应辅以MRI检查。

手术中勾勒额窦轮廓及进入额窦的方法决定了术前需要做立体定向导航CT扫描还是传统的科瓦氏位X线片。如果术者计划用立体定向导航技术描绘出额窦的边界，就没有必要做科瓦氏位片，但当影像导航不能精确定位或需要进一步确认时，后者不失为一种补充、替代方法。如果术者选择更为传统的方法，则可以打印两张科瓦氏位片——一张作为参考，另一张消毒后在术野作为模板。

七、手术技术

患者仰卧位于手术台。麻醉诱导后，床头抬高，使患者头部的高度有利于手术操作。眼睑缝合一针或放置角膜保护罩以保护眼睛。面部和头皮消毒。

双额/冠状切口经耳前皱褶跨过头皮到达对侧。切口方向向前，距发际线后2cm。设计切口顶点在头皮最高点，便于在手术结束时对皮（图37-1）。可沿切口走行范围备头皮。切口用含1：100 000肾上腺素的1%利多卡因浸润麻醉。从中线开始，刀锋倾斜以毛囊角度切开皮肤。锐性分离皮下组织或谨慎地使用电刀，后者会对头皮毛囊造成不可逆的损伤。建议用头皮夹止血（图37-2）。接近耳屏处时要小心，该区域分布有颞浅动脉分支和面神经额支。在帽状腱膜下水平或骨膜下水平剥离皮瓣（图37-3）。骨膜是否需要保留备用取决于额窦内的病变类型（如肿瘤或脑脊液漏时须用到颅骨膜瓣）。如果骨膜没有掀起，沿帽状腱膜下水平剥离，则在眶上缘上方2cm处做骨膜切口，以便将眶上神经血管束连同头皮瓣一起翻起。由于面神经额支走行于浅表肌肉腱膜层中，因此需要沿颞上线将颞顶筋膜由颞深筋膜表面剥离以对其进行保护。眶上和滑车上神经血管束在前方交汇。如果为切迹，神经血管束可以随头皮瓣被掀起。如果存在裂孔，则用高速钻或Kerrison咬钳和冲洗器通过切除骨孔下部来游离神经血管束。

将科瓦氏位片模板放在额骨上，用记号笔画出额窦的轮廓，包括眶内侧缘和鼻额缝。要仔细考虑模型的精确性，因为这个方法可能带来误差。将模板参照物贴在患者的额头上比量一下大小。为了防止误入颅前窝，可以把模板做的小一点再描画额窦边界。可使用动力铣刀、摆锯或线锯进行颅骨切开。

另一种方法是使用立体影像导航技术，做头皮切口后立即将颅脑导航基准点固定于头骨。在尸头解剖研究中，使用立体导航优于科瓦氏位X线片和透视，并且几乎不需要克服学习曲线。使用注册探头标记出额窦轮廓（图37-4）。通过注册探头在额窦区域滑动，根据重建的CT影像勾画出额窦的边界。可以用电刀或亚甲基蓝沿额窦边缘进行标记。用动力锯或铣刀在窦内做骨瓣（图37-5）。将骨凿插入骨瓣上方并撬起额窦前壁。如果阻力较大，则需要继续切开骨瓣下部或窦内骨隔。如果还有骨膜保留在额窦前壁骨瓣上，则将其向下翻起来显露额窦。如果没有，则将前壁骨瓣移除并保存待用。此时，可以直视观察整个额窦及额窦和额隐窝内的病变（图37-6）。

额窦各种疾病的治疗不是本章讨论的目的所以，在此仅提供额窦疾病治疗的总体方案。明确额窦病损后（如肿瘤切除、去除感染骨质或瘢痕组织等），需要根据病理类型及额窦附带损伤的评估来决定治疗方案。在慢性炎症性疾病中，额窦内的黏膜和纤维变性组织要完全去除。另外一些病例，如仅切除良性病变如骨瘤或额隐窝气房，则应将其周围黏膜和额隐窝本身的损伤降到最小。如果额隐窝不受影响，

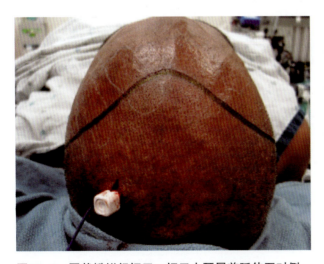

图37-1 冠状瓣拟行切口。切口由耳屏前延伸至对侧。切口方向向前，设计顶点有助于估计头皮瓣的终点。在皮瓣的后方做一切口，用来将导航基准点固定于颅骨

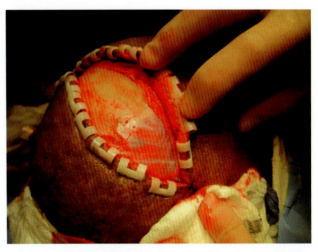

图37-2 沿一定角度切开头皮，有利于头发生长以掩盖瘢痕。电凝会损伤毛囊，建议使用头皮夹止血。皮瓣向前翻起，将颞顶筋膜自颞深筋膜浅层剥离，以识别颞上线并保护面神经额支

鼻外科学

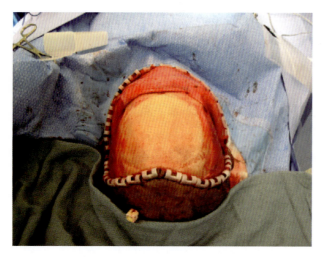

图37-3 头皮瓣（该例为沿骨膜下水平剥离）向前翻起至鼻额缝。两侧掀起至眶缘，可见眶上神经血管束

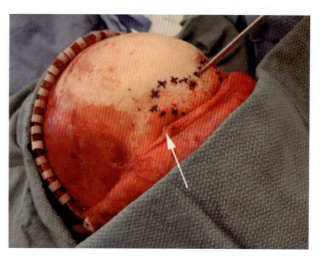

图37-4 尽管X线胶片模板可用于标记额窦边界，但笔者仍倾向于通过立体导航来（用记号笔）勾画额窦轮廓。右侧眶上缘可见眶上神经血管束

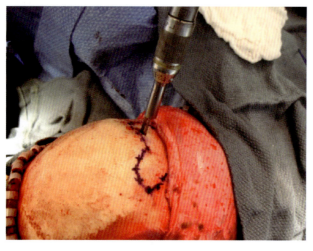

图37-5 通过立体导航勾画出额窦边界后，可以使用各种动力器械或骨凿沿前壁截骨。本例中使用的是铣刀

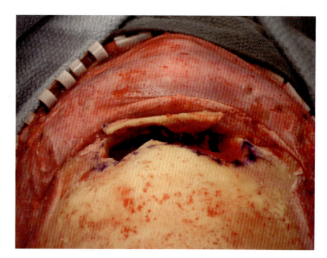

图37-6 骨成形额窦开放术中前壁移除。去除骨瓣后，可在直视下观察额隐窝及整个额窦。此时需要根据病变切除的范围及额窦黏膜的损伤程度决定是否封闭额窦

可以完整保留额窦内的黏膜。否则，就要考虑封闭额窦。如果要尽量保留额窦的功能，则需联合内镜下改良 Lothrop（Draf Ⅲ）手术，重建已经严重损伤的额窦黏膜。这种"上下联合"的方法可用于整个额窦和隐窝的全切，以及额窦病损的全切。如果需要封闭额窦，则必须要去除所有黏膜。在显微镜视野下，使用高速金刚钻打磨骨壁，去除所有的残留黏膜。注意不要误入相邻的眶上筛房，如果确认有明显的眶上筛房，要考虑经鼻内镜下筛窦切除术。额窦前壁也要用同样的方法处理。如果硬膜表面有骨质缺损，则硬膜要用双极电凝处理，或考虑不封闭额窦，因为硬膜表面很可能有黏膜残留。对于内翻性乳头状瘤或变应性真菌性鼻窦炎，建议不要封闭额窦以便随访观察。如前所述，可以辅以鼻内镜下额窦开放。

一旦完成，额隐窝需要用骨粉、颞肌或筋膜封堵，以闭塞额窦。封闭额窦可使用脂肪组织、骨松质及合成材料。笔者倾向于用使自体材料如腹部脂肪组织，而不用合成材料以降低发生术后感染的风险。如果需要，可以通过脐周切口采集腹部脂肪组织块。腹部脂肪组织采集后，腹部创腔需要彻底冲洗，仔细止血。如果取的脂肪组织比较多，则须放置负压引流并深部缝合封闭无效腔。如果所取组织不大，则逐层闭合术腔，切口涂抹杆菌肽软膏。

如遇肿瘤过大或为恶性，须切除额窦后壁，则应取颅骨膜瓣（图37-7）并沿前额凸面铺于窦内。

额窦前壁复位并用钛板固定（图37-8）。以笔者的经验，只要鼻额管封闭，额窦与鼻腔分离，或额窦引流通畅，或内镜下额窦开放充分，则暴露的钛螺钉不会引起明显的问题。术腔充分冲洗，逐层缝合头皮。可留置引流（一般不需要），头部简易包扎24小时。

八、术后处置

术后短期内不需要特殊处理，只做局部护理：切口使用抗生素软膏，引流管处理（如有留置），以及镇痛。全身抗生素的应用由术者依据病变性质决定。术后10~14天拆除皮钉。

长期随访的制定依赖于病理性质。如果骨成形额窦开放术的目的是治疗慢性炎症，则随访或病情进展时应行CT和（或）MRI检查。依据肿瘤的特点定期随访复查CT和（或）MR影像。

九、并发症

骨成形额窦开放术的并发症可分为围术期和术后远期并发症。围术期并发症一般来说与血管损伤、神经损伤和（或）感染有关。头皮血供丰富，做切口时可能大量失血；因此推荐切开前注射1：100 000的肾上腺素并使用头皮夹止血。此外，如果患者既往做过头皮切口，颞浅动脉的损伤可能导致头皮瓣的前外侧部分缺血。

面神经的额支和三叉神经的眶上支及滑车上支有损伤的风险。面神经额支走行于颞深筋膜浅层，如果没有在正确的软组织层次分离头皮瓣，有可能会损伤到。额支损伤可导致上睑下垂和面部不对称。在眶上缘附近剥离皮瓣时会遇到滑车神经和眶上神经。必要时在术前对相关小孔和（或）切迹进行识别，

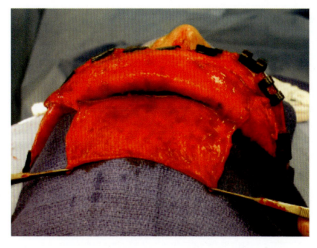

图37-7　如须取用颅骨膜瓣，可随后由颅骨表面剥离。术者需要注意两侧勿过度延伸，以免伤及面神经额支

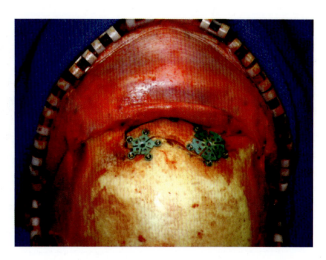

图37-8　额窦前壁复位并使用金属丝或钛片固定

以便在这些结构周围分离皮瓣时有所准备。如果前述神经受损可出现前额部感觉减退。

在切除额窦前壁和清理病变时，额窦后壁可能受损，而硬脑膜撕裂可能导致脑脊液漏甚至脑实质损伤。无论发生哪种情况，都应谨慎地请神经科医生会诊。简单的硬膜撕裂和脑脊液漏可用颞筋膜沿硬膜缝合修补。

感染比较罕见，通常是由于技术的原因或鼻窦污染。出于谨慎考虑，在围术期应用抗生素，但大多没有研究依据。最好是有细菌培养结果作为指导。

额窦黏液囊肿是远期并发症之一。由于额窦内的黏膜没有被完全去除，所分泌的黏液潴留所致。进行性增大的黏液囊肿会侵入额部的软组织——如果感染可导致波特肿块。侵蚀可能累及眶部，并引起外观畸形和视力障碍。最后累及前颅窝而导致脑组织压迫。黏液囊肿的感染可以继发眶内和（或）颅内的感染。因此，在额窦封闭之前务必要清除所有黏膜。最后，手术可能导致外观改变。同其他所有切口一样，可能形成瘢痕；这在男性脱发者则尤为明显。在其他男性或女性患者中，沿着切口的瘢痕组织会影响头发的生长，过度凝烧会导致毛囊坏死。

十、结果

过去很多年，骨成形额窦开放术被认为是治疗慢性额窦炎的金标准。这种手术已在临床中应用了50多年，积累了许多相关的文献综述及长期随访信息。在大宗病例报道中，骨成形瓣的修正手术率约为4%，高达93%的患者症状得到了完全缓解。围术期的并发症包括疼痛、感染、腹部伤口相关并发症（感染、血肿、皮下积液），以及外观改变（前额膨隆），总体发生率约为15%。

然而，该术式存在一定的失败概率。很多失败病例，如黏液囊肿形成、感染，可通过施行"解除封闭"的手术进行挽救，特别是内镜下改良Lothrop或Draf Ⅲ手术。采用这种挽救性手术可使90%的患者症状得到改善。

尽管已经被更为流行的内镜额窦手术所取代，骨成形额窦开放术在内镜时代仍不失为一种可行的术式，尤其是有内镜手术禁忌时。

✓ 精要

- 因为骨成形额窦开放术可能并不能被作为额窦手术的首选术式，故在手术治疗前，全面的查体、内镜评估及影像学检查对理解患者的临床表现和选择治疗方案都非常重要。
- 与其他外科手术一样，需要与患者沟通预期效果，以帮助其理解外观方面及面部切口相关的风险。
- 双额或冠状径路可在骨膜的浅面或深面完成。
- 在合适的组织层次进行剥离可避免直接损伤面神经额支和颞浅动脉及其分支。
- 接近鼻额缝时，应仔细解剖有助于避免损伤眶上神经血管束。
- 在立体导航探针引导下用笔或电刀标记出额窦边界。
- 使用骨凿或铣刀进行额骨切开，可先沿额窦边界钻出引导孔。
- 如果须封闭额窦，务必要细致彻底地去除所有窦内黏膜。可借助显微镜和精细的金刚钻。如果有黏膜残留，则将来有形成黏液囊肿的风险。

教训

- 外科技术粗糙，尤其是双额/冠状切口，过度应用电烧会导致瘢痕明显和头发受损。
- 不注意解剖的层次可能导致单侧或双侧面神经额支受损而引起提眉无力。
- 不注重眶上和滑车上神经孔/切迹的解剖可能会导致神经血管束的损伤并引起前额皮肤感觉障碍。
- 在使用6英寸（译者注：原文为英尺，怀疑有误）的科瓦氏位片裁剪的模板时一定要多加注意，如果过度扩大骨窗会导致脑脊液漏或脑损伤。
- 如果没有用显微镜彻底切除额窦内黏膜会导致窦内黏膜再生并形成黏液囊肿。
- 额窦前壁复位欠妥会导致前额膨隆。

所需器械

- 钝性和锐性耙状牵开器
- 剥离子或头皮夹
- 骨凿
- Kerrison咬骨钳，凿子
- 单极或双极电凝
- 高速钻带切割和金刚石钻头
- 打导航孔的钻头
- 标准的开颅或颌面钛板

致谢

Alexander G. Chiu, 医学博士, 教授, 美国亚利桑那州图森市亚利桑那大学耳鼻咽喉头颈外科主任。

（佘文煜 译）

推荐阅读

Macbeth R. The osteoplastic operation for chronic infection of the frontal sinus. J Laryngol Otol 1954;68:465－477.

Montgomery WW. Osteoplastic frontal sinus operation: coronal incision. Ann Otol Rhinol Laryngol 1965;74:821－830.

Sessions RB, Alford BR, Stratton C, et al. Current concepts of frontal sinus surgery: an appraisal of the osteoplastic flap-fat obliteration operation. Laryngoscope 1972;82:918－930.

Hardy JM, Montgomery WW. Osteoplastic frontal sinusotomy: an analysis of 250 operations. Ann Otol Rhinol Laryngol 1976;85:523－532.

Loevner LA, Yousem DM, Lanza DC, et al. MR evaluation of frontal sinus osteoplastic flaps with autogenous fat grafts. AJNR Am J Neuroradiol 1995;16:1721－1726.

Weber R, Draf W, Keerl R, et al. Osteoplastic frontal sinus surgery with fat obliteration: technique and long-term results using magnetic resonance imaging in 82 operations. Laryngoscope 2000;110:1037－1044.

Anand VK, Hiltzik DH, Kacker A, et al. Osteoplastic flap for frontal sinus obliteration in the era of image-guided endoscopic sinus surgery. Am J Rhinol 2005;19:406－410.

Hahn S, Palmer JN, Purkey MT, et al. Indications for external frontal sinus procedures for inflammatory sinus disease. Am J Rhinol Allergy 2009;23:342－347.

第38章 Riedel 术
The Riedel Procedure

William Lawson

一、引言

额窦外科手术在过去两个世纪内经历了由令人生畏的外入路、到微创内镜技术的发展过程。影像学、内镜和外科技术的发展给额窦疾病的治疗带来了革命性的变化，并已形成了新的诊疗标准。额窦的处理是所有鼻窦中最具挑战性和争议的。手术导航扩展了内镜在额窦手术中的应用，但暴露困难、再次狭窄和新骨形成限制了其应用。鼻外入路是外科医生治疗慢性额窦炎的必备技能，但通常限于内镜手术失败的病例。对于经过多次鼻外入路和内镜手术仍旧治疗失败的慢性鼻窦炎患者而言，环钻术、额筛切除术、骨成形闭塞术是重要的治疗方法。Riedel术是一种闭塞性、毁容性的手术。尽管很少使用，但它是额窦慢性骨髓炎唯一确切有效的治疗方法。

额窦的手术历史总体分为4个阶段：①经鼻外开放及引流手术；②经鼻外通气手术；③鼻外入路微创手术；④鼻内入路微创手术。随着技术的不断进展，逐步摆脱了在无抗生素时代急性和慢性额窦炎的高发病率和病死率的严峻状况。手术方式的选择包括鼻外引流、去除病变骨质和重新开放引流通道以使鼻窦通气。

鼻外入路处理额窦病变起源于19世纪末的欧洲。Ogston和Luc分别于1884年和1886年描述了额窦前壁钻孔术后实施窦内病变刮除，并建立额窦通过引流管经筛窦气房向鼻腔的引流。1890年，Nebinger将这种技术改进为直接通过钻孔处向外引流。1895年，Kuhnt报道了经眉弓切口的根治性手术：去除整个额窦前壁、刮除窦内容物并切除额窦底。其缺点包括导致畸形、恢复时间长、不能清除深部气房。1894年，Jansen尝试保留额窦前壁以使术后外形更加美观。1906年，Ritter对Jansen的技术进行了改良，去除部分额窦前壁以更好地到达额隐窝。

1898年，Riedel提倡最为根治性的手术，即切除额窦前壁、底壁、上颌骨额突及前组筛房。尽管Riedel手术通过闭塞获得了最大的治愈效果，但因此产生的面部畸形仍然是其最大的缺点。1903年，Killian希望通过保留眶上嵴尽可能缩小畸形程度，然而，这样却降低了闭塞的成功率。他还主张用黏膜瓣对鼻额管进行一种耗时的重建术。1908年，Knapp介绍了经眶去除额窦底，并大范围切除筛窦的手术。由于外观可接受、同时相关的筛窦病变全部获得切除，该术式获得了流行。然而由于鼻额管再次狭窄，鼻外额筛切除术（Lynch-Howarth术）也有较多远期失败的病例。

1912年，Lothrop提出可通过切除额窦中隔、鼻中隔上部及双侧筛窦，形成一个大的共腔鼻额管。尽管创造了一个非常宽畅的引流通道，但纤维化及再狭窄致使远期疗效仍不理想。到了1940年，Mosher提倡根治性切除额窦前后壁和底壁，以促使窦腔闭塞颅化来治疗额骨骨髓炎。对于鼻窦炎颅内并发症、肿瘤切除及严重外伤的病例，那些认为在需要切除额窦时应注重改善外观的医生目前也支持通过切除后壁使额窦颅化。

抗生素的应用、影像技术的进步及器械的改进，是使鼻窦手术向美容和微创内镜技术发展的关键。其中，额骨骨膜瓣技术为一个分水岭。19世纪，欧洲的Kocher，Schonborn和Brieger阐述了将带蒂额骨骨膜瓣应用于额窦手术的技术。同时，Beck，MacBeth等强调利用影像学模板可提高手术的安全性。南美的Bergara和北美的Montgomery，Goodale是将额骨骨膜瓣与现代脂肪填塞术结合的先驱。由于美容效果的改善和根除额窦感染成功率的提高，该手术已成为最受欢迎的鼻外入路术式。

纤维内镜的引入使得经鼻置管并扩大鼻额管引流通道在技术上可行、有效而且更加安全。鼻内的额窦开窗术并非新技术。自20世纪末起，已开始在内镜下进行磨骨、去除黏膜、置入支架和广泛开放筛窦，以及切除或重建鼻额管。然而，无法长期保持鼻额管开放仍是一个问题，并将导致反复感染和黏液囊肿形成。Draf介绍了内镜下改良的Lothrop术式，将双侧鼻额管融合成一个巨大的共同引流通道，明显增加了额窦长期开放的机会。

在这些里程碑式的文献中可以看到鼻内和鼻外入路额窦手术历史的回顾和早期的引文。然而迄今为止，仍有少数难治性慢性额窦炎困扰着经验丰富的鼻窦外科医生。这些病例历经了多次鼻内及鼻外入路手术，包括骨性闭塞术，但效果仍不理想。这些经反复药物和手术治疗失败的病例，提示可能存在慢性骨髓炎，必须立即积极治疗以阻止其在骨内进一步播散和颅内并发症的发生。在这种情况下，根治性切除手术成为治疗的必要手段。

二、病史

须行Riedel手术的典型患者一般接受过多次额窦手术。通常在过去数年甚至数十年中，内镜和鼻外入路手术患者均经历过，但仍受慢性额窦炎困扰。最终共同的结局为额骨发生骨髓炎。出现的症状包括额部头痛及局部肿胀、额窦皮肤瘘管的持续流脓、眶受累时出现的眼部症状（复视、眼肌麻痹、突眼）或颅内受累时引起的精神状态改变。

三、体格检查

额窦病变可引起软组织、眼眶或神经系统并发症。这些并发症可单独存在或并存。最常见的体征为额部触痛、水肿和红肿，这与骨膜下脓肿或Pott肿块的表现相一致。虽然额窦皮肤瘘管和外观畸形较少发生，但其存在提示疾病进展（图38-1A、B）。眶并发症包括复视、突眼、眼球向下移位、隔前或隔后眶蜂窝织炎及脓肿形成（图38-2）。当感染播散透过额窦后壁板障后，将导致硬膜外和硬膜下脓肿，应注意是否存在神经系统体征（图38-3）。

四、适应证

额骨慢性骨髓炎。

五、禁忌证

额窦急性骨髓炎。

鼻外科学

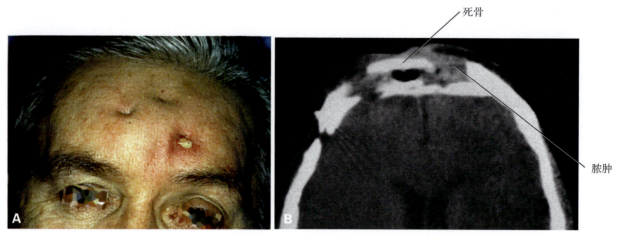

图38-1 A.照片示额窦慢性感染的患者继发皮肤瘘管。B.该患者的CT影像

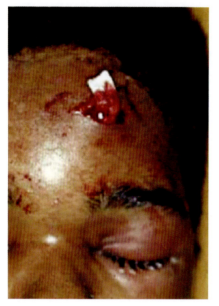

图38-2 照片示眼眶脓肿继发额窦皮肤瘘管的患者

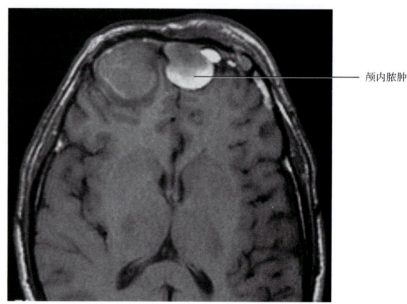

图38-3 MRI显示颅内脓肿

六、术前计划

对于接受Riedel手术的患者，影像学检查是术前评估的重要组成部分。鼻窦CT可用来评估额窦大小和气化程度、是否存在眶上筛房和黏液囊肿，以及面部骨骼损伤的范围，包括颅内和眶内损伤。高分辨率CT可以很好地区分骨和软组织，所以可用来确定病变的范围。怀疑脓肿时应给予造影剂。MRI作为CT扫描的补充可评估额窦疾病的颅内并发症。

核医学显像可用于诊断和评估骨髓炎。三相骨扫描、白细胞示踪和FDG PET扫描是放射影像常用的检查方法，通常在CT扫描后进行检查。三相骨扫描对于急性骨髓炎具有较高的诊断价值，但在术后或创伤后的病例中其有效性会受到限制。与三相扫描法相比，铟-111标记的白细胞闪烁显像示踪法对慢性骨髓炎更为特异，此时应作为常规检查。白细胞示踪法不仅可用于诊断和定位骨髓炎区域，还可以用于评估对治疗的反应和感染根除的情况。

七、手术技术

可采用前额或冠状手术切口，这取决于男性的发际线、既往手术切口的位置及病变累及的范围。由于双冠切口可以制备骨瓣和单独的骨膜瓣，所以更受青睐。笔者采用斜行的双冠切口以尽可能降低脱发的风险。切口深达帽状腱膜下，然后掀起双冠状皮瓣。当伴有额窦后壁及颅内病变时，如硬脑膜受累伴有硬膜下或硬膜外脓肿时，掀起的骨膜瓣可用来封闭前颅底缺损并防止脑脊液漏。当存在额窦皮肤瘘或发际线后移改变了所用入路时，海鸥翼状、蝶形或额正中切口将更为合适。但这些入路无法制备骨膜瓣。

掀起软组织瓣暴露骨髓炎区域，额窦前壁破碎，呈虫蚀样、白垩样外观（图38-4）。用咬骨钳去除骨质直至能有活动性出血的区域。因为板障受累可使感染广泛播散，所以骨切除的范围需要超过额窦的界限。应注意即便如此，如果有微小的感染灶存在，最终仍将导致复发。同样原因，如果额窦后壁有骨髓炎证据，亦应予以切除。

仔细地去除病变骨质后，用骨膜剥离子彻底刮除窦腔内黏膜，从而为骨成形瓣做好准备。去除眶上和额外的筛窦气房。用金刚砂电钻磨除额窦后壁彻底清除残余黏膜，后者可沿Breschet板障静脉分布，引起继发性黏液囊肿和颅内播散。用同样的方式清除鼻额管黏膜，并用颞肌筋膜封闭。

充分暴露并磨低眶上区域，以使额部皮肤塌陷、贴覆缺损并完全封闭术腔。尽可能保留眶上神经和滑车上神经。手术的缺点在于会导致一定程度的面部畸形，其严重程度取决于眶上嵴的突出程度（图38-5A、B）。如果额部畸形较为严重，可以考虑二期颅成形术，一般可用异体材料（丙烯酸）或自体骨移植。

用单极或双极电凝止血。如果采用双冠切口，

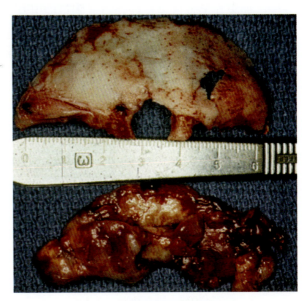

图38-4 Riedel手术切除的标本

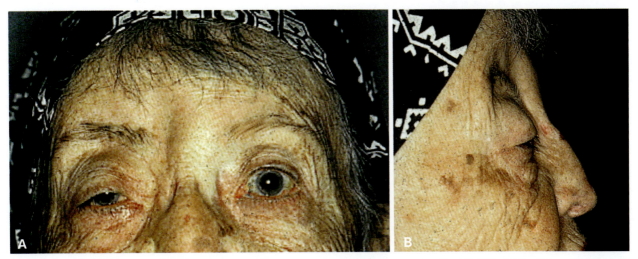

图38-5 A. 患者接受Riedel术后数月的照片（额面观）。B. 患者接受Riedel手术后数月的照片（侧面观）。注意眶上缘的切除导致面部畸形加重

可留置1/2英寸长的Penrose引流管,然后逐层关闭头皮切口,用3-0 Vicryl线缝合帽状腱膜、皮钉或2-0 Prolene线缝合真皮和表皮。如果采用额部切口,可以用4-0线埋藏式缝合真皮,5-0尼龙线缝合表皮。最后用杆菌肽涂抹切口、三溴酚铋药贴覆盖和蓬松的纱布包扎头部。

八、术后处置

根据伤口细菌培养及药敏结果调整静脉输液广谱抗生素的治疗方案。在感染科医生指导下应用抗生素3~6周。术后24小时更换伤口敷料,并拔出Penrose引流管,之后患者即可出院。术后应嘱患者在切口处涂抹薄层杆菌肽软膏,每天2次,更换纱布敷料以免损伤额部软组织并使其贴于额窦后壁。

九、并发症

各种手术入路所致的并发症见表38-1。伤口的并发症诸如血肿、瘢痕疙瘩和感染等罕见但也有可能发生。如果在毛发区做皮肤切口,则可能引起脱发。在眶上/滑车上神经血管束周围解剖分离可能会引起暂时或永久性的额部皮肤感觉减退或缺失。面部畸形是Riedel手术预料中的结果,只不过畸形的程度取决于骨质切除的多少和眶上嵴受累的范围。复发性黏液囊肿和(或)复发性骨髓炎并不少见,必须积极处理。不正确的解剖会损伤面神经的额支,从而导致额肌无力。术中损伤硬膜可能会导致脑脊液漏和(或)颅内并发症,如脑膜炎或颅内脓肿。应强调的是,扎实的解剖知识、术中精细操作并注意细节,大多数并发症是可以避免的。

表38-1 Riedel手术相关并发症

- 脱发
- 硬膜损伤、脑脊液漏、颅内脓肿
- 血肿
- 感染
- 瘢痕疙瘩/营养不良性瘢痕
- 黏液囊肿
- 头皮坏死
- 骨髓炎复发
- 眶上或滑车上感觉丧失/感觉异常/感觉减退
- 面神经分支损伤

十、结果

难治性额窦炎是一种罕见的疾病,通常需要在三级医疗中心治疗。表38-2显示了西奈山医学院的治疗经验。16例慢性骨髓炎的患者接受了Riedel手术,并发症的发生率为37%(6/16)(译者注:表中呈现了7例患者的并发症,此处应为7/16,43.75%)。1例患者发生持续性脑脊液漏,须行开颅手术修补;1例患者因额窦后壁骨质缺损而发生脑膨出,需要用颅骨骨膜瓣进行修补。2例患者出现了复发性帽状腱膜下脓肿,其中1例患者及另外1例发生了硬膜外脓肿。此外还有1例患者出现了颅内脓肿。这些患者后续都接受了开颅手术来进行引流和清除残留的骨髓炎。

第38章 Riedel术

表38-2 西奈山医学院20年间(1974—1993)完成的Riedel术式

姓名	性别/年龄	病因	年份	既往手术	并发症
JB	男/24	创伤	1989	额部探查	
JB	女	感染	1986	多次鼻内手术	黏液囊肿，脑脓肿
JB	男/46	感染	1987	多次鼻内手术，骨成形术	帽状腱膜下/硬膜外脓肿，硬膜穿孔
TB	男/55	感染	1974	多次鼻内手术	
MC	女/56	肿瘤	1992		脑膨出
RH	男/43	创伤	1990	骨成形术，开颅手术	
JM	男/39	感染	1982	多次鼻内手术	
TM	男/72	感染	1990	鼻内手术，Lynch 手术，骨成形术	
HP	男/86	感染	1984	鼻内手术，骨成形术	帽状腱膜下脓肿
JP	男/55	感染	1984	多次鼻内手术	脑脊液漏，硬膜穿孔
RP	男/54	创伤	1979	开颅手术	
ET	男/24	感染	1985	鼻内手术，钻孔术，骨性闭塞术	
RW	男/38	创伤	1986	裂伤修补术	脑膨出
WW	男/60	感染	1976	多次鼻内手术	
WW	男/20	感染	1981	鼻内手术，骨成形术，开颅手术	硬膜外脓肿
VZ	男/42	创伤	1984	Lynch 手术	

✓ 精要

- 任何残留的病灶都可能导致持续感染，应清除全部死骨和影像所示的受累气房。
- 鼻窦黏膜必须仔细去除，因为即使是看起来很彻底的手术，发生黏液囊肿也并不少见。
- 切除眶上缘的骨质使皮肤能够塌陷、贴覆缺损。这将导致面部畸形，应在术前告知患者。
- 在10%~20%的病例中，眶上神经血管束的出口高于眶上缘1cm。
- 如果患者完全没有症状，或钢标记白细胞扫描结果为阴性，建议将颅骨成形术推迟至1年后再施行。应注意在几年甚至十年后仍可能出现复发性骨髓炎。

✓ 教训

- 前/后壁骨质去除不充分。
- 眶上缘骨质切除不够，皮肤未塌陷。
- 未能完全去除窦内黏膜。
- 未能去除与额窦相通的全部筛窦气房。
- 未能闭塞鼻额管。
- 未能彻底去除伴随的的黏液囊肿。
- 未能引流颅内的化脓性病灶。
- 未能封闭全部硬膜缺损或脑脊液漏。
- 术前或术后抗生素菌谱覆盖不全或疗程不足。

鼻外科学

> ✓ **所需器械**

- 常规头颈手术包
- 直或弯凿、锤子
- 摆锯
- 综合动力系统（Stryker电钻）和各种型号的金刚砂钻头

致谢

衷心感谢Robert Deeb, MD对本章撰写工作的出色帮助。

（杨大章　赵　宇　译）

推荐阅读

Mohr RM, Nelson LR. Frontal sinus ablation for frontal osteomyelitis. Laryngoscope 1982;92（9 Pt 1）:1006‐1015.

Marshall AH, Jones NS. Osteomyelitis of the frontal bone secondary to frontal sinusitis. J Laryngol Otol 2000;114（12）: 944‐946.

Younis RT, Lazar RH, Anand VK. Intracranial complications of sinusitis: a 15-year review of 39 cases. Ear Nose Throat J 2002; 81（9）:636‐638, 640‐632, 644.

Raghavan U, Jones NS. The place of Riedel's procedure in contemporary sinus surgery. J Laryngol Otol 2004;118（9）:700‐705.

Akiyama K, Karaki M, Mori N. Evaluation of adult Pott's puffy tumor: our ve cases and 27 literature cases. Laryngoscope 2012; 122（11）:2382‐2388.

第39章 柯-陆手术
The Caldwell–Luc Technique

Berrylin J. Ferguson

一、引言

柯-陆手术是通过唇龈沟上方切口、经上颌窦前壁开窗进入上颌窦的一种外入路术式。该手术以美国的George Walter Caldwell和法国的Henri Luc的名字命名。前者于1893年描述了这种手术，后者在1897年描述了类似的技术。在内镜技术发展之前，柯-陆手术是处理上颌窦病变最常用的方法。该技术被用于治疗慢性鼻窦炎、肿瘤活检、进入翼腭区域以结扎上颌动脉或进行翼管神经切断术、到达眶底复位骨折、眼眶减压，以及进入筛窦、蝶窦和垂体窝。当内镜视野和入路受限时，如上颌窦的下方、外侧和前方，该手术仍然是一种有价值的入路。

柯-陆手术常并发因眶下神经损伤所致的面颊部永久疼痛和不适。此外，由于传统的柯-陆手术包括进行较大范围的下鼻道开窗，而这几乎无助于中鼻道自然口的功能改善，所以慢性鼻窦炎患者常遗留持续的鼻窦功能障碍及相关症状。因此在柯-陆手术作为治疗上颌窦疾病唯一入路的年代，耳鼻喉科医生常被告诫："永远不要选择手术治疗鼻窦炎；你永远不会使它们好转。"

目前，柯-陆手术常与鼻内镜联合应用，能够避免许多并发症。同时行有功能性的上颌窦口扩大，由于对眶下神经分布有了更好的认识，在通过尖牙窝进入上颌窦时，避免了眶下神经的损伤，最大限度地减轻了术后感觉异常和麻木。柯-陆手术可应用于大多数上颌窦的良性病变，如感染、变应性真菌性鼻窦炎、真菌球和上颌窦后鼻孔息肉；也被用于治疗较少见的病变，包括肿瘤或癌前病变，如鳞状细胞癌、内翻性乳头状瘤和转移瘤。该手术也被用作直接入路来处理上颌窦后方的翼腭窝肿瘤。

表39-1列出了根据笔者经验和文献报道可能需要进行柯-陆手术的疾病。该术式可用于鼻内镜难以到达的上颌窦外侧、前部和下部的病变，通常联合鼻内镜手术切除上颌窦肿瘤，如内翻性乳头状瘤。它还提供了暴露眶下神经的入路，用来处理如鳞状细胞癌和腺样囊性癌这些以周围神经浸润和沿神经扩散为特征的恶性肿瘤。与鼻内镜技术联用，可确保达到上颌窦后壁、翼腭窝、蝶窦外侧、咀嚼肌间隙和颞下窝，可用于切除经选择的青少年鼻咽血管纤维瘤的病例。柯-陆手术常规用于切除牙源性肿瘤、正颌手术，以及修复眶底、眶下缘或上颌窦的粉碎性骨折。拟进行植牙但牙槽骨过于薄弱的无牙患者，可能需要进行"窦底升高术"，即用骨样基质以增大上颌窦底的厚度。

表 39-1 柯-陆手术的常见适应证

- 侵及外壁、前壁和后外侧壁的上颌窦肿瘤
- 眶下神经受累需一并切除的肿瘤（腺样囊性癌、鳞状细胞癌）
- 显露翼腭窝和蝶窦外侧隐窝的病变
  - 内翻性乳头状瘤
  - 淋巴瘤
  - 转移瘤（少见）
  - 牙源性肿瘤
  - 鳞状细胞癌
- 上颌窦的非肿瘤性病变
  - 变应性真菌性鼻窦炎
  - 上颌窦后鼻孔息肉
  - 真菌球
  - 上颌骨或翼腭区域的侵袭性真菌性鼻窦炎
- 外伤或重建
  - 上颌骨牙槽抬高
  - 口腔上颌窦瘘封闭
  - 开放复位和修复眶底粉碎性骨折
  - 正畸手术

二、病史

进行性面部肿胀及面颊部感觉丧失在上颌窦肿瘤病程中较为常见，并且很可能需要行外入路手术。因为上颌窦病变累及鼻腔时可造成鼻塞或产生脓性分泌物，所以慢性上颌窦炎患者通常主诉鼻部症状。面部疼痛和压迫感是一种非特异性表现，虽然通常不存在鼻窦疾病，但必须排除鼻窦炎。上列牙疼痛是鼻窦病变更特异性的症状，但也可能反映的是齿病。齿病如扩散到上颌窦的根尖脓肿，也是这些症状相对常见的原因，因此对于单侧上颌窦炎性疾病，应常规考虑到这种可能。齿病也可引起上颌窦炎，有30%以上的牙源性上颌窦炎患者会出现上列磨牙不适。

已经存在的眶下神经损伤可能与既往的面部或眼眶创伤有关。由于柯-陆手术最常见的并发症就是眶下神经损伤和面颊部感觉减退或异常，因此应注意已经存在的感觉障碍。鼻腔鼻窦手术史，包括为矫正咬合进行的面中部前徙术，都可能会因窦腔中留存的金属丝导致或并发上颌窦病变；也可能造成了多个通向鼻窦的开口，导致窦口功能障碍，使黏液在窦腔内再循环。鼻内镜手术是纠正再循环最简便的方法。与牙齿整复有关的详细病史，如窦底增高术或植入物的使用，对鉴别上颌窦炎的病因很有价值。在极少数情况下，根管治疗时放置的材料如杜仲胶可能被留在窦腔内，成为持续性疼痛和感染的根源。

三、体格检查

由于上列牙和颊黏膜是柯-陆手术的入路，所以应常规检查。术前要确认是否存在龋齿。虽然牙源性感染是上颌窦炎的原因之一，但其可以非常轻微且口内无明显的感染征象。须用压舌板叩击每颗牙齿

寻找牙痛的证据。应经口腔触诊上颌窦前壁。牙龈充血并没有非特异性，但如果存在，也须及时行正规的牙齿评估。

面部不对称性肿胀非常少见，多为恶性病变的不祥征兆。变应性真菌性鼻窦炎，尤其是儿童患者，经常引起骨骼重构，但一般不会影响到上颌窦前壁。伴面颊肿胀的蜂窝织炎的常见原因多为根尖周脓肿，而不是上颌窦炎，除非上颌窦之前已骨折。眶下神经恰在眶下缘下方的眶下孔穿出，可在骨面上触及一浅凹陷。由于柯-陆手术最常见的并发症是因眶下神经分支受损所导致的感觉丧失或迟钝，因此术前应评估面部的感觉，已经存在的麻木感应予以记录。感觉减退通常提示恶性病变。

上颌窦病变引起的视力改变并不常见。眼球内陷和复视是严重上颌窦不张（隐匿性鼻窦综合征）的晚期表现，这种情况下上颌窦阻塞可导致窦内负压。持续的负压将窦壁向内吸引，造成骨质变薄甚至完全吸收。当影响到眼眶底壁即上颌窦上壁时，由于失去了眶支撑，致使眼球陷入鼻窦，导致眼球内陷。隐匿性鼻窦综合征通常采用鼻内镜手术治疗，但经由尖牙窝置入鼻内镜可能会有帮助，尤其是钩突明显外移时。上颌窦黏液囊肿既能造成眼球内陷，也可导致眼球突出。

四、适应证

在内镜技术应用之前，柯-陆手术是处理上颌窦病变最常用的入路。目前仅用于鼻内镜无法到达的区域，如位于上颌窦外侧壁、下壁或前壁的内翻性乳头状瘤，真菌球或感染极少需要行柯-陆手术。有时，其与内镜联合使用有助于处理上颌窦底的牙齿病变，包括去除异物（如感染性植入物）或碎屑（如根管手术中的杜仲胶）。

在口腔颌面外科中，柯-陆技术常规用于上颌窦底升高术，以加厚上颌窦底的薄弱骨质，为后续的种植牙手术做准备。此外，还常被用于牙源性肿瘤切除、正颌手术及眶底骨折整复。

五、禁忌证

由于行鼻外入路手术存在相关并发症，因此大多数上颌窦病变通常采用鼻内镜手术入路，但是对于内镜不足以处理的病变，则为柯-陆手术的指征。出血素质是内镜和外入路手术共同的禁忌证，但鼻外入路控制出血可能稍容易些。柯-陆手术禁用于牙齿萌出不全和小上颌窦的儿童患者。手术禁忌证还包括存在合并症使得麻醉风险过大，对于这类患者可通过尖牙窝针吸活检来获得上颌窦病变诊断。

六、术前计划

无论外入路还是鼻内镜手术，术前都要行鼻窦 CT 检查。CT扫描提供了关键的细节，并在上颌窦的诊断评估中起着重要作用。拟行手术时须完善轴位和冠位扫描。冠位扫描能更好地显示眶底、上牙槽和鼻窦引流通道。如果 CT 显示窦腔的外侧、内侧或下方有病变，或有骨质破坏的证据，则提示外科医生鼻内镜有可能显露不充分，须采用柯-陆手术。对于孤立或单侧的上颌窦病变，要尤其注意牙齿和根尖周围疾病可能为鼻窦炎的潜在病因。处理上颌窦时还须判断黏膜增厚和囊肿，两者虽然发生率很高，但却不需要手术干预。鼻窦影像显示了潜在的解剖差异，并可为上颌窦病变的性质提供一些信息，虽然最终诊断仍需要组织学确诊。

MRI 扫描有助于分辨鼻窦内的软组织和黏液。MRI还用于怀疑内翻性乳头状瘤时，在增强T1加权像和普通T2加权像上表现为"回旋状的脑回征"。高低信号的交替变化类似于大脑的皮质旋转，这种影像表现可见于大多数内翻性乳头状瘤，而在其他鼻腔鼻窦肿瘤则少见。

罕见地，PET-CT可显示上颌窦的转移癌、淋巴瘤或浆细胞瘤等病变。但PET-CT只用于有远处转移可能的已知肿瘤患者。

术前知情同意不但要包括常见的出血和感染风险，而且也应提及术中为更好地暴露病变，牵拉软组织时可能会损伤眶下神经，导致术后出现面中部和上唇麻木。此外，讨论术后面部的瘀斑和肿胀、抬高头部的作用和推荐的饮食，也会对患者有所帮助。

七、手术技术

手术可在局部或全身麻醉下进行。口腔常规碘伏消毒，尖牙窝以1%利多卡因和1:100 000肾上腺素混合液1～2ml 局部浸润。如果计划行相关的经鼻手术，可使用羟甲唑啉（Afrin）收缩鼻腔黏膜。牵拉上唇，使用15号手术刀或Bovie 针状电刀从尖牙至第一磨牙行唇下切口，距离牙龈至少保留5mm的黏膜缘，以便于缝合切口（图39-1）。对于缺齿患者，考虑到术后早期佩戴义齿，切口应选择在牙龈附着处之上。切开的深度直达上颌窦前壁骨质，用骨膜剥离子将软组织与骨质进行剥离，向上至走行于骨膜下平面的眶下神经。Wormald等描述了前上和中上齿槽神经的分布模式，并确定了经尖牙窝进入上颌窦的穿刺点，即经瞳孔中心的垂直线与经梨状孔下缘水平线的交叉处（图39-2），可使感觉障碍的并发症降至最低。进行柯-陆手术时，可在此处经尖牙窝进入上颌窦，用骨凿或小钻头打开尖牙根部上方的薄骨壁。用Kerrison咬骨钳按需要将骨窗扩大至梨状孔、眶下缘及上牙槽，小心避免损伤上方的眶下神经及下方支配牙根的血管神经束（图39-3）。除非被肿瘤侵犯，眶下神经周围的骨质应保留以尽量减少眶下神经损伤及术后的感觉障碍。儿童患者术中暴露未萌出牙的风险较大，而且在儿童人群应注意尽可能通过限制上颌骨向下开窗的方法减少对未萌出牙齿的暴露。一旦上颌窦前壁的开窗完成，手术可在内镜或直视下完成。

为了便于术后复查或切除肿瘤及其他病变，可将柯-陆手术扩展为上颌骨内侧壁切除术，范围包括上颌窦内侧壁、部分或全部下鼻甲。对于侵犯上颌窦前壁的肿瘤，切断鼻泪管有利于肿瘤的暴露和切除。大多数情况下，切断的鼻泪管不需要置管或修复，如果发生溢泪或鼻泪管狭窄，可以二期处理。需要时，可切除上颌窦后壁进入翼腭窝和颞下窝。经典的柯-陆手术应行下鼻道上颌窦开窗；然而，如果为了保留上颌窦功能、且使位于中鼻道的自然口通畅，可不必行手术处理。如果自然口闭塞，则应予以扩大或行包括下鼻道开窗在内的上颌窦内侧壁切除术（图39-4）。

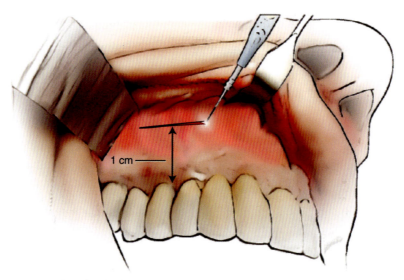

图39-1 柯-陆手术的唇龈沟切口。注意在牙龈嵴上方保留充足的黏膜缘

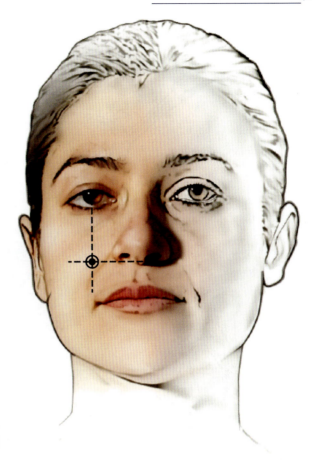

图39-2 经鼻下缘的水平线与经瞳孔中点的垂直线的交叉点,此标志点为上颌窦前壁最薄处,经此进入上颌窦损伤眶下神经的风险最低

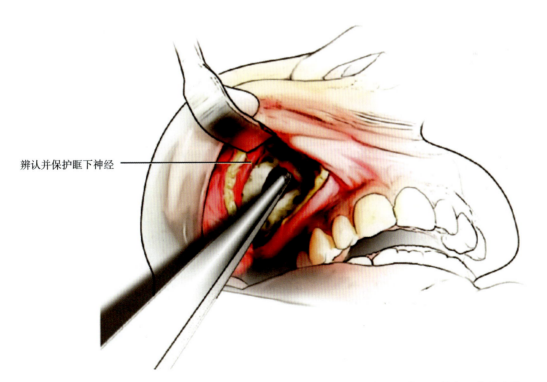

辨认并保护眶下神经

图39-3 使用Kerrison咬骨钳开放上颌窦前壁。注意识别上方的眶下神经,并自开窗处牵拉开以避免损伤

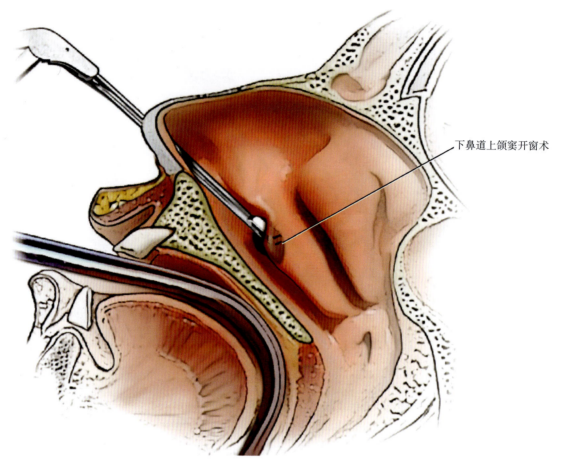

图39-4 下鼻道上颌窦开窗术是传统的柯-陆手术的一部分。手术经鼻腔在下鼻道内完成,术中可使用弯头的钻孔器或吸引器开窗,Kerrison咬骨钳扩大开窗孔

手术完成时,上颌窦前壁无须重建,切口用可吸收线缝合。由于使用了可吸收止血材料,鼻腔通常不需要填塞,目前浸泡杆菌肽的凡士林油纱条已经在很大程度上被压缩明胶海绵或更新型的止血海绵所替代。

佩戴义齿的患者须将义齿带到手术室,用六氯酚等消毒液浸泡消毒,术后在患者清醒前将义齿重新安置好,通常需要佩戴7天;可行颊龈切口,以使义齿覆盖切口。

术中切除的任何组织均应送病理检查以期获得确定诊断,特别是怀疑肿瘤的患者。怀疑淋巴瘤的患者,应送新鲜标本行流式细胞技术分析。如有感染证据,应送组织做需氧、厌氧和真菌培养并进行革兰染色。牙源性感染所致的上颌窦炎并不少见,其病理学可仅表现为显著的混合炎症反应,细菌染色可以看到多种细菌形态。当存在厌氧菌感染时,培养结果可能是阴性的,尤其是近期应用过抗生素者。对怀疑真菌性鼻窦炎的患者(包括侵袭性真菌性鼻窦炎、真菌球或变应性真菌性鼻窦炎),不但要进行细菌和真菌培养,同时也要提醒病理科医生采用特殊的真菌染色。

八、术后处理

由于可能会出现咀嚼不适,因此建议软食;然而如果伤口无疼痛,则可以正常饮食。术后数日可抬高床头约30°或更高以减轻水肿,大多数患者会感到更舒适。术后6小时应冰敷面颊和上唇,以减轻肿胀和淤血。应告知患者上唇可能轻微肿胀或麻木,上列牙齿也可能感觉麻木。大多数患者都会经历尖牙、第一磨牙、面颊及上唇的麻木，通常术后4~6周可以缓解。术后2~3天鼻腔可能会有少量出血，盐水鼻腔冲洗或喷雾能减少鼻内结痂。如有需要，术后可使用鼻分泌物垫来吸收鼻腔出血。如果填塞了不可吸收材料，可在术后第2或第3天取出。

如果患者佩戴义齿，通常在手术结束时再戴上，须持续佩戴7天并且不能取下，以减轻肿胀和保护切口。但也有一些手术医生倾向于至少1周内不佩戴义齿，以免影响切口愈合，并防止可能的瘘管形成。

应告知患者可吸收缝线术后无须拆除。可漱口或洗口，但不要在上唇和牙龈之间强制施行，这可能影响切口愈合。

术后抗生素一般使用5~10天。通常可给予可待因和氢可酮镇痛。应告知患者使用镇痛药时可能会出现嗜睡和便秘的副作用。

九、并发症

柯-陆手术的并发症包括伤口感染、伤口裂开形成口腔上颌窦瘘以及出血导致的血肿形成。去除眶下神经周围的骨质和牵拉软组织时都可能会损伤眶下神经，引起面颊和上唇短暂或永久性的麻木。当骨质缺损较大时，骨膜的缺失还可能导致面颊部瘢痕牵缩。

在儿童患者中，剥离骨膜可能会影响以后的面部发育，引起面部骨骼的不对称。牙根损伤会导致牙齿失活或恒牙的萌出延迟。去除牙槽骨时损伤上牙槽神经的分支可能引起尖牙和第一磨牙的麻木。柯-陆手术术后长期随访显示，彻底切除黏膜的患者其牙齿脱落和持续不适的发生率显著增加（表39-2）。一篇1988年的文献回顾了同一医疗机构超过600例的柯-陆手术，其并发症发生率约为20%，大多数为面部麻木。避开前上牙槽神经和眶下神经的分布区可最大限度地降低这一并发症（图39-2）。

表39-2　与柯-陆手术相关的并发症

- 面部骨骼畸形（尤其是儿童患者）
- 口内伤口裂开
- 牙根损伤
- 面部肿胀
- 血肿
- 感染
- 萌出牙损伤（儿童患者）
- 鼻内瘢痕形成或产生再循环通路
- 眶下神经损伤引起的暂时或永久性面颊部麻木或感觉障碍
- 颊部伤口成蹼或瘢痕形成

十、结果

柯-陆手术能为切除上颌窦底壁、前壁及侧壁病变提供充分的暴露。该技术由于暴露充分，对良性病变效果卓著，而对于恶性病变则还须取决于疾病通常的自然病程。尽管病变促进了暴露并且小心操作避免了损伤眶下神经，一些患者还是会出现长期的面颊及上唇的麻木或感觉异常，这些症状可随时间推移有所改善，但个别情况下将永久存在。

鼻外科学

✅ 精要

- 柯-陆手术或经上颌入路为暴露上颌窦病变，尤其是位于上颌窦的侧壁、前部和下方的病变提供了极好的视野。
- 柯-陆手术通常与鼻内镜联合，最大限度地暴露病变，尤其适用于上颌窦良性肿瘤，如内翻性乳头状瘤。
- 经唇龈沟切口用带角度的内镜能够显著改善视野，尤其是上颌窦的前部。
- 在尖牙窝骨质薄弱处进入上颌窦，该处位于眶下神经的下方和牙根的上方，因此可最大限度地降低术后面颊和牙齿的感觉迟钝和麻木。
- 术中应仔细辨认上颌窦自然口，如有需要可扩大。通常无须进行下鼻道开窗。

✅ 教训

- 唇龈沟切口的位置过于靠近牙龈线会导致缝合困难，甚至无法缝合。
- 止血不充分可导致术后出血。
- 未能仔细剥离骨膜，未确认和保护切口上方的眶下神经，都会增加神经意外受损和术后感觉障碍的概率。
- 术中损伤眶底可导致眶内气肿。

✅ 所需器械

- 标准鼻窦手术器械
- 标准鼻内镜手术器械

（刘江涛　译）

推荐阅读

Robinson SR, Baird R, Le T, et al. The incidence of complications after canine fossa puncture performed during endoscopic sinus surgery. Am J Rhinol 2005;19（2）:203–206.

Ferguson BJ. Surgical correction of nasal obstruction. In: Myers EN, ed. Operative Otolaryngology—Head and Neck Surgery. Saunders/Elsevier, Philadelphia, PA 2008:17–26, Chapter 3.

Ferguson BJ. The endoscopic approach. In: Myers EN, ed. Operative Otolaryngology—Head and Neck Surgery. Saunders/Elsevier, Philadelphia, PA 2008:91–98, Chapter 12.

Ferguson BJ. Orbital complications of endoscopic sinus surgery. In: Myers EN, ed. Operative Otolaryngology—Head and Neck Surgery. Saunders/Elsevier, Philadelphia, PA 2008:130–142, Chapter 19.

第 40 章　外入路额筛窦切除术（Lynch 术式）
External Frontoethmoidectomy（Lynch Procedure）

James A. Duncavage

一、引言

20世纪20年代，Lynch额筛切除术被认为相较于之前用于治疗额窦疾病的根治性术式是一大进步。这一术式主旨是重建额窦底部和前筛气房的沟通，它流行起来有几个原因：采用了美观的小切口并能直接到达额窦；可以进入额窦并去除病变的黏膜或黏液囊肿；可在直视下到达鼻额管。

Lynch手术的外科技术要点是需要去除鼻额管的外侧壁。但是多数外科医生会遇到较高概率的术后鼻额管狭窄。为了维持鼻额管的长期通畅，人们尝试了不同种类的支架和局部黏膜瓣。

本章，笔者将对Lynch术式进行阐述，包括个人对该术式进行改良的经验——结合了内镜技术和额窦钻孔术的另一种额窦术式。该术式与外入路筛窦切除术非常类似，并可用于外入路筛窦切除手术。随着20世纪80年代鼻内镜手术的出现、影像导航手术的发展及额窦手术专用精细器械的进步，Lynch术式已逐步被弃用。

二、病史

有急性、复发性或慢性额窦炎病史的患者通常适用于Lynch手术。此类患者中很多有过鼻窦手术史并在术后出现了鼻额管阻塞。额隐窝处的黏膜可能被损伤，导致鼻额管狭窄和症状复发。在某些情况下，鼻息肉手术中会误伤此处黏膜，导致鼻额管狭窄。

三、体格检查

进行完整的头颈部体格检查以明确患者既往是否有外入路的鼻窦手术史。通过鼻内镜对鼻腔进行仔细检查，观察有无脓性分泌物、结痂、鼻息肉或其他肿物。既往手术史的征象包括结构移位、瘢痕及中鼻甲缺失伴或不伴有脓性分泌物。

四、适应证

内镜手术医生必须建立额窦至鼻腔的引流通道，从而缓解上述症状和体征。在具备计算机辅助立体影像导航和得力的手术器械时，不应选择Lynch术式。但是在设计手术方案时，该术式可以考虑作为一种辅助入路。术前应当告知患者内镜额窦开放时可能会辅以外部钻孔，并取得其知情同意。在这些情况下，Lynch手术应作为额窦钻孔术的延伸。

五、禁忌证

考虑Lynch手术禁忌证的最可能的原因是其鼻额管的高狭窄率。去除鼻额管的内侧面后，由于缺乏骨性支架，导致瘢痕向管内生长。额隐窝外侧壁骨质的缺损加上鼻额管狭窄，构成了Lynch手术禁忌的原因。缺乏内镜手术经验和合适的器械，会导致该术式出现较高的失败率。

六、术前计划

CT在评估患者鼻窦疾病时非常重要。冠状位影像可用于判断鼻额管和鼻丘气房的关系，以及有无额窦气房。轴位影像有助于评估沙漏样额隐窝的直径，以及此区域有无纸样板缺损。矢状位影像可以显示额隐窝前后径和额筛夹角。这对判断内镜器械是否能绕过额骨鼻突进入额窦很重要。须充分评估患者身体的一般状况，并应暂时停用抗凝药物。

七、手术技术

患者仰卧于手术台。麻醉师位于患者尾侧。气管插管固定于手术对侧的口角。术侧眼部用巩膜眼罩保护。皮肤使用碘伏消毒。将拇指放在内眦处以助于勾画切口（图40-1）。画线笔沿大拇指画弧形的切口（图40-2）。1%利多卡因加1∶100 000肾上腺素浸润注射该区域。同样对中鼻甲和鼻腔外侧壁进行浸润注射。当组织变白后，用15号刀片做皮肤切口。双极电凝止血。切开骨膜层，并沿骨膜深面剥离。将内眦韧带连同眶骨膜由附着点剥离，将泪囊从泪囊窝掀起。使用弹性拉钩轻柔地牵拉上述结构（图40-3）。识别筛前动脉，使用双极电凝予以切断。用剥离子继续剥离至筛后动脉，予以保留。将30°

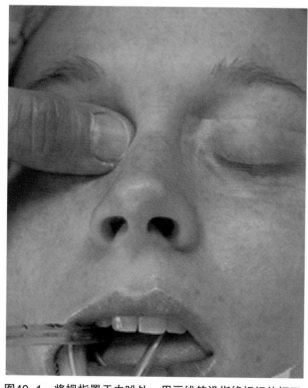

图40-1　将拇指置于内眦处，用画线笔沿指缘标记外切口

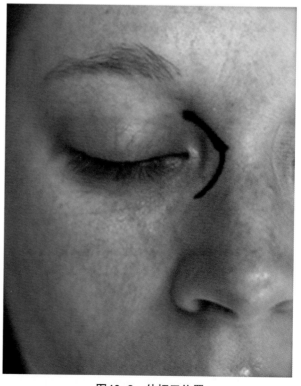

图40-2　外切口位置

鼻内镜放入鼻腔。切除钩突并将中鼻甲向内移位，用剥离子将纸样板向外移位。向内调整拉钩位置，用3mm Kerrison 咬骨钳和鼻窦钳去除纸样板。

用4mm粗金刚钻在右侧额部钻孔进入额窦。用3mm Kerrison咬骨钳去除额窦底部外侧的骨质向下进入筛窦区。根据术中情况，吸除脓性分泌物，任何异常组织如息肉、黏液囊肿或水肿的黏膜应予以去除。然后在额窦口放一个大的Raines支架。4-0薇乔线缝合骨膜及吻合内眦韧带。皮下组织用4-0薇乔线缝合，皮肤用5-0可吸收线缝合。去除巩膜眼罩后手术结束。

八、术后处置

在麻醉恢复室，给予冰袋冷敷术侧眼部，床头抬高45°。麻醉医生确认患者苏醒可出院回家。伤口每日2次涂抹抗生素软膏直至复查。术后1周患者到门诊复查伤口，6周取出额窦支架。8周时用30°或70°鼻内镜确认额隐窝是否通畅。如果发现额隐窝狭窄，可以每周用额窦吸引器予以扩张。

九、并发症

- 内眦外移。内眦韧带原位吻合失败可导致内眦外移。
- 额隐窝瘢痕形成。瘢痕不利于额隐窝的开放从而导致手术失败。
- 伤口感染。
- 眶内出血。
- 额窦黏液囊肿形成。

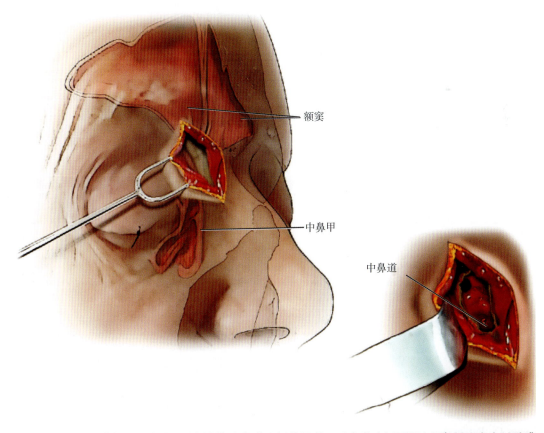

图40-3　Lynch额筛开放术建立了额窦与中鼻道之间的通道。手术成功与否取决于鼻额隐窝内衬黏膜的功能

鼻外科学

- 切口瘢痕或瘢痕疙瘩形成。

十、结果

Lynch术后1~5年失败率约为30%。切口瘢痕可能需要行整形手术。随着鼻内镜的发展和影像导航技术的引入，外入路额筛开放术几乎在鼻科手术台上消失了。

✓ 精要

- 额窦钻孔术可帮助内镜手术医生找到额窦进入中鼻道的起始点。
- 必须识别内眦韧带并在手术结束时将其与骨膜吻合。
- 使用计算机辅助硬膜外影像导航。

✓ 教训

- 失败率高。
- 切口瘢痕可能需要行整形手术。
- 如缺少影像导航，在严重骨炎的情况下很难对鼻额管进行定位。

✓ 所需器械

- 标准的鼻窦手术器械
- 显微手术夹和钳子
- 双极电凝
- 弹性拉钩
- 双头拉钩

致谢

感谢Alfredo S. Archilla博士对本章编写所做的贡献。

（吕　威　译）

推荐阅读

Rubin JS, Lund VJ, Salmon B. Frontoethmoidectomy in the treatment of mucoceles a neglected operation. Arch Otolaryngol Head Neck Surg 1986;112（4）:434-436.

Neel HB, McDonald T, Facer G. Modifed Lynch procedure for chronic frontal sinus disease: rationale, technique and long-term results. Laryngoscope 1987;97:1274-1279.

Benoit CM, Duncavage JA. Combined external and endoscopic frontal sinusotomy with stent placement: a retrospective review. Laryngoscope 2001;111:1246-1249.

Batra PS, Citardi MJ, Lanza DC. Combined endoscopic trephination and endoscopic frontal sinusotomy for management of complex frontal sinus pathology. Am J Rhinol 2005;19:435-441.

Hahn S, Palmer JN, Purkey MT, et al. Indications for external frontal sinus procedures for inflammatory sinus disease. Am J Rhinol 2009;23（3）:342-347.

第41章 面中部掀翻术
Midfacial Degloving

John C. Price

一、引言

处理面中部深处的病变对外科医生而言一直是个挑战。入路、暴露、器械、出血和美容问题常一起成为制约因素。20世纪70年代面中部掀翻术被首次报道，该术式被用于处理外伤和重建。在随后的更多中心报道中证实了这一入路可以广泛应用于切除鼻窦、鼻腔和鼻咽部的良性肿瘤，以及低度恶性肿瘤。基本的面中部掀翻技术结合其他经口和（或）头皮切口，将其用途扩展至鼻窦和颅底高级别恶性肿瘤的切除。这项技术最主要的优点在于其改善了手术视野和入路同时将面中部重点区域的功能和外观损伤降至最低。

二、病史

许多需要接受面中部掀翻术的患者并无症状，而仅是偶然间通过CT扫描、其他扫描、内镜或进一步评估外伤时才有所发现。渐进性单侧鼻塞、单侧鼻漏和鼻出血是典型症状，它们可以单独发生或一起出现。眼部症状如麻木感、疼痛、肿胀、眼球突出、视力改变或复视并不常见，但可能提示了疾病已有所进展，需要询问患者是否有面部疼痛感、麻木感及任何感觉的不对称。外科医生需要询问患者有无牙齿麻木和疼痛感，以及明显的硬腭膨隆。耳痛、听力下降、搏动性耳鸣等耳部症状可能表明中耳积液、血管源性或侵袭性病变。脑神经受累可表现为疼痛、麻木或麻痹。医生必须询问先前的鼻腔检查、手术和病理。许多前来接受治疗的患者已经做了影像学检查：CT平扫或增强、MRI及核素扫描。应审阅每一项检查的结果及报告。

三、体格检查

外科医生应亲自进行头颈部的查体并复习所有资料。观察并触诊面部和头部，发现有无不对称、肿块和麻痹。触诊对于确认可疑肿块或潜在的皮肤改变至关重要，如皮肤变薄、固定、肿胀或橘皮样变。颈部同样必须进行视诊及触诊，以发现肿块并确定活动度。

必须进行所有颅神经功能的评估。必须进行面部、口腔和咽部的运动及感觉神经的评估。

完整的眼科检查至关重要，必须包括观察有无眼外肌功能障碍、眼球固定和共轭凝视。眼球位置的观察可发现突眼或眼球凹陷。应该评估角膜反射。视力、视野（对诊法）和复视评估也是完整的检查中不可缺少的。

全面的鼻部检查应从观察鼻部对称性和有无肿块开始。触诊以发现皮肤有无变薄、固定和皮下肿块。鼻腔和鼻咽部的细致检查包括前鼻镜、鼻咽镜、硬性鼻内镜和（或）纤维鼻咽镜的检查。这些信息的收集对于制订手术计划及保证手术成功至关重要。

四、适应证

Casson最初的报道主要涉及了使用面中部掀翻入路修复骨折及进行重建术，包括采用面中部移植和截骨术对面部的隆起和凹陷进行调整。这对上颌骨骨纤维发育不良的再塑型而言是一条非常优秀的手术径路。1979年Conley和Price报道了26例采用该术式切除肿瘤的病例。1984年Sacks和Conley等一共报道了46例采用面中部掀翻技术切除内翻性乳头状瘤的病例。1985年Terzian报道将这一技术与显微外科技术结合切除了25例青少年纤维血管瘤。Price，Holliday和Kennedy及同事们更进一步详细阐述了将这一入路与显微外科入路结合应用于切除颅底肿瘤和治疗鼻窦真菌疾病。

掀翻技术已经被成功用于处理如下良性鼻窦肿瘤：内翻性乳头状瘤、鼻咽纤维血管瘤、软骨瘤、神经胶质瘤和脊索瘤。这项技术亦被用于处理一些低度恶性肿瘤，如软骨肉瘤、黏液表皮样癌、腺泡细胞癌、见于木工的筛窦腺癌、恶性混合瘤和嗅神经母细胞瘤。高度恶性肿瘤，包括局限于上颌窦前下部的癌、硬腭癌、鼻中隔小范围癌，都可以用此项技术处理。将掀翻技术与其他切口联合应用可方便切除颅底和鼻窦的较大肿瘤。Maniglia报道了应用这项技术进行上颌骨全切和眶内容物剜除。

这项技术还被应用于治疗广泛的良性病变诸如慢性鼻窦炎合并大块鼻息肉、鼻中隔大穿孔、遗传性出血性毛细血管扩张症、鼻硬结病和鼻结节病。

对有可能接受这一术式的患者，术前应该仔细评估病理适应证及患者本人。对儿童、青少年及公众人物而言，避免产生面部瘢痕是最重要的。对有形成瘢痕疙瘩倾向的患者而言，掀翻术可以避免并发症，同时，对因不想面部产生瘢痕而拒绝必要手术的患者可采用掀翻术。掀翻入路的理想病理类型是内翻性乳头状瘤。该术式可以轻易地完成鼻腔外侧壁的整块切除，延伸到上颌窦、筛窦及蝶窦的病变也可以轻易地被切除。当筛板被肿瘤侵犯时，应采用额部开颅术切除肿瘤，并用颅骨骨膜瓣修补。处理额窦需要额外的切口。

掀翻技术是治疗青少年纤维血管瘤的主要备选手段，因为可以容易地暴露并结扎双侧的颌内动脉。进入到翼上颌间隙和颊部的病变可以容易地去除，经颞和额部开颅术使得几乎可以处理所有侵犯到硬膜的病变。上颌窦、筛窦及额窦的暴露要比经腭部入路更好。一旦完成了上颌骨内侧壁及筛窦切除并去除了肿瘤，就可以广泛暴露斜坡表面的咽基底筋膜，并可以直接进行剥除和电凝。术中建立了一个大的鼻窦腔，使得术后的鼻内复查很容易完成。这项技术的另一个显著优点是没有口鼻瘘及硬腭功能丧失的风险。除上颌骨切除之外，掀翻技术较其他外科技术对蝶窦和斜坡的暴露更加广泛，这使其成为了处理斜坡脊索瘤的理想术式。

五、禁忌证

该项技术几乎没有特定的禁忌证，除了那些只是为了缓解症状而不能接受任何长时间的手术。术区的一般情况是需要主要考虑的问题。既往治疗如放疗、化疗、较大的手术或创伤等对组织造成的严重损伤是明确的禁忌证。组织变硬引起弹性丧失将会严重限制面部皮肤的牵拉，导致几乎不可能完成暴露。微血管闭塞可能导致伤口愈合不佳。当病变累及鼻或上颌窦表面的皮肤或软组织时，需要更广泛地切除面中部的皮肤或阻断一部分血供。为了切除病变而需要其他切口，若因此影响了面中部的血供，同样也是一种禁忌证。

肿瘤如果累及了外侧颞下窝，则需要更外侧的入路通道。某些情况下，如非常广泛的病变，可能意味着需要结合其他入路。采用这种技术通常不能到达岩尖。

六、术前计划

尽可能精确地确定病变的位置及延伸范围是成功的基础。外科医生术前思考手术操作时应在脑海中建立术区的3D图像模型。必须充分理解病变相关的血供及受累的结构和器官。需要进行全面的鼻腔鼻窦内镜检查以确切活检和明确病理。需要完善平扫和增强的CT及MR，因为它们提供了必要但不同的信息。CT可提供骨质信息，而MR可以鉴别软组织，准确地定位肿瘤的范围，并鉴别周围窦腔内的潴留物。某些情况下可能需要行CTA和MRA；也可能需要行经典的血管造影，而且有些病例需要行血管栓塞术。所有的扫描都应该进行3D重建。也可选择实际3D图像重建。术中计算机辅助的图像导航有帮助但不是必需的。对有些病例像PET-CT这样的同位素扫描手段可以提供重要的术前信息。该区域的血供较为丰富，术中可能会出现明显的出血，因此术前应充分备血。术前充分咨询眼科、神经科、神经外科、口腔颌面义齿修复师的意见，以便术中或术后进行合作。

七、手术技术

手术采用经口插管全身麻醉。将弯曲角度恰当的气管插管固定在下颌正中。患者取仰卧位，头下垫折叠的治疗巾以便术中调整位置。用4%的可卡因棉片收缩鼻腔。像行鼻成形术一样，向鼻部注射混有1∶100 000肾上腺素的1%利多卡因进行局部止血。颊龈沟和尖牙窝也要进行类似的浸润。用线缝合睑缘或在双侧放置角膜保护器。进行常规的外科消毒、包头、铺洞巾。外科医生佩戴头灯以获得合适的照明。建议为鼻小柱和梨状孔的切口做复位标记。可以使用擦不掉的细记号笔或深的针划痕。

行鼻小柱贯穿切口，注意将其延长至鼻中隔的全长，上达鼻尖区域，下方到达鼻底，完成切口后向后轻微分离。使用双球牵引器或鼻翼保护器有助于暴露鼻尖内部。在贯穿切口的最前方进行软骨间切口（图41-1A）。这一切口位于上外侧软骨和大翼软骨外侧脚之间，并向外侧沿上外侧软骨的外侧缘延续。贯穿切口和软骨间切口可有效地将鼻尖从鼻背分离开来。然后将切口延伸向梨状孔缘和鼻底，行刀时一次性切透上皮、软组织和骨膜（图41-1B）。这样就完成了鼻前庭的周围松解。需要注意的是，切口的位置应位于鼻前庭皮肤和黏膜交界处，因为如果离皮肤太近将会使切口关闭变得复杂。设计切口时需要特别考虑病变的范围。然后用弯曲的Joseph刀或Metzenbaum精细剪刀在骨膜下层面广泛分离鼻部软组织（图41-2）。这一解剖需要广泛的骨膜下分离向下到鼻骨和上颌骨额突的交界处。必须注意将鼻部骨骼和表面软组织间的连接彻底离断，以便进行充分的掀翻。用10号刀片行唇下切口，通常从中线切至第一磨牙正上方。如果必要的话，一侧的切口可以越过上颌骨结节到达硬腭上方平面，可获得通向翼上颌间隙的通道，以处理基底靠外的肿瘤，行硬腭切除术或上颌骨切除术。在骨膜下平面分离上颌骨前方的软组织。继续进行广泛的分离以暴露上颌骨前部的外侧界及眶下缘。亦可以暴露上颌骨的外侧面及翼上颌间隙。小心识别并保护眶下神经和血管。在血管神经束周围仔细分离，向上外侧到达眶下缘。通过鼻切口用Metzenbaum剪刀分离附着于鼻底和上颌骨前棘的软组织。若尝试通过唇下切口进行上述分离，便可能会出现两处鼻内切口，这会损害软组织的重建或影响肿瘤边缘的切除。颊部和鼻部软组织用Army-Navy牵开器或类似器械向上牵开。鼻背和上颌骨隧道间残存的附着变得明显（图41-3）。这里可以将剪刀的两个刃分别插入鼻背和上颌骨的两条隧道中，紧贴着骨面横断这些软组织。最后这一步完成使得面部的软组织、上唇、完整的鼻小柱、鼻尖包括翼状软骨，向上牵拉越过鼻部骨骼到达内眦水平，

鼻外科学

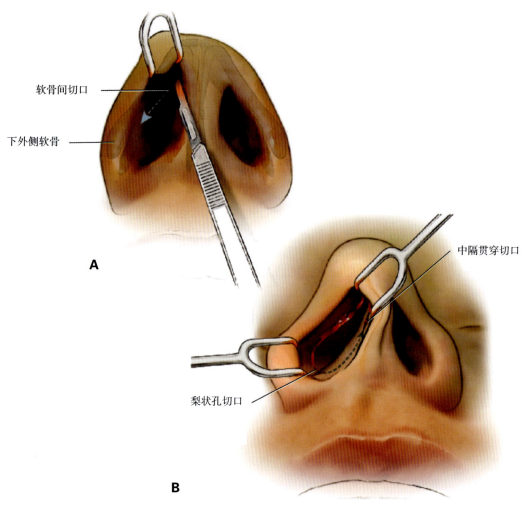

图41-1 A. 在上外侧软骨前缘和鼻翼软骨外侧脚间行软骨间切口。B. 梨状缘切口需要切透梨状缘的黏膜、软组织和骨膜,然后穿过鼻底。最终与鼻小柱贯穿切口相连接,完成环周松解

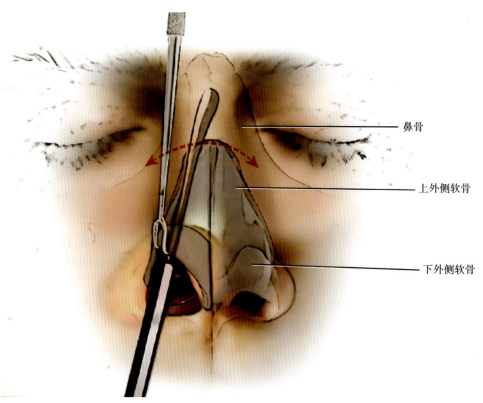

图41-2 在骨膜下平面广泛分离鼻部软组织直至鼻骨和上颌骨额突的连接处

以提供最终的暴露（图41-4）。中号Richardson牵开器或Jones窦造口牵开器都能很好地进行牵开。大号Weitlaner自固定牵开器在显微手术中常用于维持术野的暴露。大号Penrose引流管通过鼻孔绕过上唇也可以很好地对软组织进行牵拉。

然后切除骨质进一步暴露，为最终切除病变做准备。笔者采用Kerrison咬骨钳从最外侧开始去除上颌骨前壁的所有骨质，绕开眶下孔的内外侧面，一直向内上到达上颌骨额突。这种广泛的暴露有助于序贯切除内侧上颌骨、筛窦全切及蝶窦切除。然后可以看到鼻中隔全貌，沿着上颌窦同侧鼻底做切口，用软骨刀将软骨从上颌骨鼻嵴分离，然后分离对侧鼻底的黏软骨膜，将鼻中隔松解并翻折。我们通常会保留鼻中隔的背部或尾部的小条软骨给鼻尖提供支撑，以保护鼻的外形和功能，但我们可部分甚至全部切除鼻中隔。然后将患者的头部向下转动接近30°，并向术者侧转动15°，就可以看到筛板。而后仔细检查筛板、筛凹的残留病变，以及有无硬膜撕裂和脑脊液漏。如果需要，上述步骤同样可以在对侧进行。

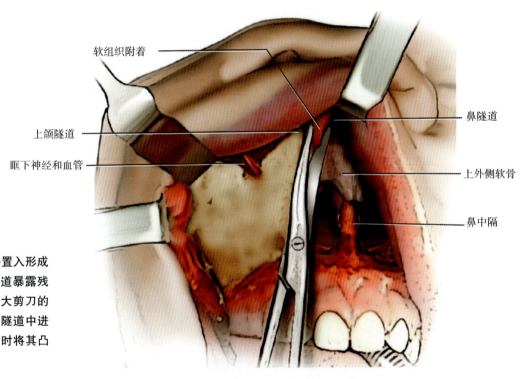

图41-3 将牵开器置入形成的鼻隧道和上颌隧道暴露残余的骨膜附着。将大剪刀的双刃分别插入两个隧道中进行松解。剪刀咬合时将其凸面紧贴骨面

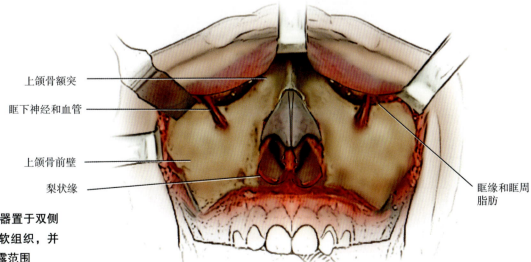

图41-4 将牵开器置于双侧唇下以牵开面部软组织，并选择性地拓展暴露范围

鼻外科学

这一暴露过程通常适合于解决大部分鼻部问题。如果需要更进一步地观察肿瘤,可以使用显微镜。充分进入鼻咽部需要去除上颌窦后壁及大量的腭骨垂直板。使用耳科的切割钻可以让操作变得容易。腭大管一旦破坏,通常就会遇到腭动脉出血,需要充分的吸引并采用双极电凝进行止血。

此时我们就获得了到达翼肌、翼板、蝶窦后壁、鼻咽部和蝶窦基底(斜坡)的通道。然后可以在显微镜下用粗金刚砂的耳科钻切除翼板,以及视神经和视交叉后方的斜坡,去除垂体和颅后窝表面的硬膜。这便是切除的后界。受外侧颈内动脉和上方视神经限制,该入路无法到达岩尖。尽管可以通过双额开颅手术安全去除筛板,但筛板和颅前窝仍是切除的上界。外界在前方为下颌骨,后方为颈内动脉。下界通常为硬腭。通过该入路可以轻松地完成腭切除和下部上颌骨切除术。

骨刺和粗糙的骨面需要用大号金刚钻仔细磨平。通过暂时填塞1%浓度的去氧肾上腺素(新福林)或肾上腺素(1ml 1∶100 000的肾上腺素用10ml生理盐水稀释)棉片进行初步止血。撤除填塞物后,用枪式双极电凝处理散在的出血点。必要时用明胶海绵或艾薇亭(Avitine)填塞弥漫性渗血区。仅当大范围的硬膜缺损需要额外的保护和支持时,才可以在术腔内采用中厚皮片移植。在鼻腔内采用中厚皮片会引起结痂和恶臭,所以通常是禁忌。具备移植的适应证时,紧贴硬膜或颅骨膜瓣放置移植物,并紧贴角质层表面用明胶片(Gelfilm)沿轮廓加固支持。然后用抗生素浸润的1.5英寸凡士林油纱条牢固地填塞在术腔内。如果已完成了较大的切除,那么每侧可能需要6~9英寸长的纱条。最初将填塞物分层填至上颌骨前壁水平,多余的纱条再穿过鼻孔。将鼻尖小心复位,并用Keith针和3-0聚乙醇酸线进行缝合(图41-5)。每一针都需要精准定位,因为它决定了外鼻的最终位置。然后将鼻前庭皮肤和鼻黏膜仔细缝

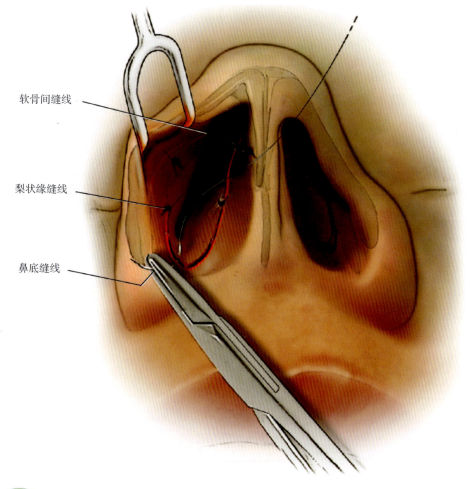

图41-5 用Keith针和3-0聚乙醇酸线于前方进行贯穿缝合,将鼻尖仔细复位。第二针固定鼻小柱的基底。将鼻前庭皮肤和鼻黏膜仔细缝合,用4-0聚乙醇酸线至少缝合3针,分别位于软骨间、梨状孔及鼻底切口的位置

软骨间缝线

梨状缘缝线

鼻底缝线

合，用4-0聚乙醇酸线至少缝合3针，分别位于软骨间、梨状孔及鼻底位置。仔细对位中线处的唇下切口（系带），用3-0聚乙醇酸线将黏膜和骨膜一起进行单层连续缝合。而后仔细清洁皮肤，擦干，并用二苯乙醇酮处理。应用鼻整形胶带和夹板以减轻面部水肿并控制骨膜下血肿。

八、术后处置

须每日2次压实填塞物，在术后第3～4天开始撤除。应用抗生素治疗直到所有的填塞物都已撤除。结痂可能是早期出现的主要问题，但通常在2～3个月缓解。需要频繁而细心地去除这些痂皮。患者从术后就要立即开始用鼻腔冲洗器及生理盐水每日冲洗4次鼻腔，并贯穿于整个愈合过程。术腔壁将会有健康的肉芽组织形成，然后完成上皮化。

九、并发症

鼻腔结痂是术后前3个月需要面临的问题，但没有臭鼻症的报道。患者最常抱怨的是眶下和牙齿的麻木和感觉异常。这个问题通常在3～6个月缓解。当需要切除腭大管时，会出现半侧硬腭麻木。该区域血供丰富，需要考虑术中出血的问题，可能需要输血。对于术中出现不同寻常出血的患者，术后遇到过鼻背的血肿。曾有报道鼻和上颌皮肤下增生的胶原蛋白沉积导致了"冷笑"畸形的发生。这在术后6周内较为明显，然后可逐渐缓解。鼻前庭狭窄也有报道。早期的鼻前庭变窄貌似早期狭窄，常见于术后6～12周活性胶原蛋白沉积期。这无须治疗即可缓解。未遇见婴儿和儿童于掀翻术后面部生发中心出现障碍。未遇见溢泪和口鼻瘘管，然而这些必须视为潜在的并发症予以充分考虑。

十、结果

1974年在美国首次报道成功应用面中部掀翻手术后便引起了广泛的关注。到1988年为止，又报道了288例该手术的应用实例。随后该术式在世界范围内得到了广泛认可，许多大型研究都进行了独特的改进和应用。该技术不会遗留面部、鼻子和上唇的瘢痕，因此较受欢迎。随着外科医生认识到了它的简易性和通用性，该术式便获得了认可，在40年后仍然应用，因为其切口隐蔽、可暴露深处病变且并发症的发生率较低。目前尚未观察到其对肿瘤学结果的负面影响。

尽管通过传统的面中部掀翻术，内镜鼻窦和颅底外科医生已经获得了很多的切除经验，但这一入路仍可在良性和恶性肿瘤的治疗上发挥作用。它没有面部切口，不会导致面部畸形，提供了广泛的术野暴露，还可用显微镜辅助治疗。

✓ 精要

- 完整的鼻小柱和翼状软骨（内侧脚和外侧脚）必须一直附着于唇和面部软组织。
- 将鼻中隔和完整的上外侧软骨维持在它们正常的位置。
- 通过沿着眶下管孔行骨切开可以移位神经血管束以更好地到达眶。
- 准确复位鼻尖至关重要，切开前在双侧贯穿切口线上分别行适当的深划痕标记可能对此有帮助。
- 细致地修复鼻前庭切口是避免发生鼻前庭狭窄的关键。
- 适当的鼻面部包扎及鼻部夹板固定可以减少水肿和鼻背血肿的风险。
- 鼻腔填塞应该在数天后撤除，以使鼻前庭切口完全愈合并刺激健康肉芽组织生长以覆盖创面。

鼻外科学

✅ 教训

- 这不是外鼻整形术！不要在鼻小柱行皮肤切口！
- 尝试从唇下径路将口腔切口和鼻内切口连通的话，可能会导致鼻内出现两组切口，这将会妨碍肿瘤边缘的切除和软组织重建。
- 肿瘤或先前的治疗如果严重累及了面部皮肤和软组织则需要选择其他入路重建。
- 对额隐窝区域的暴露可能不足以恰当处理这一区域的病变，因此需要额外的切口、内镜辅助或采用完全不同的入路。
- 通常不要在鼻腔内进行中厚皮片移植，因为这会导致鼻内结痂和臭味。
- 持续存在的增生性鼻前庭变窄可能需要向瘢痕内注射类固醇激素。

✅ 所需器械

- 光纤聚焦头灯
- 鼻成型手术基础器械
- 头颈手术基础器械
- 手术显微镜
- 带钻头的耳科动力电钻
- 动力摆锯
- Penrose引流管

（刘剑锋　赵　宇　译）

推荐阅读

Casson PR, Bonanno PC, Converse JM. The midfacial degloving procedure. Plast Reconstr Surg 1974;53:102–103.

Conley J, Price JC. Sublabial approach to the nasal and paranasal cavities. Am J Surg 1979;138:615–618.

Terzian AE, Naconecy C. Juvenile nasopharyngeal angio broma; microsurgical approach in 25 cases as unique treatment. In: Myers EN, ed. New Dimensions in Otorhinolaryngology—Head and Neck Surgery. Vol 2. New York: Elsevier; 1985:505–506.

Maniglia AJ. Indications and techniques of midfacial degloving; A 15 year experience. Arch Otolaryngol Head Neck Surg 1986;112:750–752.

Price JC, Holliday M, Kennedy D, et al. The versatile midface degloving approach. Laryngoscope 1986;98:291–295.